Albert Eulenburg

Lehrbuch der Nervenkrankheiten

Albert Eulenburg

Lehrbuch der Nervenkrankheiten

ISBN/EAN: 9783742813305

Hergestellt in Europa, USA, Kanada, Australien, Japan

Cover: Foto ©Lupo / pixelio.de

Manufactured and distributed by brebook publishing software
(www.brebook.com)

Albert Eulenburg

Lehrbuch der Nervenkrankheiten

LEHRBUCH

DER

NERVENKRANKHEITEN

VON

Dr. ALBERT EULENBURG

ORD. PROFESSOR AN DER UNIVERSITÄT GREIFSWALD.

ZWEITE,

VÖLLIG UMGEARBEITETE UND ERWEITERTE AUFLAGE.

—

ERSTER THEIL.

BERLIN, 1878.

VERLAG VON AUGUST HIRSCHWALD.

NW. UNTER DEN LINDEN 68.

Vorwort.

—

Bei dem Erscheinen der ersten Auflage dieses Werkes, vor beinahe
sieben Jahren, versuchte ich in der Vorrede das mir gesteckte Ziel
in folgender Weise zu definiren.

„Die Grundgedanken, welche mir bei Entwurf und Ab-
fassung des vorliegenden Buches vorschwebten, lassen sich
wohl einerseits als wesentlich kritische, andererseits als mehr
positive und constitutive bezeichnen. Es gilt zunächst, un-
beirrt durch Phrasen und Periphrasen, welche gerade auf
diesem Gebiete noch in üppiger Fülle wuchern, unbefangen
zu constatiren, was denn eigentlich in der Pathologie und
Therapie der hier abgehandelten Krankheitszustände als wirklich gesicherter Besitz anzusehen ist; wie Vieles dagegen in
unsicherem Schwanken verharrt, oder als traditionell fortge-
pflanzter Irrthum ein schädliches Scheinleben fristet. Andererseits jedoch stellte ich mir hier, wie schon in einer Reihe
früher veröffentlichter Vorarbeiten, die Aufgabe, den vielfach
noch so luftigen Bau der Nervenpathologie auf der Basis
der heutigen physiologischen Forschung und einer
mit allen Hülfsmitteln der Gegenwart bereicherten
clinischen Beobachtung fester zu begründen.“
Diese von der Critik im Allgemeinen sehr günstig aufgenommenen
Bestrebungen sind auch für die neue Auflage massgebend geblieben.
Unter Festhaltung der früheren Grundgedanken habe ich mich jedoch entschlossen, den Rahmen des Werkes über die ursprünglich
gesteckten Gränzen hinaus zu erweitern, die durch äussere Verhält-

nisse bedingten Lücken auszufüllen, und ein vollständiges, dem jetzigen Standpunkte möglichst entsprechendes Lehrbuch der gesammten Nervenpathologie (ausschliesslich der Geisteskrankheiten) an die Stelle des früheren Lehrbuches der functionellen Nervenkrankheiten zu setzen. Ich wurde dadurch freilich zu einer ganz veränderten Disposition des Stoffes genöthigt; und es ist als unmittelbarer äusserer Ausdruck dieser inneren Um- und Ausgestaltung zu betrachten, wenn die neue Auflage jetzt in zwei Theilen erscheint, deren erster die allgemeinen Formen pathologischer Innervationsstörung, deren zweiter die speciellen Krankheitszustände der peripherischen Nerven und Ganglien, des Rückenmarks und des Gehirns darstellt.

Ich habe einer solchen Abtrennung der allgemeinen von der speciellen Nervenpathologie vor der in älteren Lehrbüchern herrschenden bequemeren Methode, der Einschränkung auf das specielle Gebiet mit gelegentlicher Einschaltung allgemeinerer Excurse, aus practischen und wissenschaftlichen Gründen den Vorzug gegeben. Einmal liess sich durch die voraufgeschickte systematische Darstellung der Innervationsstörungen eine breite Unterlage gewinnen, auf welcher das Einzelne später den gebührenden Platz finden konnte, ohne ermüdende Wiederholungen und abschweifende Analysen der in mannichfaltiger Localisation vorkommenden Störungsformen zu erheischen. Andererseits wurde hierdurch die Möglichkeit geschaffen, dem speciellen Theile einen einheitlicheren Aufbau, und zwar auf rein anatomischer Basis, zu geben. In den meisten und gerade in den besten älteren Lehrbüchern finden wir entweder von rein functionellen Gesichtspunkten ausgehende Eintheilungen, oder es laufen das functionelle und das anatomische Eintheilungsprincip unvermittelt neben oder gar hinter einander. Das in allen übrigen Gebieten der speciellen Pathologie möglichst streng festgehaltene anatomische Eintheilungsprincip wird somit hier grundsätzlich durchbrochen oder bei Seite geschoben. Der Entwickelungsgang unserer, unter so unermesslichen Schwierigkeiten geborenen und herangewachsenen Disciplin rechtfertigte in der That eine solche Ausnahmestellung, und scheint sie nach der Meinung Vieler noch jetzt zu rechtfertigen oder selbst zu erfordern.

Ich glaube jedoch, dass einmal der Versuch gewagt werden muss, und dass er mit gewissen Einschränkungen schon jetzt gewagt werden kann, das rein anatomische Eintheilungsprincip für den gesammten Umfang der speciellen Nervenpathologie zur Geltung zu bringen. Möge dieser, von mir im zweiten Theile gemachte Versuch als nicht ganz misslungen angesehen werden, oder wenigstens zu weiterem Vorgehen in dieser Richtung ermuntern! Einzelne Gewaltsamkeiten, Willkürlichkeiten, scheinbare Inconsequenzen, die bei diesem Versuche vielleicht nicht vermieden wurden, dürften der Sachlage nach wohl auf Zulassung mildernder Umstände Anspruch erheben.

Im Uebrigen konnte ich mich natürlich auch derjenigen inneren Umarbeitung des Stoffes nicht entziehen, welche durch das massenhafte Zuströmen neuen Materials, durch hervorragende monographische Publicationen (Leyden, Friedreich, Kussmaul und Andere), vor Allem aber durch das Auftauchen wesentlich neuer Grundanschauungen über wichtige Fragen der allgemeinen und speciellen Nervenpathologie bedingt war. Als Beispiele letzterer Art nenne ich nur die durch Charcot und seine Schüler der Lehre von den Trophoneurosen, der Sclerose, der Hysterie u. s. w. gegebenen Impulse; wie ich denn überhaupt nicht unterlassen möchte, den jetzt so vielfach beliebten pseudopatriotischen Verkleinerungen ausländischer, zumal französischer Forschung gegenüber, auf Charcot als den vielleicht bedeutendsten, eigenartigsten Vertreter der heutigen Nervenpathologie hinzuweisen. Ich kann dieses Lob wohl um so unbefangener und rückhaltloser aussprechen, als ich in der durch Charcot so glänzend repräsentirten pathologisch-anatomischen Richtung trotz ihrer eminenten Leistungen doch keineswegs das letzte Wort oder auch nur die gegenwärtige Hauptaufgabe der Nervenpathologie zu erkennen vermag. Die Sectionsbefunde, trotz der so vervollkommneten und noch weiter vervollkommnungsfähigen Untersuchungsmethoden, begründen ihrer Natur nach keine wirkliche Einsicht, verbreiten an sich nicht das geringste Licht über die Art des pathologischen Geschehens. Sie bedürfen vielmehr selbst einer Aufhellung und Deutung, welche ihrerseits nur aus dem eindringenden Verständnisse der biologischen Vorgänge und der ihnen zu Grunde liegenden, physikalisch-physiologischen Gesetze geschöpft werden kann. Als die höchste, ideale Aufgabe ist es mir daher immer erschienen, wie das ja auch die oben citirten Worte der früheren Vorrede ausdrücklich betonen, eine Vereinigung zwischen der pathologischen Beobachtung einerseits und den Ergebnissen physiologischer Forschung andererseits herzustellen; für den clinischen Befund (und auch für die Deutung pathologisch-anatomischer Befunde) eine möglichst directe experimentelle Basis, oder wenigstens den Anschluss an vorhandene ältere und neuere experimentelle Thatsachen zu gewinnen. Es ist dies die Richtung, auf Grund deren Charles Bell mit einer einzigen Entdeckung gleichzeitig die moderne Nervenphysiologie und Nervenpathologie ins Leben rief; die Richtung, welche sich auch durch die Thätigkeit von Männern wie Magendie, Marshall Hall, Longet, Schiff, Brown-Séquard, Vulpian und Anderen unverkennbar hindurchzieht. Hierin soll natürlich für diejenigen, welche mit Vorliebe anderen Bahnen folgen, keine Geringschätzung der letzteren enthalten sein; vielmehr kann man ja umgekehrt meine eigene Richtung als Resultat einer freiwilligen oder durch die Verhältnisse auferlegten Selbstbeschränkung auffassen.

Von den obigen Gesichtspunkten aus wünschte ich auch das gegenwärtige Werk, namentlich den ersten allgemeinen Theil desselben, beurtheilt zu sehen. Der Sachkenner wird, wie ich hoffe, geneigt sein, zahlreiche Unebenheiten und Mangelhaftigkeiten der Detailausführung zu verzeihen, wenn er in dem Ganzen nur die einigermassen consequente Verwirklichung eines für die Nervenpathologie erspriesslichen Grundgedankens gewahr wird.

Greifswald, den 8. December 1877.

A. Eulenburg.

Inhalt.

Erster (allgemeiner) Theil.

Die Formen der Innervationsstörung.

Formen der pathologischen Innervationsstörung.

Wenn wir um einen generalisirenden Ueberblick der Krankheitserscheinungen am Nervensystem zu gewinnen — den Versuch machen, die Formen der pathologischen Innervationsstörung auf Grund der gegenwärtig berechtigten physiologischen Anschauungen zu classificiren: so müssen wir offenbar drei Hauptrichtungen krankhafter Thätigkeitsäusserung von Seiten des Nervensystems unterscheiden. Entweder handelt es sich um Störungen jener Theile des Nervenmechanismus, welche die von der Aussenwelt oder dem eigenen Organismus empfangenen Reize den centralen Perceptionsapparaten zuleiten und in Bewusstseinsinhalt umwandeln (Sensibilitätsstörungen); oder zweitens jener Theile, welche die Entstehung und Ausführung von Bewegungsimpulsen vermitteln (Motilitätsstörungen); oder endlich jener, erst in neuester Zeit gewürdigten Vorrichtungen, welche den Beziehungen des Nervensystems zur Gestaltung des eigenen Leibes, zu den Vorgängen der An- und Rückbildung, der Ernährung und Absonderung als Grundlage dienen (nervöse Nutritionsstörungen). Demnach können wir die diesen Hauptrichtungen entsprechenden Formen krankhafter Nerventhätigkeit — Neurosen im weitesten Sinne — als Neurosen des Empfindungsapparates, Bewegungsapparates, Ernährungsapparates, oder als Aesthesioneurosen, Kinesioneurosen, Trophoneurosen bezeichnen.

Als eine vierte Form, deren Sonderung aus theoretischen Gründen wohl berechtigt erscheint, könnte man die krankhaften Störungen der höheren Seelenthätigkeit, des Vorstellens, Denkens und bewussten Wollens, betrachten, und dieselben als Neurosen des psychischen Apparates, Psychoneurosen, den vorgenannten Störungsformen anreihen. Indessen unterliegt der Gedanke, die psychischen Innervationsstörungen mit den sensitiven, motorischen und trophischen auf gleichem Fusse zu behandeln, doch mehrfachen practischen Bedenken. Es erschwert denselben schon die mannichfaltige causale Verflechtung und Verkettung der psychopathischen Erscheinungen mit sensitiven und motorischen Elementarstörungen, deren Nothwendigkeit einleuchtet, da der Vorstellungsinhalt sich aus Apperceptionen des unmittelbar Empfundenen,

1*

aus Nachklängen und Combinationen desselben zusammensetzt, der Wollens-
inhalt sich mittelbar oder unmittelbar in Bewegungen umsetzt. Dazu kommt
ferner der Umstand, dass es sich bei den Neurosen des Empfindungs-, Bewe-
gungs- und Ernährungsapparates überall um weite peripherische Projectionsgebiete handelt, die in den verschiedensten Theilen des Organismus
verstreut liegen, und daher eine locale Gliederung und Differenzirung, sei es
nach Organsystemen (Aesthesioneurosen der Haut, der Muskeln, der Knochen und Gelenke, Eingeweide) oder rein topographisch (Aesthesioneurosen
des Kopfes, Armes u. s. w.), erfordern. Dagegen sind die Phänomene der höheren Seelenthätigkeit wenigstens beim Menschen ausschliesslich an bestimmte
cerebrale Bezirke und Vorrichtungen (Nervenkörper und Associationssysteme der
Grosshirnrinde) gebunden, und ihre Störungen daher von den pathologischen
Zuständen dieser Hirntheile genetisch untrennbar.

I. Störungen der Sensibilität. (Neurosen des Empfindungsapparates. Aesthesioneurosen.)

Elementare Formen der Sensibilitätsstörung.

Um die generellen Elementarformen der Sensibilitätsstörung
ihrer Entstehung und Bedeutung nach schärfer, als es der empirische Wortgebrauch ermöglicht, zu präcisiren, müssen wir dieselben
aus dem Wesen des normalen Empfindungsvorganges herzu-
leiten versuchen. Eine kurze Analyse des letzteren ist daher un-
erlässlich, soweit der gegenwärtige Stand physiologischer und psy-
chophysikalischer Forschung eine solche gestattet.

Der Vorgang der Empfindung besteht in seinen wesentlichen
Zügen darin, dass ein Reiz, sei es ein dem Organismus selbst oder
der „Aussenwelt" im engeren Sinne entstammter, auf peripherische,
den Projectionssystemen des Empfindungsapparates zugehörige Elementartheile des Nervensystems einwirkt, und in denselben Mole-
cularvorgänge erzeugt, die wir uns (nach einem hypothetischen
Bilde oder einer bildlichen Hypothese) als Schwankungen der Nerventheilchen aus ihrer Gleichgewichtslage heraus, als wellenförmig
fortgepflanzte Oscillationen, vorstellen mögen. Die primäre Erregungswelle, in den isolirten Leitungsbahnen der getroffenen Projectionsfasern zunächst bis zu deren centralen Insertionen in Nervenkörpern fortgepflanzt, verliert höchst wahrscheinlich auf ihrem
Wege innerhalb der Nervenfasern nicht an lebendiger Kraft; die
Erregung bleibt also bis dahin constant. Anders dagegen in den
Centren, wo dieselbe einen specifischen, die lebendige Kraft der
Reizwelle schwächenden oder vernichtenden Widerstand findet.
Als die Heerde dieses Widerstandes sind die centralen Ganglien-
zellen zu betrachten, und es ist in dieser Eigenschaft derselben
der eigentliche Ursprung der Empfindung zu suchen. „Würde die

Erregung die Ganglienzelle passiren, wie sie die Nervenfaser passirt, ohne an Intensität einzubüssen, so würde auch keine Empfindung zu Stande kommen. Erst der der Erregung entgegengesetzte Widerstand ruft die Erscheinung der Empfindung hervor. Daraus wird es denn auch klar werden, dass wir die Grösse einer Empfindung nach der Anzahl von Ganglienzellen abschätzen, deren Zusammenwirken nothwendig war, um die lebendige Kraft einer Erregung zu vernichten.**) Die Stärke einer ins Bewusstsein aufgenommenen Empfindung muss demnach offenbar durch zwei Factoren wesentlich bestimmt werden: durch die Intensität des einwirkenden Reizes und durch die Grösse des in den centralen Elementen stattfindenden Widerstandes. Bei gleichbleibender Grösse des letzteren Factors muss die primäre Reizwelle in den durchströmten centralen Elementen eine ihrer Intensität entsprechende Abschwächung erfahren. Der Intensität der primären Reizwelle muss daher der correlate psychische Ausdruck jenes Vorganges — die Stärke der percipirten Empfindung — nothwendig entsprechen. Wir können dies in rein psychologischer Auffassung auch so ausdrücken, dass durch jenen Reizvorgang eine Veränderung im Indifferenzzustande des Bewusstseins, eine Reaction im Bewusstsein, herbeigeführt wird, und dass diese Reaction ceteris paribus um so stärker ausfällt, je grösser die Intensität des veranlassenden Reizes.

Dass dem so ist, geht aus unzähligen Versuchen hervor, welche die Modificationen des Perceptionsvorganges durch Intensität, Frequenz, Dauer der Erregungen, sowie den Einfluss aufeinander folgender getrennter Erregungen (Summation der Reize) zum Gegenstand haben. Ein besonders wichtiger und bekannter Ausdruck dieses normalen Verhaltens ist das zuerst von E. H. Weber für verschiedene Classen von Sinnesempfindungen aufgestellte Gesetz, wonach der Empfindungszuwachs dem Verhältnisse des Reizzuwachses zur ursprünglichen Reizgrösse innerhalb gewisser Grenzen proportional ist; ein Gesetz, welches Fechner bekanntlich genauer dahin formulirte, dass die Grösse der Empfindung proportional ist dem Logarithmus der durch den Schwellenwerth dividirten Erregung (psychophysisches Gesetz). Bernstein giebt diesem Gesetz folgende Fassung:

$$g \text{ (Empfindung)} = \frac{1}{k} \log. \text{ nat. } \frac{b}{b},$$

wobei der specifische Widerstand in den centralen Elementen durch k repräsentirt wird.

Reizstärke und Reaction im Bewusstsein, d. h. die Stärke der percipirten Empfindung, stehen beim gesunden Individuum demnach in einem annähernd constanten Verhältnisse: eine Thatsache, die unbewusst oder doch nur dunkel bewusst den Hintergrund unseres gesammten physiologischen Empfindungslebens ausmacht. Nur unter dieser Voraussetzung ist die Entstehung und Fixirung eines Weltbildes im Bewusstsein, ist ferner eine gewisse Continuität unserer Empfindungen und Stimmungen gegenüber der Aussenwelt, d. h.

---

*) Bernstein, Untersuchungen über den Erregungsvorgang im Nerven- und Muskelsystem. S. 177. Heidelberg, 1871.

die Entwickelung einer charakteristischen Persönlichkeit, überhaupt denkbar. Nur so ist es begreiflich, dass uns auch heute anziehend erscheint, was uns gestern gefiel, und widerwärtig, was gestern uns abstiess; dass dieselben Speisen uns schmecken, dieselben Melodien uns erfreuen, dieselben Menschen uns Liebe oder Abneigung einflössen, dieselben eigenen und fremden Leiden uns schmerzlich berühren. Als Grundbedingung des gesunden Zustandes darf also gelten, dass, während die äusseren und inneren Empfindungsquellen fort und fort wechseln, die eigene „Empfindlichkeit" — d. h. die mittlere Erregbarkeit und Widerstandsgrösse innerhalb des Empfindungsapparates — nahezu constant bleibt, oder wenigstens nur leichte und temporäre, innerhalb der physiologischen Breite liegende Schwankungen erleidet. Umgekehrt beruhen zahllose pathologische Empfindungsanomalien eben auf Veränderungen dieses Factors, auf örtlichen oder allgemeinen Störungen jener physiologischen Constanz: woraus Missverhältnisse verschiedener Art zwischen der Reizstärke einerseits und der Reaction im Bewusstsein, d. h. der Stärke der percipirten Empfindung andererseits, resultiren. Es handelt sich dabei entweder um ein Plus der Reaction gegenüber dem einwirkenden Reize — dann ist **Hyperästhesie**, Ueberempfindung — oder um ein Minus — dann ist **Hypästhesie**, Empfindungsschwäche, resp. **Anästhesie**, Empfindungslähmung, vorhanden.

Hyperästhesien sind demnach Sensibilitätsstörungen, wobei die ankommende Erregung erst nach Ausbreitung über zahlreiche centrale Ganglienzellen den Schwellenwerth erlangt, und in Folge dessen excessive, das gesetzliche Maass überschreitende Reactionen im Bewusstsein ausgelöst werden.

Hypästhesien und Anästhesien sind Sensibilitätsstörungen, wobei die Erregung im Centrum zu früh den Schwellenwerth erlangt oder auch gar nicht zum Centrum gelangt, und daher die Reaction entweder unter der gesetzlichen Norm zurückbleibt oder überhaupt völlig vermisst wird. —

Um zur Ableitung einiger anderen pathologischen Störungsformen zu gelangen, müssen wir den Begriff der Empfindung nicht nur, wie bisher, genetisch, sondern auch seinem Inhalte nach einer Betrachtung unterziehen.

Jede Empfindung — auch die im engeren Sinne sogenannten „Sinnesempfindungen", die durch ein kunstvolles System von Localzeichen und von Associationen zur Objectivation, zur Entstehung eines räumlichen Weltbildes Veranlassung geben — ist mehr oder minder von einem subjectiven Gefühlselemente begleitet, einem Gefühle der Lust oder einem solchen der Unlust, deren höhere Grade wir zumeist als „Schmerz" bezeichnen. Dieses subjective Gefühlselement ist gewissermaassen die Form, unter welcher sich der im Nerven verlaufende Erregungsvorgang selbst unmittelbar dem Bewusstsein darstellt. Da auch hier vor Allem die

Intensität des Widerstandes und die davon abhängige Irradiation
in den centralen Nervenkörpern massgebend ist, so muss je nach
der psychischen Individualität die Gefühlscomponente bei den Einzelnen schwächer oder stärker ausgeprägt sein, und wir nennen mit
Recht solche Personen „feinfühlig“, welche alle Sinneseindrücke mit
diesem Elemente des Gefühls in inniger Weise amalgamiren. —
Andererseits müssen wir festhalten, dass auch kein Gefühl ganz
des objectivirenden, sinnlichen, zu Anschauung und Vorstellung
tendirenden Empfindungsinhaltes entbehrt. Dies ist selbst beim
heftigsten Schmerze so sehr der Fall, dass wir vielfach auf Grund
dessen den Schmerz als einen specifischen, bohrenden, reissenden,
nagenden, stechenden u. s. w. empfinden. Es ist also bei dem
Schmerze auch ein bestimmter sinnlicher Empfindungsinhalt; und
obwohl wir uns die Qualität desselben nur bildlich veranschaulichen,
so benennen wir sie doch, und „leiden mit Erkenntniss“. Dabei
ist ferner der Umstand von grosser Bedeutung, dass die von verschiedenen Sinnesapparaten vermittelten Empfindungen im physiologischen Zustande das subjective Gefühlselement in sehr verschiedenem Grade hervortreten lassen. So ist bei mässigen Reizen,
welche auf die Tastnervenenden einwirken, das Gefühlselement in
der Regel so schwach, dass es nicht als gesondert neben dem inhalt-
lichen Elemente der Empfindung auftaucht, sondern in demselben
vollständig aufgeht. Der schwache Reiz ruft also anscheinend nur
Tastempfindung hervor; erst Verstärkung des Reizes oder gleichzeitige Einwirkung desselben auf zahlreiche periphere Nervenenden
bedingt Schmerz, der wiederum bis zu solcher Intensität gesteigert
werden kann, dass er das inhaltliche Empfindungselement im Bewusstsein vollständig aufhebt. Auch bei den Gehörs- und Gesichts-
empfindungen ist die Gefühlscomponente für gewöhnlich nur schwach
bemerkbar, ohne aber in den meisten Fällen gänzlich zu fehlen;
sie wird hier bekanntlich, je nachdem es sich um Gefühle der Lust
oder Unlust handelt, als Wohlklang, Missklang; mildes, wohl-
thuendes — grelles, blendendes Licht u. s. w. bezeichnet. Im höchsten Grade finden wir das Gefühlselement als ein allen Sinnesempfindungen beigemischtes, untrennbares, in der Sphäre der Ge-
ruchs- und Geschmacksempfindungen, die, abgesehen von der sinnlichen Bestimmtheit des Empfindungsinhaltes, durchgehends von
deutlichen Lust- oder Unlustgefühlen begleitet erscheinen.
Schmerz („Dysästhesie“) ist demnach nur die graduelle
Steigerung des Gefühls, welches jeden Empfindungsvorgang begleitet,
oder welches vielmehr die Empfindung selbst ist, entkleidet von der
sinnlichen Bestimmtheit ihres Inhalts und von den durch Aneignung (Apperception) des letzteren vermittelten Objectivationen. Zur
Entstehung des Schmerzes ist unter normalen Umständen eine gewisse mittlere Intensität und, wie es scheint, auch eine gewisse
Dauer des veranlassenden Reizes erforderlich. Reize von grösserer
Dauer können daher bereits bei geringerer Intensität Schmerz her-

vorrufen. — Wie die Reaction im Bewusstsein, die Stärke der percipirten Empfindung, überhaupt, muss also auch die Grösse der Gefühlscomponente physiologisch in einem annähernd constanten Verhältnisse der Intensität des einwirkenden Reizes gegenüber gedacht werden. Wo diese Constanz erheblich gestört ist, müssen pathologische Reactionsformen entstehen, wobei entweder die Gefühlscomponente abnorm überwiegt — oder unter der Norm zurückbleibt, ja selbst bei Einwirkung stärkerer und stärkster Reize gänzlich vermisst wird.

Im ersteren Falle können wir den Zustand als **Hyperalgie** (Hyperalgesie) bezeichnen. Genauer genommen verstehen wir hierunter gewöhnlich die krankhafte Erhöhung des Schmerzgefühls; allein da jede graduelle Steigerung des Gefühlsinhaltes über ein gewisses Niveau hinaus eben Schmerz oder ein demselben wenigstens äusserst verwandtes Gefühl — wie bei übermässigen Licht- oder Schalleindrücken — hervorruft, so lässt sich Beides in der That ohne weitere Schwierigkeit identificiren. Es findet im hyperalgischen Zustande bei circumscripten oder schwächeren Reizformen dasselbe statt, was physiologisch erst aus viel intensiverer oder diffuser Reizung resultirt: dass nämlich vor dem Ueberwiegen des zum Schmerz gesteigerten Gefühls die sinnliche Bestimmtheit des Empfindungsinhaltes zurückgedrängt und gleichsam absorbirt wird.

Den entgegengesetzten Zustand können wir, je nach seiner Intensität, als **Hypalgie** (Hypalgesie) oder **Analgie** (Analgesie) bezeichnen. Bei jener sind stärkere Reize als in der Norm erforderlich, um Schmerz hervorzurufen; bei dieser sind auch Reize der stärksten Art dazu unvermögend. Es ist selbstverständlich, dass bei den Hypalgien und Analgien das sinnliche Element des Empfindungsinhaltes keineswegs in adäquater Weise beeinträchtigt zu sein braucht. Vielmehr kann mit Hypalgie und Analgie in einem bestimmten Sinnesbezirke entweder Abschwächung, resp. Aufhebung — oder Integrität — oder (wegen Abwesenheit der störenden Gefühlscomponente) selbst excessive Steigerung der eigentlichen Sinnesempfindung coincidiren. Derartigen Zuständen werden wir u. A. bei Analyse der sogenannten partiellen Empfindungslähmungen im Gebiete der sensibeln Hautnerven begegnen.

Man hat, ausser den „Hyperästhesien“ und „Anästhesien“, vielfach noch eine dritte Categorie sensibler Elementarstörungen unterschieden, welche gleichsam in der Mitte zwischen beiden stehend weder der einen, noch der anderen deutlich angehören, und für welche die Bezeichnung „Parästhesien“ sich Geltung verschafft hat. Eine analysirende Betrachtung ergiebt jedoch, dass man es bei den gewöhnlich sogenannten Parästhesien bald mit wirklichen Hyperästhesien, bald mit Hypästhesien im obigen Sinne zu thun hat, so dass die Aussonderung derselben als ziemlich willkürlich und ungerechtfertigt erscheint. Dagegen giebt es allerdings eine Gruppe von Sensibilitätsstörungen, welche insgemein den Hyperästhesien zugezählt werden — in Wahrheit jedoch nicht unter den obigen Begriff der Hyperästhesien subsumirt, sondern mit letzteren höchstens in indirecte Verbindung gebracht werden können. Es gehören dahin namentlich die charakteristischen Erscheinungen des neuralgischen Schmerzes; ferner anderweitige abnorme Sensationen, welche z. B. im Bereiche der sensibeln Hautnerven als Pruritus, Formication, Ardor, Algor — im Bereiche der visceralen Gefühlsnerven als krankhaftes Hunger- und Durstgefühl, Pyrosis, Globus u. s. w. auftreten.

Alle diese Zustände charakterisiren sich als anomale Bewusstseinsreactionen, welche durch Einwirkung abnormer (pathologischer) Reize an gewissen Stellen des Empfindungsapparates ausgelöst werden. Der wesentliche Unterschied zwischen ihnen und den Hyperästhesien, resp. Hyperalgien, liegt in Folgendem. Wir haben die Reaction im Bewusstsein, d. h. die Stärke der percipirten Empfindung, als die Resultante zweier Factoren gefasst: des einwirkenden Reizes und der beim gesunden Individuum nahezu constanten Empfindlichkeit, d. h. der mittleren Erregbarkeit und Widerstandsgrösse innerhalb des Empfindungsapparates. Ist letztere in Folge krankhafter Vorgänge über die Norm gesteigert, so entsteht eine, im Verhältniss zur primären Reizgrösse excessive Reaction im Bewusstsein, die wir als Hyperästhesie, resp. als Hyperalgie bezeichnen. Anders bei den Neuralgien und den übrigen oben genannten Empfindungsanomalien. Hier kann die mittlere Erregbarkeit und Widerstandsgrösse innerhalb des Empfindungsapparates zunächst völlig unverändert sein; es wirken aber, selbstverständlich auf Grund materieller Krankheitssubstrate, andauernd oder intermittirend innere, organische Reize von abnormer Qualität und Quantität auf irgendwelche Abschnitte des Empfindungsapparates ein, und veranlassen dadurch Reactionen, wie sie zum Theil auch bei gesunden Individuen durch abnorme äussere Reize vorübergehend ausgelöst werden. Wenn bei Gesunden ein Stoss gegen den Ellbogen Schmerz im Verlaufe des N. ulnaris, oder Druck auf den N. ischiadicus beim Sitzen das Gefühl des Ameisenkriechens im Fusse veranlasst, so steht hier die Reaction zum Reize in dem adäquaten Verhältnisse: es ist nur eine vorübergehende Abnormität der Reizquellen vorhanden: der gegen den Ellbogen gerichtete Stoss, oder die Compression des Hüftnerven zwischen Tuber ischii und Stuhlkante. Das Gleiche ereignet sich, nur in weit grösserer Intensität und Dauer oder häufiger Wiederholung, auf Grund innerer organischer Reize bei den obigen Empfindungsanomalien. Wir bezeichnen die dabei auftretenden Schmerzen und anderweitigen Sensationen als spontane, weil die erzeugenden Reize nicht den Gegenständen der Aussenwelt, sondern dem eigenen Körper angehören und daher in der Regel nicht zum gesonderten Bewusstsein kommen, — gerade wie wir unsere motorischen Willensimpulse als spontane bezeichnen, weil wir uns nur ihrer selbst, nicht aber der voraufgehenden Motive (Innervationsgefühle) unmittelbar bewusst werden. Wir können daher auch nicht sicher entscheiden, ob Reiz und Reaction sich dabei in dem adäquaten Verhältnisse bewegen, oder ob mit dem abnormen Reize auch abnorme Erregbarkeits- und Widerstandsverhältnisse des Empfindungsapparates im einzelnen Falle gepaart sind. Oft hat es wenigstens den Anschein, als ob die Intensität der Reaction mit der Winzigkeit des veranlassenden Reizes nicht im Einklange stehe; oft ist der veranlassende organische Reiz selbst schwer oder gar nicht zu eruiren. Dies gilt sowohl für die Neuralgien, wie für die übrigen hierhergehörigen Empfindungsanomalien, und daraus erwächst die grosse Schwierigkeit, dieselben trotz des hervorgehobenen begrifflichen Unterschiedes von den Hyperästhesien im concreten Falle vollständig zu sondern. Dazu kommt, dass, nach einem für die nervösen Centralorgane überhaupt gültigen Gesetze, die Summation schwacher und mittlerer Reize eine Vermehrung der Erregbarkeit nach sich zieht, während dagegen starke Reize eine Abnahme der Erregbarkeit zur Folge haben. Ueberaus häufig finden wir daher Zustände abnormer Reizung mit Zuständen excessiver Erregbarkeit (Hyperästhesien, resp. Hyperalgien) complicirt, wie dies z. B. aus dem gewöhnlichen Befunde hyperalgischer Hautstellen — nicht zu verwechseln mit den bekannteren subcutanen Druckschmerzpunkten — bei Neuralgien hervorgeht. Umgekehrt können neuralgische und selbst nichtneuralgische Schmerzen, vorausgesetzt dass dieselben eine genügende Intensität und Dauer besitzen, eine Abnahme der Erregbarkeit hervorrufen, und daher mit örtlicher Hypästhesie oder Anästhesie complicirt sein. — Um die verschiedenen hierhergehörigen Zustände unter einen Collectivbegriff zusammenzufassen, wollen wir dieselben weiterhin als **Parästhesien** und, sofern die spontane Empfindung sich als Schmerz im engeren Sinne darstellt, als **Paralgien** (Paralgesien) bezeichnen. —

Hyperästhesien, in der oben charakterisirten Bedeutung des Wortes, können im Allgemeinen unter drei, wesentlich verschiedenen Bedingungen entstehen.

1. Die peripherischen Endigungen der Empfindungsnerven, resp. die mit ihnen zusammenhängenden specifischen Aufnahmsapparate, sind in Folge krankhafter Veränderungen erregbarer als im normalen Zustande. Jeder auf sie einwirkende Reiz wird dem entsprechend eine abnorm starke Erregungswelle (abnorm grosse moleculare Schwingungen der Nerventheilchen) zur Folge haben; ebenso wird die Irradiation in den centralen Empfindungselementen und der psychische Ausdruck derselben, die percipirte Empfindung, im Verhältnisse zur ursprünglichen Reizgrösse excessiv ausfallen. Dies geschieht beispielsweise an einer durch ein Vesicans entblössten oder in anderer Art excoriirten Hautstelle, wo die Endigungen der Tast- und Gefühlsnerven freier zu Tage liegen, und schon auf Tastgrössen (Druck- oder Temperaturdifferenzen) von sonst unwirksamer

Reizstärke mit deutlicher Tastempfindung, oder auf leichte Gefühlsreize mit heftigem Schmerz reagiren. Wir können die hierhergehörigen Formen als im engeren Sinne peripherische Hyperästhesien bezeichnen.

2. Die peripherischen Endigungen der Empfindungsnerven und
ihre Aufnahmsapparate werden durch den einwirkenden Reiz in der
gewöhnlichen, der Reizstärke entsprechenden Weise afficirt; aber
die Erregung wird in Folge krankhafter Veränderung innerhalb
der leitenden Empfindungsbahnen derartig verstärkt, dass
abnorm grosse Erregungswellen zu den sensibeln Centren gelangen,
und demnach ebenfalls excedirende Reactionen im Bewusstsein entstehen. Wahrscheinlich können derartige Verstärkungen der Reizwelle besonders an den in die sensible Leitungsbahn eingeschalteten
Ganglien (der Clarke'schen Säulen des Rückenmarks; der Trige-
minus-Kerne u. s. w.) zu Stande kommen. Dies ist namentlich
häufig bei neuralgisch afficirten Nerven der Fall, und wir finden
hierin eine bisher nicht genügend gewürdigte Erklärung für das
Vorhandensein subcutaner Druckschmerzpunkte bei Neuralgien auch
an Stellen, wo alle Zeichen einer örtlichen Nervenerkrankung, überhaupt eines örtlichen Krankheitsheerdes, vollständig fehlen. Falls
z. B. auf Grund intracranieller Processe eine krankhafte Steigerung
der Erregbarkeit aller oder einzelner Wurzeln des Trigeminus in der
Schädelhöhle bestände, so könnten dabei einzelne oder multiple
Druckschmerzpunkte im Gesicht, ja selbst diffuse Hyperalgien vorhanden sein; der an der Peripherie jener Wurzeln einwirkende Druck-
reiz müsste eine excessive Reaction (Schmerz) hervorrufen, weil die
an der Peripherie erzeugte Reizwelle von der kranken Stelle der
Nervenbahn eine mehr oder minder bedeutende Verstärkung erfährt
und in dieser Gestalt nach den sensibeln Centren fortgepflanzt wird.
Ein sehr interessantes, obwohl noch nicht ganz aufgeklärtes experimentelles Beispiel liefern die Hyperästhesien, welche bei Thieren
nach querer Durchschneidung einer Rückenmarkshälfte (Brown-
Séquard) oder auch nach Durchschneidung eines Seitenstranges
(Woroschiloff) auf der operirten Seite eintreten; vorausgesetzt
dass es sich hier, wie pathologische Thatsachen annehmen lassen,
um wirkliche Hyperästhesien, und nicht, wie man nach den Thierversuchen auch schliessen könnte, lediglich um Steigerungen der
Reflexerregbarkeit handelt. Wir können die zu dieser zweiten Gruppe
gehörigen Formen, im Gegensatze zu den im engeren Sinne peripherischen, als Leitungs-Hyperästhesien bezeichnen. Es ist
einleuchtend, dass ihr Sitz sowohl in den sensibeln Nervenstämmen,
Plexus und Wurzeln, als in den spinalen und cerebralen Leitungsbahnen — mit Einschluss der in die Leitung eingeschalteten Ganglienzellen des Rückenmarks und verlängerten Marks — gelegen
sein kann.

3. Die einwirkenden Reize rufen an der Peripherie normale
Erregungen hervor, und diese selbst werden innerhalb der Pro-

jectionsbahnen in normaler Weise zu den empfindenden Centren
fortgeleitet; letztere aber setzen in Folge krankhafter Veränderungen der ankommenden Welle einen abnorm verminderten
Widerstand entgegen. Die ungenügend gehemmte Erregung kann
sich also durch Irradiation über zahlreiche centrale Elemente ausbreiten, und somit eine über die Norm hinausgehende, excessive
Reaction im Bewusstsein veranlassen. Wir wollen diese Formen
als im engeren Sinne centrale Hyperästhesien bezeichnen. Sie
können, nach unseren jetzigen Anschauungen, nur bei krankhaften
Veränderungen der grauen Hirnmasse, eventuell jener die kleinzelligen sensibeln Elemente Meynert's enthaltenden Schichten der
Grosshirnrinde, entstehen, welche wir als centrale Endigungen der
Gefühlsnerven, als Perceptionsorgane der Empfindung mit Wahrscheinlichkeit ansprechen. Da wir auf Grund psychologischer Analyse die Perceptionsorgane der bewussten Empfindungen als identisch oder jedenfalls untrennbar zusammenhängend mit den Organen
des ichbildenden Bewusstseins ansehen müssen, so setzt diese Form
der Hyperästhesien auch mehr oder minder erhebliche Niveau-
veränderungen im Indifferenzzustande des Bewusstseins oder eine
sehr labile Gleichgewichtslage desselben nothwendig voraus; sie
steht somit auf der Grenze der vorzugsweise so zu nennenden psychischen Hyperästhesien, wobei die Aneignung (Apperception) oder
schon die Reproduction mehr oder minder zahlreicher Vorstellungs-
bilder von Schmerzempfindung begleitet ist, nicht selten zugleich
auch die empfangenen Sinneseindrücke durch Trübungen der appercipirenden Thätigkeit in fehlerhafter Weise verarbeitet, in abnormen
Vorstellungsinhalt umgesetzt werden.

Wenn man gewisse psychische Erkrankungsformen (besonders Hypochondrie,
auch Hysterie und manche Formen von Melancholie) geradezu als „Hyperaesthesia psychica" angesprochen hat, so erscheint eine derartige Benennung
allerdings a potiori gewissermassen berechtigt, insofern die erleichterte Entstehung von Unlustgefühlen oder die Verarbeitung des Rohmate-
rials der Empfindung in der angedeuteten krankhaften Richtung
bei den genannten Zuständen sich als hervorragendes, gleichsam essentielles
Symptom, als erstes Glied in der Kette psychopathischer Erscheinungen kundgiebt. Für den nahen Zusammenhang der im engeren Sinne centralen und der
sogenannten psychischen Hyperästhesien sind besonders lehrreich die Fälle, wo
im Verlaufe scheinbar völlig localisirter Reizzustände einzelner Sinnesorgane
Hallucinationen und Illusionen sich ausbilden, oder, wie ich mehrfach beobachtete, neuralgische Affectionen des Trigeminus zu Gehörs- und Gesichtsphantasmen Veranlassung geben. Hier scheint, bei tief gesunkenem
Widerstande der centralen Elemente, die Irradiation der anlan-
genden Reizwelle sich über weite, den associatorischen Systemen
angehörige Kreise von Zellenverbindungen hinaus zu erstrecken.
Oder, um die Sache psychologisch auszudrücken, würde man nach der Terminologie der Herbart'schen Schule statuiren, dass sich zu den anfänglichen
Störungen der Perception auch solche der appercipirenden Thätigkeit hinzugesellt haben. Da nämlich die Aneignung der gegebenen Wahrnehmungen und
sinnlichen Anschauungen, ihre Aufnahme in den Kreis ähnlicher Vorstellungen
normal nach Massgabe der gesammten schon vorhandenen Vorstellungsmasse
erfolgt (Lazarus, Gesetz der Apperception), so müssen die als Illusionen u. s. w. bezeichneten Sinnestäuschungen, die krankhaften Umdeutungen der

empfangenen Sinneseindrücke wesentlich auf Trübungen der appercipirenden Hirnthätigkeit zurückgeführt werden.

Hypästhesien und Anästhesien können ebenfalls, den Hyperästhesien conform, in dreifacher Weise entstehen.

1. Die Erregbarkeit der peripherischen Nervenendigungen, resp. der mit ihnen zusammenhängenden Aufnahmsapparate, ist in Folge krankhafter Vorgänge vermindert oder gänzlich erloschen. Alsdann ruft der einwirkende Reiz entweder abnorm schwache oder gar keine Erregungswellen hervor; die Reaction ist daher, auch bei Integrität der sensibeln Leitung und der centralen Perceptionsorgane, defect oder null. Dies sind im engeren Sinne peripherische Hypästhesien und Anästhesien. Dahin gehören z. B. viele Formen von Tastsinnsbeschränkung und cutaner Analgie, die durch örtlich auf den Papillarkörper der Haut einwirkende Agentien (locale Anaesthetica, Kälte, Circulationsstörungen u. s. w.) hervorgebracht werden.

2. Die Erregbarkeit der peripherischen Endigungen und Aufnahmsapparate ist intact, die Leitung der Erregungen aber an irgend einer Stelle des langgestreckten sensibeln Bahntractus durch vergrösserte Widerstände erschwert oder unterbrochen. Im einen Falle kann die peripherische Erregungswelle nur in abgeschwächter Gestalt (event. auch verlangsamt) — im anderen gar nicht zu den Centren gelangen. Diese Formen, welche die weitaus überwiegende Majorität der pathologischen Vorkommnisse in sich begreifen, lassen sich als Leitungs-Hypästhesien und Leitungs-Anästhesien bezeichnen. Ihr Sitz kann sowohl in den peripherischen Nervenstämmen, den Plexus und Wurzeln, als in den sensibeln Leitungsbahnen des Rückenmarks und Gehirns — in dem gesammten Projectionssysteme des Empfindungsapparates — gelegen sein. Beispiele liefern die Anästhesien, welche experimentell nach Durchschneidung der Nervenstämme, der hinteren Wurzeln, nach Zerstörung der ganzen grauen Substanz und. der Hinterstränge (Brown-Séquard, Schiff) oder der Seitenstränge (Woroschiloff), sowie auf Grund der entsprechenden pathologischen Läsionen bei Menschen beobachtet werden.

3. Die peripherische Erregbarkeit und die Leitung in allen Theilen des sensibeln Projectionssystems sind unverändert; die zu den Centren fortgepflanzte Erregungswelle trifft aber in den erst berührten Ganglienzellen auf abnorm starke Widerstände, so dass die Erregung schon sehr früh den Schwellenwerth erreicht, und eine Irradiation auf benachbarte Zellen nicht in dem zur normalen Reaction ausreichenden Verhältnisse oder überhaupt gar nicht stattfindet. Dies sind im engeren Sinne centrale Hypästhesien und Anästhesien. Sie können, gleich den centralen Hyperästhesien, nur in den cerebralen Perceptionsapparaten, den sensibeln Zellenschichten des Grosshirnmantels (beim Menschen besonders in der Rinde des Occipitalhirns?) entstehen. Es gehören demnach hierher

die Anästhesien, welche man experimentell bei Thieren durch schicht-
weise Abtragung oder Durchspülung der Grosshirnhemisphären hervorrufen kann; beim Menschen wahrscheinlich viele Anästhesien der
Geisteskranken, vielleicht auch der Hysterischen, Epileptischen,
Choreatischen u. s. w., welche nachweisbar oft mit destructiven Processen innerhalb der Grosshirnhemisphären einhergehen. Die psychischen Anästhesien stehen zu dieser Form in einem ähnlichen
Verhältnisse, wie die psychischen zu den centralen Hyperästhesien.
Bei ihnen handelt es sich um Störungen der apperzipirenden Hirnthätigkeit, durch welche die Vorstellungsmassen des Ich gegenüber
neuen Sinneseindrücken und begleitenden Lust- und Unlustgefühlen
unempfänglicher, spröder, aneignungsunfähig werden; oder auch
darum, dass die vorhandenen Störungen der Perception sich auf
verkehrte Weise in Vorstellungsinhalt umsetzen (Entwickelung von
Sinnestäuschungen, Illusionen, aus Anästhesien).

Anatomie und Physiologie lehren, dass die weitverzweigten
Wurzeln jenes grossen Projectionssystems, die Ursprünge der zahllosen zum Gehirn fortgepflanzten Erregungen an fast sämmtliche
Organsysteme des Körpers — allerdings in überaus ungleichem
Maasse — vertheilt sind. In pathologischer Hinsicht kommen hier
wesentlich fünf Organgruppen in Betracht, insofern dieselben zu
örtlich bedingten oder innerhalb jener Organgruppen empfundenen
Sensibilitätsstörungen von erheblicher pathologischer Dignität Veranlassung geben. Es sind dies:

1) das Hautorgan, mit Inbegriff der angrenzenden, sogenannten
   äusseren Schleimhäute;
2) die willkürlichen Muskeln;
3) die passiven Theile des Locomotionsapparates (Knochen und
   Gelenke);
4) die inneren parenchymatösen Organe (Eingeweide) des
   Körpers;
5) die höheren Sinnesorgane.

Demnach haben wir die speciellen Formen pathologischer Sensibilitätsstörung der Haut, der willkürlichen Muskeln, der Knochen
und Gelenke, der Eingeweide und der höheren Sinnesorgane —
oder cutane, musculäre, articuläre, viscerale, sensuelle
Aesthesioneurosen — im Folgenden der Reihe nach zu betrachten.

Formen der Sensibilitätsstörung einzelner Organsysteme.

1. Sensibilitätsstörungen der Haut. (Cutane Aesthesioneurosen.)

Wie die physiologische Analyse der cutanen Empfindungs-
erscheinungen ergiebt, müssen wir bei den Leistungen der sensibeln
Hautnerven zunächst zweierlei unterscheiden: die Qualität der
durch die einwirkenden Reize geweckten Empfindungen,
und das Vermögen localisirter Wahrnehmung der einzelnen Reize. Letzteres Vermögen (Ort- oder Raumsinn), das in
noch höherem Grade bekanntlich der Retina zukommt, müssen wir
nach den gegenwärtig vorherrschenden Anschauungen ausschliesslich
auf die im vorigen Abschnitt erwähnte Begrenzung der Irradiation
in den centralen Nervenzellen zurückführen. Wir dürfen annehmen,
dass alle einzelnen Empfindungsbezirke der peripherischen Haut-
mosaik, d. h. die Projectionsgebiete aller einzelnen Empfindungs-
fasern der Haut, in der empfindenden Schicht der Hirnrinde durch
Zellen, resp. anastomosirende Zellengruppen vertreten sind, mit
deren isolirter oder vorzugsweiser Erregung sich daher bestimmte
locale Empfindungsqualitäten, „Localzeichen" (Lotze, Wundt)
im Bewusstsein verknüpfen. Nach Bernstein müssen wir uns vorstellen, dass bei einfacher Reizung die Erregung in demjenigen centralen Punkte, in welchem sie anlangt, ein Maximum besitzt und
wir den Ort der Reizung in diesem Maximum localisiren. Bei
gleichzeitiger Reizung zweier benachbarter Punkte hängt die Schärfe
der Localisirung davon ab, ob die einzelnen Ausbreitungen der Erregung im Centrum mehr oder weniger zusammenfallen, und durch
Addition ein gemeinschaftliches Erregungsmaximum oder zwei di-
stincte Maxima bilden. Hierauf beruhen, wie wir sehen werden,
die zur Prüfung des Raumsinns der Haut angegebenen Verfahren.

Von den im engeren Sinne qualitativ differenzirbaren Empfindungen, welche durch die sensibeln Hautnerven vermittelt werden,
ist wiederum ein Theil — die sogenannten Tastempfindungen —
der Haut, mit Inbegriff der angrenzenden Schleimhautpartien, eigenthümlich, wogegen die cutanen Gemeingefühle Lust- oder
Unlustgefühle darstellen, wie sie den früheren Erörterungen zufolge
allen Erregungen sensibler Nerven schwächer oder stärker, selbst
bis zu völligem Verschwinden des sinnlichen Empfindungsinhaltes,
beigemischt sind. Nur die Tastempfindungen sind wirkliche Sinnesempfindungen, Manifestationen eines „Tastsinns", indem sich aus
ihnen, nach Analogie aller übrigen Sinnesempfindungen, auf die
Aussenwelt bezogene, objectivirte Anschauungen (Wahrnehmungen)
und Vorstellungen entwickeln. Bekanntlich hat man unter den
Tastempfindungen wiederum einzelne besonders auffällige Typen oder

Nuancen als Manifestationen besonderer Sinne oder Sinnesvermögen unterschieden: Ausdrücke, die eigentlich nur so lange eine Berechtigung haben, als man dabei mit verschiedenen specifischen Energien begabte (resp. mit verschiedenartigen Endapparaten zusammenhängende) Nervenfasern als Träger dieser Vermögen und als Vermittler der betreffenden Empfindungsqualitäten voraussetzt. Allerdings sind uns mannigfaltige End- oder Aufnahmsapparate, Terminalgebilde wahrscheinlich sensibler Nervenfasern in der Haut des Menschen und der höheren Thiere bekannt: Tastkörperchen, Pacinische Körperchen, Krause'sche Endkolben, Tastzellen u. s. w., — allein abgesehen davon, dass bei einzelnen dieser Gebilde die sensible Natur überhaupt noch in Frage steht, so ist jedenfalls ihre Beziehung zu den specifischen „Qualitäten" oder „Categorien" des Tastsinns durchaus unermittelt. — Gewöhnlich pflegt man als solche, nach dem Vorgange des um die Lehre vom Tastsinn so verdienten E. H. Weber, diejenigen Empfindungen, welche zu Druck- und Temperaturwahrnehmungen führen, besonders hervorzuheben, und demnach „Drucksinn" und „Temperatursinn" als specielle Vermögen des Tastsinns zu unterscheiden. So wichtig und nützlich diese Unterscheidung in practischer Hinsicht, auch für die Pathologie, einweilen noch ist, so dürfen wir doch den nur relativen Werth derselben nicht aus dem Auge verlieren. Es ist höchst wahrscheinlich, dass Druck- und Temperaturempfindungen durch dieselben Organe vermittelt werden, und nicht unmöglich, dass beide, wie schon Weber vermuthete und Fick und Wunderli zu erweisen versucht haben, nur Modificationen einer und derselben Empfindung darstellen. In letzterem Falle wäre es streng genommen ebenso absurd, von einem besonderen Drucksinn und Temperatursinn, wie von einem Sinn für rothes oder violettes Licht, für bittern oder süssen Geschmack u. s. w. zu reden.

Alle übrigen durch die Hautnerven vermittelten Empfindungen, welche nicht mit objectivirten Druck- und Temperaturwahrnehmungen einhergehen, fallen unter die Rubrik der cutanen Gemeingefühle, wohin vorzugsweise die Schmerzgefühle der Haut, sodann die als Formication, Kitzel, Schauder, Wollust u. s. w. bezeichneten Sensationen gehören. Das Gemeinsame dieser Empfindungen und das unterscheidende Moment gegenüber den eigentlichen Tasteindrücken liegt zunächst darin, dass sie nicht gleich Letzteren unmittelbar auf äussere Reizquellen bezogen werden, sondern sich nur als innere Zustandsempfindungen im Bewusstsein verhalten. Eine genetische Differenz besteht ferner darin, dass die cutanen Gemeingefühle (namentlich Schmerz) durch Reizung der sensibeln Hautnerven an beliebigen Stellen ihres Verlaufes — nicht blos an ihren peripherischen Enden — provocirt werden können, während die Entstehung von Druck- und Temperaturempfindungen an die terminalen Erregungen der sensibeln Hautnerven innerhalb des Papillarkörpers geknüpft ist. Jeder auf den Stamm des N. ulnaris einwirkende Reiz, ein Stoss oder die Kälte, erzeugt unabhängig von seiner mechanischen oder thermischen Natur lediglich Gemeingefühle (Schmerz, Formication), — während die homologen Reize von den peripherischen Ulnarisenden aus je nach ihrer Natur gleichzeitige Druck- oder Temperaturempfindung veranlassen. Hieraus ist keineswegs nothwendig zu schliessen, dass die letzteren Empfindungen zum Unterschiede von den Gemeingefühlen durch besondere peripherische Endvorrichtungen (specifische Sinnesapparate) bedingt, resp. an besondere damit zusammenhängende Nervenfasern geknüpft seien. Vielmehr sind die Tastempfindungen und cutanen Gemeingefühle in letzter Instanz wahrscheinlich nur auf graduell differirende Erregungszustände der sensibeln Hautnerven zurückzuführen, die erst durch die verschiedene In- und Extensität des secundären centralen Processes (Irradiation in den zelligen Perceptionsapparaten) den Anschein ursprünglicher essentieller Verschiedenheit annehmen. Eine beachtenswerthe Stütze findet diese Auffassung in dem Umstande, dass Reize, welche im Normalzustande Druck- oder Temperaturwahrnehmung hervorrufen, bei gesteigerter Erregbarkeit der sensibeln Hautnerven keineswegs entsprechend potenzirte Druck- oder Temperaturempfindung, sondern unmittelbar Schmerz zur Folge haben, wofür sich an hyperalgischen Hautstellen vielfache Beispiele darbieten.

Ehe wir zu den pathologischen Zuständen der Hautsensibilität übergehen, müssen wir die zur genaueren Eruirung derselben so wichtigen **Prüfungsmethoden** für die im Vorstehenden besprochenen Leistungen der sensibeln Hautnerven (Ortsinn, Drucksinn, Temperatursinn, cutanes Gemeingefühl) und zugleich den Grad ihrer normalen Leistungsfähigkeit kurz erörtern.

1. Ortsinn. Der Ort- oder Raumsinn der Haut kann am einfachsten durch Berührung einzelner Hautstellen mit Gegenständen verschiedener Art geprüft werden, da es sich hier nicht um die Wahrnehmung specifischer Empfindungsqualitäten, sondern um die richtige Localisirung des empfangenen Eindrucks handelt. Natürlich gewinnt die Probe an Genauigkeit, je begrenzter die vom Reize getroffene Hautstelle, je kleiner also die Zahl der gleichzeitig erregten Nervenenden ist; daher werden am besten sehr dünne und spitze Körper (Nadeln) zu der Untersuchung verwerthet. Der Ortsinn einer Hautstelle gilt für um so feiner, je geringer der bei der Localisation begangene Irrthum ausfällt. — Diese am Krankenbette meist geübte Methode liefert selbstverständlich nur ungefähre Anhaltspunkte, die eines numerischen Ausdrucks und einer darauf basirten Vergleichung nicht fähig sind. Zu letzterer eignet sich dagegen das von Weber für Ortsinnsprüfungen eingeführte Verfahren: die Grössenbestimmung der sogenannten Tastkreise oder Empfindungskreise, d. h. der Minimaldistanzen, innerhalb deren zwei, gleichzeitig in variablen Abständen auf die Haut einwirkende

Reize noch als räumlich gesondert aufgefasst werden. Diese Minimaldistanz wird als Durchmesser eines (fingirten) Empfindungskreises angenommen. Werden die beiden Erreger noch über diese Minimaldistanz hinaus einander genähert und liegen sie also innerhalb des bezüglichen Empfindungskreises selbst, so findet eine Verschmelzung der beiden Localeindrücke zu einem einzigen statt.

Ueber die Ursachen dieser Sonderung und Verschmelzung, resp. über die Entstehung der Empfindungskreise sind verschiedene Ansichten ausgesprochen worden. Nach Weber ist eine Verschmelzung der beiden Eindrücke ausgeschlossen, wenn zwischen den erregten Nervenenden eine gewisse Anzahl nicht erregter Nervenröhren mit ihren Ausbreitungen gelegen ist; die örtliche Grössenverschiedenheit der Empfindungskreise entspricht also der Summe nicht erregter Nervenfasern, welche zwischen den erregten gelegen sein müssen. Nach der von Wundt modificirten Lotze'schen Theorie der Localzeichen dagegen nennen wir Empfindungskreis einen Hautbezirk, innerhalb dessen die locale Empfindungsbeschaffenheit sich so wenig verändert, dass die Eindrücke verschmelzen. Nach der völlig befriedigenden Darstellung von Bernstein, die ebenfalls von der Voraussetzung specifischer Localzeichen ausgeht, können wir als erwiesen ansehen, dass zwei benachbarte Punkte als ein einziger erscheinen, sobald die beiden Ausbreitungen der Erregung im Centrum bis zu einer gewissen, mathematisch bestimmbaren Grenze übereinander fallen; alsdann addiren sich die Erregungen in der Weise, dass in der Mitte zwischen den gereizten Punkten ein Maximum der Erregung entsteht, in welches wir den Punkt der Reizung verlegen*).

Die Messung der Empfindungskreise geschieht durch einen mit graduirter Scala versehenen Tastercirkel oder ähnliche Apparate. Sehr brauchbar ist der von Sieveking beschriebene Aesthesiometer, mit zwei parallelen, senkrecht stehenden Zähnen, wovon der eine befestigt, der andere auf einem graduirten Messingbalken verschiebbar ist. — Schon Weber ermittelte bekanntlich, dass die Minimaldistanzen der Doppeltwahrnehmung (Durchmesser der Tastkreise) im Normalzustande an den verschiedenen Hautregionen sehr beträchtliche Differenzen darbieten. Bei Erwachsenen ergiebt sich danach folgende, für pathologische Zwecke im Allgemeinen zu Grunde zu legende Scala:

	Mittelwerth der Tastkreisdurchmesser.
Zungenspitze	$\frac{1}{2}'''$ (Par.) = 1,18 Mm.
Volarseite der letzten Fingerphalanx	$1'''$ - = 2,25 -
Rother Lippensaum, Volarseite der 2. Phalanx	$2'''$ - = 4,50 -
Nasenspitze, 3. Phalanx	$3'''$ - = 6,75 -
Zungenrücken, Lippen, Metacarpus pollicis	$4'''$ - = 9,0 -
Plantarseite der letzten Phalanx der grossen Zehe, Dorsalseite der 2. Fingerphalanx, Backen, Augenlider	$5'''$ - = 11,25 -

---

*) Vgl. Bernstein, l. c. S. 181—202.

Harter Gaumen	6''' (Par.) =	13,5 Mm.
Haut auf dem vorderen Theile des Jochbeins, Plantarseite des Metarsus hallucis, Dorsalseite der 1. Fingerphalanx	7''' - =	15,75 -
Dorsalseite der Capitula oss. metacarpi	8''' - =	18,0 -
Innere Oberfläche der Lippen . .	9''' - =	20,25 -
Haut auf dem hinteren Theile des Jochbeins, unterer Theil der Stirn, Ferse	10''' - =	22,5 -
Behaarter unterer Theil des Hinterhaupts	12''' - =	27,0 -
Handrücken	14''' - =	31,5 -
Hals unter dem Kinn, Scheitel . .	15''' - =	33,75 -
Kniescheibe	16''' - =	36,0 -
Kreuzbein, Acromion, Gesäss, Vorderarm, Unterschenkel, Fussrücken	18''' - =	40,5 -
Brustbein	20''' - =	45,0 -
Mittellinie des Rückens . . .	24–30''' - =	54–77,5 -
Mitte des Oberarms und Oberschenkels	30''' - =	77,5 -

Bei dieser Scala — welche auch die neueren, unter Vierordt's Leitung ausgeführten, überaus sorgfältigen Untersuchungen von Kottenkamp und Ullrich, Paulus, Riecker, Hartmann [*]) im Wesentlichen bestätigten — ist zunächst festzuhalten, dass die „Empfindungskreise" ihren Namen insofern mit Unrecht führen, als sie nicht wirkliche Kreise, sondern mehr oder minder unregelmässig gestaltete Hautbezirke darstellen, deren Durchmesser daher nach verschiedenen Richtungen hin ungleiche Grösse besitzen können. Die obigen Werthe entsprechen nur den grössten Durchmessern dieser Bezirke. An den Extremitäten z. B., wo die Tastkreise sich einem nach der Längsrichtung der Glieder gestreckten Ellipsoid nähern, können die obigen Werthe nur bei longitudinalem, nicht

---

*) Zeitschrift für Biologie, 1870. VI. S. 37; 1871. VII. S. 237; 1874. X. S. 177; 1875. XI. S. 79. — Die Verrichtung der Haut als Raumsinnsorgan hängt nach diesen Untersuchungen wesentlich ab von der Beweglichkeit oder Unbeweglichkeit der einzelnen Körpertheile. An den Extremitäten erfolgt daher die Zunahme der Feinheit des Raumsinns im Allgemeinen proportional den Abständen der Hautstellen von ihren respectiven Gelenken, d. h. proportional der von den betreffenden Hautstellen um eine gemeinschaftliche Gelenkaxe ausgeführten Bewegungen. Ausserdem kommt auch die Schnelligkeit und Feinheit der Bewegungen jedes Einzeltheils in Betracht; daher z. B. die grössere Feinheit des Raumsinns an den Fingern. Auch am Kopfe lassen sich Stellen unterscheiden, die Einzelbewegungen ausführen (Zunge, Lippen, Nasenspitze etc.) und solche, die an sich unbeweglich sind, also nur die Bewegungen des Kopfes unter allen Umständen passiv mitmachen (oberer Rand der Stirnhaut, Hinterhaupt, Schläfengegend, Os parietale u. s. w.).

aber bei transversalem Aufsetzen der Cirkelspitzen eine mittlere
Geltung beanspruchen. Bei Kindern sind natürlich die Tastdurch-
messer viel kleiner als bei Erwachsenen, wie Goltz und Czermak
durch Messungen bestätigten. — Abgesehen von den individuellen
Unterschieden, die ziemlich bedeutend sein können, zeigen sich
überdies, wie besonders Volkmann hervorgehoben hat, je nach
dem Grade der Aufmerksamkeit und Uebung sehr beträchtliche
temporäre Schwankungen. Der Ortsinn einer beliebigen Hautstelle
ist durch Uebung einer erheblichen Verfeinerung fähig, und zwar
macht sich der Einfluss dieses Momentes verhältnissmässig sehr
rasch geltend; die Minimaldistanz der Doppelwahrnehmung wächst,
bei gehöriger Aufmerksamkeit, mit jeder neuen Versuchsreihe.
Werden diese Uebungen nur an einer Körperhälfte ausgeführt, so
wächst der Ortsinn merkwürdigerweise auch an den symmetrischen
Stellen der anderen Körperhälfte. Diese und andere Verhältnisse,
deren detaillirte Erörterung zu weit führen würde, sind natürlich
bei pathologischen Untersuchungen wohl zu beachten, um vor un-
freiwilligen Täuschungen gesichert zu bleiben. Ueberhaupt erfordert
die Anwendung der Methode nicht nur eine gewisse Intelligenz der
Versuchsperson, sondern auch von Seiten des Beobachters eine
stetige und sorgfältige Controle.

Rauber hat darauf aufmerksam gemacht, dass durch die Weber'sche
Methode eigentlich nur der Berührungs- oder Druckortsinn, nicht aber der
Wärmeortsinn der Haut gemessen wird, welcher dem ersteren keineswegs nothwendig proportional zu sein brauchte. Diese Lücke hat Rauber auszufüllen
gesucht, indem er für die verschiedenen Hautregionen auch die Durchmesser
der „Wärmeempfindungskreise" in ähnlicher Weise bestimmte, wobei sich dieselben im Allgemeinen mit den Durchmessern der Tastkreise übereinstimmend
zeigten.

Ein von dem Weber'schen abweichendes Verfahren der Raumsinnsprüfung
ist von Fechner vorgeschlagen, der dasselbe als „Methode der Aequivalente" bezeichnet. Zwei Cirkel werden auf verschiedene Hautstellen aufgesetzt;
die eine Cirkelweite dient als Muster; die andere soll ihr dem Urtheile, der
Schätzung nach gleichgemacht werden. So werden Aequivalente gleich gross
geschätzter Distanzen für beide Hautstellen erhalten, die „extensive Empfindlichkeit" derselben gemessen. Dieses Verfahren soll nach Fechner sehr genaue Resultate ergeben.

2. Drucksinn. Zur Bestimmung des Drucksinns dienen variable Belastungen von bekannter Grösse (Gewichte). Wir können
dieselben, nach E. H. Weber, in doppelter Weise als Reagens des
Drucksinns benutzen. Entweder werden verschiedene Hautstellen
gleichzeitig mit identischen Gewichten belastet, und die Versuchsperson hat anzugeben, ob die Druckempfindung an den geprüften
Stellen gleich oder ungleich, resp. an welchen Stellen sie stärker
oder schwächer ist als an anderen. Oder es werden verschiedene
Gewichte successiv auf eine und dieselbe Stelle des Tastorgans
applicirt und die Versuchsperson muss die eben merklichen Minima
und die eben merklichen Differenzen der Druckempfindung
bezeichnen. Durch letztere Methode, welche die wichtigere ist, er-

fährt man einmal das Minimum der Druckdifferenz, welche an der geprüften Taststelle noch als solche erkannt wird; ferner das absolute Druckminimum, d. h. diejenige minimale Druckgrösse, welche an der Prüfungsstelle noch das Gefühl der Belastung hervorruft. E. H. Weber hat sich bei seinen Versuchen wesentlich mit der Bestimmung der Empfindlichkeit für Druckunterschiede beschäftigt, und dieselbe im Allgemeinen an der ganzen Oberfläche des Tastorgans ziemlich übereinstimmend, an den nervenreicheren Partieen (Fingerspitzen, Lippen, Zunge u. s. w.) nur wenig grösser als an den nervenärmeren (Brust, Rücken, Arme u. s. w.) gefunden. So empfinden die Fingerspitzen nach ihm eine Druckdifferenz von 29 : 30, die Vorderarme dagegen nur von 18,2 : 20. Das Minimum der Druckempfindung haben Aubert und Kammler gemessen und dasselbe nicht nur sehr erheblichen individuellen Schwankungen unterworfen, sondern auch bei einer und derselben Person an verschiedenen Stellen des Tastorgans ziemlich abweichend gefunden. So entspricht dasselbe einer Belastung von 0,002 Gramm an Stirn, Schläfe, Vorderarm, Handrücken; 0,005—0,015 an den Fingern; 0,04—0,05 an Kinn, Bauch, Nase; bis zu 1 Gramm an den Nägeln der Finger.

Bei den Drucksinnsprüfungen mittelst Gewichten, wie sie Weber eingeführt hat, sind verschiedene Cautelen zu berücksichtigen, um nicht zu sehr fehlerhaften Resultaten zu gelangen. Zunächst muss die Interferenz des Muskelgefühls ausgeschlossen werden, welches die Entstehung von Druckempfindungen wesentlich unterstützt und den Drucksinn der Haut an Schärfe sogar übertrifft. Der zu untersuchende Theil muss daher vor Lageveränderungen und activen Muskelcontractionen vollständig geschützt sein. Ferner influirt, bei Messungen der Empfindlichkeit für Druckunterschiede, noch die Länge der zwischen dem successiven Auflegen zweier Gewichte verstrichenen Zeit, die Grösse der Berührungsflächen, und endlich die Temperatur der Gewichte, indem ein kaltes Gewichtstück ceteris paribus schwerer erscheint, als ein warmes. Die Zeit zwischen dem Auflegen verschiedener Gewichte muss daher gleich gross sein, und die Application der Gewichtstücke nicht unmittelbar auf die Haut, sondern auf eine interponirte Fläche von constantem Umfange, die zugleich ein schlechter Wärmeleiter ist (ein hölzernes Brettchen oder ein Stück Pappe u. s. w.) geschehen. Dohrn setzte auf die zu prüfende Hautstelle ein unten flaches Stäbchen, welches mit der unteren Fläche einer Wagschale in Verbindung stand, und änderte den Druck durch Auflegen von Gewichten auf die eine oder andere Schale. Um den vielen, mit Anwendung von Gewichtstücken verbundenen Inconvenienzen ganz zu entgehen, bediene ich mich eines von mir als Drucksinnsmesser (Barästhesiometer) beschriebenen Apparates, welcher zur Messung der Empfindlichkeit für Druckunterschiede im pathologischen Zustande sehr geeignet erscheint.

Die prüfende Vorrichtung besteht aus einer Spiralfeder, durch deren schwächere oder stärkere Anspannung auf eine angeschraubte Hartkautschoukplatte ein variabler Druck ausgeübt wird, ohne dass es nöthig ist, diese Platte von der untersuchten Taststelle zu entfernen. Es ist daher Temperatur und Contactfläche etc. bei verschiedener Druckstärke ganz unveränderlich; auch kann der Druck auf jeden Körpertheil in beliebiger Lage und in den verschiedensten Richtungen (horizontal, vertical, schräg, oder von unten nach oben) ausgeübt werden, während bei Belastung mit Gewichten nur ein verticaler Druck herzustellen ist.

Die Spiralfeder liegt in einer neusilbernen Hülse und wird durch eine Leitstange nach Belieben bei dem Aufsetzen des Instruments mehr oder weniger stark zusammengedrückt. Durch ein mit der Leitstange zusammenhängendes Zahnrad wird ein Zeiger in Bewegung gesetzt, welcher auf einem graduirten Zifferblatte den Spannungsgrad der Feder, resp. die Stärke des auf die Taststelle geübten Druckes angiebt. Die Eintheilung des Zifferblattes ist empirisch auf einer Wagschale so ausgewogen, dass der Ausschlag des Zeigers die jedesmalige Belastung in Grammen anzeigt. Comprimirt man also z. B. so weit, dass der Zeiger auf 100 einsteht, so ist die Feder derartig gespannt, dass der Druck, welchen die Hartkautschoukplatte auf die Taststelle ausübt, = 100 Gramm ist. Man sieht nun zu, wie weit man die Feder an- oder abspannen muss, um einen merklichen, im ersteren Falle positiven, im letzteren negativen Empfindungszuwachs zu erhalten. Fühlt die Versuchsperson eine Zunahme des Druckes, wenn der Zeiger auf 105, oder eine Abnahme, wenn er auf 95 steht, so kann sie an dieser Stelle eine Druckdifferenz von $\frac{1}{20}$ noch unterscheiden. Fühlt sie eine Zunahme erst bei 150, oder eine Abnahme erst bei 50, so kann sie nur noch Druckdifferenzen von mindestens $\frac{1}{2}$ wahrnehmen. Werden erst 100 und 300 unterschieden, so wächst der Bruch auf $\frac{200}{100} = \frac{2}{1}$; die Empfindlichkeit für Druckunterschiede ist also dann 40mal geringer als im ersten Falle, wo noch $\frac{1}{20}$ erkannt wurde, u. s. w.

Die mit diesem Instrumente angestellten Versuche an Gesunden ergaben übereinstimmend, dass die Empfindlichkeit für Druckunterschiede im Gesicht am grössten ist, und zwar besonders an der Stirn, demnächst an den Lippen, am Zungenrücken, an Wange und Schläfe. Hier wird meist eine Druckdifferenz von $\frac{1}{30}$ (z. B. 300 und 310 Gramm) — oft selbst von $\frac{1}{40}$ (z. B. 200 und 205 Gramm) noch deutlich gefühlt. Für die oberen Extremitäten lässt sich etwa folgende Scala entwerfen: Dorsalseite der letzten Fingerphalanx; Dorsalseite des Vorderarms, Handrücken und Dorsalseite der 1. und 2. Phalanx; Volarseite der Finger, Volarseite der Hand und des Vorderarms, Oberarm. Die Unterschiede sind jedoch an allen diesen Stellen nicht sehr erheblich; der noch merkliche Empfindungszuwachs schwankt nur zwischen $\frac{1}{20}$ (200 und 210) und $\frac{1}{10}$ (200 und 220). An den unteren Extremitäten scheinen die vordere Seite des Unter- und Oberschenkels die feinste Empfindlichkeit für Druckunterschiede zu besitzen, die fast der des Vorderarms gleichkommt; dann folgen Fussrücken und Dorsalseite der Zehen; weit schwächer ist die Empfindlichkeit an der Plantarfläche der Zehen, an der Fusssohle und an der hinteren Seite des Ober- und Unterschenkels. Natürlich müssen auch hier, namentlich bei Prüfungen an den Extremitäten, die zu prüfenden Körpertheile gleichmässig fixirt sein, und auf einer festen Unterlage vollkommen gestützt aufruhen, um eine störende Interferenz des Muskelgefühls zu vermeiden.

In einer von der Weber'schen Methode ganz abweichenden Weise hat Goltz den Drucksinn der Haut zu messen gesucht. Von der Thatsache ausgehend, dass wir den Puls unserer Art. radialis (und ebenso anderer Körperarterien) nicht mit der darüberliegenden Haut, wohl aber beim Pulsfühlen mit der angelegten Haut der Fingerspitzen empfinden, construirte er einen Apparat, an welchem sich künstlich Pulswellen von variabler Stärke hervorbringen liessen, und bestimmte damit das Druckminimum in Gestalt der schwächsten Welle, die an der zu prüfenden Hautstelle noch eben gefühlt wurde. — Der Apparat besteht in einem prall mit Wasser gefüllten, an beiden Enden geschlossenen Kautschoukschlauch. An dem einen Ende erzeugt der Beobachter durch rhythmisches Aufdrücken von bestimmter messbarer Stärke Wellen, während die Versuchsperson am anderen Ende des Schlauchs die zu prüfende Hautstelle anlegt, und die Wellen, sofern sie ihren Puls fühlt, zu zählen hat. Um immer dieselbe (und zwar eine möglichst kleine) Fläche des Schlauchs mit der Haut in Berührung zu bringen, wird das eine Schlauchende in Form einer Schlinge über einem runden Kork befestigt, und die Kuppe der Schlauchschlinge zur Anlegung an die Tastfläche verwerthet.

Goltz fand, nach dieser Methode, den Drucksinn an verschiedenen Stellen sehr ungleich entwickelt. und zwar in einer ganz ähnlichen Scala wie den Raumsinn: mit der einzigen Ausnahme, dass der Raumsinn an der Zungenspitze am feinsten ist, wogegen der Drucksinn an letzterem Orte schwächer ist, als an den Fingerspitzen. Es stimmen demnach diese Ergebnisse überein mit denen von Aubert und Kammler, welche ebenfalls örtliche Verschiedenheiten des Druckminimums nachwiesen.

3. Temperatursinn.

Bei den Messungen des Temperetursinns kann es sich nur darum handeln, die Empfindlichkeit für Temperaturunterschiede zu ermitteln, d. h. diejenige minimale Temperaturdifferenz, die an einer Hautstelle noch als solche erkannt wird. Nach Weber, welchem wir die ersten Untersuchungen auch auf diesem Gebiete verdanken, sind die physiologischen Differenzen des Temperatursinns an verschiedenen Hautstellen nicht sehr beträchtlich. Am empfindlichsten für Temperaturdifferenzen ist die Gesichtshaut (namentlich Augenlider und Backen), ferner die Zunge; der Handrücken ist empfindlicher als die Volarseite; die Medianlinie des Gesichts und Rumpfes empfindlicher als die seitlich gelegenen Partien. Die minimale Temperaturdistanz, die noch als solche empfunden wird, beträgt an den Fingerspitzen $^2/_3°$R. (unter Umständen selbst $^1/_3 - ^1/_6°$R.). — Die absolute Höhe der zu vergleichenden Temperaturen ist nach Weber nicht von erheblichem Einflusse. Fechner fand dagegen, dass die Feinheit des Temperatursinns oberhalb $+20$ und unterhalb $+10°$R. allmälig abnimmt. Nach Nothnagel beginnt die Abnahme bereits bei $+33$ und $27°$C., die Empfindlichkeit für Temperaturunterschiede ist also zwischen 33 und 27°C. am grössten. Innerhalb dieser Grenzen fand Nothnagel an sich selbst das noch wahrnehmbare Minimum der Temperaturdifferenz: auf der Brust 0,4°; am Rücken 0,9°; am Handrücken 0,3°; an der Hohlhand 0,4°; am Vorder- und Oberarm 0,2°; am Fussrücken 0,4°; am Unterschenkel 0,6°; am Oberschenkel 0,5°; an der Wange 0,4 – 0,2°; an der Schläfe 0,4 – 0,3°. Diese Resultate sind also auch mit den Ergebnissen Weber's im Ganzen übereinstimmend.

Was die Prüfungsmethoden betrifft, so liessen die älteren Untersucher den zu prüfenden Theil (z. B. den Finger) schnell hintereinander in Wasser von verschiedener Temperatur eintauchen. Weber benutzte auch mit Oel gefüllte Glasphiolen, die in verschiedenem Grade erwärmt waren und auf die zu prüfende Hautstelle aufgesetzt wurden, sowie Metallstäbe von verschiedener Temperatur. Ich habe vor längerer Zeit eine Vorrichtung (Thermästhesiometer) beschrieben, welche in bequemer Weise und ohne Zeitverlust die Maassbestimmung namentlich gröberer pathologischer Abweichungen des Temperatursinns an jeder Stelle der Hautoberfläche gestattet.

An ein Stativ (als welches der horizontale Arm eines Sieveking'schen Aesthesiometers dient) werden zwei Thermometer mit grossen Gefässen angeschraubt, deren möglichst breite und ebene Endflächen in variablem Abstande von einander gegen die Haut angedrückt werden können. Man bringt beide Thermometer auf weit von einander entfernte Temperaturgrade, setzt sie auf, und beobachtet, wann die Versuchsperson aufhört, die Differenz der beiden Temperaturen, welche sich allmälig ausgleichen, noch zu empfinden. Die Grösse dieser Differenz kann man an den Thermometern ablesen, und so die Empfindlichkeit für Temperaturunterschiede an der geprüften Hautstelle bestimmen. — Nothnagel prüfte den Temperatursinn durch Aufsetzen mit Wasser gefüllter Kupfercylinder, welche an den Seiten mit einer schlecht leitenden Schicht umgeben waren, und durch eine Oeffnung im Deckel eingeführte Thermometer enthielten.

4. Cutanes Gemeingefühl.

Die cutanen Gemeingefühle können, der Mannichfaltigkeit der unter diese Bezeichnung subsumirten Empfindungen entsprechend, nach verschiedenen Richtungen hin (für einfache Berührung, Kitzel, Schmerz u. s. w.) geprüft werden. Zur ungefähren Orientirung genügt es, den Zustand des Berührungs- und Schmerzgefühls durch Berührung mit einem Haare oder Pinsel, durch Kitzeln, Kneipen, Stechen etc. zu untersuchen. Bei derartigen Proceduren ist jedoch von einer vergleichbaren und controlirbaren Messung nicht die Rede. Das vorzüglichste Reagens für die cutanen Gemeingefühle ist der elektrische Strom, namentlich in Form intermittirender, inducirter Ströme, welche bekanntlich zuerst Duchenne zu diagnostischen Zwecken methodisch auf die Haut (wie auf tiefere Körpertheile) localisirt hat. Die elektrischen Hautsensationen sind unzweifelhaft Gemeingefühle, da sie mit keiner Druck- oder Temperaturwahrnehmung einhergehen und nicht objectivirt, sondern als innere Zustände der Empfindungsnerven selbst aufgefasst werden; sie stellen gleichsam eine Scala der Gemeingefühle von den leichtesten, unbestimmtesten Empfindungen, Formicationen u. s. w. bis zum heftigsten Schmerz dar. Der Hauptwerth des electrischen Stromes als Reagens für die cutanen Gemeingefühle besteht darin, dass derselbe eine sehr feine Abstufung des messenden Reizes und daher eine genaue, auf numerische Werthe zurückführbare Schätzung der Reactionsstärke gestattet. Man pflegt die Erregbarkeit der sensibeln Hautnerven für den electrischen (inducirten) Strom als electrocutane Sensibilität zu bezeichnen. Obwohl bereits Duchenne und seine Nachfolger dem Verhalten der electrocutanen Sensibilität in Krankheiten grosse Aufmerksamkeit schenkten, so hat doch eigentlich erst Leyden den Punkt, auf welchen es nach Analogie mit anderen Empfindungsprüfungen auch hier wesentlich ankommt, richtig formulirt: nämlich die Bestimmung des Empfindungsminimums, der kleinsten, an einer Hautstelle noch wahrnehmbaren Reizgrösse. Nur so kann von einer wirklichen Messung die Rede sein, während man sich früher bei Angaben über die electrocutane Sensibilität lediglich mit vagen und willkürlichen Abschätzungen begnügte.

Ausser dem Empfindungsminimum kann auf demselben Wege auch das electrische Schmerzminimum gemessen werden, d. h. die geringste Stromstärke, welche an einer Hautstelle deutliches Schmerzgefühl hervorruft (Lombroso, Bernhardt). Die gefundenen Werthe müssen hier natürlich entsprechend grösser ausfallen als bei der ersteren Prüfung.

Zur Bestimmung der electrischen Empfindungs-, resp. Schmerzminima dienen Inductionsströme eines mit Millimeterscala versehenen, du Bois-Reymond'schen Schlitten-Magnetelectromotors; und zwar entweder Oeffnungsschläge, oder bequemer — wiewohl mit etwas geringerer Constanz der Resultate — tetanisirende Ströme der äusseren Spirale. Zur Application auf die Haut dienen stumpfe, stricknadeldünne Electroden, welche in bestimmtem (1 Ctm.) Abstand voneinander an einem Cirkel befestigt sind. Ich benutze dazu gewöhnlich das schon erwähnte Sieveking'sche Aesthesiometer, dessen beide nach oben isolirte Zähne 1—2 Ctm. oberhalb der Spitzen mit Vorrichtungen zum Anschrauben der Leitungsschnüre versehen werden.

Leyden und Munck fanden bei den an sich selbst vorgenommenen Untersuchungen die Differenzen des Empfindungsminimums an verschiedenen Hautstellen relativ gering: weit geringer als die denselben Hautstellen zukommenden Differenzen des Raumsinns. Bernhardt *), der sowohl die „allgemeine Empfindlichkeit", als die Schmerzempfindlichkeit der Haut für den electrischen Reiz an verschiedenen Individuen bestimmte, erhielt folgende Scalen der minimalen Reizgrössen (Rollenabstände in Centimetern):

	I. Allg. Empfindlichkeit für den electrischen Reiz.	II. Schmerzempfindlichkeit für den electrischen Reiz.
Zungenspitze	17.5 Ctm.	14,12 Ctm.
Gaumen	16,7 -	13,9 -
Nasenspitze	15,7 -	13,0 -
Augenlider	15,2 -	14,2 -
Zahnfleisch	15,2 -	13,0 -

*) Bernhardt, Die Sensibilitätsverhältnisse der Haut. Berlin, 1874.

	I. Allg. Empfindlich- keit für den electrischen Reiz.	II. Schmerzempfind- lichkeit für den electrischen Reiz.
Zungenrücken	15,2 Ctm.	10,8 Ctm.
Rothe Lippen	15,1 -	12,5 -
Wange	14,8 -	12,5 -
Nicht rother Theil der Lippen	14,5 -	13,0 -
Stirn	14,4 -	12,6 -
Acromion	13,7 -	11,25 -
Brustbein	13,0 -	11,4 -
Nackenwirbel	13,0 -	11,5 -
Rückenwirbel (oben)	12,8 -	11,7 -
Oberarm	12,8 -	10,1 -
Gesäss	12,8 -	11,1 -
Rückenwirbel (Mitte)	12,7 -	11,6 -
Hinterhaupt	12,7 -	12,0 -
Lendengegend	12,7 -	11,2 -
Hals am Unterkiefer	12,7 -	11,8 -
Vorderarm	12,6 -	9,3 -
Scheitel	12,5 -	10,2 -
Os sacrum	12,35 -	11,25 -
Oberschenkel	12,30 -	10,2 -
Dors. I phal.	12,0 -	9,7 -
Fussrücken	12,0 -	9,2 -
Dors. II phal.	11,75 -	8,7 -
Dors. cap. oss. metacarpi	11,6 -	9,2 -
Handrücken	11,6 -	9,9 -
Unterschenkel	11,5 -	10,2 -
Nagelglied (Vola)	11,5 -	8,4 -
Nagelglied (Dors.)	11,3 -	9,0 -
Kniescheibe	11,3 -	9,8 -
Vola cap. oss. metacarpi	10,9 -	7,6 -
Zehenspitze	10,6 -	6,5 -
Vola der Mittelphalanx	10,5 -	7,9 -
Vola manus	10,5 -	7,5 -
Mittelhand des Daumens	10,5 -	8,0 -
Planta oss. I metat.	10,2 -	4,0 -

Die von Bernhardt für die „allgemeine Empfindlichkeit" gefundenen Mittelwerthe stimmen absolut und relativ mit den älteren
Angaben von Leyden und Munck grossentheils überein. — Zwischen dem Verhalten der Empfindungsminima und der Schmerzminima besteht, wie ein Blick auf beide Tabellen ergiebt, keine
stricte Proportionalität. Dies ist leicht verständlich, wenn man
erwägt, dass bei Bestimmung der Schmerzempfindlichkeit ein sehr
schwankendes subjectives Moment in Betracht kommt: die Beurtheilung nämlich, bei welchem Rollenabstande eine schon vorher

wahrgenommene Empfindung anfängt schmerzhaft zu werden. — Im Uebrigen lassen sich die regionären Unterschiede des cutanen Gemeingefühls theils auf physikalische Verhältnisse, besonders die relative Dicke der Epidermis, theils auf die Quantität und Qualität der sensibeln Nervenausbreitungen zurückführen. Die individuellen Schwankungen sind bei verschiedenen Versuchspersonen nicht unbeträchtlich, und zum grossen Theile wohl auch durch die verschiedene Dicke der Epidermis bedingt; Frauen zeigen daher im Ganzen eine grössere Empfindlichkeit. Auch bei einer und derselben Person wird nach Entfernung der Epidermis oder nach einem warmen Bade das Empfindungsminimum schon bei grösseren Rollenabständen erhalten. —

Ausser der Localisation und der Intensität der von den sensibeln Hautnerven vermittelten Empfindungen kann endlich für pathologisch-diagnostische Zwecke auch die Schnelligkeit der Leitung bei sensibeln Hautreizen zu messen sein, da pathologische Anomalien der Leitungsgeschwindigkeit (Verlangsamung) mit oder ohne sonstige Veränderungen der Empfindungsbeschaffenheit vorkommen.

Untersuchungen über die normale Leitungsgeschwindigkeit der sensibeln Nervenbahnen sind am Menschen zuerst von Helmholtz, sodann von Schelske, Hirsch, Kohlrausch, de Jaager (Donders), v. Wittich, Leyden und Goltz, Exner, Obersteiner, Burckhardt angestellt worden. In Bezug auf die specielle Technik derartiger Untersuchungen muss ich auf die Arbeiten der angeführten Autoren, namentlich auf das Werk von Burckhardt*), verweisen. Den Untersuchungen des Letzteren zufolge, bei welchen eine specielle Prüfung der peripheren, spinalen und cerebralen Leitung stattfand, berechnet sich die mittlere Geschwindigkeit der peripherischen Leitung in den sensibeln Nerven auf 46,8 Meter (Minimum 20,2 — Maximum 73 Meter), wogegen de Jaager 26,09 — Hirsch 34 — v. Wittich 42 — Kohlrausch 94 Meter als mittlere Leitungsgeschwindigkeit erhielten. Für Druckreize fand r. Wittich die Leitung etwas langsamer als für Gefühlsreize, nämlich 37,56 Meter. Die Intensität der Reizung scheint nach den bezüglichen Versuchen von Burckhardt fast ganz ohne Einfluss.

Die Geschwindigkeit der spinalen Leitung fand Burckhardt für Schmerzeindrücke beträchtlich geringer, als für Tasteindrücke; für jene betrug die mittlere Geschwindigkeit nur 12,9 Meter (Minimum 8,3 — Maximum 18), für diese dagegen 42,3 Meter (Minimum 27 — Maximum 50 Meter). Auch scheint hier ein gewisses Abhängigkeitsverhältniss zwischen der Heftigkeit des Schmerzes und der Leitungsgeschwindigkeit zu bestehen. Die grosse Differenz zwischen Gefühls- und Tasteindrücken hängt anscheinend damit zusammen, dass tactile Reize vorzugsweise durch die weissen Stränge, Gefühlsreize vorzugsweise durch die graue Substanz fortgeleitet werden, und dass die graue Substanz (wegen der Einschaltung zelliger Elemente?) überhaupt weit grössere Leitungswiderstände setzt, als die weisse.

Eine eingehende Erörterung dieser und damit zusammenhängender Verhältnisse kann hier um so weniger gegeben werden, als die in Rede stehende Messungsmethode — wegen der schwierigen und complicirten Technik, der grossen Ansprüche an die Zeit des Beob-

---

*) Burckhardt, Die physikalische Diagnostik der Nervenkrankheiten. Leipzig. 1875.

achters und die Intelligenz der Versuchspersonen — wohl immer
auf wenige exceptionelle Fälle beschränkt bleiben dürfte. Sehr
grobe Verlangsamungen der Leitungsgeschwindigkeit, wie sie z. B.
im Gefolge von Tabes dorsualis vorkommen, können allerdings als
solche auch bei einfachster Reizprüfung ohne Weiteres erkannt
werden; doch würde ihre Zurückführung auf bestimmte (peripherische, spinale oder cerebrale) Abschnitte des Empfindungsapparates
immer vergleichende Messungen der Leitungsgeschwindigkeit in denselben voraussetzen.

Cutane Hyperästhesien.

1) Tastsinnsverschärfung (Hyperpselaphesie).

Eine die physiologischen Grenzen überschreitende, krankhafte
Verschärfung des Tastsinns, die wir als Hyperpselaphesie
(von ψηλαφάω, tasten) bezeichnen können, ist zwar öfters angenommen, aber nur in den seltensten Fällen durch die objective
Untersuchung erwiesen worden.

Es müssen in solchem Falle die im Vorigen beschriebenen
Prüfungsmethoden eine ungewöhnliche Verfeinerung der Tastfunctionen ergeben; und zwar können die Symptome einer Verfeinerung
des Drucksinns, des Temperatursinns, oder des Raumsinns entsprechen.

Es kann also die Empfindlichkeit für Druckdifferenzen excessiv
sein, so dass ein abnorm geringer Empfindungszuwachs (z. B. geringer als $\frac{1}{40}$) noch erkannt wird; oder es kann das eben merk-
bare Druckminimum stellenweise kleiner als normal sein.

Es kann ferner die Empfindlichkeit für Temperaturdifferenzen
innerhalb der Zone der genauen Wahrnehmung excessiv sein, so
dass Unterschiede von weniger als $\frac{1}{6}$°R. noch als solche gefühlt
werden. Dies wird z. B. bei Verdünnung der Epidermis mittelst
Vesication beobachtet. In einzelnen Fällen von Zoster, und bei
Degeneration der Hinterstränge (Tabes dorsualis) scheinen mitunter
wirkliche Verfeinerungen des Temperatursinns vorzukommen. Geringe Normüberschreitungen dürfen übrigens weder bei den Tempe-
ratur- noch bei den Druckempfindungen als pathologische gelten,
da die physiologischen Bestimmungen noch sehr schwanken.

Endlich können die Durchmesser der Tastkreise erheblich kleiner ausfallen, als sie im Normalzustande bei gleichaltrigen Personen
und an den entsprechenden Hautstellen zu sein pflegen. Dies wird
z. B. bei Blinden (Czermak) beobachtet, von denen man mit Recht
zu sagen pflegt, dass sie den Mangel des Gesichtsinns durch eine
vicariirende Ausbildung des Tastsinns ersetzen. Auch Raumsinns-
verschärfung wird zuweilen in Fällen von frischer künstlicher Dermatitis durch Vesication, bei Erysipelas und bei Zoster beobachtet, bald mit, bald ohne entsprechende Steigerung des Tempe-

ratursinns, zuweilen sogar mit Herabsetzung des letzteren, sowie
auch mit oder ohne entsprechende Betheiligung des cutanen Gemeingefühls.

Als eine eigenthümliche Form von Raumsinnshyperästhesie ist vielleicht das
seltene Phänomen zu betrachten, dass bei Aesthesiometerprüfungen innerhalb
gewisser Distanzen drei Spitzen gefühlt werden, wenn nur zwei — oder zwei
Spitzen, wenn nur eine aufgesetzt wurden. Brown-Séquard, welcher auf
diese Abnormität zuerst aufmerksam gemacht zu haben scheint, will dieselbe
nur in Verbindung mit Symptomen basaler Hirnerkrankung, besonders bei Heerdaffectionen in einem der Crura cerebri oder einer Seitenhälfte des Pons beobachtet haben, und vermuthet, dass es sich in derartigen Fällen um eine Neubildung von Zellen in den Nervencentren handelt, wobei die neugebildeten
Zellen mit präexistirenden Nervenröhren in Verbindung treten.

Die in Rede stehende Empfindungsanomalie wurde meist ausschliesslich
im Gesicht, seltener am Halse und den Extremitäten wahrgenommen. Bei geringen Cirkelabständen fühlten die Kranken zwei Spitzen oder selbst nur eine;
bei grösseren Abständen aber deutlich drei Spitzen. — Ich habe diese Erscheinung in einem Falle, wo gar keine anderweitigen Sensibilitätsstörungen bestanden (bei einem an Pseudohypertrophie der Muskeln leidenden Mädchen) an
der Haut des Fussrückens beobachtet; eine diagnostische Bedeutung kann ich
derselben nicht zuschreiben.

Oertliche Verfeinerungen der Tastfunctionen wurden auf experimentellem
Wege nachgewiesen: a) bei gewissen Galvanisationsweisen; Erhöhung des Raum-
sinns an der Kathode (Suslowa); b) bei künstlich hervorgerufener örtlicher
Anämie durch Hochlegen einer Extremität; Verfeinerung des Temperatursinns
um 0,1—0,3° R. bei gleichzeitiger Abnahme des Raumsinns an der betreffenden
Hautstelle (Alsberg); c) bei kohlensäurehaltigen Bädern (Basch und von
Dietl), halbstündigen Armbädern in 3 pCt. und 6 pCt. Kochsalzlösung von
28 Grad, oder Nauheimer Soolbädern (Santlus) Aus diesen und ähnlichen
Versuchen geht auch hervor, dass Raumsinn, Drucksinn und Temperatursinn
der Haut keineswegs gleichzeitig und proportional gesteigert sein müssen; dass
im Gegentheil neben Steigerung des einen sogar Verminderung des anderen
vorhanden sein kann, was die pathologische Beobachtung bei den sogenannten
partiellen Empfindungslähmungen vielfach bestätigt.

Als eine Folge circumscripter oder diffuser Drucksinnshyperästhesie glaube
ich in manchen Fällen die als „nervöses Herzklopfen" und Gefäss-
klopfen bezeichneten Sensationen aussprechen zu müssen. Ich erinnere an die
bei den Drucksinnsprüfungen erwähnte Argumentation von Goltz, der zufolge
die Thatsache, dass wir z. B. mit der Volarhaut der Finger den Radialpuls fühlen,
mit der über der Arterie verlaufenden Vorderarmhaut dagegen nicht, in einer verschiedenen physiologischen Schärfe des Drucksinns an den genannten Stellen
ihren Grund hat. Wir können nun den Herzstoss, das Klopfen unserer Radial-
arterie, unserer Temporalis u. s. w. unter doppelten abnormen Bedingungen
wahrnehmen: einmal, wenn die sensibeln Hautnerven, welche die Druckempfindung vermitteln, durch stärkeren Herzstoss, stärkere hindurchgehende Blutwellen
in den Gefässen in abnorme Erregung versetzt werden; sodann aber auch, wenn
ihre Erregbarkeit pathologisch erhöht ist, so dass Reize, welche unter dem
normalen Druckminimum liegen, bereits deutliche Druckempfindung hervorrufen.
Es handelt sich in den letzteren Fällen um eine Drucksinnshyperästhesie, wobei
das absolute Druckminimum verkleinert ist. Die Empfindlichkeit für Druckunterschiede kann dabei möglicherweise normal sein; die auf Prüfung der
letzteren gerichteten Untersuchungsmethoden können daher negative Resultate
liefern. Dass eine solche cutane Hyperästhesie in manchen Fällen von nervösem
Herz- oder Arterienklopfen in der That vorliegt, scheint auch aus den therapeutischen Adjuvantien (namentlich aus der günstigen Einwirkung localer
sensibilitätsvermindernder Mittel, z. B. der Kälte) hervorzugehen.

2) Cutane Hyperalgie.

Weit häufiger als die pathologischen Verschärfungen des Tastsinns sind diejenigen Formen cutaner Hyperästhesie, wobei es sich um excessive Reactionen in der Sphäre des Gemeingefühls, um cutane Hyperalgie, handelt.

Bei excessiver Erregbarkeit der sensibeln Hautnerven, welche die Grundbedingung der cutanen Hyperalgie ist, müssen zunächst Reize, die sonst nur die leichteren Formen des cutanen Gemeingefühls (z. B. Gefühl von Berührung überhaupt oder von Kitzel) hervorrufen, bereits mehr oder minder intensive Schmerzempfindung auslösen. Man kann sagen, das absolute Schmerzminimum sei bei diesen Zuständen weiter hinabgerückt — wie das absolute Druckminimum oder die Grösse der Testkreisdurchmesser bei Hyperpselaphesien.

Es werden jedoch bei der cutanen Hyperalgie nicht blos Reize mit Schmerz beantwortet, welche normal die leichteren Formen des cutanen Gemeingefühls hervorrufen, — sondern auch Reize, welche ihre Einwirkung für gewöhnlich anscheinend nicht durch Gefühls-, sondern nur durch Tastempfindungen im Bewusstsein kundgeben.

Die Berührung der Haut mit einem Tropfen kalten Wassers oder einem festen kalten Körper erweckt unter normalen Verhältnissen deutliche Temperaturempfindung, jedoch keinen Schmerz; bei excessiver Erregbarkeit der sensibeln Hautnerven entsteht dagegen eine mehr oder minder intensive Schmerzempfindung, neben welcher der Temperatureindruck noch unterscheidbar einhergehen kann, oder auch bei grösserer Heftigkeit des Schmerzes für das Bewusstsein nicht selten völlig verschwindet. Leise Berührung, ja selbst entferntes Anblasen einer Hautstelle, welche sonst kaum die leichtesten Nuancen von Druckempfindung hervorrufen, können im hyperalgischen Zustande die heftigsten Schmerzempfindungen veranlassen. Eine solche Substitution und Vermischung scheinbar heterogener Reactionsformen kann nach den früheren Auseinandersetzungen über die Entstehung von Empfindungen und Gefühlen durch centrale Irradiation der Reizwelle und das Verhältniss der Gefühlscomponente zum sinnlichen Empfindungsinhalt keineswegs überraschen.

Die allgemeinen Bedingungen für die Entstehung cutaner Hyperalgien fallen mit denjenigen zusammen, welche·wir als maassgebend für die Entstehung von Hyperästhesien überhaupt angeführt haben. Wir können demnach auch im engeren Sinne periferische, centrale und Leitungs-Hyperalgien der Haut unterscheiden. Als Beispiel periferischer Hyperalgien müssen diejenigen Formen krankhafter Steigerung des Berührungs- und Schmerzgefühls gelten, welche man in Fällen von künstlicher Dermatitis (durch Vesicatore etc.), sowie auch bei Erysipelas, manchen Erythemen, Herpes-Formen und ähnlichen Eruptionen beobachtet. In derartigen Fällen kann der Tastsinn der Haut bald unverändert, bald sogar nach gewissen

Richtungen gleichzeitig herabgesetzt sein (z. B. Abnahme des Temperatursinns bei Erysipelas und artificieller Dermatitis). — Andere Formen cutaner Hyperalgie, welche in Begleitung exanthematischer Hautaffectionen auftreten, sind wohl zum Theil mehr als Leitungshyperalgie aufzufassen, z. B. die den Herpes Zoster begleitenden Hyperalgien, denen wahrscheinlich eine Neuritis zu Grunde liegt (vgl. _cutane Trophoneurosen*). Diese Hyperalgien sind nicht nur häufig mit Tastsinnsverschärfung, besonders Erhöhung des Raumsinns, verbunden, sondern haben auch das Eigenthümliche, dass hyperalgische Hautstellen unmittelbar neben solchen herabgesetzten, ja völlig aufgehobenen cutanen Gemeingefühls liegen. Aehnliche Erscheinungen lassen sich auch in manchen Fällen von Purpura, Pemphigus u. s. w. beobachten. — Zahlreichen Formen von Leitungs-Hyperalgien, sowie auch von centralen Hyperalgien der Haut werden wir bei Besprechung der cutanen Neuralgien, der Neuritis, der speciellen Gehirn- und Rückenmarkskrankheiten u. s. w. begegnen.

Cutane Paralgien.

Als eine den cutanen Hyperästhesien verwandte Gruppe von Sensibilitätsstörungen haben wir, nach den in der Einleitung angedeuteten Gesichtspunkten, die cutanen Paralgien zu betrachten, wohin — abgesehen von den neuralgischen Zuständen der Hautnerven — gewisse mit besonderen Namen belegte Empfindungsanomalien (Pruritus, Formication, Ardor, Algor) gehören.

Als Pruritus cutaneus, Hautjucken, bezeichnet man eine Empfindung, welche offenbar vorzugsweise in den Nervenenden des Papillarkörpers selbst durch Einwirkung abnormer Irritamente hervorgebracht wird. Diese Empfindung hat etwas Specifisches, wodurch sie sich, obwohl einigermaassen den Gefühlen von Kitzel oder brennendem und stechendem Schmerz verwandt, doch davon unterscheidet; sie charakterisirt sich ausserdem durch den unwiderstehlichen Drang zum Kratzen der ergriffenen Hautstellen. Die causalen Momente für die dem Pruritus zu Grunde liegenden Irritationen der sensibeln Nervenenden sind, wie es scheint, bei einer grossen Reihe von acuten und chronischen Hautaffectionen gegeben. Wir finden Hautjucken als Symptom bei den Eruptionen der exanthematischen Fieber, ferner bei den verschiedenen Formen von Eczem, Herpes, Impetigo, Urticaria, Acne, Ecthyma, Psoriasis, endlich bei manchen parasitischen Hautaffectionen (Scabies, Pediculosis, Herpes tonsurans, Pityriasis), welche alle mit mehr oder minder ausgedehnter Betheiligung des Papillarkörpers einhergehen. Auch das Jucken, welches die Heilung von Wunden und Geschwürflächen begleitet, fällt mit dem Auftreten der Granulationen, d. h. mit Bildung eines neuen Papillarkörpers zusammen.

Die Empfindung des Hautjuckens kann jedoch entstehen, ohne dass Exantheme vorhanden zu sein brauchen, welche mit Veränderungen im Papillarkörper einhergehen.   Die Nervenenden des Papillarkörpers können auch durch anderweitige, namentlich durch gewisse, mit dem Blutstrom zugeführte chemische Reize, wie Zucker, Gallenbestandtheile, Producte der regressiven Stoffmetamorphose (Hippursäure, vielleicht auch Xanthin, Creatinin u. s. w.), in einen analogen Erregungszustand versetzt werden. Hierher gehören die Formen von Pruritus, welche mit Icterus, chronischer Nephritis, Diabetes mellitus, auch mit Diabetes insipidus*) einhergehen, oder bei Einwirkung toxischer Substanzen (Morphium, Aconitin u. s. w.) beobachtet werden.

Von dem rein symptomatischen Pruritus cutaneus müssen wir die als Prurigo (Willan) bezeichnete Affection unterscheiden, die — nach Hebra und O. Simon — als morbus sui generis aufzufassen ist: Wucherung des Papillarkörpers und Hyperplasie der ganzen Haut, der Rete-Schicht und der Epidermis. Das Jucken ist also hier secundär, wie bei den oben genannten chronischen Exanthemen, was freilich eine genetische Beziehung zu anderweitigen — trophischen — Innervationsstörungen nicht unbedingt ausschliesst.

Formication (Ameisenlaufen) ist eine cutane Paralgie, welche nicht blos, wie das Hautjucken, durch örtlich auf die Nervenenden des Papillarkörpers einwirkende Irritamente, sondern häufiger durch Einwirkung abnormer Reize auf Nervenstämme oder sensible Centraltheile ausgelöst wird. Das Charakteristische dieser Empfindung scheint darauf zu beruhen, dass die getroffenen Primitivfasern nicht gleichzeitig, sondern successiv in rascher Aufeinanderfolge und in rasch wechselnder Intensität erregt werden. Es muss daraus ein wellenartiger Ortswechsel der cerebralen Erregungsmaxima und der durch sie vertretenen Projectionsbezirke resultiren, so dass wir diesen Ortswechsel bewegungsartig empfinden und mit entsprechenden Ausdrücken belegen. Offenbar handelt es sich dabei immer nur um einen leichteren Grad der Reizung, wodurch nicht Schmerz, sondern eben jene als Kribbeln, Prickeln, Ameisenkriechen bezeichneten Reactionen im Bewusstsein ausgelöst werden.

Wir sehen daher Ameisenkriechen u. A. bei leichteren mechanischen, namentlich traumatischen Insultationen der Nervenstämme als ein rasch vorübergehendes Symptom auftreten. Allgemein bekannt ist die Sensation in den Fingerausbreitungen des N. ulnaris nach Contusionen des Ellbogens, sowie im Fusse bei längerer Compression des Ischiadicus (das sogenannte Eingeschlafensein des Fusses beim Sitzen). Aehnliche Sensationen werden auch im Arme bei Compression des Plexus brachialis (z. B. durch Ueberhangen des Arms über einer Stuhllehne) und im Gesicht nach längerem Liegen auf einer Gesichtshälfte beobachtet.

Beispiele central bedingter Formicationen liefert die Tabes dorsualis, wo uns dieses Symptom häufig begegnet, zumal in der Haut

---

*) In einem auf Hebra's Klinik beobachteten Falle von Pruritus wurde als wahrscheinliche Ursache ein leichter Grad von Diabetes insipidus mit Ersatz der Harnsäure durch Hippursäure gefunden (Hofmann).

der Unterextremitäten und des Rückens, seltener in den oberen
Extremitäten, zuweilen auch im Gesichte. Während hier der Aus-
gangspunkt der Erregung innerhalb des Wirbelcanals liegt, ist er
bei den ebenfalls häufigen Formicationen der Hysterischen und
Hypochondrischen wohl meist innerhalb der Schädelhöhle zu suchen.
Centralen Ursprungs sind wahrscheinlich auch die Formicationen bei
Pellagra und die, welche man nach Einführung gewisser toxischer
Substanzen in den Organismus beobachtet. Bekanntlich ist Ameisenkriechen u. A. ein charakteristisches Symptom der Ergotinwirkung,
und hat den chronischen Vergiftungen mit Mutterkorn den Namen
der Kriebelkrankheit verliehen. Seltener wird es beim Gebrauche
intensiver Dosen von Veratrin und von Morphium beobachtet*).

Als Ardor und Algor werden die krankhaften subjectiven
Empfindungen von Wärme und Kälte in den Hautdecken bezeichnet.
Das subjective Gefühl von Wärme und Kälte in der Haut wird
bekanntlich, abgesehen von denjenigen Agentien, welche von aussen
her direct Wärme zuführen oder entziehen, wesentlich durch Schwankungen im Blutgehalt der Theile veranlasst; und zwar haben vermehrte arterielle Blutzufuhr und gesteigerte Füllung der Hautcapillaren ein erhöhtes Wärmegefühl — verminderte arterielle Blutzufuhr und capilläre Anämie ein Gefühl von örtlichem Frost oder
Kälte zur Folge. Das Frost- und Hitzestadium des Wechselfiebers,
überhaupt die subjectiven Frost- und Hitzeempfindungen bei acuten
Krankheiten, liefern dazu wenigstens insofern Analogien, als auch
sie nicht sowohl der Körpertemperatur — die bereits im Fieberfrost eine hoch gesteigerte sein kann — als vielmehr dem relativen
Blutgehalte der kleinsten Hautarterien und der Hautcapillaren entsprechen.

Nach Liebermeister**) haben wir die Frostempfindung des Fieberkranken
gewissermassen als eine reactive Erscheinung aufzufassen, welche bei plötzlichem
Fieberbeginn dazu mitwirkt, den Wärmeverlust möglichst zu vermindern und
somit ein Gleichgewicht zwischen der Körpertemperatur und der plötzlich auf
einen höheren Grad eingestellten Wärmeregulirung zu erzielen. Das Frostgefühl
des Fiebernden ist — nach Liebermeister's treffendem Ausdruck — „weniger
eine deutliche thermische Sinneswahrnehmung, als vielmehr ein innerliches
Frieren mit Zittern und Schütteln, ganz wie bei einem kalten Bade von
excessiver Dauer". — Wir würden dieses Gefühl also eher den inneren (visceralen) Paralgien zurechnen müssen, während der eigentliche Ardor und Algor
deutliche, in bestimmten Hautabschnitten localisirte thermische Empfindungen
darstellen.

Dem krankhaften örtlichen Hitze- und Frostgefühl liegt wahrscheinlich auch in den meisten oder allen Fällen, wo man dasselbe
als rein nervöses bezeichnet, eine relativ bedeutende und plötzliche
Schwankung im Blutgehalte der betreffenden Hautabschnitte zu

---

*) Ich habe dasselbe wiederholt nach hypodermatischer Injection von
Saponin auftreten sehen.
**) Liebermeister, Pathologie und Therapie des Fiebers. Leipzig. 1875.
S. 365 ff.

Grunde. Ganz abgesehen von dem so häufigen subjectiven Hitzegefühl in entzündeten Theilen, bei Erysipelas, Phlegmonen, Abscessen
u. s. w. sprechen dafür die Fälle von sogenanntem Erythema fugax,
wobei eine rasch kommende und verschwindende Röthung, verbunden
mit Hitzegefühl, bald periodisch an denselben, bald abwechselnd
an verschiedenen Hautstellen auftritt; die Hitze- und Frostgefühle
Hysterischer, welche ebenfalls in der Regel mit plötzlichem Roth-
werden oder Erblassen der betreffenden Hautregion (besonders Gesicht und Extremitäten) einhergehen, und die von mir als essentieller oder angioneurotischer Rubor bezeichneten Zustände (vergl.
cutane Angioneurosen). Es sind demnach Ardor und Algor als
cutane Paralgien zu betrachten, von denen jener durch eine positive, dieser durch eine negative Schwankung im Blutgehalte der
Haut hervorgebracht wird. Dies schliesst freilich die Möglichkeit
nicht aus, dass gleichzeitig eine Hyperalgie vorhanden ist, d. h.
dass positive oder negative Schwankungen im Blutgehalte der Haut,
welche bei Gesunden gar nicht empfunden werden, unter pathologischen Bedingungen als merkbarer Reiz wirken und die subjective
Hitze- oder Frostempfindung veranlassen.

Die örtlich vermehrte oder verminderte Blutfüllung der Haut,
als Ursache von Ardor und Algor, kann einerseits auf rein mechanischen, hämodynamischen Bedingungen beruhen, z. B. eine Theilerscheinung allgemeiner Circulationsanomalien darstellen, wie bei
manchen chronischen Herz- und Lungenaffectionen und bei Chlorose;
sie kann aber auch von primären Functionsstörungen innerhalb des
vasomotorischen Nervenapparates abhängen. Die den Ardor bewirkende örtliche Hyperämie kann durch Verminderung des arteriellen
Tonus und consecutive Erschlaffung, — die den Algor bewirkende
örtliche Anämie durch einen tetanischen Zustand der kleinsten
Hautarterien herbeigeführt werden. Wahrscheinlich liegen derartige,
örtlich begrenzte Functionsstörungen im vasomotorischen Nervenapparate den meisten Fällen von sogenanntem Ardor volaticus, dem
Ardor und Algor der Hysterischen und anderer, als „reizbar" oder
„nervös" bezeichneter Individuen zu Grunde; die Ursache des subjectiven Hitze- und Frostgefühls ist demnach in solchen Fällen eine
primäre Angioneurose. Das rapide Auftreten und Verschwinden,
der jähe Wechsel von Ardor und Algor wird durch diesen Umstand
erklärlich.

Cutane Neuralgien.

Unter den vielgestaltigen Symptombildern, welche man als
Neuralgien oder (mit absichtlicher Unbestimmtheit des Ausdrucks)
als neuralgische Affectionen zusammenzufassen pflegt, bekunden
gerade diejenigen, welche sich im Bereiche der sensibeln Hautnerven
abspielen, am meisten übereinstimmende Eigenschaften ihres pathogenetischen, clinischen und therapeutischen Verhaltens, so dass wir

dieselben gewissermaassen als charakterische Typen der Neuralgien überhaupt ansprechen dürfen.

Das wesentliche, schon dem Namen inhärirende Symptom der Neuralgien ist selbstverständlich der Schmerz, der bei den cutanen Neuralgien ausschliesslich oder vorzugsweise in der Haut und den äusseren Schleimhäuten empfunden wird. Ueber die allgemeinen Entstehungsbedingungen, des Schmerzes haben wir uns bereits früher ausgesprochen. An dieser Stelle wird sich uns zunächst die Frage nach der Abgrenzung des neuralgischen Schmerzes vom nicht-neuralgischen, oder (was im Grunde damit identisch ist) nach den pathognomonischen Criterien der Neuralgie aufdrängen. Der Schmerz gilt im engeren Sinne als neuralgisch, wenn er 1) spontan ist, d. h. durch krankhafte Vorgänge innerhalb des Organismus selbst provocirt wird; wenn er 2) mit ungewöhnlicher Intensität und Extensität auftritt, also sehr vehement ist und sich über eine grosse Summe sensibler Primitivröhren oder längs des Verlaufes grösserer Nervenäste verbreitet: wenn er endlich 3) nicht continuirlich und gleichmässig ist, sondern ein periodisches An- und Abschwellen erkennen lässt, so dass Exacerbationen (neuralgische Anfälle, Paroxysmen) mit absolut oder relativ schmerzfreien Intervallen (Intermissionen, Remissionen) abwechseln. Von diesen empirisch gegebenen Bestimmungen ist mindestens die erste keinem Bedenken unterworfen: denn wir reden nur dann von Neuralgie, wenn eine Quelle abnormer Erregung der Gefühlsnerven im Organismus vorhanden ist — nicht aber, wenn die Erregung unmittelbar durch äussere Insulte (z. B. durch Tetanisation eines Nervenstammes) gesetzt wird. In der Spontaneität des neuralgischen Schmerzes, in seinem Bedingtsein durch innere organische Reize liegt gerade das charakteristische Unterscheidungsmerkmal von Neuralgie und Hyperästhesie, oder genauer des neuralgischen Schmerzes vom hyperalgetischen. Die Hyperästhesie fanden wir charakterisirt durch ein Missverhältniss zwischen Reizstärke und Stärke der percipirten Empfindung zu Gunsten der letzteren — ein Zustand, welcher zwar das Vorhandensein abnormer innerer Reizquellen nicht ausschloss, dasselbe aber ebensowenig nothwendig voraussetzte. Vielmehr konnte ein entscheidendes Criterium dieser Zustände gerade nur durch die explorative Anwendung äusserer Reize gewonnen werden: indem bei derselben jenes latente Missverhältniss hervortrat. Umgekehrt bei den Neuralgien: hier müssen nothwendig abnorme innere Reizquellen vorhanden sein, und der Schmerz erscheint durch dieselben bedingt oder „spontan", womit eben nur die Abwesenheit äusserer Erregungsursachen constatirt wird. Dennoch ist eine gleichzeitige Incongruenz zwischen Reizstärke und Stärke der percipirten Empfindung dabei keineswegs ausgeschlossen, vielmehr kann auch eine dem Grade nach excessive Reaction auf den an sich pathologischen Reiz folgen. Neuralgie und Hyperalgie schliessen also einander keineswegs aus; das Auf-

treten excessiver Reactionen auf explorative Anwendung äusserer
Reize ist vielmehr bei den cutanen Neuralgien eine so gewöhnliche
Erscheinung, dass Manche dieselbe — wiewohl mit Uebertreibung —
sogar als eine nie fehlende, pathognomonische, wenigstens in gewissen Stadien der Neuralgie ansahen. Wir werden bei Besprechung der neuralgischen Druckschmerzpunkte u. s. w. auf diesen
Umstand zurückkommen.

Ueber das zweite Criterium des neuralgischen Schmerzes, welches von seiner In- und Extensität, sowie der Art seiner Irradiation herrührt, ist Folgendes zu bemerken: Als anatomisches Substrat der Neuralgien muss natürlich eine materielle Veränderung,
ein Reizungsheerd an irgend einer Stelle des sensibeln
Nervenapparates gegeben sein; dies ist ein Postulat, welches wir
überall aufstellen müssen, wo uns überhaupt „spontane", d. h.
durch innere Reizquellen bedingte Schmerzempfindung begegnet.
Die neuralgischen Erscheinungen, zumal die ungewöhnliche In- und
Extensität des Schmerzes und seine Ausstrahlung längs des Verlaufes grösserer Nervenäste, nöthigen uns zu der Annahme, dass
der primäre Reizungsheerd dabei nicht in den parenchymatösen
Organen liegt, an welchen sich die Endigungen der Gefühlsnerven
verbreiten, — nicht an den peripherischen Empfindungsoberflächen,
wohin der Schmerz durch einen psychischen Act projicirt wird:
sondern in Organen, welche vorzugsweise oder ausschliesslich aus
nervöser Masse bestehen, welche also Theile des Empfindungsapparates im engeren Sinne darstellen, in den sensibeln Nerven-
zweigen, Stämmen und Wurzeln, und den empfindungsleitenden oder
percipirenden Abschnitten des Rückenmarks und Gehirns. Die besondere In- und Extensität des neuralgischen Schmerzes hat offenbar
ihren Grund in der bedeutenden Summe sensibler Primitivfasern,
welche zu Bündeln und Stämmen vereinigt oder in sensibeln Centraltheilen zusammengelagert einer gleichzeitigen Erregung unterliegen.

Bei Krankheitsheerden in parenchymatösen Organen, wo die nicht-nervösen
Gewebstheile an Masse erheblich gegen die nervösen Elemente überwiegen und
der Reiz nur einzelne zerstreute, in nachgiebiges Parenchym eingebettete Primitivröhren trifft, hängt die Intensität und Ausbreitung der Schmerzen ceteris
paribus rein von dem Umfange des Krankheitsheerdes ab; es bedarf eines sehr
ausgedehnten Krankheitsheerdes, um durch Erregung zahlreicher, diffus ge-
lagerter Nervenenden eine nach In- und Extensität beträchtliche Gesammt-
reaction zu provociren. Ganz anders verhält es sich, wenn die centralen Ursprünge der sensibeln Nerven, die hinteren Wurzeln, oder die sensibeln Faserbündel und Stämme einer unmittelbaren Reizung unterliegen.   Hier können
die heftigsten Schmerzen mit ausgedehnter excentrischer Projection auftreten,
auch wenn der Krankheitsheerd so klein ist, dass er am Lebenden selbst bei
oberflächlicher Lage der Forschung ganz und gar entgeht, ja sogar an der
Leiche für unsere bisherigen Untersuchungsmethoden kaum nachweisbar ist,
oder seiner Geringfügigkeit halber bald übersehen, bald in seiner pathogenetischen Bedeutung unterschätzt wird.

Die Festhaltung dieses Umstandes erscheint um so wichtiger, als ein
wesentlicher Theil der ärztlichen Aufgabe bei Neuralgien gerade darin besteht,

den Krankheitsheerd zu entdecken, von welchem der „neuralgische" Schmerz selbst nur ein Symptom ist. Indem wir sagen, ein Kranker leide an einer Neuralgie, constatiren wir damit nur, dass ein Krankheitsheerd vorhanden sein müsse, welcher für diesen oder jenen Theil der sensibeln Nervenmasse einen Reizungsheerd bildet. Diese Krankheitsheerde, ihren Sitz, ihre Natur und die Art ihrer Einwirkung auf die davon getroffene sensible Nervenmasse zu bestimmen — ist bei den Neuralgien unsere diagnostische Hauptaufgabe, aus welcher oft die Prognose und die Formulirung der therapeutischen Causal-Indicationen ungezwungen hervorwächst.

Unabhängig von der Intensität des neuralgischen Schmerzes und der Extensität seiner excentrischen Projection ist die Ausstrahlung des Schmerzes längs des Verlaufes präformirter, anatomisch nachweisbarer Nervenbahnen, eine Erscheinung, welche wir besonders bei den cutanen Neuralgien beobachten, für welche es übrigens auch an physiologischen Analogien nicht mangelt. So empfinden wir z. B. bei einem Stosse gegen den Ellbogen oft nicht blos die bekannten excentrischen Sensationen in den Fingerausbreitungen, sondern auch ein deutliches Gefühl längs dem peripherischen Verlaufe des Ulnaris-Stammes; ebenso bei Eintauchen des Ellbogens in Eis oder Kältemischung, ja selbst bei electrischer Reizung des N. ulnaris. Bei den cutanen Neuralgien kann diese Ausstrahlung, wie wir sehen werden, sowohl in centrifugaler wie auch seltener in centripetaler Richtung — also scheinbar im Widerspruche mit dem Gesetze der peripherischen Deutung — erfolgen. Diese Beobachtungen sind schwierig zu erklären; wahrscheinlich müssen wir dieselben auf die auch nach anderer Richtung bedeutungsvollen „nervi nervorum" zurückführen, deren Erregungen — gleich jenen der visceralen Gefühlsnerven — für gewöhnlich nur dunkel zum Bewusstsein gelangen, bei erhöhtem Reizungszustande dagegen ein Localisationsgefühl in den Nerven vermitteln mögen*). Auch diese Ausstrahlung des Schmerzes wäre demnach für das Vorhandensein primärer Reizungsheerde innerhalb der grösseren Nervenzweige, der sensibeln Nervenstämme und Wurzeln vorzugsweise charakteristisch.

Das dritte Criterium, die Periodicität, das anfallsweise Auftreten der Schmerzen, gilt zwar bis zu einem gewissen Grade für alle Neuralgien, jedoch nicht für alle mit gleicher Präcision und Bestimmtheit. Die Schmerzcurve erscheint, graphisch ausgedrückt, zwar immer wellenförmig gestaltet, — kann aber innerhalb dieses allgemeinen Schemas eine grosse Mannichfaltigkeit nach Gesammtzahl, Höhe, Wellenlänge und sonstiger Beschaffenheit darbieten. Wir sehen die Anfälle bald regelmässig in gleichen Zeiträumen (typisch), bald mehr oder minder atypisch auftreten; die Intervalle können eine Dauer von Minuten, Stunden, Tagen, Monaten, Jahren besitzen; sie können absolut schmerzfrei sein, also einem

---

*) Vgl. Benedikt, Nervenpathologie und Elektrotherapie, (Leipzig, 1874.) S. 166 ff.; Baerwinkel, Neuropathologische Beiträge (III.), Deutsches Archiv f. clin. Med. XVI. S. 186.

Absinken der Curve bis zur Abscissenaxe entsprechen, oder nur relativ im Vergleich zu den voraufgegangenen und folgenden Paroxysmen, wobei die Ordinate gleichsam in mässigem Niveau über und parallel der Abscissenaxe verläuft. Den ersteren Fall bezeichnen wir als Intermission — den letzteren als Remission des Schmerzes. Der mehr remittirende Charakter ist namentlich schweren und veralteten Neuralgien eigenthümlich, und in solchen Fällen bestehen dann häufig auch während der Remission neben dem spontanen Schmerz noch anderweitige Sensibilitätsstörungen (wie subcutane und cutane Hyperalgien), die sonst nur zur Zeit der Paroxysmen vorhanden zu sein pflegen.

Worauf die Periodicität des Schmerzes bei den Neuralgien beruht, ist im Wesentlichen unbekannt. Wir müssen zunächst festhalten, dass in einem periodischen An- und Abschwellen überhaupt ein Grundzug jeder sowohl physiologischen als pathologischen Nerventhätigkeit zu liegen scheint, der offenbar eine doppelte Ursache hat. Einmal bedarf es, zumal bei schwächeren Erregungen, einer längeren Dauer, resp. Summation derselben, um die zur Auslösung einer gewissen Reaction (Schmerz, Reflex u. s. w.) erforderliche Intensität zu erreichen; andererseits bewirken stetige oder heftigere Reize jeder Art im Nervensystem eine mehr oder minder hochgradige, vorübergehende Erschöpfung: sei es, dass dabei zunächst die Anspruchsfähigkeit der gereizten Nervenstelle, oder die Leitungsfähigkeit der Fasern, oder endlich die centrale Perceptionsfähigkeit für kürzere oder längere Zeit abgestumpft wird. Allerdings lässt sich bei den Neuralgien auch die Stetigkeit des einwirkenden Irritamentes selbst mit Recht bezweifeln. Dieses dürfte vielmehr in zahlreichen Fällen ein discontinuirliches, flüchtiges und sich in Intervallen reproducirendes sein, oder sich wenigstens nur zeitweise und vorübergehend zu der den Anfall erzeugenden Quantität und Intensität steigern. Wir könnten uns dasselbe z. B. in Gestalt abnormer, an dem primären Krankheitsheerde gebildeter chemischer Producte vorstellen, die erst bei einem gewissen Cumulationsgrade merklich reizend auf die Nervensubstanz einwirken, und wiederum durch den Erregungszustand der Nervensubstanz selbst in erhöhtem Maasse zersetzt und zum Verschwinden gebracht werden. Man könnte dabei an die von Schiff, Ranke, Heidenhain und Anderen nachgewiesene Bildung saurer Stoffwechselproducte (Milchsäure, saures phosphorsaures Natron) bei der Nervenreizung denken, durch welche bekanntlich Veränderung der chemischen Reaction, neutrale oder selbst saure Reaction in den Nervenstämmen und Centren, vorübergehend bedingt wird. Falls der neuralgische Schmerz die Wirkung einer örtlichen Anhäufung derartiger, vielleicht abnorm gesteigerter Stoffwechselproducte ist, so muss derselbe mit der zunehmenden Resorption und Neutralisation dieser Substanzen durch das alkalische Blut rascher oder langsamer schwinden, und andererseits mit der allmäligen Wiederanhäufung derselben periodisch exacerbiren. Möglicherweise geschieht diese Wiederanhäufung anfangs nur in grösseren Pausen, später jedoch, in Folge von Ermüdung der Vasomotoren und dadurch verminderter Resorption, in immer kürzeren Intervallen, wodurch die allmälig anwachsende Frequenz und Dauer der neuralgischen Anfälle, das Verschwinden schmerzfreier Intermissionen u. s. w. bedingt wird.

Die psychophysischen Versuche an verschiedenen Sinnesorganen liefern das interessante Resultat, dass ein discontinuirlicher Reiz continuirlich oder discontinuirlich empfunden werden kann, je nach der Intensität des Reizes. Ich will nur einen auf die sensibeln Hautnerven bezüglichen Versuch von Exner*) anführen, den ich an mir mit gleichem Erfolge wiederholt habe. Ein inducirter Strom von 36 Schlägen in der Secunde an Mittel- und Zeigefinger ruft bei einer gewissen Stellung der secundären Spirale noch ein continuirliches Gefühl von Druck und Spannung in den Fingern u. s. w. hervor. Nähert man nun die Rolle um 1 Ctm. der primären, so wird die Empfindung heftiger und zugleich discontinuirlich. An der Stirnhaut werden selbst Ströme von 50—60 Schlägen in der Secunde bei genügender Intensität noch discontinuirlich empfunden. Die Thatsache, dass heftigere Reize an den sensibeln Hautnerven leichter zu discontinuirlicher Empfindung führen als schwache, ist für das wellenförmige Verhalten des neuralgischen Hautschmerzes während der einzelnen Paroxysmen in hohem Grade verwerthbar.

Symptomatologie der Anfälle. Die neuralgischen Anfälle im Gebiete sensibler Hautnerven werden häufig durch Sensationen eingeleitet, die sich als Folgen einer leichteren Reizung cutaner Gefühlsnerven, in Form schwächerer paralgischer Erscheinungen, kundgeben: Sensationen, welche die Kranken als Ziehen und Spannen, als Druck, Kribbeln, Laufen in den hernach schmerzenden Theilen bezeichnen. Man kann diese Prodromalempfindungen auf ein allmäliges, stufenweises Anschwellen der Erregung, von dem ursprünglichen interparoxysmellen Niveau (das aber auch schon bedeutend über dem Indifferenzpunkte der Empfindung liegen kann) bis zur Acme des neuralgischen Insultes, beziehen. In anderen Fällen fehlen diese Vorboten; aber auch wo sie vorhanden sind, werden die höheren Stufen der Empfindungsscale mit unvermittelter Rapidität gleichsam überflogen. Die Empfindungscurve steigt nicht allmälig zu ihrem Maximum an, sondern erreicht dasselbe mittelst einer plötzlichen und steilen Erhebung, um dann längere Zeit mit geringen Schwankungen darauf zu verweilen. Mit einem Male ist der Schmerz da und durchschiesst radienförmig, von einem oder mehreren Centren ausgehend, die befallenen Theile nach verschiedenen Richtungen hin, ebenso plötzlich an diesem oder jenem entfernteren Punkte auftauchend und in den scheinbar durchlaufenen Bahnen wieder zu seinen Ausgangspunkten zurückkehrend. Dieses plötzliche, unregelmässige, der zickzackförmigen Bahn des Blitzes verglichene Hin- und Herfahren des Schmerzes ist so charakteristisch, dass es selbst von minder intelligenten Kranken oft richtig aufgefasst und in ihren Schilderungen ausdrücklich betont wird.

---

*) Experimentelle Untersuchungen über die einfachsten psychischen Processe, Pflüger's Archiv f. d. ges. Phys. XI. 1875. S. 422.

Auf die sonstigen, sehr mannigfaltigen Ausmalungen des Schmerzes, auf die ihm gegebenen Prädicate des Stechens, Reissens, Durchbohrens u. s. w. ist dagegen wenig Gewicht zu legen, da diese Ausdrücke nur etwas seinem Wesen nach Unbeschreibliches mittelst willkürlicher, dem individuellen Bildungszustande des Kranken entsprechender Vergleiche zu veranschaulichen suchen. Hat der Schmerz einige Minuten oder länger in gleicher Heftigkeit getobt, so treten Remissionen, seltener vollständige Intermissionen ein, die nur eine Unterbrechung, nicht das Ende des Anfalls bedeuten. Nach kurzer, oft nur secundenlanger Dauer dieser Pausen explodirt der Schmerz von Neuem, und man kann sich häufig überzeugen, dass das Gesammtbild eines neuralgischen Anfalls aus einer Reihe von Theilanfällen — wie eine Bergkette aus einer Reihe aufeinanderfolgender Gipfel und Einschnitte — zusammengesetzt ist. So wiederholt sich auch im Bilde des einzelnen Anfalls jenes wellenförmige Ebben und Fluthen der Erregung, das in dem Gesammtverlaufe der Neuralgien so bedeutsam hervortritt. Bei manchen Neuralgien erscheint eine Reihe von Anfällen durch relativ kurze Intermissionen oder Remissionen wiederum zu einer Gruppe, einem Cyclus vereinigt, und es setzt sich das Gesammtbild der Krankheit aus solchen Cyclen zusammen, die zuweilen durch monate- und jahrelange Intervalle von einander getrennt sind.

Es muss hier nochmals auf die schon erwähnte, auffällige Erscheinung hingewiesen werden, dass der Schmerz nicht blos, dem Gesetze der peripherischen Deutung entsprechend, in dem Projectionsgebiete der betroffenen Nerven wahrgenommen wird, sondern längs der Nervenstämme selbst blitzartig dahinschiesst. Freilich kommen hier irrthümliche Angaben und willkürliche Deutungen genug vor, da die wenigsten Kranken, zumal Neuralgische, gute Selbstbeobachter sind, und der ausforschende Arzt nur zu leicht in den Fehler des Hineinexaminirens verfällt. Dennoch ist die in Rede stehende Thatsache selbst unzweifelhaft, und zwar kann die Ausstrahlung längs der Nervenstämme sowohl in centrifugaler, wie auch (seltener) in deutlich centripetaler Richtung erfolgen. Die besonders befremdende centripetale Projectionsform scheint, nach Baerwinkel, vorzugsweise solchen Fällen eigenthümlich zu sein, in welchen ein mehr oder minder intensiver Druckschmerz in verschiedener Ausdehnung des Nervenstammes gleichzeitig vorhanden und demnach eine leichte Entzündung des Perineurium, eine Neuritis anzunehmen ist. Da der locale Druckschmerz mit grösster Wahrscheinlichkeit auf eine Reizung der im Perineurium verbreiteten Nervi nervorum zurückgeführt werden muss, so dürften diese auch als Vermittler der gleichzeitig vorhandenen centripetalen Schmerzirradiation in Anspruch zu nehmen sein. Die centripetale Richtung sucht Baerwinkel in geistreicher Weise durch die Annahme zu erklären, dass im Centrum eine solche Richtung der Nervi nervorum besteht, dass, je höher oben am Nervenstamme die einzelne Faser endet, sie auch um so höher in der Ganglienzellensäule ihre centrale Endigung hat, und dass, da die Leitung des Reizes von der Einmündungsstelle der direct gereizten peripherischen Faser im Marke bis zu den einzelnen Zellen eine zwar nur um Minima, aber doch fühlbar verschiedene Zeit braucht, so eine centripetal fortschreitende Erregung vorgetäuscht wird.

Von besonderer Wichtigkeit für die Symptomatologie der cutanen Neuralgien sind die verschiedenen Formen sogenannter Schmerzpunkte und die begleitenden cutanen Hyperästhesien und Hypästhesien.

Valleix hat bekanntlich (1841) zuerst darauf aufmerksam gemacht, dass bei oberflächlichen Neuralgien einzelne, bestimmte Körperstellen während der Anfälle eine excessive Schmerzhaftigkeit auf Druck darbieten und dadurch ein charakteristisches Symptom dieser Neuralgien ausmachen. Die Lage dieser Stellen ist, nach Valleix, stets im Verlaufe eines Nervenstammes oder seiner Hauptäste, und zwar in der Regel da, wo grössere Nervenstämme aus der Tiefe in eine mehr oberflächliche Schicht übergehen, namentlich wo sie aus Knochencanälen, aus Lücken fibröser Fascien u. s. w. hervortauchen. Diese empfindlichen Stellen haben meist einen sehr geringen Umfang und heben sich von ihrer Umgebung ziemlich scharf ab, so dass sie in der That oft den Namen von Schmerzpunkten (points douloureux) rechtfertigen: während sie in anderen Fällen keineswegs so umgrenzt sind und vielmehr die Bezeichnung einer Schmerzlinie von grösserer oder geringerer Ausdehnung verdienen. Ihre Empfindlichkeit entspricht im Allgemeinen der Intensität des spontanen Schmerzes, und kann daher während der Intervalle ganz fehlen oder auf ein verhältnissmässig geringes Maass reducirt bleiben.

Die übereinstimmenden Resultate der ausgezeichnetsten Beobachter, welche der Valleix'schen Lehre ihre Aufmerksamkeit zuwandten, machen es unzweifelhaft, dass keineswegs bei allen Neuralgien oberflächlicher und der Palpation zugänglicher Nervenstämme Druckschmerzstellen im Verlauf der afficirten Nervenbahnen nachweisbar sind. Das Verhältniss stellt sich auch nicht entfernt so günstig, wie Valleix selbst angiebt, der nur in einem einzigen unter 112 Fällen von Neuralgien diese Druckpunkte vermisste! Den Vorwurf der Ungenauigkeit, welchen Valleix den zu anderen Resultaten gelangten Beobachtern macht, wird man gegen Männer, wie Schuh, Hasse, Romberg, schwerlich erheben, welche übereinstimmend das Fehlen der Druckpunkte bei Neuralgien als eine keineswegs seltene Erscheinung bekunden.

Romberg hat auf den von Valleix übersehenen Umstand aufmerksam gemacht, dass die Schmerzpunkte häufig nicht sowohl bei starkem, als vielmehr bei leichtem Druck sich schmerzhaft erweisen. Doch sind hier allerdings Verwechselungen mit cutanen Hyperalgesien (vgl. unten) zu vermeiden. Dagegen wird durch einen starken und anhaltenden Druck auf den afficirten Nervenstamm während des Anfalls häufig der Schmerz coupirt oder verringert: eine Erscheinung, die wenigstens bei peripherischen Neuralgien nichts Ueberraschendes hat, insofern durch eine hinreichend starke Compression die Leitung in dem afficirten Nerven zwischen Krankheitsheerd und Gehirn zeitweilig gestört oder unterbrochen werden kann. Diese Thatsache ist so evident, dass sie selbst den Laien nicht entgeht, und Neuralgische sich häufig durch Druck auf den afficirten Nervenstamm Linderung ihrer Schmerzen verschaffen. Wahrscheinlich kommt nicht allein die Intensität, sondern auch die Dauer des Drucks wesentlich in Betracht. Hierfür sprechen u. A die interessanten Versuche von Bastien und Vulpian, wonach Einwirkung des Fingerdrucks auf einen gesunden Nervenstamm zuerst Schmerz und paralgische Erscheinungen, alsdann verminderte Empfindung im Bezirke des Nerven hervorruft. Valleix selbst macht auf eine Beobachtung von Bassereau bei Intercostal-Neuralgie aufmerksam: dass,

nachdem man an einem beschränkten Punkte einen sehr heftigen Druckschmerz
hervorgerufen hat, kurze Zeit darauf die Compression dieser Stelle nicht mehr
dasselbe Resultat liefert, allein nach einiger Ruhe wieder Schmerz wie zuvor
dadurch producirt wird.

Nicht immer sind die Valleix'schen points douloureux auch der Sitz
spontaner Schmerzen im Anfall; vielmehr sind sie häufig von spontanen Schmerzen
absolut frei. Dieser scheinbare Widerspruch erklärt sich einfach dadurch, dass
die Haut, welche den afficirten Nervenstamm bedeckt, ihre Sensibilität häufig
von anderen, bei der Neuralgie unbetheiligten Nervenästen bezieht. So wird
z. B. die Haut über dem Condylus internus humeri nicht vom Ulnaris, sondern
vom Nervus cutaneus internus minor; die Haut über der Austrittsstelle des
Ischiadicus nicht von letzterem selbst, sondern von dem höher abgehenden
Nervus cutaneus femoris posterior versorgt. Es handelt sich bei den Valleix-
schen Druckschmerzpunkten stets um circumscripte subcutane Hyperalgesien gegenüber den meist diffusen cutanen; man muss den Druck auf
die unter der Haut liegenden Gewebe dirigiren, um sie zu entdecken; die
darüber liegende, in eine Falte erhobene Haut ist für sich allein in keiner
Weise empfindlich. Das Pathologische dieser Druckschmerzstellen geht aus
einem Vergleiche mit symmetrischen Stellen der anderen Körperhälfte oder
gesunder Individuen hervor, wo bei gleichem Druck dieselben Stellen nicht
schmerzen. Die Empfindlichkeit auf Palpation oder Druck bildet für diese
Stellen in der Regel das einzige krankhafte Symptom; namentlich findet man
fast niemals dort irgend welche deutlich ausgesprochenen Entzündungssymptome
(Anschwellung, Röthe oder Temperaturerhöhung), sei es, dass diese Symptome
überhaupt nicht vorhanden, oder dass sie, wie man wohl angenommen hat,
zu geringfügig sind, um sich durch die bedeckende Haut hindurch zu markiren.
Da auch spontane Schmerzen an den Druckpunkten oft fehlen oder wenigstens
in keiner Weise das Maass der in der Umgebung empfundenen übersteigen, so
erklärt es sich leicht, dass die Kranken von der Existenz jener Druckpunkte
keine subjective Vorstellung haben, und ihr Vorhandensein meist erst durch
eine genaue ärztliche Exploration sichergestellt wird.

Ganz verschieden von den Valleix'schen Schmerzpunkten sind diejenigen
Druckschmerzstellen, welche von Trousseau als „points apophysaires"
und „points d'expansion terminale" bezeichnet und mit zweifelhaftem
Rechte ebenfalls als charakteristisch für bestimmte Neuralgien aufgefasst wurden.
Die points apophysaires sind Schmerzpunkte an den Fortsätzen der Wirbelsäule,
wie sie allerdings sehr häufig im scheinbaren Zusammenhange mit Localneuralgien, besonders bei hysterischen und anderweitigen neuropathisch prädisponirten Individuen — ebenso häufig aber auch bei nicht-neuralgischen Affectionen derartiger Individuen, z. B. schmerzhaften Gelenk- oder Ovarialleiden, angetroffen werden. Der von Trousseau hervorgehobene Umstand, dass Empfindlichkeit derjenigen Dornfortsätze, welche den Eintrittsstellen der afficirten
Nervenbahnen entsprechen, häufig gerade dann auftritt, wenn ein durch locale
peripherische Ursachen bedingter Schmerz den neuralgischen Charakter annimmt,
weist diesen Schmerzpunkten allerdings vielfach eine erhöhte Bedeutung zu.
Die Trousseau'schen points d'expansion terminale sind dagegen einfach als
im Bezirke der peripherischen Nervenausbreitung belegene cutane Hyperalgien
(vgl. unten) zu betrachten.

Hinsichtlich der Valleix'schen Schmerzpunkte hat man sich
früher mit der Erklärung zu begnügen gewusst, dass dieselben
durch eine Art von Irradiation oder excentrischer Empfindung zu
Stande kämen, — eine ebenso unklare, als physiologisch unberechtigte Vorstellung. Wir können uns allerdings denken, dass beim
Vorhandensein von Reizungsheerden an einzelnen Nervenbahnen auch
die unterhalb des Reizungsheerdes, peripherisch gelegenen Bahn-
strecken auf Druck schmerzen. Diese Möglichkeit ist aber nicht

erklärbar durch eine Irradiation oder excentrische Projection der
Empfindungen, sondern nur durch die Annahme von Leitungs-
hyperästhesien. Mag man jedoch die Druckschmerzpunkte auf
Irradiation und excentrische Empfindung, oder, wie es meiner Ansicht nach zutreffender ist, auf Leitungshyperästhesien zurückführen
— immer werden dieselben hier als Symptome aufgefasst, welche
nicht localen (am Orte der Druckstelle belegenen), sondern entfernten Reizungsheerden ihren Ursprung verdanken. Dieser Auffassung steht demgemäss diejenige entgegen, welche in den Druckpunkten überall oder mit wenigen Ausnahmen örtliche Reizungsheerde, resp. Entzündungsheerde erblickt, die in den auf Druck
empfindlichen Stellen des subcutanen Gewebes, sei es im Nerven
selbst oder in Nachbartheilen desselben (Muskeln, Gelenkkapseln,
Periost u. s. w.) ihren Sitz haben. Dieser, neuerdings besonders
durch Lender *) vertretenen und verallgemeinerten Anschauung
sind unzweifelhaft die Krankheitserscheinungen in zahlreichen Fällen
sehr günstig, und wir können u. A. die oben erwähnte centripetale
Irradiation des neuralgischen Schmerzes als eine Bestätigung derselben betrachten. Jedoch geht Lender offenbar viel zu weit,
wenn er bei allen Neuralgien derartige Schmerzpunkte (obwohl
oft dem palpatorischen Nachweise entzogen) als vorhanden annimmt,
wenn er ferner diese Schmerzpunkte, resp. die ihnen entsprechenden
subcutanen Krankheitsheerde überall als das Primäre und Wesentliche, die neuralgischen Erscheinungen nur als accidentelle Sym-
ptome derselben betrachtet. Es ist kaum zweifelhaft, dass bei Weitem nicht alle Schmerzpunkte, selbst bei oberflächlichen Neuralgien, eine solche Auffassung
zulassen, wie denn die Schmerzpunkte überhaupt bei verschiedenen
Neuralgien, entsprechend den Lageverhältnissen, dem mehr oder
minder oberflächlichen Verlaufe der Nervenstämme etc. zum Theil
ganz verschiedene Bedeutung beanspruchen. Während z. B. viele
Schmerzpunkte bei der gewöhnlichen Ischias und bei Brachial-
neuralgien in der That örtlichen Reizungsheerden ihren Ursprung
verdanken, ist dies bei den Neuralgien der Kopfnerven keineswegs
in demselben Maasse der Fall; bei Weitem die meisten Schmerzpunkte bei Supra- und Infraorbitalneuralgien, Occipitalneuralgien etc.
beruhen wahrscheinlich auf Leitungs-Hyperästhesien — eine Möglichkeit, die von Lender und Anderen gar nicht ins Auge gefasst
wird. Die Points douloureux setzen demnach nicht nothwendig einen
an der Druckstelle selbst vorhandenen Reizungs- oder Entzündungsheerd voraus, sondern sie besagen nur, dass ein solcher entweder
an der Druckstelle oder centralwärts von derselben im
Verlaufe des afficirten Nerven vorhanden sein muss. Letzteres
Verhalten ist namentlich anzunehmen in der grossen Mehrzahl der
Fälle, wo sich multiple Druckpunkte finden und wo mit den sub-

---

*) Die Points douloureux Valleix's und ihre Ursachen. Berlin, 1869.

cutanen auch cutane Hyperalgesien in grösserer oder geringerer Ausdehnung einhergehen.

Die Verbindung neuralgischer Erscheinungen mit cutanen Sensibilitätsstörungen in Form von Hyperästhesie oder Hypästhesie hat bis in die neueste Zeit hinein im Ganzen nur geringere Beachtung gefunden. Von den älteren Autoren wurden derartige Befunde, so häufig sie vorkamen, mit den bisher besprochenen Druckschmerzpunkten confundirt, oder wenigstens nicht scharf unterschieden. Türck hob (1850) zuerst hervor, dass bei Neuralgien mitunter Hyperästhesie, häufiger aber Anästhesie der Hautoberfläche, entsprechend der Stelle der tiefer sitzenden Schmerzen gefunden werde. Traube *) konnte in allen, von ihm daraufhin untersuchten Fällen Hyperästhesien oder Analgesien auch während der schmerzfreien Intervalle nachweisen, sowohl bei peripherischem wie bei centralem Ursprunge der Neuralgien. Nothnagel **) gelangte, auf Grund der Untersuchung von 70 Fällen, zu dem Resultate, dass in der Regel bei frischeren Neuralgien, von der zweiten bis zur achten Woche, Hyperästhesie vorhanden sei, — späterhin dagegen allmälig Analgesie sich entwickele. Die letztere erreicht selten einen hohen Grad; meist besteht nur eine leichte Abstumpfung der Empfindung, so dass die Kranken z. B. Spitze und Kopf der Nadel bei der Berührung nicht deutlich unterscheiden. Auch Drucksinn, Temperatursinn, Ortsinn der Haut sind häufig vermindert. Die cutane Sensibilitätsstörung entspricht im Allgemeinen dem Gebiete der neuralgisch afficirten Nerven; zuweilen ist sie dagegen (worauf Türck bereits aufmerksam gemacht hat) bei beschränkter Neuralgie eines Stammes oder Zweiges über die ganze betreffende Körperhälfte verbreitet. Nothnagel fand übrigens derartige cutane Sensibilitätsstörungen nicht blos bei Neuralgien, sondern bei allen tief sitzenden Schmerzen aus anderweitigen Ursachen, und glaubt dieselben daher als secundäre Folgezustände des Schmerzes selbst ansehen zu dürfen, bedingt durch consecutive Veränderungen (moleculare Alteration) der centralen Ganglienzellen, — eine Annahme, die zumal im Zusammenhange mit der früher dargelegten Auffassung der centralen Perceptionsvorgänge keine Schwierigkeit darbietet.

Sehr bemerkenswerth sind endlich gewisse, allerdings seltenere Erscheinungen, die sich auf die excentrische Irradiation der Schmerzen im neuralgischen Anfalle beziehen: namentlich das Ausstrahlen der Schmerzen über die ursprünglich ergriffenen Nervenbahnen hinaus auf andere benachbarte oder zum Theil selbst entlegene Nervengebiete. Es kommt vor, dass ein anfangs auf einzelne Trigeminusäste beschränkter Schmerz allmälig auf andere Aeste des Quintus, auf das Gebiet der Cervicalnerven, der Occipi-

---

*) Ges. Beiträge. II. S. 545.
**) Schmerz und cutane Sensibilitätsstörung, Virchow's Archiv LIV. Heft 1. und 2. S. 121.

talnerven, des Plexus brachialis übergreift, oder dass eine ursprünglich einseitige Trigeminus-Neuralgie sich auch auf symmetrische oder unsymmetrische Stellen der anderen Gesichtshälfte verbreitet. In ähnlicher Weise können Neuralgien der Intercostalnerven secundär auf das Gebiet des Armplexus übergreifen und
umgekehrt; es können Abdominal-Neuralgien sich mit Schmerzen
im Oberschenkel, Ischias mit Schmerz im Gebiete anderer Hautnerven der unteren Extremitäten verbinden. Endlich können auch
Neuralgien innerer Theile (viscerale Neuralgien) sich vielfach mit
Schmerz in den äusseren Hautdecken, sei es in benachbarten oder
selbst in entfernteren Körperregionen, associiren. Alles dies sind
Erscheinungen, die auf einer Irradiation der ursprünglichen Empfindung beruhen: Vorgänge, die bei dem isolirten Leitungsvermögen
der peripherischen Bahnen nur in Centraltheilen stattfinden können,
wo die Fortsätze sensibler Fasern, die weit ausgebreitete oder getrennte Zonen der peripherischen Empfindungsoberfläche repräsentiren, in nächster Nähe beisammenliegen, und durch Anastomosen
ihrer Insertionszellen unmittelbar mit einander verknüpft sind. Die
hinteren Wurzelfasern verbinden sich bekanntlich, nach den allerdings streitigen Anschauungen von Deiters, Gerlach und Anderen,
entweder direct durch ihre zu Protoplasmafortsätzen werdenden Axencylinder, oder indirect durch ein eingeschaltetes Fibrillennetz zum
grossen Theile mit den als sensibel bezeichneten kleinen Zellen der
Clarke'schen Säulen des Hinterhornes. Diese Zellen scheinen zum
Theil auch durch feinste Protoplasmafortsätze in commissurenartiger
Verbindung mit einander zu stehen. Aehnliches gilt auch für die
Zellen, welche den sensibeln Trigeminuskernen und den Ganglia
postpyramidalia des verlängerten Marks angehören. Diese Anastomosen machen es erklärlich, dass intensive Erregungen, wie sie
während der neuralgischen Anfälle stattfinden, nicht auf die ursprünglich getroffenen Fasern beschränkt bleiben, sondern innerhalb
der Cerebrospinalaxe zu Miterregungen anderer sensibler Fasern
Veranlassung geben. Die Irradiation geschieht hierbei häufig in
Zonen, welche dem peripherischen Verbreiterungsbezirke grösserer
Nervenäste und Stämme entsprechen: wahrscheinlich weil die peripherische Mosaik der Empfindungsoberflächen durch eine analoge,
nur compendiösere Mosaik innerhalb der grauen Substanz repräsentirt wird, wofür auch das Fortkriechen der spinalen Anästhesien auffällige Beispiele darbietet. Ganz ähnliche Erscheinungen
beobachten wir auch ausserhalb der neuralgischen Zustände, bei
spontanen oder durch äussere Anlässe provocirten Schmerzen in
den verschiedensten Körpertheilen, sehr häufig, indem sich zu dem
primären localisirten Schmerze ein secundärer in mehr oder minder
entfernten Regionen, gewöhnlich auf derselben Körperhälfte, gleichsam echoartig hinzugesellt („Douleurs répercutées" von Gubler).
Man kann, da eine Vermittelung durch nervöse Centralorgane hier
unbedingt geboten erscheint, wohl den Ausdruck „Reflexempfindun-

gen" und für die in obiger Weise zu Stande kommenden secundären
Neuralgien den Ausdruck „Reflexneuralgien" anwenden. — Wie
die excentrische Irradiation, so sind auch das gleichzeitige Auftreten multipler Neuralgien, das Alterniren und Wandern
derselben zum Theil aus diesen centralen Anordnungen und Verknüpfungen der cutanen Gefühlsnerven erklärlich. Es kommt vor,
dass eine Trigeminus-Neuralgie, welche lange Zeit in der einen
Gesichtshälfte geherrscht hat, plötzlich vorübergehend oder dauernd
in der gegenüberliegenden Seite auftritt, oder das eine Ischias verschwindet, und durch eine Neuralgia brachialis gleichsam abgelöst
wird. Ein derartiges Alterniren und Wandern der Neuralgien,
oder ein gleichzeitiges multiples Auftreten derselben in weit aus-
einandergelegenen Nervenbahnen wird namentlich bei begünstigenden
constitutionellen Einflüssen, bei congenitaler, oft hereditärer Prädisposition von Seiten der centralen Nervenapparate, bei allgemeinen
Circulationsstörungen, toxischen Einwirkungen, pyämischer Infection
u. s. w. nicht selten beobachtet.

Allgemeine Pathogenese und Aetiologie. Bei dem übereinstimmenden symptomatischen Verhalten der Neuralgien, welches
ihre Aufstellung als eine besondere Krankheitsgruppe überhaupt
ermöglicht, liegt die Vermuthung nahe, dass wesentlich identische,
nur nach Sitz, Intensität und Extensität differirende Veränderungen
im Molecular-Mechanismus der sensibeln Nervenmasse den neuralgischen Schmerz unmittelbar bedingen, und dass alle entfernteren
Ursachen und Veranlassungen in letzter Instanz auf diesen, für alle
Neuralgien gemeinsamen Factor hinauslaufen. Worin diese Veränderung in Molecular-Mechanismus der sensibeln Nervenmasse besteht, ist uns freilich noch vollständig dunkel, und alles darüber
Geäusserte gehört mehr oder weniger in's Bereich willkürlicher Vermuthungen und Speculationen.

Immer entschiedener und berechtigter tritt dagegen in neuerer
Zeit die Anschauung hervor, dass einer grossen Anzahl von Neuralgien ein mittelbares, prädisponirendes Moment zu Grunde
liegt: eine Constitutionsanomalie, die in einer ungewöhnlichen abnormen Functionirung des gesammten Nervensystems, oder speciell
einzelner Theile des sensibeln Nervenapparates zum Ausdruck gebracht wird.

Man kann demnach viele Neuralgien der von Griesinger
aufgestellten Klasse der constitutionellen Neuropathien zurechnen, wohin ferner die epileptischen Zustände, Hysterie, zahlreiche Krampf- und Lähmungsformen, Geisteskrankheiten u. s. w.
gehören.

Eine wesentliche Stütze findet diese Anschauung in dem unverkennbar bedeutenden Einflusse der Heredität: in dem häufigen
Vorkommen von Neuralgien bei bestimmten Familien, sowohl in
aufeinanderfolgenden Generationen wie bei verschiedenen gleichzeitig
lebenden Mitgliedern; und zwar, was noch wichtiger ist, bei Fa-

milien, die oft gleichzeitig zu anderen constitutionellen Neurosen
— zu Epilepsie, Lähmungen, Hysterie, Geistesstörungen u. s. w.
— praedisponirt sind. Oft lässt sich constatiren, dass einzelne
Mitglieder solcher Familien an Neuralgien leiden, während Andere
an schweren motorischen und psychischen Neuropathien, oder an
Neurosen aus verschiedenen Nervengebieten gleichzeitig erkranken.
Dieses hereditäre Vorkommen, diese Coincidenz und Alternation
mit anderweitigen constitutionellen Neuropathien muss offenbar
auf congenitale, in der primären Anlage des centralen Nervenapparates begründete Anomalien zurückgeführt werden.

Unstreitig müssen alle Ursachen, welche eine Prädisposition
zu Neuralgien setzen, mag dieselbe congenital oder später acquirirt
sein, darin zusammentreffen, dass sie eine gesteigerte Empfänglichkeit des sensiblen Nervenapparates, resp. gewisser Abschnitte desselben, für äussere oder innere Reize, oder ein erleichtertes Zustandekommen dieser letzteren herbeiführen. Dem früher Gesagten
zufolge könnten wir eine solche örtliche Disposition u. A. so verstehen, dass dabei die Bildung, resp. Anhäufung und Ablagerung
gewisser, als Reize wirkender Dissimilirungsproducte der Nervensubstanz begünstigt, oder die Absorption und Elimination derselben
abnorm erschwert ist. Letzteres könnte durch mangelhafte Gefäss-
entwickelung, Abnormitäten des arteriellen Tonus u. s. w. geschc-
hen. In solchen Fällen würde demnach immer eine Tendenz zu
mangelhafter oder abnormer Ernährung, zu Dystrophien und Atrophien der betreffenden Abschnitte des sensibeln Nervenapparates
obwalten.

Wesentlich ähnlicher Art sind die Anschauungen, welche unter
den neueren Nervenpathologen besonders Anstie und Benedikt
über die Entstehung der Neuralgie zum Ausdruck gebracht haben.
Beide stimmen auch darin überein, dass nach ihnen die vorhandene
Prädisposition sich besonders auf Theile des centralen Nervenapparates bezieht; wobei der englische Pathologe mit offenbarer Einseitig-
keit die Grundbedingung aller Neuralgien in einer Atrophie oder
einem zu Atrophie führenden Processe der hinteren (resp.
sensibeln) Wurzeln oder der mit ihnen zusammenhängenden grauen Substanz findet.*)

Anstie stellt sich vor, dass bei der ursprünglichen Anlage des nervösen
Centralapparates einzelne Zellen- und Fasergruppen so angelegt seien, dass sie
nur relativ kurze Zeit eine normale Existenz führen können. Alle im Laufe
des Lebens einwirkenden Noxen werden auf diesen congenitalen Locus minoris
resistentiae schwerer als auf dem Reste des Organs lasten, z. B. Erkältungen,
Nervenverletzungen, psychische Erschütterungen, fortgesetzte alcoholische Ex-
sesse (welche Anstie zu den häufigsten unmittelbaren Veranlassungen von
Neuralgie rechnet); ferner die grossen critischen Vorgänge der Pubertät, der
Gravidität und der Involution, sowie die senilen Ernährungsstörungen, nament-

*) Reynolds, system of medicine, vol. II. (London, 1868.) S. 743. —
Anstie, on neuralgia and the diseases that resemble it. London, 1871.

lich Arteriosclerose. Der Einfluss aller dieser Momente auf das Zustandekommen von Neuralgie besteht nach Anstie eben darin, dass die ursprünglich
nur unvollkommen angelegten Zellen und Fasern in einen Zustand positiven
Krankseins übergeführt werden, der mit ausgesprochener Atrophie endigt.
Anstie bleibt jedoch die Beweise für letztere Behauptung ganz und gar
schuldig, da die von ihm citirten Thatsachen nur die Wahrscheinlichkeit einer
congenitalen Prädisposition überhaupt, — nicht aber eines zur Atrophie führenden Processes in den sensibeln Wurzeln und ihren spinalen Endstätten unmittelbar bekunden. Obschon einzelne Sectionsbefunde, z. B. am Trigeminus,
in Uebereinstimmung mit den Anstie'schen Anschauungen ausgelegt werden
könnten, lehren dagegen andere ganz unverkennbar, dass selbst bei lange bestehenden Neuralgien spinalen Ursprungs die Wurzeln und die graue Substanz
völlig intact sein können, während die Hinterstränge deutlich ausgesprochene
irritative Veränderungen darbieten*). Ueberhaupt spricht schon das häufige
Vorkommen neuralgiformer Erscheinungen in den Anfangsstadien der Tabes
dorsualis dafür, dass ausser den Wurzeln und der grauen Substanz auch die
Hinterstränge als eventueller Ausgangspunkt neuralgischer Affectionen zu betrachten sein dürften. Freilich können diese neuralgiformen, blitzartigen, nach
dem Verlaufe der Nervenstämme durchschiessenden Schmerzen der Tabiker auf
einen Reizzustand der die Hinterstränge durchsetzenden hinteren
äusseren Wurzelbündel zurückgeführt werden, deren Betheiligung durch
andere begleitende Symptome, namentlich trophischer Art, sehr wahrscheinlich
gemacht wird (vgl. cutane Trophoneurosen).

Benedikt schliesst sich in seiner genetischen Auffassung der Neuralgien
an Anstie insofern an, als auch er das (durch Entzündungsprocesse herbeigeführte) atrophische Stadium der Nerven als zu heftigen Schmerzanfällen besonders disponirend ansieht, und ferner bei der grossen Mehrzahl der Neuralgien im weiteren Sinne den ursprünglichen Krankheitsheerd in das Innere des
Wirbelcanals oder der Schädelhöhle verlegt, wobei gerade die leichtesten und
anderweitig symptomlosen entzündlichen Affectionen in den Hüllen des Rückenmarks und Gehirns eine Hauptrolle spielen. Bei der Entstehung dieser „excentrischen" Neuralgien vindicirt Benedikt den Circulationsnerven einen eigenthümlichen Antheil, insofern der eigentliche Mechanismus, welcher den Schmerz-
anfall auslöst, auch bei central bedingten Affectionen in einer Circulationsstörung in loco doloris bestehen soll, welche durch Einwirkung in loco morbi
zu Stande kommt. Derselbe vasomotorische Mechanismus kann aber auch primär von der Peripherie her ausgelöst werden, und somit neuralgische Anfälle
peripherischen Ursprungs hervorrufen, welche den central bedingten symptomatisch gleichen. Die hinteren Wurzeln spielen übrigens nach Benedikt bei
dem Zustandekommen excentrischer Neuralgien auch insofern eine hervorragende
Rolle, als ihre primäre Reizung durch locale Anämie, Hyperämie u. s. w. eine
Reflexion auf die mit den vorderen Wurzeln austretenden vasomotorischen
Fasern vermittelt.

Auch die kürzlich von Uspensky **) vorgetragenen Anschauungen bieten,
trotz einzelner Abweichungen, mit den Ansichten von Anstie, Benedikt
u. s. w. vielfache Berührungen dar. Nach Uspensky liegt jeder Neuralgie
eine Erregung des centralen Endapparats der erkrankten Nerven (sensible Zellen
der Hinterhörner) zu Grunde; dieselbe wird durch beständig sich bildende
Producte der Nerventhätigkeit unterhalten, deren Resorption in Folge von mehr
oder weniger geschwächtem Tonus der Gefässe behindert ist. Uspensky nimmt
an, dass jene das Nervengewebe reizenden Producte durch Reizung der sensibeln
Nervenzellen anfangs tetanische Gefässcontraction erzeugen, welche hernach einer
paralytischen Erweiterung Platz macht. Diese Störung der Circulation kann

---

*) Charcot und Bouchard, Comptes rendus et mém. de la soc. de
biologie, 1866.
**) Versuch einer Pathologie der Neuralgien. Deutsches Archiv f. clin.
Med. XVIII. Heft 1. (1876.)

bei häufiger Wiederholung Atrophie der sensibeln Nervenzellen und zugleich
Veränderung des Kalibers der Gefässe mit Verlust ihres Tonus nach sich
ziehen, womit dann die schon geschilderten Erscheinungen inveterirter Neuralgien, die wachsende Zahl und Dauer der Anfälle etc. nothwendig einhergehen.
Nächst der Heredität und constitutionellen Anlage pflegt man
gewöhnlich auch die Einflüsse, welche Lebensalter und Geschlecht auf die Entstehung dieser, wie anderer Neuropathien
auszuüben scheinen, den praedisponirenden Momenten zuzurechnen.
Doch handelt es sich hier offenbar um etwas von eigentlicher Prädisposition ganz Verschiedenes; ein bestimmtes Lebensalter oder
das Geschlecht als Solches kann nicht, gleich der Erblichkeit, jenen
gleichsam labilen Zustand des Empfindungsapparates oder einzelner
Theile desselben unmittelbar bedingen — wohl aber eine besondere
Anhäufung von Noxen darbieten, die bei vorhandener Prädisposition
ausschlaggebend wirken, oder selbst das Fehlen einer solchen in
gewissem Grade ersetzen. Nur in diesem Sinne kann hier, wie bei
späteren Gelegenheiten von einer durch Alter und Geschlecht gegebenen Disposition der Kürze halber gesprochen werden. Für die
cutanen Neuralgien im Allgemeinen (abgesehen von den durch
specielle Oertlichkeit etc. bedingten Modificationen) gilt in dieser
Hinsicht Folgendes: Das weibliche Geschlecht wird etwa doppelt
so häufig von Neuralgien befallen, wie das männliche. Wenn danach die Frauen im Allgemeinen zu Neuralgien mehr disponirt
erscheinen als die Männer, so gilt dies jedoch keineswegs gleichmässig für die einzelnen Neuralgien. Es giebt Neuralgien, welche
bei Frauen unvergleichlich häufiger vorkommen, als bei Männern
(Prosopalgie, Occipital-Neuralgie, Intercostal-Neuralgie) — während
bei anderen gerade das umgekehrte Verhältniss obwaltet (Brachial-
Neuralgie, Ischias). Der Grund liegt wohl in dem differenten Verhalten beider Geschlechter gegenüber gewissen speciellen Noxen,
z. B. hinsichtlich der Ischias in der stärkeren Exposition der
Männer für körperliche Anstrengungen und schädliche atmosphärische Einflüsse. — Was das Lebensalter betrifft, so besitzt das
kindliche Alter, mit ganz bestimmten Ausnahmen, so gut wie keine
Disposition zu Neuralgien. Mit dem Beginne der Pubertät ändert
sich die Sache, und die Neigung zu Neuralgien ist gerade in
der Zeit der Pubertätsentwickelung und bald darauf ziemlich bedeutend. Das ganze mittlere Lebensalter ist zu Neuralgien in
hohem Grade disponirt, wozu bei beiden Geschlechtern die complicirteren, eingreifenderen, mit physischen und psychischen Erschütterungen verbundenen Verhältnisse zur Aussenwelt — bei Frauen
insbesondere die Catastrophen der Gravidität, des Wochenbetts
u. s. w. — mannigfach beitragen. Mit dem höheren Alter ver-
siegen diese disponirenden Momente mehr und mehr, während dagegen senile Ernährungsstörungen, namentlich Arteriosklerose, vicariirend eintreten, so dass die Disposition zu Neuralgien im Grei-
senalter zwar abnimmt, ohne jedoch gänzlich zu schwinden.

Anämie und ein im Allgemeinen mangelhafter Ernährung–
zustand, oder höhere Grade von Kachexie können in jedem Alter
als disponirende Momente für das Entstehen von Neuralgien betrachtet werden. Ihr Einfluss ist mehr ein indirecter, d. h. dieselben einwirkenden Schädlichkeiten führen bei anämischen und
kachektischen Individuen leichter Neuralgien herbei, als bei Personen von normaler Ernährung. In demselben Verhältnisse stehen
die anämischen und kachektischen Zustände auch zur Pathogenese
motorischer Reizerscheinungen (Spasmen und Convulsionen). Wir
sprechen hier von Anämie natürlich nur als von einer allgemeinen,
so zu sagen dyskrasischen. Oertliche circumscripte Anämien gehören auch zu den unmittelbaren Veranlassungen von Neuralgien,
und haben als solche bei einzelnen Neuralgien, z. B. Hemikranie,
evidente Bedeutung.

Unter den directen Veranlassungen von Neuralgien sind zunächst traumatische Verletzungen der Nervenstämme hervorzuheben. Man hat Neuralgien häufig nach vollständigen und
unvollständigen Continuitätstrennungen der Nervenstämme, nach
Unterbindungen derselben, nach Stichwunden, Schussverletzungen,
eingedrungenen fremden Körpern u. s. w. beobachtet. Diese Neuralgien werden durch die nachgewiesenen anatomischen Veränderungen, welche consecutiv an traumatisch verletzten Nerven auftreten,
einigermassen erklärlich. Wir können hier eine doppelte Reihe
von Veränderungen unterscheiden. Die einen bestehen in einer
interstitiellen Neuritis, wobei die Nervenfasern gar nicht oder
nur indirect (durch Compression von Seiten des hyperplastischen
Bindegewebes) afficirt werden; die anderen dagegen in hyperplastischen Veränderungen an den Nervenfasern selbst, in der Bildung
wahrer traumatischer Neurome. Letztere müssen unzweifelhaft als die Hauptursache der ebenso häufigen als schweren Neuralgien aufgefasst werden, welche man nach Continuitätstrennungen
grösserer Nervenstämme, namentlich in Amputationsstümpfen, nach
Unterbindung von Nervenstämmen, Eindringen fremder Körper
u. s. w. beobachtet. Die vielfachen, in dieser Hinsicht vorliegenden
Erfahrungen berechtigen uns hinlänglich, die Ursache von Neuralgien
nach traumatischen Nervenverletzungen auch in solchen Fällen
häufig in der Bildung von Neuromen zu suchen, wo zwar eine Geschwulst am Nerven vorhanden, die neuromatöse Natur derselben
jedoch nicht nachweisbar ist. Namentlich gehören hierher die
Fälle, wo sich langsam nach Nervenverletzungen eine schmerzhafte
Geschwulst an der Verletzungsstelle entwickelte und oft jahrelange
neuralgische Schmerzen hervorrief, die nach Exstirpation der Geschwulst vorübergehend oder dauernd schwanden. In einzelnen
Fällen gaben nachweisbare Verwundungen von Nervenästen, eingedrungene fremde Körper (eine im Nerven stecken gebliebene
Kugel), Stichverletzungen, ein Fall auf einen spitzen Körper, selbst
ein heftiger Griff an den Arm zur Neurombildung Anlass. Die

interstitielle Neuritis kann ihrerseits auch Geschwülste am Nerven hervorrufen, die sich im Uebrigen ähnlich wie Neurome verhalten, jedoch häufig in Zertheilung übergehen, wenn der primäre Entzündungsreiz, z. B. ein eingedrungener fremder Körper, beseitigt ist. Hierher dürften manche Fälle zu rechnen sein, wo eine seit Jahren bestehende Neuralgie nach Extraction oder spontaner Ausstossung eines unter der Haut sitzenden fremden Körpers (Glasoder Porzellansplitter, Stecknadel und dgl.) vollständig cessirte.

Diesen offenbar localen und peripherischen Entstehungen von Neuralgien durch Neurome und interstitielle Neuritis gegenüber ist andererseits die Thatsache hervorzuheben, dass zuweilen nach Nervenverletzungen Neuralgien nicht im Gebiete des verletzten, sondern eines anderen, intact gebliebenen Nervenstammes auftreten. So wurden namentlich Neuralgien des Quintus nach Verletzungen der Armnervenstämme, des Occipitalis u. s. w. beobachtet. Der Zusammenhang muss hier offenbar in der schon früher angedeuteten Weise durch die Centra vermittelt werden, indem die an der Verletzungsstelle erzeugte Erregung centripetal fortgeleitet und in der Medulla oblongata auf die sensibeln Trigeminus-Ursprünge übertragen wird. Der viel gemissbrauchte Name „Reflexneuralgie" würde einigermassen hierher passen, insofern die Neuralgie, analog dem Reflexvorgange, central entsteht, auf auf Grund einer zum Entstehungsorte fortgepflanzten peripherischen Erregung. Vielleicht handelt es sich in manchen derartigen Fällen auch um eine ascendirende Neuritis migrans, wie wir sie auf Grund neuerer Experimentalergebnisse als Substrat der ehedem so genannten Reflexlähmungen vielfach annehmen müssen.

Den traumatischen Neuralgien reihen sich zunächst diejenigen an, welche durch anderweitige mechanische Insultationen der Nervenstämme, aus organischer Veranlassung, bedingt werden. Zweierlei ist hierbei namentlich hervorzuheben. Einmal sind ausserordentlich häufig Knochenleiden die Ursache von Neuralgien, in Folge der Compression oder secundären Erkrankung, welcher die in Knochencanälen, durch Löcher, Incisuren, oder über Knochenvorsprünge verlaufenden Nervenäste bei Localaffectionen dieser Theile ausgesetzt werden.*) Die Befunde, welche bei Gelegenheit von Trigeminus-Resectionen wegen Prosopalgie gemacht wurden, haben nach dieser Richtung hin werthvolle Ergebnisse geliefert. Mehrfach hat man Abplattung und Atrophie der Nerven in den durch Periostitis oder concentrische Hypertrophie verengten Gesichtscanälen gefunden. Oft erschien an den verengten Stellen das Perineurium geröthet, ecchymosirt, serös infiltrirt, oder von fibrinösem Exsudat

---

*) Gosselin bezeichnet eine besondere, durch progressive Schwellung (Hyperostosenbildung) und heftige paroxysmatische Schmerzen charakterisirte Form als neuralgische Ostitis. (Gaz. des hôp. 26. Oct. 1875.)

4*

umgeben; zuweilen bestanden auch in Folge abgelaufener Entzündungen partielle Verdickungen des Perineurium (fibröse Knoten), und Trübungen des Nervenmarks an den entsprechenden Stellen. Aehnliches ist auch bei anderen Neuralgien beobachtet (Neuralgia brachialis, Ischias). - Ein zweites beachtenswerthes Moment ist, dass Neuralgien auffallend häufig durch Geschwülste veranlasst werden, welche nicht einen permanenten, gleichmässigen, sondern einen discontinuirlichen, ungleichmässigen oder intermittirenden Druck auf den darunterliegenden Nervenstamm ausüben. So scheinen z. B. die Pulsationen von erweiterten Arterien und Aneurysmen vermöge der periodisch erfolgenden, stossweisen Erschütterung ganz besonders heftige, neuralgische Erregungen benachbarter Nerven hervorzurufen. Wir sehen Neuralgien des Trigeminus als Symptom von Aneurysmen der basalen Hirnarterien, namentlich der Carotis interna; Ischias als Symptom von Aneurysma popliteum auftreten. Ebenso wirken Erweiterungen der Venen, Varicen und cavernöse Geschwülste, namentlich in solchen Theilen, wo besondere locale Momente, Klappenlosigkeit der Venen u. dgl. den häufigen Eintritt venöser Stauungen und damit verbundener intercurrenter Steigerungen des auf die Nerven geübten Druckes begünstigen. Erweiterungen und Varicositäten des den Ischiadicus umspinnenden Venenplexus, der klappenlosen Wurzelvenen der Hypogastrica, sind wahrscheinlich eine häufige Ursache von Ischias. Auch Hernien gehören hierher, insofern dieselben Stücke des Darmrohrs enthalten, deren Füllung und Ausdehnung durch feste, flüssige, gasförmige Contenta in hohem Grade variirt. So kann Hernia obturatoria Neuralgien des gleichnamigen Nerven, Hernia ischiadica Ischias hervorrufen. Endlich sind es überhaupt vorzugsweise mit Flüssigkeiten gefüllte oder aus weicher, saftreicher Masse bestehende Geschwülste — weit häufiger als Tumoren von gleichmässig fester, derber Consistenz—, welche Neuralgien bewirken: Cysten oder cystische Geschwülste, medulläre Carcinome, Myxome. Sehr auffallend scheint mir in dieser Beziehung, dass unter den vom Perineurium ausgehenden Geschwülsten (Pseudoneuromen), welche als Ursache von Neuralgien eine operative Entfernung erheischten, sich offenbar häufiger Myxome und Cystomyxome erwähnt finden, als Fibrome und Gliome, obwohl doch die letzteren Geschwulstformen der Frequenz nach an den Nervenstämmen weitaus überwiegen.

Gleich den Gliomen und Fibromen der Nervenstämme scheinen auch die spontanen, d. h. nicht-traumatischen, wahren Neurome relativ seltener zu Neuralgien Veranlassung zu geben. Exacte Beobachtungen liegen allerdings nur in geringer Zahl vor, da man früher vielfach Pseudoneurome — namentlich Fibrome und Gliome — mit wahren Neuromen identificirte, oder auch umgekehrt harte Neurome für heterologe Neubildungen (Skirrhen, Steatome u s. w.) erklärte. Besonders wurden die amyelinischen Neurome meist zu den sogenannten fibrösen oder auch fibronucleären Geschwülsten gerechnet. Bei den meisten in der Literatur enthaltenen Fällen sogenannter multipler Neurome ist es nicht zu entscheiden, ob es sich dabei um wahre Neurome oder um anderweitige, besonders fibromatöse Neubildungen handelte. In einem Theile dieser Fälle werden heftige spontane, namentlich bei Witterungswechsel gesteigerte Schmerzanfälle ausdrücklich beschrieben. Wahrscheinlich ist es dabei von Bedeutung, ob das Neurom an einem Nerven total oder partiell ist, d. h. ob der Nerv mit allen oder nur mit einem Theile seiner Fasern in die Neurombildung eintritt. Im letzteren Falle, wobei das Neurom central, peripherisch oder lateral gelegen sein kann, zieht ein Theil der Fasern neben dem Neurom vorüber und wird durch dasselbe gedrückt und gespannt, wodurch bald neuralgische Schmerzen, bald, bei verstärktem Drucke, Anästhesien und Lähmungen bedingt werden können. Die Grösse des Neuroms kommt an sich weniger in Betracht: sehr grosse Neurome können relativ schmerzlos verlaufen, während viel kleinere Geschwülste derselben Art oft die heftigsten neuralgischen Erscheinungen hervorrufen.

Sehr dunkler Natur ist die Beziehung, in welcher Neuralgien zu den sogenannten Tubercula dolorosa (painful tubercles nach William Wood, 1812) stehen. Es sind dies bekanntlich subcutane, bewegliche Geschwülste von meist unbeträchtlicher Grösse, die auf Druck in der Regel ungemein empfindlich sind, und häufig den Ausgangspunkt neuralgischer, zuweilen auch epileptiformer Symptome darstellen. Diese kleinen Knoten treten meist vereinzelt, nur ausnahmsweise in multipler Form auf; sie sind mitunter anfangs schmerzlos, und werden erst im weiteren Verlaufe spontan und auf Druck schmerzhaft, oder bleiben sogar ganz unempfindlich. In anderen Fällen erzeugen sie äusserst heftige Schmerzparoxysmen von verschiedener Dauer, die sich über die Nachbartheile in grösserer oder geringerer Ausdehnung verbreiten. Zuweilen ist während des Paroxysmus eine Anschwellung des Knotens mit Röthung und teigiger Beschaffenheit der bedeckenden Haut nachweisbar. Die Schmerzanfälle scheinen besonders durch Witterungswechsel provocirt zu werden; häufig fallen sie auch bei Frauen mit der Menstruation zusammen oder treten jedesmal in der Gravidität besonders verstärkt auf. Nach Eastirpation der Knoten sah man die Erscheinungen häufig verschwinden, so dass ein ätiologischer Connex unzweifelhaft vorliegt. — Was nun die Natur dieser Tubercula und speciell ihren Zusammenhang mit dem Nervensystem betrifft, so bestehen nach dieser Richtung hin noch zahlreiche Probleme. Einzelne (Meckel, Dupuytren) haben sie zu den fibrösen Geschwülsten, Andere schlechtweg zu den Neuromen gerechnet; Craigie bezeichnet sie als kleines Neurom (Neuromation). Schuh und v. Baerensprung haben auf den Reichthum an Gefässchlingen aufmerksam gemacht; Ersterer erklärt die meisten als Tubercula dolorosa bezeichneten Geschwülste für Blutschwämme. In einzelnen Fällen zeigte sich die Geschwulst wesentlich aus Muskelzellen (Billroth), in anderen nur aus dichterem oder weicherem Bindegewebe oder faserknorpligem Gewebe bestehend. Auch das Verhältniss zu den Nerven scheint ein sehr inconstantes zu sein. Virchow sah in solche schmerzhaften subcutanen und cutanen Geschwülste Nerven unzweifelhaft eintreten, ohne jedoch an der Zusammensetzung der Geschwulst einen prävalirenden Antheil zu nehmen. Dagegen konnte er einmal, bei einem Tuberculum dolorosum am Knöchel, sich überzeugen, dass nicht nur ein Nerv ein- und austrat, sondern dass auch der etwa bohnengrosse Knoten fast ganz aus marklosen Nervenfasern bestand. Andere sorgfältige Untersuchungen konnten weder einen Zusammenhang mit Nerven, noch ein Vorkommen von Nerven im Innern der Geschwulst nachweisen. Dieser negative Befund ist jedoch, nach Virchow, nicht entscheidend, da es sich in Bezug auf die Verbindung mit Nerven um äusserst feine Fädchen handelt, und die Nerven im Innern von bindegewebigen Theilen schwer unterscheidbar sind. Indessen werden doch auch da, wo die Nerven deutlich sind, zuweilen nur sehr wenige gefunden, so dass die Geschwulst jedenfalls nicht wesentlich nervöser Art ist. Axmann hat auf Grund der zuweilen beobachteten concentrischen Schichtung die Geschwulst für ein krankhaft vergrössertes Pacinisches Körperchen erklärt: eine Hypothese, die bis jetzt noch einer anderweitigen Bestätigung ermangelt. Wahrscheinlich sind wenigstens viele (wenn auch nicht alle) Tubercula bedingt durch Pseudoneurome, in einzelnen Fällen auch durch wahre

Neurome, welche an kleinen, vorzugsweise sensiblen Nervenästchen der Haut
aufsitzen. (Vgl. „Geschwülste der Nerven", Band II.)

Nächst den traumatischen und mechanischen Momenten spielen
als Gelegenheitsursachen von Neuralgien diejenigen Einflüsse, welche
wir im Allgemeinen unter der Bezeichnung der rheumatischen
zusammenfassen, eine unläugbare Rolle. Es handelt sich hier vorzugsweise um atmosphärische Schädlichkeiten, mögen dieselben
in rein physikalischen, von aussen her auf den Organismus einwirkenden Vorgängen bestehen, wie die eigentlichen Erkältungsanlässe (niedere Temperatur, Wind, Zugluft) — oder in wesentlich
chemischen Processen, in Ent- und Beimischungen, die von innen
her in Form der Infection auf den Organismus einwirken. Die
specielle Natur der Veränderungen, welche durch die rheumatischen
Noxen im Nerven eingeleitet werden, ist uns in beiden Fällen noch
vollständig dunkel. Es lässt sich nicht in Abrede stellen, dass
manche Neuralgien, welche in Folge von Erkältungsanlässen entstehen, auf einer Neuritis oder Perineuritis zu beruhen scheinen;
dies gilt aber keineswegs für alle oder auch nur für die meisten
derartigen Fälle, und es liegt somit kein Grund vor, um alle rheumatischen Neuralgien auf eine Neuritis zurückzuführen, wie es von
verschiedenen Seiten geschehen ist. Der Einfluss der eigentlichen
Erkältungsanlässe macht sich an einzelnen Nervenstämmen (z. B.
am Ischiadicus) in viel höherem Grade bemerkbar, als in andern
Nervengebieten. Ebenso verhält es sich auch mit den Schädlichkeiten, welche durch Infection wirken. Das evidenteste Beispiel
davon liefert die Malaria, welche sehr zahlreiche, aber fast ausschliesslich auf einzelne Nervenäste (namentlich den Frontalis) localisirte Neuralgien veranlasst.

Den infectiösen Neuralgien müssen wohl auch diejenigen zugerechnet werden, welche man im Anfangsstadium gewisser acuter Infectionskrankheiten — Pocken, Ileotyphus — beobachtet. Sie sind natürlich von
den diffusen Hauthyperästhesien zu trennen, welche häufig besonders in der
ersten Typhuswoche auftreten, während es sich bei jenen um wohl charakterisirte, meist im Gebiete der sensibeln Kopfnerven auftretende und auf einzelne
Nervenstämme (Occipitalis, Supra- oder Infraorbitalis) begrenzte Neuralgien
handelt*). Andererseits können nach denselben Krankheiten auch Hyperästhesien mit neuralgischen Symptomen in einzelnen Nervenbahnen zurückbleiben.

Von den chronischen Constitutionskrankheiten und
Dyskrasien kann Syphilis zur directen Ursache von Neuralgien
werden: theils durch Entwickelung specifischer Geschwülste, syphilitischer Gummata, in den Nervenstämmen und Centren; theils
durch Hervorrufung chronischer irritativer Processe, sei es an den
Nervenscheiden, den häutigen Umhüllungen des Rückenmarks und
Gehirns, oder vor Allem an den Knochen und Knochenhäuten
(syphilitische Osteitis und Periostitis). Weit zweifelhafter ist der

---

*) Vgl. Rosenbach, Die Neuralgien im Beginne des Ileotyphus. Deutsches
Archiv f. clin. Med. XVII. S. 252.

Einfluss der Gicht, welche in seltenen Fällen vielleicht durch Neuritis, oder Ablagerung tophaeischer, kalkartiger Massen in den Nervenstämmen auf directem Wege Neuralgien hervorruft. Man hat der Gicht sowohl auf das Zustandekommen oberflächlicher Neuralgien (Ischias) wie auch visceraler Neuralgien (Angina pectoris u. s. w.) einen sehr grossen Einfluss zugeschrieben; wahrscheinlich ist dieser Einfluss jedoch mehr ein indirecter und beruht hauptsächlich auf den Circulationsstörungen, welche in manchen Fällen durch chronische Leberleiden, in anderen durch Erkrankungen des Herzens und der Blutgefässe (z. B. Klappenleiden und Verengerungen der Kranzarterien bei Angina pectoris) herbeigeführt werden. Dagegen können die als chronischer Gelenkrheumatismus und als Arthritis deformans bezeichneten Constitutionsanomalien namentlich durch ihre Localisation in den Wirbelgelenken, welche zu den als Spondylitis deformans zusammengefassten Veränderungen führt, vielfach unmittelbar zu Neuralgien Veranlassung geben.

Noch weniger aufgeklärt ist der ätiologische Zusammenhang anderer Dyskrasien oder allgemeiner Ernährungsstörungen, z. B. Tuberculose, Diabetes mellitus, mit gewissen Localneuralgien, namentlich Ischias. Bei der Complication von Diabetes und Ischias ist, nach den neuerdings angestellten Versuchen, wohl die Ischias als das Primäre, und die Glycosurie als secundärer angioneurotischer Vorgang zu betrachten (vgl. viscerale Angioneurosen). Dagegen sind die bei Lungentuberculose, wie auch bei anderweitigen Localaffectionen der Brust- und Bauchorgane (Pleuritis, Ulcus ventriculi) so häufigen Intercostalneuralgien vielleicht nur als excentrische Irradiationserscheinung in der früher besprochenen Weise zu deuten.

Unter den toxischen Ursachen ist besonders die chronische Bleivergiftung hervorzuheben, welche die eigenthümlichen, unter dem Namen der Arthralgia saturnina, der Bleicolik u. s. w. beschriebenen Neuralgien veranlasst. Von den anorganischen Giften können ferner Quecksilber und Kupfer, von den organischen Nicotin, Alkohol, selbst Morphium neuralgische Affectionen, meist in Verbindung mit anderweitigen schwereren Innervationsstörungen, hervorrufen.

Allgemeine Diagnose, Prognose und Therapie. Da der Begriff der Neuralgie ein rein symptomatischer ist und da ihre cardinalen Symptome ebenso einfacher als charakteristischer Natur sind, so scheint es kaum möglich, im gegebenen Falle über das Vorhandensein und Nichtvorhandensein einer Neuralgie Zweifel zu hegen, oder bei Diagnose der letzteren in Irrthum zu verfallen. Dennoch lehrt die tägliche Erfahrung das Gegentheil, und namentlich werden eine grosse Anzahl schmerzhafter Krankheitszustände für Neuralgien erklärt, welche auch nicht den entferntesten Anspruch auf diesen Titel besitzen.

Das Punctum saliens für die Entscheidung der Frage: ob Neuralgie oder nicht? — ist für die clinische Betrachtung nicht, wie Viele irrthümlich meinen, in dem Vorhandensein oder Mangel palpabler Läsionen zu suchen, sondern einzig und allein in den

56   Formen der Sensibilitätsstörung einzelner Organsysteme.

Symptomen. Dieselbe Läsion kann bald Neuralgien, bald schmerzhafte Affectionen nicht-neuralgischer Art hervorrufen. Die traumatische Verletzung eines sensibeln Nerven z. B. kann Neuralgien
des verletzten — und sogar, wie wir sahen, eines nicht verletzten
— Nerven veranlassen; sie kann aber auch bloss excentrische
Schmerzen herbeiführen, welche weder die Intensität, noch die Aus-
strahlungsweise, noch die Periodicität der neuralgischen darbieten;
welche mit einem Worte in Nichts an den pathognomonischen Habitus der Neuralgien erinnern.

Eine nicht-traumatische Neuritis kann (wiewohl selten) unter
neuralgischen Erscheinungen verlaufen; sie kann aber auch ein ganz
abweichendes Krankheitsbild darbieten, und es ist daher unmöglich,
wie Manche gewollt haben, Neuralgie und Neuritis kurzweg zu
identificiren, oder wenigstens die idiopathischen Neuritiden als eine
bestimmte Gruppe von Neuralgien zu charakterisiren. Neuralgie
und Neuritis sind Begriffe, welche sich nur theilweise decken,
theilweise aber ihr für sich bestehendes Terrain beanspruchen. Das
Gleiche gilt für die wahren und falschen Neurome, die Tubercula
dolorosa und überhaupt für alle anatomisch charakterisirten Affectionen, welche mehr oder minder häufig unter neuralgischen Symptomen einhergehen.

Nur allzuleicht werden ferner die verschiedensten schmerzhaften Affectionen der Haut sowohl wie der unter der Haut liegenden Gebilde als neuralgische bezeichnet, auch wenn alle Criterien
der eigentlichen Neuralgie thatsächlich fehlen. Es handelt sich
dabei um jene Legion schmerzhafter Localleiden, welche man
sonst auch mit dem hergebrachten Ausdrucke Rheumatismen, Mus-
kel- und Gelenkrheumatismen etc. abfertigt. Ganz nach Willkür
werden z. B. viele schmerzhafte Affectionen der Schultergegend
bald unter die Rubrik der Schultergelenkrheumatismen, bald der
Neuralgia cervico-brachialis subsumirt. So wenig es zu billigen ist,
dass man sich in vielen Fällen, die eine präcisere Diagnose gestatten, mit dem nichtssagenden Namen „Rheumatismus" begnügt;
so wenig wird diesem Uebelstande doch abgeholfen, indem man
den Fall in eine scharf abgegränzte Categorie versetzt, in welche
er seinem clinischen Bilde und Verlaufe nach gar nicht hineinpasst.
Aehnlich verhält es sich mit vielen angeblichen Trigeminus- und
Occipital-Neuralgien. Man könnte gegen derartige Licenzen der
Benennung nachsichtiger sein, würde nicht die Therapie so wesentlich, beinahe unwillkürlich, durch den Krankheitsnamen mit bestimmt und beeinflusst.

Müssen wir einen Krankheitsfall vom symptomatischen Standpunkte aus als Neuralgie bezeichnen, so ist die Diagnose damit
nicht abgeschlossen, sondern hat nunmehr eigentlich erst zu beginnen. Denn die wahre Diagnose ist die des Krankheitsheerdes,
welcher der Neuralgie zu Grunde liegt, von welchem diese selbst
eben nur das Symptom ist.

Wir haben demnach bei jeder Neuralgie zunächst zu entscheiden, ob die Affection — nach der gewöhnlichen Eintheilung — eine periphere oder eine centrale? und ferner in welcher Höhe der peripheren oder centralen Faserung der eigentliche Krankheitsheerd, das anatomische Substrat der Neuralgie sich befindet? Diese Fragen sind in vielen Fällen, z. B. wo es sich um Traumen, um comprimirende Geschwulste, Knochenleiden, um Neurome, Tubercula dolorosa u. s. w. handelt, leicht und mit Sicherheit — in anderen dagegen nur unvollkommen oder gar nicht zu beantworten. In den zweifelhaften Fällen, wo bestimmt localisirte periphere oder centrale Läsionen nicht nachweisbar sind, muss man den Sitz des Krankheitsheerdes wesentlich aus der excentrischen Verbreitung und Ausstrahlung des Schmerzes, aus den concomitirenden, namentlich motorischen und trophischen Functionsstörungen erschliessen. Einer exacten Differentialdiagnostik stellen sich jedoch hier oft grosse Schwierigkeiten entgegen.

Die excentrische Verbreitung des Schmerzes ist zwar ein werthvolles diagnostisches Criterium für die Localisirung der Krankheitsursache; jedoch gestattet sie eigentlich immer nur negative, niemals positive Schlüsse zu ziehen. Wenn z. B. der Schmerz das Gebiet des Ramus mentalis, nicht aber das des auriculo-temporalis umfasst, so ist es sehr unwahrscheinlich, dass der Krankheitsheerd dem gemeinschaftlichen Stamme des Ramus tertius N. trigemini angehört, dagegen kann eine solche Isolirung auf das Gebiet einzelner Faserbündel sowohl bei einem oberhalb als unterhalb des gemeinschaftlichen Stammes befindlichen Krankheitsheerde vorkommen. Wenn der Schmerz ausschliesslich das Gebiet des N. peronaeus afficirt, während der Tibialis verschont bleibt, so liegt die Ursache wahrscheinlich nicht in dem gemeinschaftlichen Stamme des Ischiadicus; ob aber unterhalb der Abgangsstelle des N. peronaeus vom Letzteren, oder in den Wurzeln, oder gar im Rückenmark, bleibt unentschieden. Ja, der Sitz könnte trotzdem im Stamme des Ischiadicus sein, wenn es sich z. B. um eine partielle, interstitielle Neuritis, oder um ein Neurom handelt, welches die dem Peronaeus angehörigen Bündel verdrängt und zerrt, die übrigen dagegen intact lässt! Wenn mehrere zu einem Plexus gehörige Stämme (z. B. Ulnaris und Radialis) gleichzeitig befallen werden, so ist — falls man nicht Ursache hat, multiple Heerde anzunehmen — hierdurch der Sitz der Krankheitsursache unterhalb des Plexus mit grosser Wahrscheinlichkeit ausgeschlossen; ob der Krankheitsheerd aber den Plexus, die Wurzeln oder die Fortsetzungen derselben in der Faserung des Rückenmarks angreift, bleibt auch hier zunächst fraglich.

Dagegen spricht die Ausstrahlung der Schmerzen längs der Nervenstämme, wenn dieselbe in centripetaler Richtung erfolgt, wie wir gesehen haben, für einen peripherischen Sitz der Erkrankung, namentlich wenn sich dieselbe mit Druckschmerz im Verlaufe des

Nervenstammes verbindet; alsdann- ist der Krankheitsheerd wahrscheinlich an die auf Druck schmerzhafte Stelle selbst zu verlegen. Dass aber das Vorhandensein solcher peripherischen Ursprungsheerde die Annahme secundärer Erkrankungen des Centralorgans keineswegs ausschliesst, ist aus den früheren pathogenetischen Betrachtungen wohl genügend ersichtlich.

Von Wichtigkeit ist ferner bei manchen Neuralgien, namentlich der Extremitäten, die Verbreitung des Schmerzes auf die unter der Haut liegenden Gebilde, Muskeln, Knochen und Gelenke, oder das Verschontbleiben dieser Theile. Letzteres bildet bei der grossen Mehrzahl der cutanen Neuralgien die Regel, und ist unzweifelhaft auf den von den sensibeln Hautnerven streckenweise getrennten Verlauf der sensibeln Muskel- und Gelenknerven zurückzuführen. Umgekehrt kommen neuralgische Affectionen der tieferen Gebilde häufig selbständig vor, ohne Mitbetheiligung der sensibeln Hautnerven. Die Verbindung cutaner Neuralgien mit neuralgischer Muskel- oder Knochen- und Gelenkaffection spricht überwiegend gegen den alleinigen Sitz des Leidens in den peripheren Nervenstämmen, zu Gunsten einer Betheiligung der hinteren Wurzeln oder der Fortsetzungen derselben innerhalb des Rückenmarks, überhaupt eines (im weiteren Sinne) centralen Ursprungs. Dies wird namentlich durch diejenigen Fälle bestätigt, in welchen zu anfänglich rein cutanen Neuralgien secundäre Miterscheinungen in den Knochen, Gelenken u. s. w. gleichzeitig mit anderen Symptomen secundärer Centralerkrankung hinzutreten.

Zu den diagnostisch wichtigen Complicationen gehören vor Allem die motorischen und trophischen Symptome.

Haben wir z. B. eine sonst uncomplicirte Ischias, bei welcher zugleich motorische und trophische Störungen im Gebiete des N. ischiadicus während des Anfalls oder sogar in den Intervallen auftreten, so gewinnt die Annahme, dass der Krankheitsheerd auf den Stamm des N. ischiadicus einwirke, bedeutend an Wahrscheinlichkeit; umgekehrt nimmt diese Wahrscheinlichkeit ab, wenn derartige Störungen vollständig fehlen. Eine absolute Gewissheit wird übrigens weder im einen noch im anderen Falle erreicht, ganz abgesehen davon, dass leichtere motorische und trophische Störungen über der fulminanten Erscheinung des Schmerzes oft übersehen oder nach unklaren Theorien als Folgezustände der Sensibilitätsstörung aufgefasst werden.

Bei Neuralgien mit centralem Sitze, innerhalb des Rückenmarks und Gehirns, können die complicirenden Symptome natürlich sehr zahlreich und mannichfaltig sein; wir müssten die ganze Symptomatologie der Gehirn- und Rückenmarkskrankheiten anticipiren, um alle hier vorliegenden Möglichkeiten zur Sprache zu bringen. Berücksichtigung erheischt u. A. das Verhalten der Reflexerregbarkeit, die jedoch nur dann krankhaft verändert zu sein braucht, wenn neben den neuralgischen Erscheinungen auch cutane

Hyperalgien bestehen. Alsdann kommen die früheren Bemerkungen über das Verhalten der Reflexerregbarkeit bei peripherischen, centralen und Leitungshyperästhesien zur Geltung.

In welcher Weise die vorhandenen Schmerzpunkte und cutanen Hyperalgien diagnostisch zur Localisation des Leidens herangezogen werden können, ist aus der vorhergehenden Darstellung ersichtlich. Ich wiederhole nur, dass subcutane Schmerzpunkte im peripherischen Verlaufe eines Nervenstammes an oberflächlichen, der Palpation zugänglichen Stellen auch bei entschieden centralem Krankheitssitze vorkommen, und sich wahrscheinlich meist auf Leitungs-Hyperästhesien zurückführen lassen. Wieweit das Verhalten neuralgisch afficirter Nerven gegen den electrischen, namentlich den constanten Strom als diagnostisches Reagens für die Localisation des Krankheitsheerdes verwerthet werden kann, ist noch nicht genügend ermittelt. Bei einzelnen, entschieden peripherischen Neuralgien werden allerdings auffällige Anomalien der galvanischen Reaction (Veränderungen quantitativer und qualitativer Art) beobachtet. Centrale Neuralgien, namentlich am Kopfe, können zuweilen die Erscheinungen excessiver Empfindlichkeit für Galvanisation darbieten.

Die Prognose der cutanen Neuralgien ist in hohem Grade variabel: zunächst schon nach der Oertlichkeit des Leidens, d. h. nach dem peripherischen Projectionsbezirke desselben: ein Unterschied, der wesentlich durch die heterogene Beschaffenheit der vorzugsweise wirksamen ätiologischen Momente bedingt wird. So ist die Prognose der Ischias im Allgemeinen besser als die der Prosopalgie, weil Ischias bei Weitem seltener durch centrale und constitutionelle Anomalien, weit häufiger dagegen durch periphere, mechanische oder rheumatische Insulte u. s. w. entsteht. Ferner haben nicht alle Nerven für den Gesammtorganismus dieselbe physiologische und pathologische Dignität: eine Neuralgie des Trigeminus kann z. B. ganz andere physische und psychische Reactionen hervorrufen, wie eine Intercostalneuralgie oder Ischias. Endlich sind auch nicht alle Neuralgien einer localen Behandlung in gleicher Weise zugänglich. Dies bedingt namentlich für die chirurgische, operative Therapie einen durchgreifenden Unterschied. Die Neuralgien oberflächlicher und rein sensibler Nerven (wie der sensibeln Trigeminusäste) gestatten chirurgische Encheiresen, welche an den visceralen Gefühlsnerven niemals, an den gemischten Stämmen des Rumpfes und der Extremitäten nur in den seltensten Ausnahmefällen gewagt werden dürfen.

Im Allgemeinen sind natürlich Sitz und Natur der Krankheitsursache von dominirendem Einflusse; doch nur unter Berücksichtigung aller individuellen Verhältnisse, wie sie gerade der concrete Fall darbietet: prädisponirende Momente, Ernährungszustand, Dauer der Affection u. s. w. — Aus allen diesen einzelnen Factoren muss sich das prognostische Gesammtergebniss zusammensetzen, das demnach bei derselben Neuralgie und sogar bei gleichem Sitze und gleicher Natur der Krankheitsursache sehr verschieden ausfallen kann. Die peripheren Neuralgien geben in der Majorität eine bessere Prognose als die centralen. Dies ist wesentlich darauf zu beziehen, dass die peripheren Neuralgien grösstentheils durch mehr accidentelle (traumatische, mechanische, rheumatische) Schädlichkeiten — die centralen dagegen sehr häufig durch congenitale und hereditäre Momente, allgemeine Ernährungsstörungen u. s. w. bedingt werden. Man kann also den obigen Satz auch so hinstellen: dass die mehr accidentellen Neuralgien ceteris paribus eine günstigere Prognose gestatten, als diejenigen, welche auf einer congenitalen oder constitutionellen Grundlage beruhen. Die Prognose ist aber bei den peripherischen Neuralgien unzweifelhaft auch deswegen besser, weil dieselben einer directen örtlichen Behandlung zugänglicher sind, als die centralen.

Ferner ist zu bemerken, dass die typischen, in regelmässigen Intervallen wiederkehrenden, meist unter Malaria-Einfluss entstandenen Neuralgien die beste Prognose gewähren, und unter geeigneter Behandlung fast constant heilen. Bei den atypischen, unregelmässigen Neuralgien ist dagegen die Prognose verhältnissmässig weniger günstig; es gilt dies sowohl von den accidentellen, wie von den constitutionellen Neuralgien mit atypischen Verlaufe.

Das Missliche der Prognose bezieht sich übrigens nur auf die definitive Heilung der Neuralgien, nicht auf die palliative Linderung ihrer quälendsten Symptome, welche mit den jetzigen Kunstmitteln fast immer gewährleistet werden kann; noch weniger auf die Erhaltung des Lebens. Dieses wird direct durch die Neuralgie kaum jemals gefährdet. Dagegen ist nicht zu verkennen, dass indirect durch schwere und hartnäckige Neuralgien allein, ohne sonstige Complicationen, die Lebensdauer verkürzt werden kann, in Folge der Schlaflosigkeit, der psychischen Erschöpfung, der oft unzweckmässigen Lebensweise solcher Kranken, und ihrer vielleicht ebenso unzweckmässigen Behandlung. Ferner gehört es nicht zu den Unmöglichkeiten, dass schwere und hartnäckige Neuralgien zu Selbstmorden Veranlassung geben: ein Fall, der vermuthlich noch öfter eintreten würde, wenn nicht die im Wesen der Neuralgie liegenden Erholungen und Schmerzpausen die Kranken vorübergehend beruhigten, oder selbst mit frischer Hoffnung erfüllten.

Die Therapie der Neuralgien hat vielfach mit denselben Schwierigkeiten zu kämpfen, wie die Diagnose und Prognose. Wir haben einen Symptomencomplex vor uns, kennen aber in vielen Fällen die Natur und den Sitz der anatomischen Krankheitsursache gar nicht oder nur unsicher; ferner lässt sich die Ursache selbst in Fällen, wo sie genauer bekannt ist, oft nicht beseitigen; endlich kann das Leiden auch nach Entfernung des primären Krankheitsagens als selbständiger Process (durch die secundäre Alterationen der zelligen Elemente des Centralorgans?) fortdauern, und wir sind

somit auf eine rein symptomatische Behandlung angewiesen, welche
in den meisten Fällen zwar einen günstigen palliativen Erfolg, weit
seltener dagegen ein dauerndes Verschwinden der Krankheitserscheinungen herbeiführt.

Am sichersten ist die Behandlung der typischen, durch Malaria oder anderweitige atmosphärische Noxen bedingten Neuralgien. Die sogenannten Antitypica (Chinin, Arsenik etc.) heilen
diese Neuralgien meist allein, und andere Mittel sind dabei in der
Regel entbehrlich. Wir werden darauf bei Besprechung der typischen
Neuralgia supraorbitalis u. s. w. zurückkommen.

Unter denjenigen Neuralgien, welche eine ausgiebigere Berücksichtigung der ätiologischen Verhältnisse gestatten, stehen
die traumatischen oben an, wobei die Behandlung den Indicationen des einzelnen Falles gemäss einzuleiten ist. In der Regel
handelt es sich dabei um chirurgische Encheiresen: Entfernung
fremder Körper, Spaltung oder Excision von Narben, Exstirpation
cicatricieller Neurome. In Fällen, wo die letztere Operation wegen
fester Verwachsungen mit dem umliegenden Narbengewebe nicht
ausführbar war, hat sich zuweilen die Anwendung der Galvano-
punctur (Lücke) nützlich erwiesen. In solchen Fällen können
vielfach auch die Neurotomie und Nervendehnung (vgl. unten) in
Betracht kommen.

Auch anderweitige mechanische Ursachen von Neuralgien
können durch eine wesentlich chirurgische Localbehandlung häufig
entfernt werden. So vor Allem bei Neuralgien durch Knochenleiden (Periostitis, Exostosen, Caries), durch Druck von Geschwülsten,
durch oberflächliche Neufome, Pseudoneurome und Tubercula dolorosa. Bei der Besprechung der einzelnen Neuralgien werden sich
dafür zahlreiche Beispiele finden.

In viel geringerem Grade sind die meisten Neuralgien, welche
auf constitutionellen, dyscrasischen und toxischen Zuständen beruhen, einer causalen Behandlung zugänglich; diese führt,
wofern sich überhaupt sichere Anhaltspunkte gewinnen lassen, für
sich allein selten vollständig zum Ziele, und muss in der Regel
durch palliative, symptomatische Mittel unterstützt werden.

Relativ am häufigsten weichen noch diejenigen Neuralgien,
welche auf syphilitischer Basis beruhen, und durch specifische,
gummöse Neubildungen in den Nervenstämmen und Centren, oder
durch chronische irritative Processe, durch syphilitische Osteitis und
Periostitis etc. bedingt sind, einer rein causalen Behandlung. Hier
gebühren den Mercurialien und dem Jodkalium ihre Stelle, welche
ihnen von mancher Seite unverdienterweise als Specificis gegen
Neuralgien überhaupt angewiesen worden ist. Allerdings ist nicht
zu läugnen, dass dieselben Mittel sich auch bei anderweitigen, namentlich sogenannten rheumatischen, d. h. auf atmosphärische
Noxen zurückführbaren Neuralgien oft nützlich erweisen: vielleicht
in Fällen, wo die Neuralgie durch eine frischere rheumatische

Osteitis und Periostitis, durch neuritische und perineuritische Affectionen bedingt ist. Dem Gebiete peripherischer, namentlich rheumatischer Localerkrankungen gehören vorzugsweise wohl auch diejenigen Neuralgien an, bei denen die Kaltwasserkuren, die See- und Soolbäder, die Dampfbäder, die Thermalquellen von Aachen, Wiesbaden, Teplitz, Gastein, die Moorbäder von Franzensbad, Marienbad, Meinberg, Elster, Reinerz u. s. w. und die neuerdings auch hier eingedrungene Massage Nutzen gewähren. Letztere kommt bei Neuralgien theils in Form von Streichungen und Knetungen längs der erkrankten Nerven, theils in Form von Klopfungen (Tapotement) mit der Kante der Hand, der Faust oder dem Percussionshammer zur Anwendung.

Noch wichtiger als die meist kurzdauernden und nur von einer flüchtigen Einwirkung begleiteten Badecuren ist namentlich in älteren und schwereren Fällen der prolongirte Aufenthalt in einem gleichmässigen, durch Windstille und Trockenheit der Luft bei nicht zu hoher Temperatur ausgezeichneten Clima, welches eine lebhafte Anregung der Oxydationsvorgänge und des Stoffwechsels bei gleichzeitig verringerter Empfindlichkeit der Nerven hervorruft.

Bei den Neuralgien anämischer, chlorotischer, kachektischer Individuen nützen ausser einer tonisirenden Diät häufig die Eisenpräparate, und rechtfertigen auf diesem Gebiete ihren früheren übertriebenen Ruf als Nervina und Antineuralgica. Unter den zahllosen Eisenpräparaten sind natürlich die mildesten und verdaulichsten (Ferrum reductum, Ferrum oxydatum saccharatum solubile, Ferrum carbonicum saccharatum, Ferrum lacticum) vorzugsweise geeignet. Ich kann daher auch der Anstie'schen Empfehlung des Ferrum sesquichloratum in grosser Dosis aus doppelten Gründen nicht zustimmen. Der längere Fortgebrauch kleiner Gaben empfiehlt sich bekanntlich gerade bei den Eisenpräparaten überhaupt viel mehr, als die Verabreichung grosser, die Verdauung beeinträchtigender und nur mangelhaft assimilirbarer Dosen. Für den gleichsam diätetischen Gebrauch kleiner Eisenmengen ist das pyrophosphorsaure Eisenwasser (das in 200,0 kohlensaurem Wasser 0,06 Ferrum pyrophosphoricum enthält) sehr zweckmässig. Auch Trinkkuren an den eisenhaltigen Mineralquellen von Pyrmont, Driburg, Cudowa, Franzensbad, Schwalbach u. s. w. und die oben erwähnten Climakuren finden hier eine angemessene Verwerthung.

Bei den auf Arthritis und chronischen Rheumatismus zurückgeführten Neuralgien finden noch immer die sogenannten antarthritischen und antirheumatischen Mittel (Colchicum u. dgl.) vielfache Empfehlung. Wichtiger ist hier eine Regelung der gesammten Lebensweise, namentlich der Diät, neben anderweitiger palliativer Behandlung. Dasselbe gilt auch von den meisten toxischen, z. B. durch chronische Bleivergiftung bedingten Neuralgien: die Causaltherapie richtet hier gewöhnlich um so weniger aus, als eine vollständige und andauernde Beseitigung der zur Intoxication

führenden Schädlichkeiten nur ausnahmsweise durchführbar ist.
Glücklicherweise ist wenigstens die palliative Behandlung in der
Regel erfolgreicher.

Bei der nicht geringen Anzahl von Neuralgien, welche mit
allgemeinen oder localen Circulationsstörungen in einem
nachgewiesenen oder vermutheten Connex stehen, werden wir vielfach in erster Linie eine Normalisirung der örtlichen oder allgemeinen Circulationsverhältnisse anzustreben haben. Dies kann auf
sehr verschiedene Weise geschehen: in einem Falle können örtliche Blutentziehungen, Purganzen, abführende Trinkcuren, — in
anderen eine möglichst reizlose Nahrung, Milch- und vegetabilische
Curen, — in noch anderen Anregung der Herzaction oder reflectorische Einwirkung auf die Blutgefässe, durch Excitantien, Hautreize,
Bäder, Gymnastik u. s. w. den Zweck am besten erfüllen. Das
Nähere darüber kann erst bei den einzelnen Neuralgien Berücksichtigung finden, wie überhaupt alle durch die specielle Oertlichkeit
des Leidens gebotenen Modificationen.

In zahlreichen Fällen sind wir wegen Unbekanntheit der ätiologischen Momente, oder wegen Insufficienz der causalen Therapie
auf mehr symptomatische Verfahren angewiesen, mögen dieselben
durch allerhand innerlich und äusserlich angewandte „Specifica",
oder, wie es in neuerer Zeit möglich geworden, durch eine methodisch geregelte Localbehandlung repräsentirt werden.

Die mehr glaubens- als wissensstarke Epoche, welche nur wenige
Decennien hinter uns liegt, hatte, wie gegen andere Krankheiten, so
auch gegen Neuralgien einen fast unerschöpflichen Vorrath — ich
will nicht sagen von Heilmitteln, aber von Receptformeln in petto.
Jeder Arzt, der mit irgend einem Remedium in irgend einem Falle
reussirt hatte, hielt sich — wie es freilich auch noch heutzutage
geschieht — zur Empfehlung der neuentdeckten vermeintlichen
Panacee berechtigt oder wohl gar verpflichtet. Wie in der gesammten Therapie, fehlte es auch hier allem auftauchenden Neuen
zeitweise nicht an Credit und Nachahmung. Wer je versucht hat,
sich mit der Therapie der Neuralgien historisch zu beschäftigen,
der verzichtet gewiss auf ein vollständiges Inventar der vorgeschla-
genen Arzneimittel und auf die Sortirung derselben nach irgend
einem in der Materia medica gebräuchlichen Schema. Als Beispiele
uncritischer und meist antiquirter Anpreisungen mögen die der
Zinkpräparate, des Calomel, des Sublimat, des Arg. nitricum, des
Auro-Natrium chloratum, der Baryta muriatica, des Arsenik, des
Phosphor*), des Ol. Terebinthinae, Ol. Dippelii, Creosot, der drastischen Abführmittel und der sogenannten Nervina (Valeriana, Casto-
reum, Asa foetida u. s. w.) in Erinnerung gebracht werden. Manche

---

*) Neuerdings wieder von Ashburton Thompson in einer eigenen
Monographie (London, 1874.) angepriesen.

dieser Mittel können im concreten Falle durch die vorhandenen
Causal-Indicationen berechtigt, ja geboten erscheinen; ihnen aber
eine specifische, antineuralgische Wirksamkeit zuzuschreiben, liegt
auch nicht der mindeste Grund vor.

Eine besonders ausgedehnte Verwendung fanden und finden
noch die zahlreichen, ihrer Natur nach so heterogenen Arzneikörper, welche man in der Classe der narcotischen und anästhesirenden Mittel zu vereinigen pflegt. Hierher gehört zunächst die innere Anwendung der Narcotica, unter denen die
Opiumpräparate obenan stehen, wennschon auch Belladonna, Stra-
monium, Lobelia, Colchicum, Aconit, Conium, Secale cornutum,
Lupulin, Coffein und selbst Strychnin*) ihre Liebhaber als antineuralgische Specifica oder wenigstens bei einzelnen Neuralgien gefunden haben. Neuerdings macht das Chloralhydrat der inneren
Anwendung der Opiumpräparate eine siegreiche Concurrenz, und
für gewisse Neuralgien scheint auch das Crotonchloral oder Butyl-
chloral in gleicher Darreichung Berücksichtigung zu verdienen. —
Während man vielfach in der Werthschätzung dieser und verwandter
Mittel zu weit gegangen ist, indem man denselben radicale Erfolge
und specifische Heilwirkungen vindicirte, haben Andere der Anwendung der Narcotica bei Neuralgien überhaupt den Krieg erklärt und
dieselbe als nutzlos oder gar schädlich bezeichnet. Die letztere
Anschauung ist entschieden unberechtigt und verwerflich; wir können die Narcotica und Anaesthetica als die vielleicht wichtigsten
symptomatischen Mittel in der Behandlung der Neuralgien auf keine
Weise entbehren, wennschon es allerdings gerathen ist, sie im
Wesentlichen mehr als Unterstützungsmittel der Cur zu betrachten
und zu ihnen erst bei Unausführbarkeit oder Insufficienz der causalen Behandlung seine Zuflucht zu nehmen.

Den narcotischen Mitteln kann in gewissem Sinne auch das Bromkalium
angereiht werden, da dasselbe bei Neuralgien als sedirendes und selbst als
hypnotisches Mittel vielfache Anwendung findet. Ich muss dieses Mittel, dem
wir bei anderweitigen Neurosen so ausgezeichnete Erfolge verdanken, für die
Behandlung der Neuralgien als ziemlich unsicher und jedenfalls erst in sehr
grossen Dosen wirksam bezeichnen. — Ueber das neueste, von Wickham Legg,
Sawyer und Jurasz empfohlene „Antineuralgicum", das Gelseminum semper-
virens, sind die Erfahrungen noch sehr widersprechend. Ich habe die alcoholische Tinctur (zu 20—60 Tropfen mehrmals täglich) in einzelnen Fällen nützlich gefunden.

Parallel mit der inneren Anwendung der Narcotica und
Anaesthetica bei Neuralgien ging schon früher vielfach die äussere
Application dieser Mittel, zunächst in den Formen epiderma-
tischer Benutzung, zu narcotischen Pflastern, Salben, Linimenten,
Fomenten, Cataplasmen. Das Meiste davon ist längst vergessen;
Manches, gerade nicht Besseres, ist geblieben oder an die Stelle

---

*) Dasselbe scheint, nach Thierversuchen, in grosser Dosis lähmend auf
die sensibeln Nervenenden zu wirken.

getreten, und zum Theil noch in vielfachem Gebrauche, wie z. B.
die Einreibungen von Veratrin- oder Belladonnasalbe, von Chloroform oder Elaylchlorür, und ähnliche Proceduren, deren Nutzen
sehr geringfügig oder ganz problematisch. Die Zweifelhaftigkeit
einer resorptiven und nicht minder einer sedirenden Wirkung bei
diesen Applicationsweisen führte zunächst zu den Versuchen en-
dermatischer Anwendung der Narcotica, durch Aufstreuen oder
Verreiben auf Vesicatorflächen und ähnliche Verfahren, und zur
Einverleibung durch Impfung (Inoculation). Einen bleibenderen
Werth als diese, im Ganzen als gescheitert anzusehenden Versuche
errang gerade bei Behandlung der Neuralgien die hypodermatische
Anwendung der Narcotica in Form der Einspritzung (subcutane
Injection), zuerst von A. Wood 1855 empfohlen. Obwohl es
auch diesem, bald populär gewordenen Verfahren an Ueberschätzung
auf der einen Seite, an berechtigten und unberechtigten Angriffen
auf der anderen Seite nicht fehlte, hat sich dasselbe doch als die
im Allgemeinen zweckmässigste Anwendungsweise für die Mehrzahl
der narcotischen Mittel und demnach als ein besonders schätzbares
Palliativ in der Therapie der Neuralgien bisher siegreich behauptet.

Unter den zur Injection bei cutanen Neuralgien geeigneten Mitteln steht
das Morphium obenan, am besten in glycerinig-wässriger Lösung (Morphii
acet. oder hydochlor. 1, Glycerini puri 10, Aq. dest. 10) zu 0,01 - 0,03 pro
dosi — bei ungewöhnlicher Toleranz und in hartnäckigen Fällen bei eintretender
Gewöhnung auch weit über die angegebene Maximaldosis hinaus, so sehr vor
unnöthigem Ueberschreiten der mittleren Dosen gewarnt werden muss. Verschiedene Opiumpräparate (Tinct. und Extr. Opii), sowie von den sogenannten
Nebenalcaloiden des Opium, das Codein und Narcein, können dem Morphium
in hypodermatischer Form substituirt werden, ohne jedoch erhebliche Vortheile
darzubieten. Codein und Narcein erfordern mindestens die doppelte Dosis wie
das Morphium. Nächst dem letzteren Mittel wird am häufigsten das Atropin bei Neuralgien subcutan injicirt (Atropinum sulf. oder valerian. in wäss-
riger Lösung von 1 : 500; zu 0,001 - 0,0025 pro dosi). Die französischen Aerzte
widmen diesem Mittel sogar eine gewisse Vorlieb- und schreiben demselben
eine stärkere örtliche Wirkung bei schmerzhaften Affectionen zu als dem Morphium, was ich nicht bestätigen kann. Im Allgemeinen scheint mir die Anwendung dieses nicht unbedenklichen, schon bei minimaler Dosis öfters von
fulminanten Vergiftungssymptomen begleiteten Mittels nur in den seltenen Ausnahmefällen gerechtfertigt, wo die Morphiuminjectionen entweder einer besonderen Idiosynkrasie wegen nicht vertragen werden, oder bei protrahirter Anwendung im Stich lassen. Den combinirten Injectionen von Morphium und
Atropin (0,01 Morphium und 0,001 Atropin pro dosi) vermag ich die von einigen
Seiten gespendeten Lobsprüche nicht zu ertheilen. — Noch entbehrlicher sind
in der Praxis der hypodermatischen Injectionen bei cutanen Neuralgien das
Hyoscyamin, Coffein, Aconitin, Coniin, Strychnin und die Cannabis-Präparate,
mit denen hier und da einzelne Versuche gemacht wurden. Das Saponin, welches sich durch seine örtlich anästhesirenden Eigenschaften zu empfehlen scheint,
ist nach meinen Versuchen der heftigen, entzündungserregenden Nebenwirkungen
halber am Menschen unanwendbar. Auch Chloroform und Chloralhydrat sind
für die hypodermatische Injection aus ähnlichen Gründen wenig geeignet.
Neuerdings sind mehrfach Versuche mit hypodermatischer Injection von
Carbolsäure (1—2,0 einer 2procent. Lösung) bei Neuralgien gemacht worden:
Hager, H. Schulz u. A. wollen damit fast so günstige palliative Erfolge wie
durch Morphium-Injectionen erzielt haben. Wahrscheinlich dürfte in derartigen

Fällen nicht bloss die local-anästhesirende, sondern auch die von Hüter besonders hervorgehobene antiphlogistische Wirkung der Carbolsäure wesentlich in Betracht kommen.

Die subcutanen Injectionen narcotischer Substanzen, namentlich des Morphium, sind nach unzähligen Erfahrungen als das weitaus sicherste, nur verhältnissmässig selten versagende Palliativ in der Behandlung der Neuralgien zu betrachten. Der Vorzug der hypodermatischen Medication gegenüber der inneren beruht wesentlich auf zwei Momenten. Einmal wird durch jene die bezweckte Allgemeinwirkung auf das Nervensystem und die davon abhängige Schmerzlinderung viel rascher, zuverlässiger und vollständiger erreicht, da die sehr beschleunigte Resorption eine schnellere und reichlichere Ansammlung des Mittels in der Blutmasse herbeiführt. Sodann scheinen alle oder wenigstens die meisten hierhergehörigen Substanzen neben der allgemeinen auch eine örtliche sensibilitätsvermindernde Wirkung zu entfalten. Wie die angestellten Prüfungen ergaben,[*] haben Injectionen von narcotischen Substanzen, besonders von Morphium und Atropin, nicht bloss eine stärkere Abnahme der Hautsensibilität im Umkreise der Injectionsstelle zur Folge, sondern es kann auch durch jede auf einen sensibeln oder gemischten Nervenstamm gerichtete Einspritzung eine Abnahme der Empfindung in dem ganzen zugehörigen Hautbezirke, somit eine herabgesetzte Erregbarkeit oder Leitungsfähigkeit aller sensibeln Fasern des Nervenstammes hervorgebracht werden. Die Injectionen sind daher bei Neuralgien möglichst auf den afficirten Nervenstamm selbst zu dirigiren, und zwar an Stellen, wo derselbe am oberflächlichsten und einer localen Einwirkung überhaupt am zugänglichsten liegt, eventuell in grösster Nähe des ursprünglichen Krankheitsherdes. Ist dies nicht ausführbar, so sind die Injectionen an Stellen vorzunehmen, welche durch stärkere Entwickelung des subcutanen Gewebes und Lymphgefässreichthum für eine prompte Resorption und Allgemeinwirkung die besten Chancen darbieten, wohin namentlich die Schläfengegend, die Regio epigastrica, die innere Fläche des Oberarms und Oberschenkels gehören.

Man hört gegen die Anwendung narcotischer Injectionen, namentlich des Morphium, nicht selten widerspruchsvolle Aeusserungen: es soll der Kräfteconsum dadurch begünstigt, die Gehirnthätigkeit alterirt werden u. dgl. — Ich stehe nicht an, derartige von Laien nur allzu begierig aufgegriffene Behauptungen in solcher Allgemeinheit für ganz hinfällig, und zumal die antineuralgische Anwendung der Morphium-Injectionen vielmehr für eine Wohlthat gegen den Kranken, für ein durch Humanitätsrücksichten dringend gebotenes Postulat zu erklären. Die hypodermatische Form der Anwendung hat übrigens auch den Vorzug, dass dabei eine raschere Elimination des Mittels stattfindet, und das Eintreten cumulativer Effecte im Ganzen weniger zu fürchten ist als bei innerem Gebrauche. Dass Missbräuche allerdings vorkommen, und vorkommen müssen, wenn die Vornahme der Injectionen Laienhänden, wohl gar den Kranken selbst überlassen bleibt, beweisen jene nicht mit Unrecht als „Morphiumsucht" [Levie-

---

[*] Vergl. mein Buch „die hypodermatische Injection der Arzneimittel", dritte Auflage, Berlin 1875.

stein][*) characterisirten Zustände. Ein derartiger Missbrauch wird freilich durch innere Anwendung der gebräuchlichsten Narcotica, des Morphium und des Chloralhydrats, auch häufig veranlasst.

Abgesehen von der Injection narcotischer und örtlich anästhesirender Mittel hat man auch bei Neuralgien mehrfach Versuche mit hypodermatischer Application solcher Substanzen gemacht, welche eine örtliche Gewebsreizung in verschiedenem Grade — von leichter schmerzhafter Reizung bis zur wirklichen Entzündung mit ihren Ausgängen — hervorrufen sollten. Luton, welcher diesem als „substitution parenchymateuse" bezeichneten Verfahren eine sehr ausgebreitete Anwendung vindicirt, benutzte bei Neuralgien besonders gesättigte Lösungen von Seesalz, ferner Alcohol, Arg. nitricum, Chlorzink, Öl. Terebinthinae; von anderen Seiten fanden auch Tinct. Cantharidum (Ruppaner) und Tannin (Schwalbe) zu gleichem Zwecke Verwendung**).

Das zuletzt erwähnte Verfahren bildet einen natürlichen Uebergang zu den im engeren Sinne sogenannten Hautreizen, die von Alters her in der Behandlung der Neuralgien eine bedeutende Rolle gespielt haben. Dahin gehören vor Allem die gewöhnlichen Epispastica, theils in Form langdauernder Vesicatore, theils in den milderen Formen der Vesicantia volantia. Die früher ganz unverständlichen Wirkungen dieser und ähnlicher Proceduren sind durch die Untersuchungen von Naumann, v. Bezold, Roehrig und Zuntz, Feinberg u. A., welche eine reflectorische Wirkung der Hautreize auf die Herzaction, die Blutcirculation und die Körpertemperatur nachwiesen, unserem Verständnisse wenigstens näher gerückt, wenn schon im einzelnen Falle häufig noch unklar genug. Offenbar ist auch hier, wie bei den hypodermatischen Injectionen, die Oertlichkeit der Application von wesentlichem Einflusse; einerseits dadurch, dass die örtliche Haut-Hyperämie bei Anwendung der Vesicantien eine relative Anämie in den unter der Haut liegenden Gewebsschichten zur Folge hat, wie zuerst Zuelzer hervorhob; sodann wahrscheinlich auch vermöge einer Reflexwirkung auf correspondirende, vasomotorische Nervengebiete. So scheint z. B. bei vielen Neuralgien die Application von Blasenpflastern an derjenigen Stelle der Wirbelsäule, welche den Eintrittsstellen der afficirten Hautnerven entspricht, vorzugsweise wirksam; eine Thatsache, welche Anstie durch den von den hinteren Spinalnervenwurzeln auf die vorderen geübten Reflex, somit durch Beeinflussung der Circulation und Ernährung in dem Verbreitungsgebiete der letzteren, zu erklären sucht. Uebrigens ist nicht zu verkennen, dass die antineuralgischen Leistungen der Vesicantien zeitweise (z. B. durch Valleix) stark überschätzt worden sind und von manchen Seiten

---

*) Berliner clinische Wochenschrift. 1875. No. 48. — Vortrag in der Berl. med. Ges. am 22. Nov. 1876. — Die Morphiumsucht. Berlin, 1877.
**) Vgl. besonders Luton, Traité des injections sous-cutanées à effet local. Paris, 1875.

noch überschätzt werden: eine Erscheinung, die offenbar mit dem
übermässigen Gewicht, welches man auf die Points douloureux
legen zu müssen glaubte, in nahem Zusammenhange steht. Ein
allgemeines Werthurtheil über die antineuralgischen Leistungen der
Epispastica ist insofern misslich, als die einzelnen Neuralgien in
dieser Hinsicht ein sehr verschiedenes Verhalten darbieten; so leisten
die Vesicantien bei Intercostal-Neuralgien oder Ischias unstreitig
mehr, als im Allgemeinen bei Neuralgien der sensibeln Kopfnerven.
Unter letzteren scheinen nur einzelne, z. B. die im Anfangsstadium acuter Infectionskrankheiten (Ileotyphus) auftretenden, durch
Vesicantien häufig sehr rasch beseitigt zu werden. In der überwiegenden Mehrzahl der Fälle besteht offenbar der Nutzen der Vesicantien vorzugsweise in einer palliativen Linderung des Schmerzes,
welche durch andere Verfahren, namentlich durch narcotische Injectionen, einfacher, rascher und vollständiger herbeigeführt wird. --
Ausser den blasenziehenden Mitteln haben die verschiedenartigsten
anderweitigen „Derivantia" und „Revulsiva", von den reizenden Einreibungen, Umschlägen und Bädern, den Sinapismen, der Acupunktur
und der sogenannten Aquapunktur, bis zu den Aetzpasten, Haar-
seilen, Moxen und dem Glüheisen Empfehlung gefunden. Die Wirkung aller dieser Verfahren ist wahrscheinlich nur graduell von derjenigen der Vesicantien, wie auch der faradischen Pinselung, verschieden. Es ist nicht zu läugnen, dass u. a. das Glüheisen, besonders in Form der Cautérisation transcurrente, bei manchen
schweren und veralteten Fällen vorübergehende oder nachhaltige
Erfolge aufzuweisen hat; diese Erfolge sind freilich für uns nicht
verständlicher als die der Hautreize überhaupt, so dass von einer
Fixirung der Indicationen dieses drastischen Mittels nicht die Rede
sein kann. — In zahlreichen Fällen ist übrigens, zumal beim
Vorhandensein diffuser cutaner Hyperalgien, die Anwendung von
Hautreizen namentlich in sede doloris ganz inopportun, und dagegen
eine schützende Bedeckung der Haut behufs Fernhaltung mechanischer und atmosphärischer Reize, durch Pflaster, Collodium, Ein-
hüllung in Watte u. s. w., geboten.

An die Anwendung der im engeren Sinne sogenannten Hautreize bei cutanen Neuralgien schliesst sich zunächst auch die Benutzung der Electricität, und zwar des Inductionsstromes,
in Form der cutanen Faradisation oder faradischen Pinselung. Die
für Neuralgien verwerthbaren Methoden der cutanen Faradisation
bestehen theils im Schlagen der Haut mit dem metallischen Pinsel
(electrische Geisselung, „fustigation électrique" nach Duchenne),
theils in längerer, continuirlicher Application des Pinsels auf eine
und dieselbe Hautstelle („moxa électrique"). Auch kann man mit
dem Pinsel über die Hautoberfläche hinstreichen, oder das als
„electrische Hand" bezeichnete Verfahren in Anwendung bringen.
Die verschiedenen Methoden der cutanen Faradisation bedingen eine
mehr oder minder intensive Hautreizung, welche sich durch Schmerz,

Röthung, Contraction der glatten Muskelfasern der Haarbälge und Drüsenmündungen u. s. w. bekundet. Ausser diesen örtlichen kommt aber die allgemeine Wirkung der Faradisation wesentlich in Betracht. Die faradische Pinselung übt nach den an Fröschen angestellten Versuchen von O. Naumann einen reflectorischen Einfluss auf die Herznerven und das vasomotorische Nervensystem, dergestalt, dass schwache Pinselung eine Beschleunigung des Blutlaufs mit Verengerung der Gefässe und verstärkter Herzaction — starke Pinselung den entgegengesetzten Effect, Verlangsamung des Blutlaufs mit Erweiterung der Gefässe und verminderter Herzaction, hervorbringt. Dieser reflectorische Einfluss auf Herz und Gefässsystem ist, wie ich mich durch sphygmographische Beobachtungen überzeugt habe, auch am Menschen in gewissem Grade nachweisbar; es lässt sich nämlich zeigen, dass bei faradischer Pinselung anfangs ein Stadium entsteht, welches der schwachen Hautreizung entspricht, indem an der Radialcurve die Erscheinungen von vermehrter Pulsfrequenz und verstärktem Tonus auftreten, welche aber bald von den entgegengesetzten Erscheinungen abgelöst werden. Dass diese Reflexwirkungen bei den antineuralgischen Leistungen der cutanen Faradisation nicht unwesentlich sind, folgt aus einer schon von Duchenne gemachten, aber missverstandenen Beobachtung. Die Faradisation hat auch dann Erfolg, wenn sie nicht in loco dolenti, sondern in geringerem oder grösserem Abstande davon ausgeführt wird. Duchenne, welcher diesen Erfolg dem durch die Faradisation hervorgerufenen plötzlichen Schmerz zuschreibt, stellt daher den Satz an die Spitze, dass ein künstlich an irgend einer beliebigen Hautstelle etablirter, lebhafter und augenblicklicher Schmerz Neuralgien in eingreifender Weise zu modificiren und zu heilen vermöge. Allerdings ist in den meisten Fällen die Behandlung in loco dolenti von eclatanterer Wirkung. Dieses Factum ist jedoch leicht aus den intimeren reflectorischen Beziehungen zwischen sensibeln und vasomotorischen Nerven einer und derselben Hautregion zu erklären. Ob übrigens die Wirkung der cutanen Faradisation, wie der Hautreize überhaupt, bei Neuralgien wesentlich auf diese reflectorische Action zurückzuführen ist, oder ob noch andere unbekannte Factoren dabei concurriren, mag dahingestellt bleiben. Jedenfalls verdient die faradische Pinselung vor den meisten übrigen Hautreizen bei Weitem den Vorzug, weil sie den beabsichtigten Effect in promptester Weise, beinahe momentan und ohne Verletzung der Gewebe, ohne nachdauernde Belästigung, überdies in jeder beliebigen Intensitätsabstufung hervorruft.

Was den therapeutischen Werth der cutanen Faradisation betrifft, so ist derselbe auch, gleich dem der Hautreize, von manchen Seiten stark überschätzt worden. Wenn mehrfachen Angaben zufolge der Schmerz schon nach einmaliger Pinselung dauernd weggeblieben sein soll, so ist wohl anzunehmen, dass es sich in derartigen Fällen um schmerzhafte Affectionen pseudoneuralgischer Natur, nicht um eigentliche Neuralgien handelte. Gewöhnlich bedarf es selbst in frischeren Fällen einer mehr oder minder häufigen Wiederholung; oft genug lässt die faradische Pinselung überhaupt völlig im Stich, oder erzielt nur eine äusserst flüchtige palliative Wirkung. Schon Duchenne hebt diese grosse Unsicherheit und Verschiedenheit des Erfolges ausdrücklich hervor, und bemerkt mit Recht, dass die Fälle, in welchen die cutane Faradisation einen unmittelbar günstigen Effect nicht äussert, auch fast niemals durch diese Behandlungsweise zu heilen seien und in der Regel von schwereren organischen Veränderungen herrühren.

Noch unsicherer als die cutane Faradisation und von sehr geringer therapeutischer Bedeutung ist die von Becquerel u. A. empfohlene Faradisation der afficirten Nervenstämme, die bei einzelnen, meist rheumatischen oder traumatischen Neuralgien Besserung und sogar Heilung bewirkt haben soll. Die Schmerzhaftigkeit und relative Unwirksamkeit dieses Verfahrens im Vergleiche zur Galvanisation macht dasselbe seit Einführung der letzteren in die Behandlung der Neuralgien völlig entbehrlich.

Der constante Strom wurde, abgesehen von einzelnen obsoleten und unpractischen älteren Versuchen, zuerst durch Remak für die Behandlung der Neuralgien in ausgedehntem Maasse verwerthet. Remak ging dabei von dem doppelten Gesichtspunkte aus, dass der constante Strom einmal vermöge seiner catalytischen Wirkungen manche die Nerven belastenden Reize zu entfernen, andererseits die Erregbarkeit der Nervenfaser herabzusetzen vermöge. Er empfahl daher den constanten Strom zunächst vorzugsweise bei rheumatischen Neuralgien, als deren Ursache er entzündliche exsudative Veränderungen im Neurilem vermuthete, und zwar in Form stabiler, absteigend gerichteter Ströme. Später glaubte Remak, bei den Neuralgien des Kopfes vorzugsweise den Halssympathicus, bei den am Halse und Rumpfe vorkommenden Neuralgien die Spinal- und Sympathicus-Ganglien in den meisten Fällen als Ausgangspunkt betrachten zu müssen, und suchte daher den constanten Strom auf diese, seiner Meinung nach aetiologisch betheiligten Gebilde zu localisiren. So viel Irriges und Uebereiltes auch die damaligen Angaben Remak's noch enthielten, so war sein Streben nach einer galvanischen Localbehandlung, d. h. einer Galvanisation nicht in loco dolenti, sondern in loco morbi, am Sitze des eigentlichen Krankheitsheerdes, doch entschieden verdienstvoll, und darf als Richtschnur den jetzigen und zukünftigen Leistungen der Galvanotherapie auf diesem Gebiete vorangestellt werden. Dieses Princip der galvanischen Localbehandlung setzt freilich als nothwendiges Postulat eine exacte Localdiagnostik des primären Krankheitsheerdes voraus, deren Schwierigkeiten wir uns nicht verhehlt haben. Auf Grund der im einzelnen Falle mit mehr oder weniger Bestimmtheit gestellten Localdiagnose wird man bald eine peripherische, bald eine centrale Galvanisation einzuleiten haben, und im ersteren Falle den Strom auf die Nervenstämme, Plexus, Wurzeln, im letzteren auf Rückenmark, Sympathicus-Ganglien und Gehirn localisiren. Die positive Electrode ist dabei im Allgemeinen an der differenten Stelle (am Sitze des Krankheitsheerdes, auf dem Nerven, oder im mehr centralen Abschnitte desselben) — die negative an einer indifferenten Stelle oder in der peripherischen Nervenausbreitung zu appliciren.

Ueber Intensität des Stromes, Dauer und Zahl der Sitzungen u. s. w. lassen sich allgemeine Vorschriften kaum ertheilen, da hier die Verschiedenheit der einzelnen Nervengebiete oder des Applicationsorgans, und endlich die individuelle Empfindlichkeit zahlreiche Unterschiede bedingen. Im Allgemeinen dürfen die Sitzungen nicht zu kurz sein (5—10 Minuten), und müssen täglich — selten in grösseren Pausen — wiederholt werden. Die speciellen Modalitäten des Verfahrens werden wir bei den einzelnen Neuralgien erörtern.

Der therapeutische Werth der Galvanisation bei cutanen Neuralgien ist im Allgemeinen ein sehr bedeutender, wenn auch vor übertriebenen Erwartungen, wie sie durch die Angaben enthusiastischer Galvanotherapeuten hier und da erweckt werden, zu warnen sein möchte. Am günstigsten für die galvanische Behandlung verhalten sich die frischeren peripherischen, durch leichte traumatische und rheumatische Schädlichkeiten veranlassten Neuralgien, auch diejenigen, welche mit einer idiopathischen Neuritis zusammenhängen. Die Neuralgien, welche durch pathologische Processe in der Umgebung des Nerven, durch Knochenleiden, Neubildungen u. s. w. entstehen, können natürlich durch die Galvanisation allein gar nicht oder nur ausnahmsweise gehoben werden. Auch bei ursprünglich centralen oder bei veralteten, durch secundäre Erkrankung central gewordenen Neuralgien sind wirkliche Heilungen zweifelhaft, jedenfalls selten; palliative Erfolge dagegen zahlreich und zuweilen über Erwarten glänzend. Die antineuralgischen Leistungen des constanten Stroms — sowohl die palliativen als die curativen — beruhen wohl zum geringsten Theile auf den durch polarisirende Wirkung des Stromes herbeigeführten Veränderungen der Erregbarkeit; in weit höherem Grade wahrscheinlich auf den elektrolytischen und den im engeren Sinne so genannten katalytischen Wirkungen, welche vereint die Beseitigung vorhandener Krankheitsreize, materieller Veränderungen am Nerven, in der Umgebung desselben, oder in den Centralorganen, befördern. Die antineuralgische Wirkung des constanten Stromes beruht also in letzter Instanz auf Erfüllung einer Indicatio causalis; und je mehr wir dies erkennen und zugleich in der localen Diagnostik der Neuralgien fortschreiten, desto grössere und dauerndere Erfolge werden wir auch von der localen Galvanisation auf diesem Gebiete noch unzweifelhaft erndten. Zum Verständniss dieser antineuralgischen Leistungen können wir einstweilen nur sagen, dass dieselben zum Theil in chemischen Einflüssen auf die Gewebe bestehen — zum Theil aber auch, nach Analogie der Hautreize, in reflectorischen Einwirkungen auf die Blutcirculation (Herzaction und Gefässtonus). Letztere Einwirkungen können theils mehr örtlicher, provincieller Natur sein (reflectorische Verengerung oder Erschlaffung in einem circumscripten Gefäss-

gebiete) — theils diffus, von reflectorisch veränderten Thätigkeiten
der regulatorischen Herznerven und der vasomotorischen Centren abhängig. Je nach der Zugänglichkeit der verschiedenen Nervengebiete,
den pathogenetischen Verhältnissen der einzelnen Neuralgien etc. muss
daher die therapeutische Wirkung mannigfach differiren. Uebrigens
können wir uns nicht verhehlen, dass auf diesem wie auf anderen
Gebieten der Galvanotherapie sich noch viel Empirisches, einer
rationellen Begründung Unzugängliches darbietet, und der Theorie
noch manche, durch die voraneilende Praxis geschaffene Lücken
auszufüllen bleiben.

Als nicht unwichtiger Palliativmittel bei Behandlung der Neuralgien haben wir noch der Kälte, d. h. der örtlichen Wärmeentziehung, und der Compression zu gedenken.

Was die Kälte betrifft, so gelangt der unmittelbare, örtlich
anästhesirende Einfluss derselben natürlich bei den eigentlichen Neuralgien weniger zur Geltung, als bei schmerzhaften Affectionen nicht-
neuralgischer Natur, welche in der Haut oder in oberflächlich gelegenen Parenchymen ihren Sitz haben. Doch kann die Anwendung
der Kälte, in Form von Eis, künstlichen Kältemischungen, oder der
Richardson'schen Aetherdouche, auch die Erregbarkeit in den
unter der Haut gelegenen Nervenstämmen beträchtlich verringern,
wie Versuche von Weber, M. Rosenthal und mir am N. ulnaris
beweisen. Die günstige palliative Wirkung der Kälte nicht nur bei
peripherischen Hyperalgien, sondern auch bei Neuralgien peripherischen Ursprungs wird zum Theil durch diesen Umstand, zum Theil
auch durch directe und reflectorische Einwirkung auf die Gefässnerven erklärlich. Bei centralen (oder secundär central gewordenen)
Neuralgien ist die Anwendung der Kälte auf den Kopf oder auf
einzelne Abschnitte der Wirbelsäule — z. B. mit Hülfe der Chapman'schen Schläuche — erfahrungsgemäss im Ganzen von unsicherem Nutzen. Hier habe ich sogar von der Application mässiger
Wärmegrade, Wassers, heissen Sandes etc. zuweilen bessere Wirkung
gesehen. Diese Thatsache erklärt sich leicht, wenn man bedenkt,
dass nach den Versuchen von Frensberg die protrahirte intensive
Kältewirkung vermöge der allmälig vordringenden Tiefen- und
Flächenausbreitung als ein sich summirender Reiz, daher stimulirend
auf die nervösen Centralorgane einwirkt *).

Von dem calmirenden Einflusse der auf oberflächliche Nervenstämme geübten Compression ist schon früher, bei Besprechung der
Valleix'schen Schmerzpunkte, die Rede gewesen. Leider ist die
Anwendbarkeit dieses Verfahrens eine verhältnissmässig beschränkte,
da viele von Neuralgien afficirte Nervenstämme einer genügenden
Compression überhaupt nicht zugänglich sind, oder bei mehr centralem Ursprunge des Leidens die compressorische Unterbrechung
der Nervenleitung einen Einfluss auf den excentrisch empfundenen

---

*) Archiv f. exp. Path. und Pharmacol., VI., Heft 1 und 2, p. 49.

Schmerz nicht ausübt. — Unter Umständen erweist sich übrigens auch eine diffuse, nicht auf den leidenden Nervenstamm, sondern auf die Hautausbreitung desselben gerichtete Compression von lindernderm Einflusse, namentlich beim Vorhandensein cutaner Hyperalgien. Oefters finden sich auch bei oberflächlichen Neuralgien Punkte, die nicht im Verlaufe grösserer Nervenäste liegen, von denen aus der Schmerz durch Druck gemildert oder coupirt werden kann; besonders bei Kopfneuralgien, an einzelnen Wirbelfortsätzen. Offenbar handelt es sich dabei um Einwirkungen, welche durch die Nerven der Blutgefässe, sei es in der Peripherie oder im nervösen Centralorgan vermittelt werden. Man kann diese Punkte, auf welche namentlich Remak aufmerksam gemacht hat, als schmerzhemmende Druckpunkte bezeichnen. Sie unterscheiden sich, abgesehen von ihrer Lage, von den points douloureux auch dadurch, dass bei letzteren ein leichter und kurzer Druck den Schmerz steigert oder hervorruft, und nur ein starker anhaltender Druck häufig Linderung bewirkt, während eine Provocation des Schmerzes von den hemmenden Druckpunkten aus nicht stattfindet.

Wir haben endlich die chirurgische, operative Behandlung der Neuralgien zu besprechen. Abgesehen von denjenigen chirurgischen Encheiresen, welche zur Erfüllung der Indicatio causalis vorgenommen werden (Extraction von fremden Körpern, Beseitigung comprimirender Geschwülste am oder in der Umgebung des Nerven etc.) hat man durch eine Reihe operativer Eingriffe der Indicatio morbi selbst zu entsprechen gesucht. Es gehören dahin vorzugsweise die Durchschneidung des schmerzenden Nerven (Neurotomie), die Excision eines Stückes aus der Continuität desselben (Nervenresection, Neurectomie) und die neuerdings empfohlene Nervendehnung; ferner als seltener geübte Encheiresen die Abschneidung der arteriellen Blutzufuhr zu den neuralgisch afficirten Theilen durch Compression oder Ligatur des Hauptarterienstammes; und endlich die noch seltener in Betracht kommende, operative Beseitigung des schmerzenden Theiles selbst, bei Neuralgien der Extremitäten, durch Amputationen oder Exarticulationen. Wir müssen die Details über diese Verfahren auf die Besprechung der einzelnen Neuralgien versparen, und uns hier auf die allgemeinen leitenden Principien bei Anwendung derselben beschränken.

Die Neurotomie und Neurectomie dürfen rationeller Weise nur an rein sensibeln Nerven ausgeführt werden, da sonst eine meist andauernde und mit schweren Functionsstörungen verbundene Lähmung die Folge der Operation ist. Die genannten Eingriffe beschränken sich daher auch vorzugsweise auf das Gebiet der sensibeln Trigeminusäste. Gar nicht verwendbar, sind sie bei visceralen Neuralgien; relativ selten angewandt bei Neuralgien des Halses, Rumpfes und der Extremitäten. An letzteren ist natürlich, da die grösseren Nervenstämme sämmtlich gemischter Natur sind, eine

consecutive Lähmung, welche die Functionen der Glieder im höchsten
Grade beeinträchtigt, ganz unausbleiblich.

Dagegen gewährt das zuerst von Nussbaum vor wenigen Jahren (1872)
geübte Verfahren der Blosslegung und Dehnung den Vortheil, dass bleibende Motilitätsstörungen nach demselben, den bisherigen Erfahrungen zufolge,
nicht eintreten. Es kann dieses Verfahren daher auch an den gemischten Nervenstämmen, sogar an den Plexus und Wurzeln der Rückenmarksnerven zur Anwendung kommen. Nach den Versuchen von P. Vogt *) würde aber auch wo
es sich um rein sensible Nerven handelt, neben der Neurotomie meist die gleichzeitige Dehnung in centripetaler und centrifugaler Richtung indicirt sein, da
die Wirkung der Dehnung sich bedeutend weiter erstreckt wie die der Durchschneidung und überdies durch consecutive Circulationsänderung schon vorhandene Nutritionsstörungen im Nerven beseitigt.

Für den Erfolg aller dieser Eingriffe ist im Allgemeinen der
Sitz und die Natur des primären Krankheitsheerdes vorzugsweise
maassgebend. Die günstigsten Chancen bieten natürlich peripherische, durch Knochenleiden, Neuritis etc. bedingte Neuralgien, wenn
es möglich ist, den Nerv central vom Sitze des Leidens zu durchschneiden oder zu reseciren. Auch in solchen Fällen ist die Wirkung jedoch häufig keine dauernde, weil durch Regeneration des
getrennten Nerven die sensible Leitung und damit auch meist die
Neuralgie wieder hergestellt wird. Die Restitutio in integrum der
sensibeln Leitung scheint bei der einfachen Durchschneidung im
Allgemeinen weit rascher als bei der Excision eines Nervenstücks
zu erfolgen. Nach ersterer sieht man den Schmerz oft schon
in 3—4 Monaten, nach letzterer selten vor 6—8 Monaten, häufig
sogar erst nach Jahresfrist und später recidiviren. Die Mehrzahl
der Chirurgen spricht sich daher entschieden zu Gunsten der Neurectomie aus, wobei übrigens auch die Länge des resecirten Nervenstücks wesentlich in Betracht kommt; wenn v. Bruns mit Recht
als Minimum dafür 1 Ctm. aufstellt, so ist man über dieses
Maass weit hinausgegangen und hat in einzelnen Fällen sogar 3 Zoll
lange Stücke exstirpirt. Der grösseren Sicherheit der Neurectomien
gegenüber ist andererseits nicht zu vergessen, dass dieselben einen
meist schwierigeren und gefahrvolleren Eingriff darstellen, als die
blosse Neurotomie. Letztere kann in manchen Fällen fast unblutig,
subcutan ausgeführt und nöthigenfalls bei Rückkehr des Schmerzes
ebenso leicht wiederholt werden. Kehrt nach Resectionen der
Schmerz wieder, so kann man auch, wie nach Neurotomien, die
Operation an derselben Stelle wiederholen, d. h. die inzwischen entstandene Narbe excidiren; wenn dies erfolglos bleibt, hat man häufig
den Nerv an einer höheren Stelle zu erreichen gesucht, und ist dabei
zu sehr schwierigen und gewagten Eingriffen, namentlich an den
Aesten des Trigeminus fortgeschritten. Die Technik dieser Operationen hat durch die vereinten Bemühungen französischer, englisch-

------

*) Vogt. Die Nervendehnung als Operation in der chirurgischen Praxis.
Leipzig 1877, p. 50ff.

amerikanischer, und vor Allem deutscher Chirurgen in neuester
Zeit eine ausserordentliche Vervollkommnung erfahren.
Bei centralem Sitze des Neuralgien haben bedeutende Chirurgen, u. A.
0. Weber, den Neurotomien und Neurectomien nicht nur jeden Heilwerth abgesprochen, sondern dieselben auch als ganz irrationelle und unberechtigte Eingriffe proscribirt. Dieses verwerfende Urtheil ist wahrscheinlich nicht ganz gerechtfertigt. Es wird dabei die wichtige und unzweifelhafte Thatsache übersehen,
dass Einwirkungen, die im peripherischen Verlauf eines Nerven geübt werden,
über die unmittelbaren Angriffsstellen hinaus einen mehr oder weniger beträchtlichen centripetalen Effect, bis auf die Centralstellen des betroffenen und
sogar anderer benachbarter und entfernter Nerven, hervorbringen können. Gerade die Pathogenese der Neuralgien liefern dazu die treffendsten Illustrationen.
Wir haben gesehen, dass auf eine peripherische Nervenverletzung Neuralgien
folgen können, welche dennoch als wesentlich centrale aufgefasst werden müssen; dass sogar eine peripherische Nervenverletzung Neuralgien im Gebiete eines
nicht verletzten Nerven herbeiführen kann! So gut wie ein peripherischer Reiz
centrale Neuralgien hervorruft, lässt sich auch denken, dass centrale Neuralgien
durch einen peripherischen Eingriff (wie die Continuitätstrennung oder Resection
eines Nervenstammes) coupirt werden. Manche Operateure haben sich geradezu,
und gewiss mit Recht, dahin ausgesprochen, dass die Neurectomie in vielen
Fällen vorzugsweise oder ausschliesslich als ein kräftiges Alterans auf das Nervensystem wirke. Die Erfahrung lehrt, dass öfters Neuralgien eines bestimmten
Nervengebietes durch Neurectomie eines anderen, anscheinend ganz unbetheiligten
Nerven zeitweise oder dauernd geheilt werden (Bardeleben, Nussbaum).
Die meisten Chirurgen, welche die Nervenoperationen bei Neuralgien in ausgedehnterem Maasse cultiviren, sprechen sich übereinstimmend dahin aus, dass
wenigstens palliative Erfolge häufig auch in solchen Fällen erzielt wurden, wo
der Sitz des Leidens ein centraler, dem Messer unzugänglicher war; Einige
wollen sogar auch in derartigen Fällen dauernde Heilung beobachtet haben.
Uebrigens ist von der Nervendehnung, wegen ihrer consecutiven Einwirkung auf
die Circulation, auch in solchen Fällen mehr Erfolg zu erwarten, wie von der
einfachen Durchschneidung.

Die Compression und Ligatur des zuführenden Arte-
rienstammes sind bisher nur bei Neuralgien am Kopfe, namentlich bei Prosopalgien, versucht worden. Die Compression kann
natürlich nur eine temporäre Hülfe gewähren, wie wir sie durch
andere Mittel sicherer und ausgiebiger herzustellen im Stande sind;
die Ligatur scheint dagegen auch radicale Heilung bewirken zu
können, doch wird man sich zu einem so bedenklichen Eingriff
selbstverständlich nur in besonders schweren und hartnäckigen Fällen
entschliessen.

Die verstümmelnden Operationen an den Extremitäten, die Amputationen und Exarticulationen sind in der Therapie der Neuralgien
nur als barbarische Anachronismen zu registriren. Mit Bedauern
erblickt man freilich unter denen, welche derartige Operationen
vollführten, die Namen einst gefeierter und selbst noch einzelner
zeitgenössischer Chirurgen. Es bedarf keiner Worte, dass weder
bei peripherischen, noch bei centralen Neuralgien die Amputation
und Exarticulation der Glieder im besten Falle etwas Anderes
zu leisten im Stande ist, als die blosse Durchschneidung oder Resection der Nervenstämme in gleicher Höhe ebenfalls leistet. In
der Regel blieben diese verstümmelnden Operationen auch ganz

erfolglos; jedenfalls ist die Chance eines günstigen Erfolges und die Dauer desselben nie mit einiger Sicherheit vorher zu bestimmen.

Cutane Hypästhesien und Anästhesien.

Die cutanen Hypästhesien und Anästhesien charakterisiren sich durch herabgesetzte, resp. aufgehobene Function der sensibeln Hautnerven. Da zu dieser Function sowohl die Vermittelung der Tastempfindungen, wie der cutanen Gemeingefühle, besonders der Schmerzempfindungen, gehört, so können wir — wie bei den Hyperästhesien — depressive Störungen in der Sphäre der Tastempfindungen (Hypopselaphesie und Apselaphesie) und in der Sphäre der cutanen Gemeingefühle (cutane Hypalgie und Analgie) unterscheiden. Functionelle Störungen in der einen und anderen Richtung sind, wie die Erfahrung lehrt, nicht nothwendig mit einander verbunden. Es kann nicht nur bei Verminderung oder Aufhebung des Tastsinns eine adäquate Beeinträchtigung des cutanen Gemeingefühls vermisst werden, und umgekehrt; sondern es können sogar die Leistungen der sensibeln Hautnerven auf der einen Seite vermindert, auf der anderen gleichzeitig abnorm erhöht sein; es können neben einander Tastsinnslähmung und cutane Hyperalgesie, und cutane Hypalgie und Tastsinnsverschärfung bestehen, wie bereits bei Besprechung der cutanen Hyperästhesien erwähnt wurde. Dazu kommt, dass auch die sogenannten Tastvermögen (Drucksinn, Temperatursinn) und der Raumsinn der Haut nicht in paralleler Weise gelitten zu haben brauchen, vielmehr einzelne derselben vermindert oder aufgehoben sein können, während die anderen intact oder sogar excessiv erscheinen. Für derartige Zustände ist der Ausdruck „partielle Tastsinnslähmung" (nicht „partielle Empfindungslähmung") vorzugsweise geeignet. Es brauchen endlich auch die mannigfachen Empfindungen, die wir unter den Collectivbegriff der cutanen Gemeingefühle subsumiren, nicht gleichzeitig und in gleichem Grade beeinträchtigt zu sein. Obwohl es an speciell auf diesen Punkt gerichteten Untersuchungen noch mangelt, ergiebt doch schon die oberflächliche Beobachtung, dass beispielsweise das Gefühl für Kitzel oder die electrocutane Sensibilität stark herabgesetzt sein kann ohne parallele Betheiligung des Schmerzgefühls, und umgekehrt (partielle Hypalgien und Analgien). Die zuletzt unterschiedenen Störungsformen lassen sich mit den partiellen Tastsinnslähmungen zusammen in die Gruppe der „partiellen Empfindungslähmungen" einfügen, — ein Ausdruck, der von Puchelt zuerst vorgeschlagen, jedoch überwiegend nur im Sinne der partiellen Tastsinnsbeschränkungen angewandt wurde. Dagegen können wir die Zustände, wobei die Hautsensibilität gleichmässig nach allen Richtungen vermindert erscheint, als totale Empfindungslähmung bezeichnen. Oft handelt es sich bei diesen verschiedenartigen Combinationen allerdings nicht um bleibende, stationäre

Formen der Sensibilitätsstörung, sondern nur um Durchgangsstadien in der Entwickelung progressiver, durch einen fortschreitenden, meist centralen Process bedingter Anästhesien.

Ob Anästhesie vorhanden ist, ob alle oder einzelne Leistungen der sensibeln Hautnerven, und welche derselben, in welcher Ausdehnung und in welchem Grade sie beeinträchtigt sind: alle diese Fragen können im concreten Falle nur durch objective Untersuchung, durch methodische Prüfungen der Tastvermögen und des cutanen Gemeingefühls in der früher geschilderten Weise beantwortet werden. Die subjectiven Angaben der Kranken allein liefern über diese Punkte niemals einen entscheidenden Aufschluss.

Verminderung des Tastsinns muss demnach vorzugsweise durch die Einzelprüfungen des Drucksinns, Temperatursinns und Raumsinns; Verminderung des cutanen Gemeingefühls durch Prüfung der Reaction auf Berührung, Kitzel, schmerzerregende Reize, Electricität, festgestellt werden. Gewöhnlich begnügt man sich beim Verdacht auf Anästhesie, falls eine objective Untersuchung überhaupt vorgenommen wird, mit der Prüfung des cutanen Gemeingefühls, und zwar ausschliesslich mittelst schmerzerregender Reize (Nadelstiche, faradischer Pinsel). Diese Beschränkung hat den Nachtheil, dass viele Formen partieller Empfindungslähmung dabei ganz übersehen und die genaueren Details der Anästhesie gar nicht festgestellt werden, wodurch eine Reihe der wichtigsten diagnostischen und prognostischen Anhaltspunkte verloren geht. Eine grössere Vollständigkeit der bezüglichen Untersuchung ist daher nicht blos im theoretischen, sondern auch im practischen Interesse dringend zu wünschen. Mühe und Zeitverlust, welche damit allerdings verbunden sind, können der grossen Bedeutung derartiger Befunde gegenüber kaum ins Gewicht fallen.

Ein ebenfalls nur der objectiven Untersuchung zugängliches Symptom ist die verspätete Wahrnehmung cutaner Empfindungseindrücke, die auch mit verspätetem Eintritte reactiver, sei es reflectorischer oder willkürlicher Bewegungen auf äussere Reize verbunden sein kann. Dieses Symptom wurde bisher fast ausschliesslich bei gewissen Formen spinaler Anästhesien, namentlich bei Tabes dorsualis, hier jedoch öfters in sehr exquisiter Weise beobachtet. Die Verlangsamung der Empfindung kann mit im Uebrigen normaler Beschaffenheit des Tastsinns wie auch des cutanen Gemeingefühls einhergehen, ist also gewissermassen auch den partiellen Empfindungslähmungen beizuzählen. Es kann dabei auch blos eine Verlangsamung der Schmerzempfindung vorhanden sein, so dass ein unter gewöhnlichen Umständen als Schmerz empfundener Reiz zuerst nur das Gefühl der Berührung, und erst allmälig eine zum Schmerzhaften gesteigerte Empfindung hervorruft. Da bei grosser Verzögerung der letzteren beide Eindrücke durch eine für das Bewusstsein unterscheidbare Pause getrennt werden können, so entsteht das merkwürdige Phänomen einer Doppelwahrnehmung einfacher Reize, indem dieselben zuerst als Berührung, dann als Schmerz zur Perception kommen. Diese Erscheinung liefert einen interessanten Beleg zu der pag. 27 erwähnten Annahme, dass die Leitung der Schmerzeindrücke im Rückenmark langsamer erfolgt als die Leitung von Tasteindrücken, oder, was damit gewissermassen identisch ist, dass die Leitung in der grauen Substanz einem weit grösseren Widerstande begegnet als in den Bahnen der weissen Stränge. Keineswegs darf jedoch aus diesen und ähnlichen Phänomenen eine specifische Verschiedenheit, eine Duplicität der Leitungsbahnen und Centren für tactile und für Gefühlseindrücke (namentlich Schmerzempfindungen) gefolgert werden; im Gegentheil finden wir darin nur eine Bestätigung der in der Einleitung entwickelten Auffassung, wonach das Entstehen von Schmerzempfindungen an die Irradiation der zu den percipirenden Hirntheilen fortgepflanzten Erregungswelle über eine grössere Anzahl gangliöser Elemente geknüpft ist. Wenn in Folge des bedeutend vergrösserten Widerstandes in einem Theile der spinalen Leitungsbahnen (graue Substanz) die ankommende Reizwelle die zur Irradiation nöthige Stärke erst sehr spät und allmälig erreicht, so muss dem entsprechend auch eine Verlangsamung der Schmerzempfindung eintreten, während die initiale Reizstärke zur Hervorrufung eines localen Erregungsmaximums an der Stelle ihrer Ankunft, somit zur Auslösung localisirter Tastempfindungen, vollkommen ausreicht.

Die subjectiven Symptome der Hypästhesien und Anästhesien sind schon deswegen von geringerem Belange, weil sie der Natur der Sache nach wesentlich negativer Natur sind. Was an positiven Phänomenen hierher bezogen zu werden pflegt, hat mit der Anästhesie als solcher direct gar nichts zu schaffen.

Das bekannteste dieser subjectiven Symptome ist das Gefühl von „Taubsein", „Pelzigsein", oder (wie Wiener Autoren sich ausdrücken) „Pamstigsein" an den unempfindlichen Hautstellen. Bei Hypästhesien der Finger fühlen die Kranken alle damit berührten Gegenstände oft sammetartig, oder es kommt ihnen vor, als seien die Finger mit Leder, Wolle u. dgl. überzogen, und durch eine dicke Schicht von dem berührten Gegenstande geschieden. Bei Hypästhesien der Fusssohle haben sie in analoger Weise das Gefühl, als ob sie auf eine Wasserblase, auf Filz u. dgl. treten. Derartige Sensationen können jedoch niemals bei completen Anästhesien vorkommen, denn das Vorhandensein completer Anästhesie und eines, wie auch immer beschaffenen Gefühls bei Berührung verhalten sich offenbar contradictorisch. Von einer Hautstelle, welche mit completer Anästhesie behaftet ist, gelangen, je nach dem peripheren oder centralen Ursprunge der Störung, entweder keine Erregungen zu den Empfindungscentren, oder sie erwecken dort kein nachhallendes Echo, keine Reaction im Bewusstsein; in beiden Fällen ist also der Eintritt einer, wie auch immer umflorten und verdunkelten Empfindung unmöglich. Nur ist nicht zu vergessen, dass bei cutanen Anästhesien die Sensibilität der tiefer liegenden Gewebe (Muskeln, Knochen und Gelenke) intact sein kann, und zum Theil vicariirend für die mangelnde Hautsensibilität eintritt. Kranke, welche an completer Anästhesie der Finger leiden, können dennoch von einem in die Hand genommenen Gegenstande eine Empfindung erhalten, indem sie denselben heben und den zur Hebung erforderlichen Contractionsgrad der Muskeln durch den „Muskelsinn" schätzen. Um die Interferenz des letzteren auszuschliessen, ist, wie schon bei der Drucksinnsprüfung erwähnt wurde, jede Bewegung oder Verschiebung des untersuchten Körpertheils sorgsam zu verhüten. Da jedoch Dislocationen der Knochen und Gelenkflächen, sowie active, theils willkürliche, theils antagonistische und synergische Muskelcontractionen beim Erfassen und Festhalten von Gegenständen, beim Gehen und Stehen eine Hauptrolle spielen, so ist leicht einzusehen, warum Kranke mit lediglich cutanen Anästhesien bei den genannten Actionen keinen absoluten Mangel, sondern nur eine Abschwächung und Alienation örtlicher Empfindung an den Tag legen.

Die Erscheinungen von Eingeschlafensein der Glieder, von Kribbeln, Prickeln, Ameisenkriechen etc. können niemals der Anästhesie als solcher angehören. Es sind dies vielmehr positive Symptome, Reactionen von zum Theil sogar excessiver Beschaffenheit, Paralgien und Hyperalgien. Ihr Vorhandensein in Theilen, welche auf Grund objectiver Untersuchung als anästhetisch angenommen werden müssen, bedeutet nur, dass die sensibeln Nerven dieser Theile an irgend einer Stelle ihres Verlaufes in Erregungen versetzt werden, welchen als correlater psychischer Ausdruck die oben genannten Sensationen entsprechen. Ganz ähnlich verhält es sich mit dem Auftreten von spontanen Schmerzen in anästhetischen Theilen: eine Complication, wofür man bekanntlich den besonderen Terminus der Anaesthesia dolorosa aufgestellt hat. Der Schmerz steht zur Anästhesie genau in demselben Verhältnisse wie die oben genannten Paralgien; er besagt nichts weiter, als dass die sensibeln Nerven der anästhetischen Theile fähig sind, den als Schmerz empfundenen Erregungsvorgang zu erzeugen und zum Centrum zu leiten, und dass sie durch einen vorhandenen Reiz an irgend einer Stelle wirklich in entsprechende Erregung versetzt werden. Hieraus ergiebt sich, dass sowohl peripherische als spinale und cerebrale Anästhesien von excentrischen Empfindungen begleitet, ja dass Paralgien und heftige spontane Schmerzen sogar neben completen Analgesien der Theile vorhanden sein können. Ist z. B. der Stamm des linken Trigeminus in Folge einer am Clivus aufsitzenden Geschwulst leitungsunfähig, so wird in der Haut der linken Gesichtshälfte eine complete Analgesie stattfinden. Nichtsdestoweniger können Reize, welche auf das centrale Nervenstück einwirken, excentrische Paralgien (Formicationen, Prickeln, Schmerz u. s. w.)

veranlassen. Wenn die Compression oder Zerstörung der Trigeminusfasern weiter aufwärts, jedoch unterhalb ihrer letzten centralen
Endigungen (z. B. im Pons, in der Medulla oblongata) stattfindet,
kann dasselbe Verhalten beobachtet werden. Sind aber die letzten
centralen Endigungen des Trigeminus oder die damit zusammenhängenden Perceptionsapparate zerstört, so können natürlich Erregungen
irgend welcher Art längs des ganzen Faserverlaufes nicht mehr zur
Entstehung von Empfindungen führen. Es ergiebt sich also Folgendes: Complete Analgesien, welche durch Leitungsstörungen an
irgend einem Punkte des Nervenverlaufs bedingt sind, können mit
excentrischen Sensationen, Schmerz u. s. w. einhergehen. Complete
Analgesien dagegen, welche durch eine Zerstörung der letzten centralen Nervenendigungen, resp. der cerebralen Perceptionsapparate
bedingt sind (complete centrale Analgesien im engeren Sinne),
können niemals mit excentrischen Sensationen in den analgischen
Theilen einhergehen. Bei incompleten centralen Analgesien ist die
Production excentrischer Empfindungen natürlich nicht ausgeschlossen.
Diese Sätze sind für die Diagnostik der localen Krankheitsheerde bei
Anästhesien von grosser Bedeutung.

In den meisten, namentlich älteren Darstellungen finden wir
als charakteristische Erscheinungen der Anästhesie angeführt, dass
in anästhetischen Theilen die Temperatur abnehme, dass die Wärme-
entwickelung in denselben vermindert, die örtliche Blutcirculation
gestört und verlangsamt sei, dass in Folge dessen die Haut eine
bläuliche oder rothbraune Färbung annehme, leicht von Oedemen
oder anderweitigen Ernährungsstörungen befallen werde, und überhaupt eine ganz ungewöhnliche Vulnerabilität darbiete.

Es ist unbestreitbar, dass alle diese und selbst noch weit
schwerere Circulations- und Ernährungsstörungen neben Hautanästhesien überaus häufig vorkommen, — während sie allerdings kaum
minder häufig fehlen. Es beruhte aber (wie schon aus letzterem
Umstande hervorgeht) auf einer theils unklaren, theils entschieden
unrichtigen Auffassung, wenn man diese Erscheinungen der Circu-
lations- und Ernährungsstörung als abhängig von der primären
Anästhesie, als nothwendige Folgen und Wirkungen der letzteren
hinstellte. Vielmehr ist hier ein mehrfacher und sehr complicirter
Zusammenhang möglich.

Wenn durch aufgehobene Function eines Organs gewisse Störungen bedingt werden sollen, so ist dabei die nothwendige Voraussetzung, dass dieses Organ bei intacter Function einen Einfluss aus-
übe, entgegengesetzt dem, welcher sich durch jene Störungen kenn-
zeichnet. Wenn durch aufgehobene Function der sensibeln Nerven
örtliche Verlangsamung der Circulation und Ernährung bedingt werden soll, so müssen die sensibeln Nerven während ihrer Integrität
einen die Circulation beschleunigenden und die normale Ernährung
der Theile regulirenden Einfluss ausüben. Dies geschieht allerdings
nicht direct, wohl aber, wie vielfache neuere Untersuchungen gelehrt

haben, indirect vermöge der reflectorischen Beziehungen zwischen den sensibeln Hautnerven und den, die örtliche und allgemeine Circulation, die Temperatur und den Stoffwechsel beherrschenden Theilen des Nervenapparates. Wichtige Beispiele derartiger Beziehungen haben sich uns u. A. schon bei Betrachtung des antineuralgischen Effectes der Vesicantien, der faradischen Pinselung u. s. w. ergeben. Aus den Versuchen von Goltz, Bernstein, Lovén, Ludwig und Cyon, Pick, Asp u. A. wissen wir, dass experimentelle Reizung sensibler Nerven erhebliche allgemeine Circulationsveränderungen herbeiführen kann: Beschleunigung oder — bei intacten Nv. vagi — Verlangsamung des Herzschlages, Krampf der kleinen und consecutive Drucksteigerung in den grossen Arterien, Verlangsamung des Blutstromes in den Capillaren und Venen. Ferner haben die Versuche von Heidenhain gezeigt, dass Reizung sensibler Nerven bei curarisirten Hunden eine Temperaturabnahme um 0,1—0,5° C. herbeiführt, die nach aufgehobener Reizung langsam verschwindet: ein Vorgang, der auf gesteigerter Erregung eines in der Medulla oblongata belegenen, die Temperatur tonisch herabsetzenden Centralorgans — unabhängig von vasomotorischen Einflüssen — zu beruhen scheint. Roehrig und Zuntz sahen auf Reizung centripetalleitender Hautnerven eine Steigerung des Stoffwechsels (vermehrte Kohlensäureproduction und Sauerstoffconsumption) auftreten, die wahrscheinlich auf eine gesteigerte reflectorische Innervation der Muskeln zurückzuführen ist, bei curarisirten Thieren daher ausbleibt. — Was die mehr localen Reflexe betrifft, so mögen nur die Versuche von Lovén erwähnt werden, wonach bei Reizung des centralen Stumpfes durchschnittener sensibler Nerven die in der Nähe der gereizten Nervenstämmchen gelegenen Arterien sich zuerst verengern, dann aber andauernd erweitern (art. sapphena bei Reizung des N. dorsalis penis; art. auricularis bei Reizung des N. auricularis post. und ant. an Kaninchen). Die arterielle Erweiterung blieb in Lovén's Versuchen gewöhnlich local beschränkt; selten wurde ein Ueberspringen auf die andere Seite beobachtet. Hiermit stimmen zum Theil auch Versuche von Brown-Séquard und Lombard am Menschen überein, wonach die Hauttemperatur des Arms (thermoelectrisch gemessen) bei Hautreizung derselben Seite ein wenig steigt, bei Reizung der anderen Seite dagegen fällt; dies Ergebniss scheint von einer reflectorischen Erweiterung der Gefässe auf der gereizten, einer Verengerung auf der entgegengesetzten Seite herzurühren. Auch die Resultate der jüngsten Untersuchungen über die gefässerweiternden Nerven von Goltz, Huizinga u. A., auf welche wir bei späteren Gelegenheiten zurückkommen werden, stehen mit den angeführten Beobachtungen durchaus im Einklange. — Können wir demnach einen specifischen, reflectorischen Connex zwischen den sensibeln Hautnerven und den Gefäss- und Ernährungsnerven einer Körperregion mit grosser Wahrscheinlichkeit annehmen, so lässt sich daraus allerdings der Schluss ziehen, dass der mehr oder minder voll-

ständige Wegfall derartiger habitueller Reflexreize intensive Circu-
lations- und Nutritionsstörungen der betreffenden Region nach sich
ziehen muss. Indessen können diese Störungen selbstverständlich
nur bei cutanen Hypästhesien und Anästhesien zur Ausbildung
kommen, welche ihren Ursprung unterhalb der Abgangsstelle der entsprechenden Reflexbögen haben: vor Allem
also bei den im engeren Sinne peripherischen und einem Theile der
von uns so genannten Leitungs-Anästhesien. Die clinische Erfahrung bestätigt denn auch, dass unzweifelhaft die den peripherischen
Abschnitten des Empfindungsapparates entstammenden Anästhesien
es sind, welche am häufigsten mit auffälligen Circulations- und Ernährungsstörungen in den unempfindlichen Hautbezirken einhergehen.
Das Vorkommen solcher Complicationen bildet fast die Regel bei
den Anästhesien durch Neuritis, durch traumatische und überhaupt
mechanische Läsionen der Nervenstämme und Plexus; es ist dagegen
ungleich seltener bei spinalen und cerebralen Anästhesien, und überdies zeigen die mit letzteren im Zusammenhang stehenden Ernährungsstörungen manches Abweichende und Specifische. — Indessen
würden wir durchaus fehl gehen, wenn wir alle oder auch nur die
meisten, im Zusammenhange mit peripherischen oder Leitungs-Anästhesien vorkommenden örtlichen Circulations- und Ernährungsstörungen auf den eben geschilderten reflectorischen Connex zurückführen wollten. Hier sind vielmehr noch andere, im einzelnen Falle
mehr oder minder einflussreiche Momente in Erwägung zu ziehen.
    Zunächst ist in einer sehr grossen Anzahl von Fällen ein
gleichzeitiges, paralleles Befallenwerden der sensibeln, vasomotorischen und trophischen Nerven derselben Hautregion mit voller
Sicherheit anzunehmen, in vielen anderen Fällen mindestens wahrscheinlich. Aus zahlreichen Versuchen wissen wir, dass in allen
grösseren gemischten Nervenstämmen vasomotorische Fasern enthalten sind, welche denselben entweder aus dem Rückenmark durch
die vorderen Wurzeln, oder aus dem Sympathicus durch die Rami
communicantes zufliessen. Ebenso dürfen wir es als ein, allerdings
noch nicht ganz unbestrittenes Factum ansehen, dass mit den sensibeln auch trophische Hautnerven verlaufen, mögen dieselben nach
älterer Anschauung aus den kleinen Spinalganglien, dem Ganglion
Gasseri u. s. w. herstammen, oder (was wahrscheinlicher) bereits
in den die Hinterstränge durchsetzenden Bündeln der hinteren Wurzeln enthalten — ja, mögen sie vielleicht sogar mit den sensibeln
Hautnerven selbst theilweise identisch sein (vgl. cutane Trophoneurosen). In dieser streckenweisen Zusammenlagerung sensibler,
vasomotorischer und trophischer Hautnerven ist jedenfalls eine ausreichende Erklärung dafür gegeben, dass wir bei so vielen auf La-
sion der Nervenstämme, Plexus und Wurzeln beruhenden Anästhesien mehr oder minder intensive cutane Circulations- und Ernährungsstörungen gleichzeitig antreffen. Bei den Anästhesien durch
periphere, direct auf den Papillarkörper der Haut einwirkende

Noxen erscheint ein paralleles Befallenwerden der sensibeln, vasomotorischen und trophischen Nervenendigungen von vornherein sehr natürlich; indessen wird die Nothwendigkeit eines solchen Parallelismus einigermaassen verringert durch die Ergebnisse der Untersuchungen, welche Tomsa*) über die Structur und den Mechanismus des Hautorgans angestellt hat, wonach den verschiedenen Hautfunctionen eine gewisse Selbständigkeit durch getrennte, relativ von einander unabhängige Capillargefässbezirke gewahrt bleibt.

Von denjenigen Circulations- und Ernährungsstörungen, welche durch eine mit den sensibeln Leitungsstörungen parallele Leitungsstörung in den vasomotorischen und trophischen Bahnen bedingt sind, müssen übrigens von vornherein eine Anzahl der wichtigsten und eigenthümlichsten cutanen Nutritionsstörungen abgetrennt werden, bei welchen es sich höchst wahrscheinlich um einen entzündlichen Reizzustand im Gebiete trophischer Hautnerven, oder ihrer virtuellen Fortsetzungen im Rückenmark und Gehirn handelt. Dahin gehören namentlich gewisse Exanthemformen, Erythem, Herpes, Eczem, Pemphigus u. s. w., sowie die Fälle von sogenanntem Decubitus acutus (vgl. cutane Trophoneurosen). Diese Nutritionsstörungen werden weit häufiger bei unvollständiger als bei vollständiger Anästhesie, meist in Verbindung mit sensibeln Reizerscheinungen, besonders nach traumatischen Verletzungen, unvollständigen Continuitätstrennungen der Nervenstämme, sowie im Verlaufe entzündlicher Rückenmarks- und Gehirnaffectionen beobachtet.

Endlich können locale Ernährungsstörungen, die im Gefolge von Anästhesien vorkommen, zu den Letzteren noch in einem anderen, ebenfalls indirecten Verhältnisse stehen. Sie können nämlich dadurch bedingt sein, dass die anästhetisch gewordenen Theile äusseren Schädlichkeiten in weit höherem Grade exponirt und zur Abwehr derselben weniger befähigt sind, als im normalen Zustande. Bei Aufhebung der centripetalen Leitung kommen insbesondere auch Bewegungen in Wegfall, die, entweder durch einen Reflexmechanismus oder durch das Bewusstsein vermittelt, zur Vermeidung und Fernhaltung äusserer (z. B. traumatischer und atmosphärischer) Noxen wesentlich beitragen. Eigentlich ist also nicht sowohl die Anästhesie Ursache derartiger Ernährungsstörungen, sondern die mit der Anästhesie einhergehende Aufhebung reflectorischer oder psychomotorischer Action; was insofern von Wichtigkeit ist, als demnach auch diese Form der Ernährungsstörungen bei peripherischem, unterhalb der Abgangsstelle der entsprechenden Reflexbögen befindlichem Ursprunge der Anästhesie günstigere Entstehungsmomente vorfindet. Ein allerdings zweifelhaftes Beispiel der auf solche Weise bedingten Dystrophien bietet uns die im Gefolge von Trigeminus-Anästhesien auftretende, sogenannte Ophthalmia neuroparalytica, die wir nach einzelnen älteren und neueren Beobachtern, (Snellen, Senftleben**) auf die relative Schutzlosigkeit des Auges gegenüber traumatischen und sonstigen Schädlichkeiten zurückführen müssten. In der That sehen wir auch diese consecutiven Ernäh-

---

*) Zur Anatomie und Physiologie der Haut. Archiv für Dermatologie und Syphilis, 1874.
**) Virchow's Archiv, Bd. 65, Heft 1., p. 69, 1875.

rungsstörungen des Auges vorzugsweise bei peripherischen Trigeminus-
Erkrankungen, namentlich bei Krankheitsheerden unterhalb des
Ganglion Gasseri oder bei Mitbetheiligung des Letzteren zu Stande
kommen, weit seltener dagegen bei höher aufwärts gelegenen Verletzungen der Trigeminus-Faserung und ihrer virtuellen Fortsätze;
eine Thatsache, die allerdings auch noch anderweitige Erklärungen
zulässt. Aehnliche Anschauungen sind übrigens auch hinsichtlich
des Zustandekommens mancher ulcerativen Vorgänge, besonders an
den Endgliedern der Extremitäten, nach Nervenverletzungen, sowie
der Mutilationen bei Lepra anaesthetica, Pemphigus gangraenosus
u. s. w. aufgestellt worden.

Allgemeine Pathogenese und Aetiologie. Eine Reihe
von Agentien veranlassen, bei directer örtlicher Application auf
die Haut, Hypästhesie oder Anästhesie im Bereiche der getroffenen
Hautnervenenden, welchen wir daher einen im engeren Sinne peripherischen Ursprung zuschreiben dürfen.

Zu diesen Agentien gehört in erster Reihe die Kälte oder,
richtiger gesagt, die locale Wärmeentziehung. Die sensibilitätsvermindernde Wirkung derselben wird sowohl durch das physiologische Experiment, als durch die pathologische und therapeutische
Erfahrung bestätigt. Methodisch auf einen Körpertheil localisirte,
selbst flüchtige und leichtere Formen der Wärmeentziehung bedingen
eine mehr oder minder intensive Herabsetzung des Tastsinns und
des cutanen Gemeingefühls an der lädirten Hautstelle. Schon Weber
hat gezeigt, dass durch Einwirkung eines dem Nullpunkte nahen
Kältegrades auf das Tastorgan Druck- und Temperatursinn eine
Abstumpfung erfahren. Ich habe bei localer Application von Eis
an verschiedenen Hautstellen auch zum Theil sehr erhebliche, messbare Verminderungen des Raumsinns, sowie der electrocutanen Sensibilität nachweisen können. Ebenso wird der Temperatursinn durch
die örtliche Application von Eis oder künstlichen Kältemischungen
bedeutend vermindert. Das cutane Gemeingefühl scheint bei diesen
Versuchen relativ weniger oder langsamer abgeschwächt zu werden,
als der Raumsinn und die verschiedenen Tastsinnsqualitäten; doch
kann bei entsprechend prolongirter Kälteapplication eine so beträchtliche Hypalgesie der Haut eintreten, dass man dieselbe bekanntlich
sogar mit Erfolg zur Vornahme schmerzhafter Operationen an den
äusseren Theilen verwerthet hat. Noch wirksamer ist zur raschen
Herbeiführung cutaner Hypalgesie und Analgesie die Irrigation der
Haut mit Aether oder ähnlichen, bei gewöhnlicher Temperatur rasch
verdunstenden Substanzen (z. B. Alcohol von −5°, nach Horvath).
Die örtliche Application eines continuirlichen Aetherstrahles (Aetherdouche) mittelst des Richardson'schen Spray-producer oder anderer
Zerstäubungsapparate erzeugt, in Folge der energischen Abkühlung,
eine bedeutende Abstumpfung des Tastsinns und des cutanen Gemeingefühls; bei prolongirter Application kommt es vorübergehend
zu fast vollständiger Analgesie, der jedoch oft schmerzhafte, paral-

gische Sensationen in dem getroffenen Hautstück ziemlich lange voraufgehen.

Nach Letamendi*) kann man den Eintritt wirklicher Analgesie sehr beschleunigen, wenn man, nach etwa zweiminutenlanger Application der Aetherdouche, im Centrum der geröthetcn Zone die Epidermis ein wenig einschneidet; an die Stelle der Hyperämie soll dann plötzlich eine vom Centrum nach der Peripherie rasch fortschreitende örtliche Anämie treten, welche gleichzeitig mit einer vollständigen Aufhebung der Sensibilität in den plötzlich blutleer gewordenen Hautbezirken einhergeht.

Diesen experimentellen Ergebnissen entsprechen auch die pathologischen Thatsachen. Hautstellen, welche bei strenger Kälte längere Zeit unbedeckt der Luft ausgesetzt gewesen sind, können bekanntlich so unempfindlich werden, dass schmerzhafte Reize, tiefe Nadelstiche etc. gar nicht mehr zur Empfindung gelangen. Jeder hat zur Winterzeit an den Fingern, am Handrücken, wohl auch im Gesicht, an Nase, Ohren, Lippen etc. derartige Erfahrungen anstellen können. Diese Anästhesien sind bei den gewöhnlichen Einwirkungen der kalten Atmosphäre in unseren Climaten so leichter und vorübergehender Natur, dass sie meist nicht Object therapeutischer Beobachtung werden. Dagegen entwickeln sich unter bestimmten, ebenfalls hierhergehörigen Einflüssen, z. B. durch kalte Zugluft, Stehen in kaltem Wasser, Liegen oder Uebernachten auf kaltem Fussboden, zuweilen schwerere und hartnäckigere Empfindungsstörungen, die man als „rheumatische Anästhesien" (richtiger „Erkältungs-Anästhesien") bezeichnet. Bei den eigentlichen Erfrierungen der Theile, welche durch die höheren Grade örtlicher Kältewirkung entstehen, müssen natürlich, wenn die Necrobiose sich auf die tieferen Schichten der Haut und den Papillarkörper erstreckt, complete cutane Anästhesien im Umfange der betroffenen Stelle zurückbleiben.

Wie die Kälte, so erzeugen auch hohe, die Blutwärme übersteigende Temperaturgrade bei Berührung mit der Haut negative Veränderungen der Sensibilität, namentlich des Tastsinns. Weber hat dies in Bezug auf Druck- und Temperatursinn für Wärmegrade, welche sich 41° R. nähern, experimentell erwiesen. Bei sehr hohen Hitzegraden, welche das Cutisgewebe chemisch zerstören, kann gerade wie bei tiefgreifenden Erfrierungen complete Anästhesie folgen.

Diesen thermischen Noxen analog wirken auch gewisse chemische Agentien, deren Einwirkung auf die Haut man insgemein als „reizend" oder „ätzend" bezeichnet. Man ist auf die pathogenetische Bedeutung dieser Agentien wohl besonders aufmerksam gemacht worden durch die Anästhesien, welche Romberg an den Händen und Vorderarmen von Wäscherinnen beobachtete, und als deren unzweifelhafte Ursache sich die Einwirkung der zum

---

*) Un pas vers la résolution du problème de l'anesthésie locale. Mém. adr. au 4 congrès méd. international à Bruxelles. Barcelona, 1875.

Waschen benutzten Lauge auf die afficirten Hautpartien heraus-
stellte. Diese Anästhesien kommen auch in gleicher Weise da vor,
wo als rasches Reinigungsmittel die Soda- und Chlorkalklösungen
eingeführt sind. Nachtheilig unterstützend wirkt dabei wahrscheinlich auch das heisse Wasser, welches die allgemeinen Bedeckungen
auflockert und die Nervenenden so dem Einflusse jener Stoffe zugänglicher macht. Nothnagel hat die Ursache dieser Anaesthesia lavatricum in einem durch die Kälte, das häufige Eintauchen
in kaltes Wasser bedingten Gefässkrampfe, also in einer arteriellen
Anämie der Theile zu finden geglaubt. Ich habe zwar auch Fälle
beobachtet, in denen die Anästhesie mit intermittirenden Anfällen
von Gefässkrampf (Erblassen der Theile und Temperaturabnahme)
complicirt war; jedoch kann ich diesen paroxysmenweise auftretenden und vorübergehenden Gefässkrampf nicht als die Ursache
der Anästhesie ansehen, da letztere auch während der Intervalle
fortdauerte, in denen Färbung und Temperatur der Theile normal
waren.

Der Lauge ähnlich scheinen auch verschiedene andere Substanzen, z. B. Essigsäure, zu wirken. So beobachtete v. Baerensprung, als er seine Finger wiederholt und anhaltend mit concentrirter Essigsäure benetzt hatte, mehrere Tage lang eine Abstumpfung des Tastsinns, so dass er mit den Fingerspitzen warm und
kalt nicht unterscheiden und eine Feder nicht halten konnte, obwohl er ein lebhaftes Brennen an den Fingern verspürte. Aehnliches beobachtete Wittmaack nach wiederholtem Befeuchten der
Finger mit Aqua regia. Die Haut wurde so empfindungslos, dass
er es in keiner Weise wahrnahm, wenn er eine Feder oder einen
anderen Gegenstand erfasste. In diesem Zustande verblieb die Haut
3—4 Tage lang, aber noch nach 8 Tagen hatte sich das normale
feine Gefühl nicht wieder hergestellt. Das Gefühl des Schmerzes
hatte sich während dieser ganzen Zeit nicht verloren, im Gegentheil
wurde, namentlich in den ersten Tagen, ein sehr lästiges Prickeln
und Brennen empfunden. — Weit intensiver wirkt als örtliches
Anaestheticum die Carbolsäure, so dass dieselbe bei geeigneter
Concentration sogar zur schmerzlosen Ausführung chirurgischer Eingriffe benutzt werden kann. A. H. Schmidt konnte nach Application von 85 pCt. Carbolsäure am Vorderarm die ganze Dicke der
Haut durchschneiden, ohne dass auch nur die Berührung des Messers
gefühlt wurde; noch drei Stunden später wurden Nadelstiche nicht
wahrgenommen. Bekanntlich wird auch bei der gegenwärtig so
verbreiteten operativen Anwendung des Carbol-Spray häufig eine
nicht unbeträchtliche Abstumpfung der Sensibilität in den irrigirten
Theilen beobachtet.

Wie durch chemische Agentien, so können auch durch electrische
Ströme bei gewissen Anordnungen negative Veränderungen der Hautsensibilität
hervorgebracht werden. Nadedja Suslowa constatirte besonders Verminderung des Berührungsgefühls und des Raumsinns. Wurden sehr schwache Inductionsströme auf die Dorsalfläche der Hand geleitet, so wurde zwischen den

Electroden die Berührung mit einem Haare nicht wahrgenommen (selbst bei so schwachem Strome, dass dieser an sich keine Empfindung erregte). Wurden die von einander isolirten Spitzen eines Cirkels mit den Polen einer Inductionsspirale verbunden, so mussten die Cirkelspitzen weiter von einander entfernt werden, um noch getrennt wahrgenommen zu werden; und zwar um so weiter, je stärker der Strom war. Auch an der Anode des constanten Stroms zeigte sich die Empfindlichkeit für Berührung mit einem Pinsel, sowie das Kältegefühl verringert, während beides an der Kathode erhöht war. Wurde der Strom in Längsrichtung durch den Arm geleitet, so war auch die Feinheit des Raumsinns an der Kathode erhöht, an der Anode verringert. — Zu ähnlichen Resultaten kam neuerdings Anna Serebrenni*) bei Prüfung des Einflusses von Hautreizen (Sinapismen) auf die Sensibilität der Haut. Sowohl der Ortsinn, wie das cutane Gemeingefühl (Schmerzempfindung) erfuhren eine Verminderung, und zwar nicht bloss an der Applicationsstelle selbst, sondern auch in näherer und entfernterer Umgebung derselben: jedoch war die Verminderung in allen Fällen eine äusserst geringe.

Die subcutane Injection gewisser Narcotica, namentlich des Morphium und Atropin, hat, abgesehen von der allgemeinen Wirkung, eine vorzugsweise örtliche Abstumpfung der Hautsensibilität zur Folge, was jedoch neuerdings von Hilsmann bestritten wird. Saponin wirkt, nach den bekannten Versuchen von Pelikan und H. Koehler, bei niederen Thieren in hohem Grade örtlich anästhesirend; bei den höheren Thieren und beim Menschen wird diese Wirkung durch die örtlichen Reizeffecte verdeckt und beeinträchtigt.

Oertliche Anomalien der Blutcirculation können auf die Hautsensibilität nach verschiedenen Richtungen störend einwirken. Alsberg hat über den Einfluss örtlicher Anämie und Hyperämie auf Raum- und Temperatursinn an der Vola manus und Planta pedis Versuche angestellt. Die Anämie wurde durch Hochlegen der Extremitäten, die Hyperämie durch Umwickelung einer Aderlassbinde erzeugt. Es ergab sich, dass sowohl im anämischen wie im hyperämischen Zustande überall, mit Ausnahme derjenigen Stellen, wo die Haut durch Aponeurosen straff gespannt ist, und der Endphalangen der Finger, wo die Empfindlichkeit zu gross ist, um Unterschiede merkbar zu machen, eine Verminderung des Raumsinns stattfand, als deren Ursache Alsberg die Spannungsverminderung der Haut ansieht. Der Temperatursinn wurde durch Hyperämie um 0,2 – 0,3°C. (am Zeigefinger) abgestumpft, durch Anämie dagegen um 0,1 – 0,3°C. gesteigert. — Den durch örtliche Anämie und Hyperämie oder Stase erzeugten Hyperästhesien müssen auch wohl die sensibilitätsvermindernden Wirkungen localer Wärmeentziehung und mancher toxischen Substanzen (z. B. des Ergotin) vorzugsweise beigezählt werden. Höhere Grade örtlicher Anämie, wie sie durch Verminderung oder Abschluss der arteriellen Blutzufuhr bedingt werden, können unzweifelhaft schwere und andauernde Störungen der Hautsensibilität nach allen Richtungen zur Folge haben. Zahlreiche Experimente ergeben, dass sowohl bei kaltblütigen als warmblütigen Thieren nach Unterbindung des Hauptarterienstammes einer Extremität die Sensibilität derselben allmälig sinkt, ohne

---

*) Ueber den Einfluss der Hautreize auf der Sensibilität der Haut. Diss. Bern, 1876.

übrigens in der Regel ganz zu verschwinden. Dasselbe wird durch pathologische Beobachtungen am Menschen bestätigt; wir sehen sowohl nach Unterbindung grösserer Arterienstämme, wie auch im Gefolge ähnlich wirkender Krankheitszustände (Thrombosen, Embolien, Aneurysmen u. s. w.) Anästhesien der zugehörigen Hautprovinz auftreten, und in dem Maasse verschwinden, wie die Circulation durch Wegbarmachung des verstopften Gefässes oder durch Collateralen wiederhergestellt wird.   Auch bei Anwendung des Esmarch'schen Verfahrens zur unblutigen Operation an den Gliedmaassen hat man wiederholt so bedeutende Abstumpfungen der Sensibilität beobachtet, dass einzelne Chirurgen (Girard, Hélot) sogar grössere Operationen auf diese Weise schmerzlos ausgeführt haben wollen; ein Erfolg, den allerdings andere Operateure (Billroth) nicht bestätigen konnten.

Endlich kommen circumscripte Anästhesien vielfach in Verbindung mit exanthematischen Hautaffectionen vor, ohne dass man freilich mit Bestimmtheit in solchen Fällen die Abhängigkeit der Anästhesie von der Hautaffection und überhaupt den rein örtlichen Ursprung der ersteren nachweisen könnte.   Einen interessanten Fall der Art hat Veiel unter dem Namen: „Maculae anaestheticae seu Paralysis cutis circumscripta multiplex" beschrieben. Hier traten bei einer tuberculösen jungen Dame zuerst im Gesicht, dann an den Extremitäten, sowie auch am Rumpf, nach und nach sehr zahlreiche, rundliche, bläulich-rothe Flecken von erweiterten Capillargefässen hervor, die sich durch vollkommene Unempfindlichkeit auszeichneten; auch die stärksten Hautreize (electrischer Pinsel u. s. w.) wurden daselbst nicht empfunden. In diesem Falle war die örtliche Anästhesie wahrscheinlich die Folge der multiplen Gefässectasien. Unter den eigentlichen Exanthemen sind nach den Untersuchungen von Rendu u. A. Eczem, Psoriasis, Lichen häufig mit Herabsetzung des Tastsinns bei intacter Schmerzempfindung verbunden, während bei frischen Hautentzündungen, Erythem, Erysipel u. s. w. nicht selten Verminderung des Temperatursinns neben cutaner Hyperalgie vorzukommen scheint. Eine eigene Stellung nimmt, wie wir schon früher gesehen haben, der Herpes Zoster ein, der nicht selten mit Anästhesie oder Hypästhesie der zwischen den Bläschengruppen liegenden Hautbezirke einhergeht. Es ist sehr fraglich, ob diese Sensibilitätsstörungen durch den localen Krankheitsprocess in der Cutis, oder, was wahrscheinlicher, durch eine primäre Gangliitis, resp. Neuritis, die zugleich Ursache des Zoster ist, hervorgebracht werden. Es reiht sich diese Form der Anästhesie bei Zoster durch die meist voraufgehenden Hyperästhesien und die begleitenden spontanen Schmerzen der secundären Sensibilitätsverminderung an, welche man bei langdauernden Neuralgien im Hautgebiete der neuralgisch afficirten Nerven so häufig beobachtet.

Alle Läsionen, welche die Leitungsfähigkeit der sensibeln, resp. gemischten Nervenstämme und der hinteren Wurzeln herabsetzen, müssen Hypästhesie oder Anästhesie in dem entsprechenden Hautbezirke zur Folge haben. Diese Anästhesien gehören sämmtlich zur Classe der Leitungs-Anästhesien, da sowohl die peripherische Erregung wie der centrale Perceptionsvorgang ungestört vor sich gehen. Manche Agentien, welche bei localer Einwirkung auf die sensibeln Hautnervenenden peripherische Anästhesien hervorrufen, können auch durch Einwirkung auf sensible Nervenstämme die Leitungsfähigkeit in denselben herabsetzen. Dies gilt z. B. von der Kälte. Taucht man den Ellbogen in ein Gemisch von gestossenem Eise und Wasser, oder applicirt man einen Eisbeutel über dem Stamm des N. ulnaris, so tritt im ganzen Hautbezirke des letzteren eine Abstumpfung der Sensibilität ein, und zwar sowohl des cutanen Gemeingefühls, wie des eigentlichen Tastsinns. Der Kälte analog verhalten sich, wie ich gezeigt habe, auch hypodermatische Injectionen von Morphium. Richtet man die Einspritzung auf einen oberflächlich liegenden Nervenstamm (z. B. N. peronaeus am Cap. fibulae), so kann die Sensibilität im ganzen Hautgebiete des N. peronaeus eine Verminderung erfahren.

Von den Nervenstämmen herrührende Anästhesien werden, abgesehen von den neuralgischen, vorzugsweise herbeigeführt durch traumatische Läsionen, wobei die sensibeln Nervenröhren durch Druck, Zerrung oder Continuitätstrennung ihre Leitungsfähigkeit einbüssen; ferner durch anderweitige mechanische Einwirkungen auf die Nervenstämme, Knochenleiden, comprimirende Geschwülste u. s. w., und durch spontane Neuritis. Zu den neuritischen Anästhesien gehören auch die schweren, mit intensiver Ernährungsstörung, Abstossung ganzer Glieder einhergehenden Formen, welche im Verlaufe der Lepra anaesthetica (nervosa, mutilans) oder Spedalskhed beobachtet werden. (Vgl. Trophoneurosen.)

Die vom Rückenmark ausgehenden Anästhesien tragen insgesammt den Charakter von Leitungs-Anästhesien, da innerhalb des Rückenmarks die sensibeln Fasermassen noch auf dem Wege zu ihren centralen Endigungen, den Perceptionsapparaten der Empfindung, begriffen sind. Zwar sehen wir einen grossen Theil der hinteren Wurzelfaserung, wenigstens im ganzen Dorsalmark, mit den als Clarke'sche Säulen (Stilling'sche Kerne) bezeichneten Zellengruppen der Hinterhörner im Zusammenhang stehen. Allein wir können diese Zellen und die ihnen muthmasslich entsprechenden der Medulla oblongata nicht als centrale Endstätten, nur als in die Leitung eingeschaltete ("Relai-Batterien"), zu Commissuren oder zu reflectorischer Verbindung mit den vorderen Wurzeln und mit Zellen der Vorderhörner dienende Apparate betrachten. Für die Entstehung der vom Rückenmark ausgehenden Anästhesien sind die graue Substanz, die Hinterstränge und nach neueren Versuchen auch ein Theil der Seitenstränge zu berücksichtigen. Die

speciellen Functionen dieser Theile bei der Fortleitung der sensibeln
Erregungen im Rückenmark sind seit langer Zeit Gegenstand einer,
leider noch immer nicht endgültig geschlichteten Controverse. Es
lässt sich nicht vermeiden, hier wenigstens die Hauptrichtungen
kurz anzudeuten. Während nach der ursprünglichen Lehre von
Longet die Hinterstränge allein Leiter der Empfindungen zum
Gehirn darstellen, haben Brown-Séquard und Stilling den
Hintersträngen diese Function ganz absprechen wollen und dieselbe
ausschliesslich der grauen Substanz, resp. den hinteren Abschnitten
derselben, vindicirt. Schiff dagegen erklärte sowohl die Hinterstränge als die graue Substanz für empfindungsleitend — beide jedoch in sehr verschiedenem Sinne. Die graue Substanz vermittelt
nach ihm ausschliesslich die Leitung von Gemeingefühlen, während
die eigentlichen Tasteindrücke in den Bahnen der Hinterstränge
fortgepflanzt werden; die graue Substanz ist zugleich, ohne selbst
empfindlich zu sein, nach allen Richtungen leitend (ästhesodisch).
Damit sind auch die Versuchsergebnisse von Danilewsky, Sanders-Ezn u. A. im Ganzen übereinstimmend. Neuerdings hat
Schiff[*]) seine Theorie in einzelnen Punkten modificirt und ver-
vollständigt; während er dabei stehen bleibt, dass Zerstörung der
Hinterstränge im Dorsalmark und in den unteren Abschnitten des
Cervicalmarks definitiven Verlust der Tastempfindung zur Folge
hat, gilt dagegen nicht dasselbe für Lumbalmark und oberes Cer-
vicalmark; hier scheinen vielmehr die Seitenstränge an Stelle der
Hinterstränge die Leitung eines überwiegenden Theils der Tasteindrücke zu übernehmen. Zerstörung der lumbalen Seitenstränge
hat Tastsinnsverlust der hinteren Extremitäten, Zerstörung der lumbalen Hinterstränge dagegen ausschliesslich Tastsinnsverlust an der
Analgegend und den Genitalien zur Folge. Mit diesen Befunden
lassen sich auch zum Theil die Angaben von Sanders-Ezn und
von Woroschilof vereinigen; jener lässt die Tastnerven der hinteren Extremitäten bei Kaninchen und Hunden erst in der Höhe
des vorletzten oder drittletzten Brustwirbels in die Hinterstränge
eintreten; nach Woroschilof ist Durchschneidung der Hinterstränge, ja sogar der ganzen grauen Substanz im Lumbaltheil bei
Kaninchen ohne Einfluss auf die Sensibilität, wogegen Durchschneidung der beiden Seitenstränge allein Aufhebung der Sensibilität
(resp. Reflexerregbarkeit) in den Hinterextremitäten. Durchschneidung eines Seitenstranges verminderte Sensibilität der entgegengesetzten und gesteigerte Sensibilität derselben Seite zur Folge hat.
Diese Eigenthümlichkeiten des Faserverlaufes im Lumbaltheil und
Cervicaltheil scheinen damit zusammenzuhängen, dass die Empfindungsnerven der hinteren Extremitäten erst weit oberhalb ihrer
Eintrittsstellen, im Dorsalmark, die der vorderen erst in der

---

*) Vgl. besonders Cenno sulle ricerche fatte del prof. M. Schiff etc.
(relazione del dottore A. Mosso. Estratto del giornale „la nazione" 1872).

Medulla oblongata mit gangliösen Elementen (Clarke'sche Säulen; Ganglia postpyramidalia) in Verbindung gesetzt werden.

Den obigen Erörterungen zufolge muss nach der Schiff'schen Theorie quere Zerstörung der gesammten grauen Substanz einen completen Verlust des Gemeingefühls, cutane Analgie, in den abwärts gelegenen Körpertheilen bedingen, während der Tastsinn derselben keineswegs beeinträchtigt zu sein braucht. Ist die graue Substanz nicht auf dem ganzen Querschnitt, sondern nur in einem Theile desselben zerstört, an irgend einer Stelle also die Continuität der Leitung noch ununterbrochen, so kann es nicht zu vollständiger Analgie kommen, weil durch die erhaltene Brücke die Erregungen nach allen Seiten hin fortgepflanzt werden. Als anatomisches Substrat dieses allseitigen Leitungsvermögens wurden von Schiff anastomosirende Netze von Nervenkörpern der grauen Substanz, welche zu diesem Zwecke auf dem ganzen Querschnitt derselben ausgebreitet sein müssten, betrachtet. Der von Gerlach geführte Nachweis eines engmaschigen Netzes von Primitivfasern, die einerseits mit Ausläufern von Ganglienzellen, andererseits mit den eintretenden Wurzeln zusammenhängen, kommt dieser Hypothese zu Hülfe; dieselbe bedarf jedoch wegen der theilweisen Kreuzung der sensibeln Leitung im Rückenmark noch einer Modification und Erweiterung, auf welche wir sogleich zurückkommen.

Die Schiff'sche Lehre, welche mir wenigstens mit ihren neueren Berechtigungen und Ergänzungen als die den physiologischen und pathologischen Verhältnissen entsprechendste erscheint, nothigt uns keineswegs — wie es den Anschein haben könnte — zu der Annahme getrennter peripherischer Leitungsbahnen für die reinen Gefühlseindrücke und für die den Specialsinn (Tastsinn) betreffenden Eindrücke. Vielmehr können wir uns die Leitung durch die graue Substanz als eine mit viel grösserem Widerstande versehene Nebenschliessung vorstellen, welche daher bei mässigen Erregungen nicht wesentlich in Betracht kommt und die von der Hauptleitung (Hinterseitenstrang) vermittelte räumliche Wahrnehmung nicht merklich beeinträchtigt. Bei sehr gesteigerten Erregungen oder bei Störungen resp. Unterbrechungen der Hauptleitung wird dagegen die Dichtigkeit der in der Nebenschliessung circulirenden Stromzweige entsprechend erhöht, und es muss sich die Erregung dann aus schon früher erörterten Gründen in der Form des Gemeingefühls, als Schmerz, im Bewusstsein kundgeben.

Die Annahme einer allseitigen Leitung der Empfindungseindrücke in der grauen Substanz muss insofern einer Einschränkung unterliegen, als sonst die Entstehung gekreuzter Empfindungslähmungen bei halbseitigen Zerstörungen des Rückenmarks oder der grauen Substanz unerklärlich sein würde. Dass eine theilweise Kreuzung der Empfindungsbahnen schon im Rückenmark stattfindet, ist ein durch viele Thierversuche (besonders bei Kaninchen und Hunden, weniger bei Katzen) nachgewiesenes und auch durch pathologische Beobachtungen am Menschen vielfach bestätigtes Factum. Zur Erklärung desselben nimmt Schiff an, dass eine sehr schmale Randzone grauer Substanz jeder Rückenmarkshälfte nur mit den sensibeln Nerven der gegenüberliegenden, nicht aber mit denen derselben Körperhälfte in Verbindung steht. Es müssten demnach auf jeden Querschnitt der grauen Substanz zwei anastomosirende Netze von Nervenkörpern, für jede der beiden Körperhälften, angeordnet sein, und diese beiden Netze sich mit ihren Randzonen nicht ganz vollständig decken, sondern jederseits in gekreuzter Richtung ein wenig überragen.

Die pathologischen Thatsachen entsprechen im Allgemeinen
weder der Longet'schen noch der Brown-Séquard'schen (und
Stilling'schen) Theorie: wir sehen Anästhesien zuweilen bei reinen
Degenerationen der Stränge, zuweilen auch bei isolirten Degenerationen der grauen Substanz auftreten. Derartige Befunde haben
freilich nur dann etwas Beweisendes, wenn die Integrität der, die
Hinterstränge und die Hinterhörner der grauen Substanz durchsetzenden, hinteren Wurzelfasern und ihrer peripherischen Fortsetzungen erwiesen ist, da die Anästhesie sonst theilweise auf
Rechnung der gleichzeitigen Degeneration in der radiculären Faserung gesetzt werden könnte. In der Regel geben die anatomischen
Befunde über die in Rede stehenden Fragen schon deshalb keine
befriedigende Auskunft, weil entweder die Veränderungen nicht genügend isolirt sind, von den Hintersträngen auf die graue Substanz
und umgekehrt übergreifen — oder weil dieselben nicht die Totalität des Querschnitts, sei es in der grauen Substanz oder in den
Strängen, umfassen — oder endlich weil neben beschränkteren
Läsionen dieser Rückenmarkstheile noch Degenerationen der hinteren Wurzeln und der peripherischen Nerven einhergehen.

Die Theorie von Schiff hat für die Pathologie vieles Ver-
lockende; namentlich würde dieselbe zahlreiche Fälle von partieller
Empfindungslähmung spinalen Ursprungs in sehr ungezwungener
Weise erklären. So kommen z. B. bei progressiver Muskelatrophie
Fälle vor, in denen Analgesie vorhanden ist mit gar keiner oder
erst später und relativ geringer Störung des Tastsinns; und bei
dieser Krankheit haben die Sectionen vielfach Degenerationen in
der grauen Substanz ohne entsprechende Veränderungen in den
Hintersträngen ergeben. Auch bei Rückenmarkscompression in
Folge von Wirbelcaries wird zuweilen bloss Analgesie, oder Analgesie mit gleichzeitiger Temperatursinnslähmung, aber ohne Betheiligung des Druck- und Ortsinns, beobachtet. Wenn man bedenkt, dass die Compression in solchen Fällen vorzugsweise auf
die vorderen Abschnitte des Rückenmarks einwirkt (weshalb oft
auch nur Paraplegien ohne Sensibilitätsstörung in den unteren Extremitäten auftreten), und dass die Hinterstränge der Compression
verhältnissmässig am leichtesten und häufigsten entgehen, so lassen
sich auch diese Befunde mit der Schiff'schen Theorie ungezwungen
vereinigen. Dasselbe gilt von manchen Formen partieller Empfindungslähmung, die im Gefolge von Hysterie oder bei Tabes dorsualis vorkommen. Namentlich finden wir bei der letzteren Krankheit, wo sich die anatomischen Veränderungen wesentlich auf die
Hinterstränge beschränken, nicht selten Integrität oder sogar excessive Steigerung des cutanen Gemeingefühls, während Druck-,
Temperatur- und Raumsinn gemeinschaftlich in hohem Grade gestört sind. Schwieriger sind dagegen die Formen partieller Tastsinnslähmung zu erklären, wie sie ebenfalls bei Spinalerkrankungen,
namentlich bei Tabes dorsualis, nicht selten angetroffen werden.

Hier bleiben einzelne Tastfunctionen, namentlich der Temperatursinn, völlig verschont; es kann sogar neben Analgesie und erheblicher Beschränkung des Druck- und Raumsinns eine abnorme Verschärfung des Temperatursinns bestehen. Eine befriedigende Erklärung dieser und verwandter pathologischer Befunde ist einstweilen nicht möglich; nur ist daran zu erinnern, dass die Tabes dorsualis sehr häufig von Rückenmarksabschnitten ausgeht, in welchen die als Clarke'sche Säulen bezeichneten Zellengruppen beim Menschen fehlen (Lumbal-, Cervicaltheil) und die Leitung der Tastempfindungen nach den erwähnten Versuchen von Schiff und Woroschilof grösstentheils durch die Seitenstränge stattfindet. Man könnte sich ferner vorstellen, dass bei nur erschwerter, aber nicht aufgehobener Leitung in den Hintersträngen gewisse, namentlich thermische Eindrücke noch als solche zur Perception gelangen, während dagegen localisirte Tastwahrnehmungen wegen verstärkter Benutzung der als Nebenleitung fungirenden grauen Substanz nicht mehr zu Stande kommen. Was die Druckempfindungen betrifft, so lässt Schiff diese überhaupt, abweichend von den übrigen Tastempfindungen, gleich den Gemeingefühlen durch die graue Substanz vermittelt werden, — eine Annahme, die insofern schwerwiegende Bedenken erwecken muss, als gerade bei den Druckempfindungen das Moment der localisirten Wahrnehmung mit dem übrigen Empfindungsinhalt eng verbunden hervortritt.

Das Verhalten der Anästhesie zur Reflexerregbarkeit kann im gegebenen Falle vielfach zur richtigen Beurtheilung beitragen. Nach den mehrfach erwähnten Experimentalergebnissen hat die Durchschneidung einer ganzen Rückenmarkshälfte (im Lumbaltheil) oder statt dessen auch nur Durchschneidung eines Seitenstranges verminderte Sensibilität und Reflexerregbarkeit auf der gegenüberliegenden, dagegen eine gesteigerte Reflexerregbarkeit der operirten Seite in den hinteren Extremitäten zur Folge. Ebenso wirkt nach Woroschilof Durchschneidung des ganzen Rückenmarks mit Ausnahme des anderen Seitenstranges oder auch nur seines mittleren Drittels. Aus diesen Versuchen scheint zu folgen, dass in den Seitensträngen sowohl reflexvermittelnde wie reflexhemmende centripetale Fasern verlaufen, und zwar scheinen jene vorzugsweise im Seitenstrange der gegenüberliegenden, diese im Seitenstrange derselben Körperhälfte enthalten zu sein. Mit diesen Ergebnissen stehen die complicirten Erscheinungen im Einklange, welche man bei einseitigen Rückenmarksverletzungen (Brown-Séquard'sche Lähmung), sowie bei einseitiger Erkrankung, besonders Sclerose der Seitenstränge vielfach beobachtet. Neben contralateraler Anästhesie und Aufhebung der Reflexerregbarkeit kann hier gesteigerte Reflexerregbarkeit und Lähmung der verletzten Seite bestehen. Zu den Symptomen gesteigerter Reflexerregbarkeit zählen u. a. die neuerdings vielbesprochenen Sehnenreflexe, welche besonders bei Rückenmarksaffectionen vorkommen.

Die spinalen Hemianästhesien unterscheiden sich durch diese Complicationen von den peripherischen, bei welchen die Reflexerregbarkeit einfach in der anästhetischen Zone vermindert sein muss, und von den cerebralen, bei welchen die Reflexerregbarkeit in der Regel intact ist. Aber auch bei bilateraler Anästhesie sind sehr verschiedene Combinationen möglich. Eine bilaterale Anästhesie der unteren Extremitäten kann z. B. verursacht werden durch gleichzeitige Compression beider Plexus sacrales in der Beckenhöhle, oder der hinteren Wurzeln der unteren Lumbal- und oberen Sacralnerven; in beiden Fällen muss mit der Hautsensibilität auch die Reflexerregbarkeit entsprechend alterirt sein. Anästhesie derselben Körpertheile kann ferner von einer Compression des Rückenmarks oder transversalen Myelitis in der Dorsalgegend abhängen; alsdann muss, neben gänzlich aufgehobener Sensibilität, intacte oder selbst gesteigerte Reflexerregbarkeit bestehen, weil die Reflexbogen schon unterhalb der Compressions- oder Erweichungsstelle, im Niveau der Lumbalanschwellung oder der untersten Dorsalzone, liegen, und überdies der beschränkende Einfluss der cerebralen und spinalen Hemmungsmechanismen durch die vorhandene Leitungsunterbrechung eliminirt wird. Endlich können Processe in beschränkten Abschnitten der Pyramidenfaserung oder des Pons möglicherweise doppelseitige Anästhesien des Unterkörpers bei normaler oder ebenfalls gesteigerter Reflexerregbarkeit zur Folge haben.

Hinsichtlich der Ausbreitung der spinalen Anästhesien ist noch zu bemerken, dass dieselben sich keineswegs über grössere Körperregionen, eine ganze Extremität u. s. w. gleichmässig zu erstrecken brauchen, sondern in localer Begrenzung auftreten können, oft den Ausbreitungsbezirken peripherischer Nervenstämme und Aeste deutlich entsprechend (z. B. im Projectionsbezirke des Ulnaris bei Integrität des Medianus und Radialis). Ferner wird dabei sehr häufig ein allmäliges Fortschreiten der Anästhesie von dem Gebiete eines Nervenstammes auf den anderen, oder ein Fortkriechen von unten nach oben, von der Peripherie zum Centrum, oder in umgekehrter Richtung beobachtet. Diese Verhältnisse hängen offenbar mit der Anordnung der sensibeln Faserbündel in den hinteren Wurzeln und ihrer spinalen Fortsetzung, resp. den damit zusammenhängenden Zellengruppen, in der Anlage der die peripherischen Projectionsbezirke repräsentirenden Empfindungsmosaik auf der Schnittfläche des Rückenmarks zusammen. Leider wissen wir darüber aus erklärlichen Gründen bisher nichts Bestimmtes.

Vom Gehirn aus können in doppelter Weise Anästhesien zu Stande kommen. Entweder werden die aufsteigenden virtuellen Fortsetzungen der sensibeln Rückenmarksnerven, die Ursprünge und centripetalen Fortsetzungen der sensibeln Hirnnerven unterhalb ihrer letzten centralen Endapparate getroffen, wobei es sich also um reine Leitungsanästhesien handelt; oder die Anästhesie geht von den centralen Endapparaten, den eigentlichen Perceptions-

organen der Empfindung aus, ist also eine im engeren Sinne centrale. Freilich begegnen uns bei der Pathogenese der cerebralen
Anästhesien ähnliche und noch grössere Schwierigkeiten, wie bei
den spinalen, da Experiment und histologische Forschung uns bisher
weder über die Leitungsbahnen der sensibeln Nerven innerhalb des
Gehirns, noch über ihre centralen Endigungen genügende Aufklärung
verschafft haben. Namentlich in Bezug auf den Sitz der letzteren
sind sehr verschiedene Meinungen geltend gemacht worden; man
ist dabei im Laufe der Zeit gewissermaassen immer höher hinauf
gestiegen, indem man successiv die Medulla oblongata, die grossen
Basalganglien, endlich die Gewölbtheile des Hirns, die graue Rindenschicht der Grosshirnhemisphären (die „empfindende Hohlkugel"
Meynert's) als Endstätte der Empfindungsnerven, resp. als Bildungsstätte der bewussten Empfindungen ansprach.

Die sensibeln Rückenmarksnerven verlaufen jedenfalls zum grössten Theil
nach vorgängiger Kreuzung in den oberen Pyramiden, im Pons und im äusseren
Theile des Hirnschenkelfusses zur gegenüberliegenden Hemisphäre des Grosshirns. Die Bedeutung des in den Funiculi graciles und cuneati zum Kleinhirn gelangenden Antheils der Hinterstränge ist wohl wesentlich in der Vermittelung coordinatorischer Vorgänge (Zuleitung der das Gleichgewicht u. s. w.
bewirkenden Eindrücke) zu suchen. Die ehedem als centrale Endigungen der
Empfindungsnerven betrachteten Zellenhaufen der Medulla oblongata, die Clarkeschen Ganglia postpyramidalia (Ganglion restiforme), die sensibeln Hirnnervenkerne stehen offenbar in einer analogen Beziehung zu den sensibeln Wurzelfasern des Cervicaltheils und den aus der Medulla oblongata selbst entspringenden sensibeln Nerven, wie die Clarke'schen Säulen zu den sensibeln Wurzelfasern des Lumbal- und Dorsalmarks. Was den weiteren Verlauf des sensibeln
Antheils der Pedunculi cerebri betrifft, so müssen wir die centripetale Bahn
derselben beim Menschen anscheinend durch das hintere Drittel der inneren
Capsel und die angrenzenden Partien des Stabkranzes zu gewissen Abschnitten
der Grosshirnrinde vermuthen. Bekanntlich sind nach der Hypothese Meynert's
die kleinen körnerartigen Elemente der vierten Rindenschicht, welche mit den
Zellen der sensibeln Nervenkerne der Medulla oblongata und des Rückenmarks
übereinstimmen, als sensible Endapparate zu betrachten, obwohl directe Verbindungen derselben mit den im Stabkranz enthaltenen Projectionsfasern bisher
nicht vorliegen. In besonders grosser Zahl finden sich nun die in Rede stehenden kleinzelligen Elemente an der Spitze des Occipitalhirns, in der Umgebung
des Sulcus hippocampi, wo drei Schichten solcher körnerzellen vorhanden sind.
Für die Auffassung dieses Rindenterritoriums als eines sensibeln Centralorgans
spricht ausserdem der Umstand, dass die in der oberen Pyramidenkreuzung und
den äusseren Fasern des Pedunculus verlaufenden Fortsetzungen der spinalen
Hinterstränge hierher verfolgt werden können, sowie auch die ebendahin gerichtete Ausbreitung der Gratiolet'schen Sehstrahlungen. Leider sind wir
über den centralen Verlauf der sensibeln Trigeminusfasern — abgesehen von
den functionell zweifelhaften Beziehungen derselben zum Kleinhirn — noch
gänzlich ununterrichtet.

Cerebrale Leitungs-Anästhesien im Gebiete der sensibeln Rückenmarksnerven können demnach zunächst in den empfindungsleitenden
Abschnitten der Medulla oblongata (Pyramiden), im Pons und im
äusseren Theile des Hirnschenkelfusses ihren Ausgangspunkt haben.
Dazu können sich Leitungs-Anästhesien im Gebiete der sensibeln
Hirnnerven, von den Kernen der Medulla oblongata und ihren virtuellen centripetalen Fortsetzungen im Pons aus, gesellen. Von

den höher aufwärts gelegenen Hirntheilen sind es vorzugsweise bestimmte Abschnitte der Centralganglien und der grossen Hemisphären, deren Läsionen mit mehr oder minder umfangreichen Störungen der cutanen Sensibilität — und zwar stets auf der gegenüberliegenden Körperhälfte — einhergehen. Dahin gehören die
obere äussere Gegend des Thalamus, das dritte Glied des Linsenkerns, der hintere (zwischen Linsenkern und Sehhügel gelegene)
Abschnitt der Capsula interna, der benachbarte Theil vom Fusse
des Stabkranzes und ein Theil der anstossenden Partie des Marklagers vom Oberlappen. Isolirte Heerdaffectionen, besonders circumscripte Hämorrhagien des hinteren Drittels der inneren Capsel,
scheinen namentlich dem von Charcot beschriebenen Symptomencomplex vollständiger Hemianästhesie mit posthemiplegischer (seltener prähemiplegischer) Chorea bei Kindern und Erwachsenen zu
Grunde zu liegen. Hier ist wahrscheinlich auch der Ausgangspunkt
der hysterischen Hemianästhesie. Auch diese bildet im Verein mit
gleichzeitigen Motilitätsstörungen (Contracturen und vorübergehenden
Paresen) ein fast typisches Krankheitsbild, wobei auffälligerweise
der Anästhesie der äusseren Theile, zuweilen auch der Sinnesorgane, eine Hyperästhesie einzelner innerer Organe (Ovarial-
Hyperästhesie, Ovarialgie) auf der anästhetischen Seite entspricht.
Nicht minder bemerkenswerth ist, dass wir auch bei solchen cerebralen Anästhesien, deren Sitz entweder in die Centralganglien oder
in die Grosshirnhemisphären zu verlegen ist, partiellen Empfindungslähmungen begegnen, z. B. Analgesie und Aufhebung des Temperatursinns bei intactem Druck- und Ortsinn, oder umgekehrt. An
eine räumliche Trennung der Bildungsstätten der Druck- und Ort-
empfindungen und der Temperaturempfindungen ist dabei nach den
früheren Erörterungen über diesen Gegenstand nicht nothwendig zu
denken.

Die mehr transitorischen Anästhesien, welche unmittelbar nach
apoplectischen Hemiplegien durch Hämorrhagie der Centralganglien
beobachtet werden, sind als Folgen der Raumbeschränkung, durch
Rückwirkung auf die angrenzenden Theile der inneren Capsel, des
Marklagers u. s. w. aufzufassen. Von den cutanen Anästhesien
der Epileptischen, Kataleptischen, Geisteskranken ist ein grosser
Theil jedenfalls cerebralen, vielleicht corticalen Ursprungs. Am
entschiedensten gilt letzteres von den Anästhesien mancher Geisteskranken, besonders der Melancholischen, Delirantien u. s. w., bei
denen zu den Störungen der Perception Störungen der appercipirenden Hirnthätigkeit (Illusionen) hinzutreten, indem die Kranken
z. B. durch Anästhesie einzelner Gliedmaassen zu der Meinung,
diese Gliedmaassen verloren zu haben, inducirt werden. Cutane
Analgesien sind bei geisteskranken Selbstmördern und Selbstver-
stümmlern nicht selten in hohem Grade entwickelt. In weiterer
Consequenz kann sich mit allgemeiner Aufhebung der Sensibilität
Verlust des Bewusstseins der eigenen Persönlichkeit, somit der

höchste Grad psychischer Anästhesie, verbinden. Uebrigens wird auch bei den Anästhesien Geisteskranker vielfach Analgesie ohne Tastsinnslähmung, oder auch nur partielle Analgesie für einzelne Reize (z. B. für Stechen, Kneipen, Brennen, aber nicht für den Reiz des electrischen Pinsels) beobachtet.

Den cerebralen und speciell den im engeren Sinne centralen Anästhesien lassen sich eine grosse Anzahl toxischer, d. h. durch chemische, von aussen auf verschiedenem Wege dem Organismus zugeführte Agentien entstandener Anästhesien anreihen. Dahin gehören vor Allem die eigentlichen Anaesthetica, besonders eine grosse Anzahl der als solche gebräuchlichen Aethyl-, Methyl- und Amylpräparate (Chloroform, Aethyl-, Methyl- und Amyläther, Aethylchlorür, Aethylenchlorid und Aethylidenchlorid, Methyl- chlorür, Methylenchlorid, Amylen) und andere Derivate der Al- coholradicale und Hydrüre, ferner auch Schwefelkohlenstoff und Stickstoffoxydul. Alle diese Substanzen finden bekanntlich vor- zugsweise auf dem Wege der Inhalation Anwendung zu allgemeiner Anästhesirung; die mit niedrigem Siedepunkte versehenen flüssigen Anaesthetica, sowie ausserdem die Kohlensäure, können aber auch bei geeigneter Application eine bloss locale Anästhesirung hervor- rufen.

Ueber die allgemeine anästhesirende Wirkung der genannten Flüssigkeiten und Gase lässt sich zur Zeit noch keine völlig be- friedigende Vorstellung bilden. Zwar wissen wir von der Mehrzahl derselben, dass sie zuerst die Functionen der sensibeln Nervencentra und bei fortschreitender Vergiftung auch die der motorischen und Reflexcentra allmälig vernichten; ob dies aber in Folge verminderter Sauerstoffzufuhr geschieht (wie Snow, Sansom u. A. meinen), und ob die verminderte Sauerstoffzufuhr ihrerseits Folge einer Ge- staltveränderung, resp. Auflösung der rothen Blutkörperchen sei, wie sie bei directer Einwirkung von Chloroform auf Blut statt- findet, ist in hohem Grade fraglich. Dagegen spricht, dass, wie Bernstein gezeigt hat, auch blutleer gemachte und mit Kochsalz- lösung ausgespritzte Frösche, wiewohl langsamer, der Chloroform- vergiftung erliegen; noch mehr aber die neuerdings von Claude Bernard nachgewiesene Wirkung des Chloroforms und anderer An- aesthetica auf die Functionen der Pflanzenzellen. Danach müssen wir wohl eine, vor der Hand nicht näher präcisirbare che- mische Action der Anaesthetica auf das thierische und pflanzliche Protoplasma überhaupt annehmen, und bei der allgemeinen An- ästhesirung das Protoplasma der Nervenkörper als das vorzugsweise Substrat jenes chemischen Vorganges betrachten.

Richardson hat zu zeigen versucht, dass das anästhesirende Vermögen der kohlenstoffhaltigen (d. h. — mit Ausnahme des Stickoxyduls — aller) An- aesthetica mit ihrer Dampfdichte und der davon abhängigen Diffusibilität in Verbindung stehe, und dass daher diese Substanzen theils durch Wasserentzie- hung, theils auch durch den, in Folge ihrer Expansion ausgeübten Druck auf die Nervenmasse des Gehirns einwirken. Substanzen, welche eine sehr geringe

Dampfdichte mit sehr niedrigem Siedepunkt vereinigen, sind jedoch zur allgemeinen Anästhesirung weniger brauchbar, wie z. B. das Verhalten des Aethers dem Chloroform gegenüber beweist. Umgekehrt sind Körper von sehr niedrigem Siedepunkte und geringer Dampfdichte, wie eben der Aether, wegen der intensiveren Verdunstung zur localen Kälteerzeugung und Anästhesirung ganz besonders verwendbar.

An die eigentlichen Anaesthetica reihen sich die vorzugsweise als Hypnotica und Anodyna oder Sedativa geltenden Substanzen, wohin die schon früher aufgeführten narcotischen Alcaloide, ferner Chloralhydrat, Crotonchloral, Blausäure, sowie auch die Präparate einiger Metalle (Zink, Wismuth u. s. w.) gezählt werden. Die innere und subcutane Anwendung der narcotischen Opium-Alcaloide bewirkt schon in Dosen, welche keine Hypnose zur Folge haben, eine Abstumpfung der Hautsensibilität, und zwar nicht bloss des Gemeingefühls, sondern auch des Tastsinns, wie zuerst Lichtenfels durch Raumsinnsmessungen gezeigt hat. Chloralhydrat erzeugt erst in grösseren Dosen eine Herabsetzung der Sensibilität und Reflexaction; Crotonchloral scheint zuerst auf die sensibeln Hirnnerven anästhesirend zu wirken. Alle diese Anästhesien, sowie auch die unter dem Einflusse des chronischen Alcoholismus auftretenden cutanen Analgesien sind offenbar vorwiegend cerebralen Ursprungs. Dagegen scheinen einige andere medicamentöse und toxische Substanzen mehr durch Beeinflussung der sensibeln Bahnen im Rückenmark eine Herabsetzung der Sensibilität und Reflexaction zu bewirken, so die Kalisalze, die arsenigsauren Salze, die Bromverbindungen (namentlich Bromkalium), und bei Kaltblütern auch das Chinin. Von den Arsenikpräparaten wissen wir, dass dieselben in den Nervencentren, und zwar ganz besonders im Rückenmark, in beträchtlichen Mengen abgelagert werden. Von einer ähnlichen localen Einwirkung der Bleipräparate mögen die im Verlaufe chronischer Bleivergiftung zuweilen auftretenden Anästhesien herrühren. Noch andere Substanzen scheinen vom Blute aus direct lähmend auf die sensibeln Nervenenden der Haut einzuwirken; so Atropin, in grossen Dosen auch Strychnin, während das Ergotin, wie schon erwähnt, wahrscheinlich nur indirect, durch Vermittelung der Circulation, die Hautsensibilität herabsetzt.

Ziemlich dunkel ist endlich die Pathogenese derjenigen Anästhesien, welche wir bei acuten Krankheiten, oder als Residuen, im Reconvalescenzstadium derselben (häufig in Verbindung mit Lähmungen oder anderweitigen Innervationsstörungen) auftreten sehen. Circumscripte Hautanästhesien werden, ebenso wie cutane Hyperästhesien, nicht selten bei den verschiedensten fieberhaften Krankheiten (Pneumonie, Pleuritis, Peritonitis, acutem Gelenkrheumatismus u. s. w.) beobachtet. Als eigentliche Nachkrankheiten finden sie sich aber besonders nach den exanthematischen Fiebern (Pocken, Scharlach, Masern) und nach anderen acuten Infectionskrankheiten: Typhus, Cholera, Dysenterie, Intermittens, und vor Allem nach Diphtheritis. Diese Anästhesien scheinen, wie aus ihrem höchst polymorphen Auftreten hervorgeht, bald cerebralen, bald spinalen, bald endlich peripherischen, in den Plexus und Nervenstämmen belegenen Läsionen zu entsprechen. Letzteres gilt namentlich von den nach Typhus und Diphtheritis zurückbleibenden, auf das Gebiet einzelner Stämme oder Zweige beschränkten und mit paralleler motorischer Störung verbundenen Anästhesien, die übrigens in der Regel incomplet und von transitorischer Natur sind.

Allgemeine Therapie. Wir können uns, bei dem rein symptomatischen Charakter der cutanen Anästhesien und der grossen Mannichfaltigkeit ihrer ätiologischen Momente, hier nur mit denjenigen therapeutischen Maassregeln beschäftigen, welche, ganz abgesehen von den bestehenden Causalindicationen und der Indicatio morbi, dem Symptom der Anästhesie als solchem angehören. Wir haben demnach die Frage zu erörtern, ob und wann eine symptomatische Behandlung der cutanen Anästhesien überhaupt indicirt — alsdann mit welchen Mitteln dieselbe in Angriff zu nehmen sei.

Bei einer sehr grossen Anzahl cutaner Anästhesien darf von einer symptomatischen Behandlung abgesehen werden; und zwar lassen sich die Fälle dieser Art von practischen Gesichtspunkten aus in 3 Gruppen eintheilen:

1) Die Ursache der Hautanästhesie ist eine solche, dass sie, wenn überhaupt, nur durch Naturhülfe (spontan) beseitigt werden kann, und dass mit ihrem Verschwinden zugleich eine spontane Rückkehr der Sensibilität zu erwarten ist. Das einleuchtendste Beispiel davon liefern die Anästhesien bei Verletzungen, namentlich Continuitätstrennungen der Nervenstämme. Wir haben bekanntlich kein Mittel, um die Wiedervereinigung durchtrennter Nerven und die Regeneration derselben direct zu beschleunigen. Erfolgt dieser Vorgang aber nach längerer oder kürzerer Zeit spontan, so ist eine Herstellung der sensibeln Leitung und somit ein Verschwinden der Anästhesie die natürliche Folge.

2) Die Ursache der Anästhesie ist eine solche, dass eine Beseitigung derselben nach unseren bisherigen Erfahrungen überhaupt nicht im Bereiche der Möglichkeit liegt; beispielsweise die Anästhesien bei Lepra nervosa. Dieselben sind, soviel wir wissen, höchstens eines kurzen Stillstandes, aber keiner Besserung oder gar Rückbildung fähig; die Krankheit, deren Symptom sie darstellen, führt zu Zerstörungen der Haut, zu Mutilationen und schliesslich (in Folge visceraler Lepra und Cachexie) selbst zum tödtlichen Ausgange. Wer möchte hier, oder bei tiefgreifenden Hautzerstörungen durch Caustica, Verbrennungen, Erfrierungen, oder endlich bei malignen Neubildungen im Gehirn und Rückenmark etc. von einer symptomatischen Behandlung der Anästhesien irgend welchen Nutzen erwarten?

3) Die Ursache der Anästhesie lässt sich in zahlreichen Fällen durch Kunsthülfe beseitigen oder wenigstens direct angreifen, und

7*

die Anästhesie selbst steht und fällt in dem Maasse, wie die causale Behandlung von Erfolgen gekrönt wird. Hierher gehören viele Anästhesien, welche durch örtliche Circulationsstörungen, durch Pseudoneurome, Knochenleiden, Compression von Seiten benachbarter Geschwülste, idiopathische Neuritis u. s. w. bedingt werden.

Unter den Anästhesien mit centralem Sitze sind ebenfalls viele einer causalen Behandlung zugänglich, wenn auch die Resultate derselben meist unsicherer Natur sind; auch hier erfährt mit der Besserung oder Heilung des Grundleidens die Anästhesie häufig eine entsprechende Veränderung. Dies gilt z. B. für die meisten Anästhesien, welche durch Caries der Wirbelkörper, durch traumatische Wirbel- und Schädelverletzungen, durch Hyperämien, Blutergüsse, Entzündungen im Rückenmark und Gehirn herbeigeführt werden.

Immerhin bleibt jedoch nach Aussonderung aller dieser Fälle noch ein beträchtlicher Rest von erfahrungsgemäss heilbaren oder wenigstens besserungsfähigen Anästhesien zurück, wo die ätiologischen Momente theils zu wenig bekannt, theils einer directen therapeutischen Einwirkung nicht zugänglich sind, theils endlich die bloss causale Behandlung unzureichend und von untergeordnetem Effect ist. Es braucht nur an die rheumatischen und durch chemische Reize leichterer Art bedingten Anästhesien, an die als Theilerscheinung weitverbreiteter Neurosen (Hysterie etc.) auftretenden, an die toxischen und die nach acuten Krankheiten zurückbleibenden Anästhesien erinnert zu werden.

Die zu Gebote stehenden Methoden zur Hebung der Hautsensibilität sind allerdings nicht zahlreich, und überdies vielfach von sehr unsicherem Werthe. Wenn auch nicht die wirksamsten, doch vielleicht die populärsten darunter sind die hautreizenden Mittel, die grosse Anzahl sogenannter reizender Pflaster, Salben, Linimente, Localbäder, Umschläge und Cataplasmen. Nach den früher erwähnten Versuchen ist eine unmittelbare Steigerung der Hautsensibilität durch die gewöhnlichen Hautreize keineswegs zu erwarten. Der geringe Nutzen, den manche der obigen Proceduren, z. B. die Einreibungen von reizenden Salben und Linimenten, in einzelnen Fällen gewähren, beruht vielleicht ebenso sehr auf dem Actus des Reibens, der energischen Friction, wie auf der specifischen Action der eingeriebenen Substanzen. Wie Tuerck nachgewiesen hat, kann man durch Reiben der Haut die Grenze der Anästhesie verlegen und geringe Grade von Anästhesie auf diese Weise sogar in grosser Ausdehnung vorübergehend zum Verschwinden bringen. Reibt man von einer anästhetischen Partie aus nach einer gesunden hin, so erscheint dabei der Umfang der Anästhesie grösser als bei umgekehrtem Verfahren. Es dürfte daher rationell sein, die Reibungen bei Anästhesien von den gesunden gegen die erkrankten Partien hin auszuführen. Neuerdings scheinen sich die unter dem Namen der Massage zusammengefassten mechanischen Proceduren des Reibens, Knetens, Streichens,

Klopfens u. s. w. auch auf diesem Gebiete mancher günstigen Erfolge rühmen zu dürfen.

Wohl die wichtigsten in Betracht kommenden symptomatischen Hülfsmittel liefern uns die hydrotherapeutischen und electrotherapeutischen Methoden. Die Wirksamkeit der ersteren beruht wesentlich auf der durch sie ausgeübten örtlichen, thermischen und mechanischen Reizung. Um eine kräftige Erregung sensibler Nerven hervorzurufen, müssen daher starke thermische Reize (hohe oder niedrige Temperaturgrade) oder gleichzeitige Bewegungsreize (Douchen) angewandt werden. Die Wirkung wird ferner gesteigert durch die Plötzlichkeit des Reizangriffes und die Beeinflussung der Reizempfänglichkeit vor demselben (Winternitz); so kann z. B. die Empfänglichkeit für den Kältereiz als solchen durch vorhergehende Application höherer Temperaturen beträchtlich erhöht werden. Alternirende thermische Reize, in Verbindung mit mechanischen Reizen (heisse Umschläge mit nachfolgenden kalten Abreibungen, kalten Douchen u. s. w.) sind daher als die rationellsten hydrotherapeutischen Verfahren bei Behandlung der Anästhesie zu bezeichnen.

Bei der Electrotherapie dieser Zustände müssen wir die peripherische Faradisation und Galvanisation der unempfindlichen Hautstellen, als Methoden symptomatischer Hautreizung, von der electrischen Behandlung des eigentlichen Krankheitsheerdes unterscheiden. Beides kann natürlich zusammenfallen, wenn die Anästhesie eine im engeren Sinne peripherische ist, also von den Nervenenden des Papillarkörpers selbst ausgeht. Bei der Faradisation der Haut bedient man sich vorzugsweise des als kräftiger Reiz wirkenden Duchenne'schen Pinsels, der auf die trockene Haut applicirt und als electrische Geissel, Moxe etc. angewandt wird. Der Strom zweiter Ordnung (secundäre Inductionsstrom) verdient als kräftigeres Erregungsmittel den Vorzug vor dem primären. Die periphere Galvanisation der Haut geschieht bei Anästhesien mittelst stabiler oder labiler Ströme, wobei der negative Pol (Zinkpol) auf die unempfindlichen Hautstellen gesetzt und streichend über dieselben geführt wird. Man hat auch den constanten Strom mittelst des Pinsels als Moxe applicirt, oder in den schwersten Fällen eine mit dem Zinkpol einer sehr starken Batterie (bis zu 100 El.) verbundene Nadel auf die unempfindlichen Hautstellen einwirken lassen. Begreiflicherweise zeigt sich der Hauptnutzen dieser Proceduren bei Anästhesien, welche einer directen örtlichen Einwirkung schädlicher Agentien auf die Nervenenden des Papillarkörpers ihre Entstehung verdanken. Vortheilhaft unterstützend wirken sie aber auch bei Anästhesien, welche als Theilerscheinung diffuser Neurosen auftreten, sowie bei manchen toxischen und nach acuten Krankheiten zurückbleibenden Anästhesien.

Die electrische Behandlung des eigentlichen Krankheitsheerdes muss, wo sie überhaupt ausführbar ist, immer mit der Faradisation oder Galvanisation der Haut verbunden werden. Hier ist ausschliesslich der constante Strom im Gebrauche. Je nach dem Sitze des Leidens wird der Zinkpol dabei auf die grösseren Hautnervenäste, Stämme und Plexus localisirt; es können ferner auch die als Galvanisation durch den Kopf und am Sympathicus bezeichneten Verfahren Anwendung finden. Bei Anästhesien mit cerebralem oder spinalem Sitze ist die centrale Galvanisation (an der Wirbelsäule und am Kopfe) häufig ausreichend, z. B. bei den Anästhesien der Tabes-Kranken; die gleichzeitige Anwendung electrischer Hautreize, namentlich der faradischen Pinselung, scheint sogar schädlich zu sein, so lange neben den Anästhesien noch sensible Reizerscheinungen (spontane Schmerzen, Paralgien und Hyperalgien) bestehen. Dagegen wird nach dem völligen Verschwinden der Reizsymptome die faradische Pinselung oder die Galvanisation der Haut mit Vortheil zur Beseitigung zurückbleibender Anästhesien in Anspruch genommen. Diese Vorschriften gelten auch für die Behandlung anderer Formen der Anaesthesia dolorosa, z. B. für die neuritischen und die mit Neuralgien einhergehenden Anästhesien.

Die von Burq empfohlene örtliche Application von Metallen auf die anästhetischen Hautstellen (Metallotherapie), welche neuerdings von Charcot bei hysterischen und bei anderweitigen cerebralen Anästhesien erfolgreich angewandt wurde*), scheint der Entwickelung schwacher electrischer Ströme vorzugsweise ihre Wirksamkeit zu verdanken, wie Regnard durch Versuche gezeigt hat.

2. Sensibilitätsstörungen der willkürlichen Muskeln.
(Musculäre Aesthesioneurosen.)

Die Leistungen der sensibeln Muskelnerven documentiren sich in doppelter Weise: einmal durch Gefühle, welche sich den Gemeingefühlen der Haut annähern (Müdigkeit, Schmerz); sodann durch Empfindungen, welche den Tastempfindungen, namentlich dem Drucksinn der Haut entsprechen, nämlich Abschätzung des Contractionsgrades der Muskeln und indirect des von denselben überwundenen Widerstandes, womit sich objective Vorstellungen hinsichtlich der diesen Widerstand erzeugenden Körper (Druck- und Gewichtsgrössen) verbinden. Letzteres Vermögen wurde von E. H. Weber, dem wir bekanntlich die ersten Untersuchungen auf diesem Gebiete verdanken, als Kraftsinn bezeichnet.

Wir haben also musculäre Gemeingefühle und einen eigentlichen Muskelsinn; die Leistungen des letzteren stehen denen des Drucksinns der Haut sehr nahe, übertreffen ihn aber noch an Feinheit, da wir nach E. H. Weber noch Gewichtsdifferenzen im Verhältniss von 40 : 39 durch das Muskelgefühl erkennen, während der Drucksinn der Haut an den Fingern nur Unterschiede von 30 : 29

---

*) Gaz. méd. de Paris, 1877, No. 3 spp.

wahrnimmt. Die Existenz des Muskelsinns ist vielfach geläugnet
worden: so von Spiess, Lotze, Kamler, Schiff u. A., welche
Alle behaupteten, dass die jenem zugeschriebenen Gefühle durch
Verziehung oder Zerrung der bedeckenden Haut und ihrer Nerven
hervorgebracht würden. Allein diese Anschauung wird in schlagender Weise durch die Thatsache widerlegt, dass wir in einzelnen
Fällen neben completer Hautanästhesie den Muskelsinn völlig intact
finden.

Bei Prüfungen des Muskelgefühls ist demnach einmal das Gemeingefühl der Muskeln, sodann der eigentliche Muskelsinn ins Auge
zu fassen — eine Differenzirung, der meist zu wenig Beachtung geschenkt wurde.

Um das Gemeingefühl der Muskeln zu prüfen, untersucht man am
besten mittelst inducirter electrischer Ströme. Duchenne hat zuerst darauf
aufmerksam gemacht, dass die mittelst inducirter Ströme hervorgerufene tetanische Verkürzung der Muskeln von Empfindungen in denselben begleitet ist,
welche er unter dem Namen der „electromusculären Sensibilität" zu-
sammenfasste. Diese Empfindungen können sich, je nach der Intensität der
Contraction, also nach der Stärke des angewandten Reizes, von einem leichten
kaum definirbaren Gefühl der Zusammenziehung bis zum heftigsten Schmerz
steigern, welcher sich übrigens sehr leicht, selbst für ungeübte Individuen, von
dem in den sensibeln Hautnerven entstehenden unterscheidet; zumal da man
es in seiner Hand hat, durch festes Andrücken der Electroden gegen bestimmte
Punkte und Anfeuchtung derselben den Strom ohne wesentliche Reizung der
sensibeln Hautnerven in die Tiefe zu leiten. Duchenne hat überdies bei
einem Verwundeten direct gezeigt, dass das Gefühl der Zusammenziehung auch
am blossgelegten, seiner Hautbedeckung beraubten Muskel des Menschen durch
Faradisation hervorgebracht wird. Sehr mit Unrecht haben daher einzelne
Autoren (z. B. auch Remak) die Existenz der electromusculären Sensibilität
bezweifelt und die entstehenden Empfindungen ausschliesslich auf Rechnung
der sensibeln Hautnerven gesetzt, wozu gar keine Veranlassung vorliegt. Die
Bestimmung der electromusculären Sensibilität ist einer Messung in ähnlicher
Weise, wie die electrocutane Sensibilität, zugänglich; man kann nämlich durch
Verschiebung der Rollen gegen einander das Stromminimum — resp. das Maximum des Rollenabstandes — messen, wobei noch eine von Empfindung begleitete
Contraction eintritt. Der electrische Strom als Reagens zur Prüfung des Muskelgefühls gewährt auch hier, wie bei der Haut, den Vortheil, dass die betreffenden
Sensationen reine Gemeingefühle sind und von keinen specifischen Sinnesempfindungen begleitet sind; denn für den Muskel ist trotz der beliebigen Verstärkung
oder Schwächung des Stromes kein grösserer oder geringerer Widerstand zu
überwinden, der eigentliche Muskelsinn daher in jedem Falle unthätig.

Die Prüfung des Muskelsinns erfolgt in ähnlicher Weise wie die des
Drucksinns der Haut, durch messbare variable Druckgrössen (Gewichte). Diese
Gewichte werden jedoch nicht direct auf den zu prüfenden Körpertheil aufge-
gesetzt, um nicht den Drucksinn der Haut gleichzeitig ins Spiel zu bringen;
sondern in ein Tuch gelegt, welches in Form einer Schlinge um den zu
prüfenden Theil herum befestigt, aufgehängt wird. Die Versuchsperson erhält
die Aufgabe, durch active Muskelcontraction den zu prüfenden Theil sammt
dem Tuch und den darin enthaltenen Gewichten zu heben, und nun bei veränderter Grösse der letzteren den dadurch geleisteten, stärkeren oder schwächeren Widerstand zu taxiren. Man kann auf diese Weise, wie beim Drucksinn,
zweierlei bestimmen: einmal das Widerstandsminimum, d. h. die kleinste
Gewichtsgrösse, welche eben noch überhaupt als Widerstand empfunden wird;
sodann die Empfindlichkeit für Widerstandsdifferenzen, d. h. die
kleinsten Gewichtsunterschiede, welche eben noch als solche bei Hebung des
geprüften Theils zur Wahrnehmung kommen.

Von Wichtigkeit ist es für die Exactheit der mit dieser Methode zu erhaltenden Resultate, dass nur ganz bestimmte Muskeln agiren, die Wirkung der übrigen und namentlich auch der Antagonisten aber durch die Lagerung der Versuchsperson und durch angemessene Unterstützung der zu prüfenden Theile ausgeschlossen wird. Handelt es sich z. B. darum, den Muskelsinn am Extensor quadriceps cruris zu bestimmen, so verfährt man in folgender Weise: Die Versuchsperson sitzt, mit angelehntem Rücken, auf einem hohen Stuhl, Bett oder dergl., so dass der Stuhl- oder Bettrand bis in die Nähe der beiden Kniekehlen ragt, die Oberschenkel also in ihrer ganzen Länge unterstützt aufruhen, während die Unterschenkel frei herabhängen. In der Gegend des Fussgelenks wird sodann das Tuch mit den Gewichtsstücken, welche zur Prüfung dienen, angehängt. Die Versuchsperson muss nun durch active Verkürzung der Streckmuskeln den Unterschenkel erheben und, bei successiver Veränderung der Gewichtsstücke, das Widerstandsminimum oder die Empfindlichkeit für Widerstandsdifferenzen bestimmen. Am besten lässt man alle diese Versuche bei geschlossenen Augen vornehmen.

Leyden hat für Kraftsinnsprüfungen an der unteren Extremität (namentlich bei Ataetischen) folgende Vorrichtung beschrieben: Ein Becher steht auf einem ca. ⅓ Fuss hohen Stock, an dessen unterem Ende eine querovale Pelotte angebracht ist. Der Stock geht durch das horizontale Brett eines Gestelles frei beweglich hindurch, so dass der Becher auf diesem Brette steht und die Pelotte über dem Fussbrette des Gestelles ca. 1½ Zoll entfernt bleibt. Der Fuss wird nun so hingestellt, dass die Pelotte sich über der zwischen Zehen und Fusswurzel gelegenen Furche befindet, und ist in dieser Beziehung durch ein kleines anschiebbares, hinter der Hacke befindliches Brettchen so weit fixirt, dass auch die Ataetischen eine hinreichende Sicherheit der Bewegungen gewinnen, zumal sie dieselben noch durch Hinsehen leiten können. Wenn nun in diesem Apparate die Fussspitze durch Contraction der Extensoren am Unterschenkel gehoben wird, so wird auch die Pelotte und mit ihr der Becher emporgehoben, in welchen man einen andern mit Bleikugeln gefüllten Becher hineinstellt, dessen Gewicht man variiren kann. Die Prüfung hat nun die kleinste Gewichtsdifferenz der Becher zu bestimmen, welche von der Versuchsperson beim Heben des Gewichtes noch als solche erkannt wird. Da bei dieser Bewegung die Extensores cruris ausschliesslich betheiligt, alle anderen Muskeln aber in Ruhe sind, so wird der Kraftsinn der genannten Muskeln isolirt auf diese Weise gemessen. Es zeigte sich, dass Gesunde noch zwei Becher mit 3 Pfund 11.5 Loth und 3 Pfund 6.2 Loth unterschieden; ein Verhältniss von 101.5 : 96.2 (also annähernd von 20 : 19), was auch von den Weber'schen Bestimmungen nicht allzu entfernt ist.

Die von Einigen auch als Function der sensibeln Muskelnerven betrachteten Bewegungsempfindungen, wovon die Empfindungen von der Stellung und Lageveränderung der Glieder einen integrirenden Theil bilden, sind höchst complicirte und specifisch verschiedenartige Sensationen, bei welchen jedenfalls ausser den sensibeln Haut- und Muskelnerven auch die sensibeln Nerven der Knochen und Gelenkflächen in bedeutendem Maasse participiren. Genauer können wir hier, mit Vierordt, der diesen Sensationen neuerdings eine eingehende Würdigung vom nativistischen Standpunkte aus zu Theil werden liess, die Bewegungsgemeingefühle ruhender Körpertheile und die eigentlichen Bewegungsempfindungen unterscheiden, welche letzteren einerseits durch bewegte Aussendinge hervorgebracht werden, andererseits dadurch entstehen, dass unser bewegter Körper das äussere Ruhende als bewegt auffasst. Auch letztere Vorgänge glaubt Vierordt als reine Empfindungen,

ohne voraufgegangene Urtheilsacte (wie die empirische Theorie sie
annimmt), ansprechen und daher das Vorhandensein von Sinnestäuschungen auf Grund gefälschter Urtheile völlig ausschliessen zu
müssen. Die Verlegung der Empfindungen ausserhalb des empfindenden Theiles, nach einem in der Bewegungsrichtung liegenden
Orte des Raumes, ist vielmehr „die einfache Folge der Zustände
der Tast- und Muskelnerven des bewegten Theiles und ihrer
Centren."

Wenn demnach die Existenz sensibler Muskelnerven sich vom
physiologischen und pathologischen Standpunkte aus als ein nothwendiges Postulat der vorliegenden Beobachtungen herausstellt, so
bietet der Verlauf dieser Nerven dagegen von anatomischer Seite
noch manche Dunkelheit dar. Fasern, welche mit Sicherheit als
sensible gegenüber den motorischen Primitivröhren angesprochen
werden könnten, sind bisher in Sängethiermuskeln nicht nachgewiesen*). Andererseits hat bereits E. H. Weber die Möglichkeit
ins Auge gefasst, dass die motorischen Nervenröhren des Muskels
auch vermöge gleichzeitiger centripetaler Leitung die Träger und
Vermittler des Muskelgefühls darstellten. Für die musculären
Sinnesempfindungen glaubte Rauber die specifischen Aufnahmsapparate in den Vater'schen Körperchen gefunden zu haben.
Die Muskeln wirken nach ihm auf die Vater'schen Körperchen durch
Druckvorgänge; schon ein sehr geringer Druck durch Contraction
der Muskeln ruft Gestaltveränderungen in den darunter liegenden
Körperchen hervor, welche den Grad der Muskelspannung
oder des von den Muskeln empfangenen Eindrucks dem Sensorium
kundgeben. Bei aufgehobener Function der Vater'schen Körperchen
durch Nervendurchschneidung an Thieren (Katze und Huhn) soll
herabgesetztes Gefühl der bewegenden Organe resultiren; so z. B.
nach Durchschneidung der Xn. interossei des Vorderarms an Katzen,
wodurch über 120 Vater'sche Körperchen am Vorderarm ausser
Thätigkeit gesetzt werden.

Vom pathologischen Gesichtspunkte ist es kaum denkbar, dass
die motorischen Nerven der Muskeln zugleich die Muskelgefühle
(sowohl die Gemeingefühle, wie den eigentlichen Muskelsinn) vermitteln. Da die motorischen Muskelnerven ausschliesslich durch
die vorderen Wurzeln das Rückenmark verlassen, so bliebe es unverständlich, weshalb Degenerationen der Hinterstränge und der
hinteren Rückenmarkswurzeln das Muskelgefühl in der schwersten
Weise beeinträchtigen, während dasselbe bei spinalen und cerebralen Lähmungen keineswegs nothwendig alterirt ist. Ueberdies
hat Bernard durch Versuche an Thieren den Verlust des Muskelgefühls nach Durchschneidung der hinteren Wurzeln direct erwiesen.

*) Am Brusthautmuskel des Frosches sind dieselben bekanntlich sehr wahr-
scheinlich gemacht durch die Untersuchungen von Reichert und Kölliker,
sowie auch durch neuere, von Arndt und C. Sachs herrührende Angaben.

Es müssen also die sensibeln Muskelnerven offenbar in den hinteren Rückenmarkswurzeln verlaufen und sich erst weiter abwärts den entsprechenden musculomotorischen Fasern anschliessen. Letzteres ist von vornherein fast unabweisbares Postulat; indirect bestätigt wird es auch durch Beobachtungen über Traumen rein sensibler Aeste gemischter Nervenstämme, z. B. des N. radialis superficialis, wobei die Hautsensibilität nach allen Richtungen hin im Gebiete des verletzten Astes aufgehoben, das Muskelgefühl dagegen völlig intact war. Analog verhält es sich offenbar auch bei den Hirnnerven. Die mimischen Gesichtsmuskeln erhalten ihre sensibeln Nerven mit dem Facialis, die Kaumuskeln mit der motorischen Portion des Trigeminus u. s. w., — complete cutane Anästhesie und Analgesie ist also nicht nothwendig mit Störungen des Muskelgefühls der entsprechenden Gesichtshälfte verbunden; letzteres kann vielmehr bei peripherischer Trigeminus-Anästhesie ganz ungestört sein.

Was den weiteren centralen Verlauf der sensibeln Muskelnerven betrifft, so sprechen bekanntlich experimentelle Thatsachen, auf welche wir später noch zurückkommen werden, für eine Betheiligung gewisser, besonders basaler Hirntheile (Pons, Kleinhirn, Corpora quadrigemina, Thalamus opticus) — vielleicht auch der halbcirkelförmigen Canäle des Labyrinthes — bei den mit dem Muskelgefühl so mannigfach zusammenhängenden Bewegungsempfindungen, namentlich den Empfindungen des Gleichgewichts, der Stellung und Lageveränderung der einzelnen Körpertheile (vergl. Coordinationsneurosen). Das eigentliche Centrum der „Innervationsgefühle", d. h. der den motorischen Willensimpulsen voraufgehenden Bewegungsempfindungen, ist, wie zuerst Meynert aussprach, wahrscheinlich in die Zellenmassen des Stirntheils der Grosshirnrinde zu verlegen. Die Muskeln befinden sich, nach Meynert, in einer doppelten, sensibeln und motorischen Verbindung mit den Zellenmassen des Stirnlappens — durch sensible und motorische „Fangarme der Zellen". Vermöge dieser zweifachen Verbindung werden die erregten Zellen der Grosshirnrinde, soweit die Innervationsgefühle ihr Erregungsinhalt sind, zu secundären Impulsen von Bewegungen, und, da die Grosshirnrinde der Sitz des Bewusstseins ist, von bewussten Bewegungen. — Diese anfangs als etwas gewagt theoretische Construction erscheinende Anschauung hat durch die bekannten Versuche von Hitzig und Fritsch eine weitreichende Bestätigung erfahren. Nach den Hauptergebnissen dieser Versuche haben einseitige oberflächliche Verletzungen (thermische, mechanische, chemische Zerstörungen) gewisser Abschnitte der Stirnrinde, namentlich des Gyrus sigmoides bei Hunden, vorübergehende Motilitätsstörungen in gegenüberliegenden Körpertheilen zur Folge, welche grossentheils auf Störungen des Muskelbewusstseins beruhen. Die von Schiff, Goltz und anderen Physiologen diesen Versuchen gegebene Deutung, als ob es sich dabei lediglich um eine Reflexwirkung, resp. um eine Rückwirkung auf weiter nach hinten, z. B. im Kleinhirn gelegene Centren handle, lässt sich — schon auf Grund der bei den Reiz- und Zerstörungsversuchen beobachteten scharfen Umgrenzung der Motilitätsstörungen — nicht festhalten. Auch lehren Versuche von Landois und mir, sowie die an jungen Thieren vorgenommenen Versuche von Soltmann, dass die doppelseitige Verletzung der betreffenden Rindenbezirke bleibende, bilaterale Störungen des Muskelbewusstseins (hochgradige Ataxie der Thiere) hervorruft. Durch diese Thatsachen erhalten mehrfache clinische Beobachtungen, welche sich auf cerebrale Ataxie, sowie auf die ungleichen Störungen des Muskelgefühls und der cutanen Sensibilität bei Cerebralaffectionen beziehen, eine ganz neue Beleuchtung und experimentelle Begründung.

Pathologische Steigerungen des musculären Gemeingefühls und des eigentlichen Muskelsinns, musculäre Hyperalgien und Hyperästhesien, können selbstverständlich nur durch objective Untersuchung, vermittelst der oben besprochenen Messungsmethoden, mit Sicherheit constatirt werden. Eine derartige excessive Erhöhung des musculären Gemeingefühls, in Form der electromusculären Sensibilität, wird in der That in manchen Krankheiten beobachtet. Krankhafte Verschärfung des Muskelsinns ist dagegen durch objective Befunde bisher nicht erwiesen. Zu den subjectiven Symptomen musculärer Hyperalgie kann es gehören, wenn das eigenthümliche Gefühl der Muskelermüdung schon nach abnorm kleinen Bewegungsreizen (Muskelanstrengungen) oder in excessiver Weise entsteht. Dies geschieht u. A. bekanntlich im Prodromalstadium acuter fieberhafter Krankheiten, z. B. des Typhus: ein Zustand, den man als Prostration, Abgeschlagenheit u. s. w. bezeichnet. Zu den Muskelhyperästhesien hat man ferner das unter dem Namen „Anxietas tibiarum" bekannte Gefühl gerechnet, welches namentlich im Unterschenkel und Fuss seinen Sitz hat und in einer qualvollen Unruhe, einem Antriebe zur beständigen Stellungsveränderung dieser Theile besteht. Dieser Zustand kommt zuweilen bei hysterischen, zuweilen aber auch bei ganz gesunden Individuen, ohne nachweisbare Veranlassung, besonders Nachts vor. Inwiefern Muskelhyperästhesien bei manchen coordinatorischen Neurosen, z. B. beim Schreibekrampf, ferner bei choreatischen Zuständen u. s. w. eine Rolle spielen, werden wir in späteren Abschnitten erörtern.

Es kann auch ohne eigentliche Muskelhyperästhesie das Gemeingefühl, welches die Zusammenziehung der Muskeln begleitet, sich bis zur grössten Intensität, bis zu unerträglichem Schmerz steigern. Dies geschieht u. A. bei manchen Krampfformen, z. B. bei clonischen und tonischen Halsmuskelkrämpfen und bei dem sogenannten Wadenkrampf, wobei eine tetanische, brettharte Verkürzung der Wadenmuskeln allein oder in Verbindung mit analogen Reizzuständen anderer Muskeln stattfindet. Man bezeichnet diese, mit heftigem

Schmerz verbundenen Krämpfe einzelner Muskeln als Crampi; dieselben bieten jedoch durch den Schmerz nichts besonders Charakteristisches dar, da letzterer nur durch die hochgradige und plötzliche Verkürzung der Muskeln und die damit verbundene gewaltsame Erregung der sensibeln Muskelnerven bedingt wird. Es handelt sich also hier gewissermassen um musculäre Paralgien, zu welchen auch manche als „Myalgie" oder „Myodynie" bezeichnete, durch Ueberanstrengung, atmosphärische Schädlichkeiten u. s. w. bedingte Zustände zu rechnen sein mögen, die sich namentlich durch spontane, bei Druck und Bewegung gesteigerte Schmerzen im Gebiete einzelner Muskeln charakterisiren. Die Betheiligung der sensibeln Muskelnerven ist dabei meist wohl nur ein secundäres Moment des irritativen, zu Hyperämie und Exsudation im Muskelbindegewebe führenden Vorganges. Indessen spricht u. A. der Umstand, dass wir heftige, im Gebiete einzelner Muskeln fixirte, paroxysmenweise gesteigerte Schmerzen neben cutanen Neuralgien (Ischias) oder auch als Theilerscheinung allgemeiner Neurosen (Hysterie) antreffen, für einen öfteren neuropathischen Ursprung der Myalgien. Man wäre vielleicht berechtigt, derartige Fälle als Muskelneuralgie, Myoneuralgie — entsprechend dem neuerdings in Aufnahme gekommenen Begriffe der Arthroneuralgie — zu bezeichnen. Hierhergehörige Zustände werden am häufigsten an den Nackenmuskeln und Lumbalmuskeln (Myalgia cervicalis, lumbalis), seltener an den Rückenmuskeln, Brust- und Bauchmuskeln, Glutäen u. s. w. beobachtet.

Musculäre Hypästhesien und Anästhesien kommen zunächst in Bezug auf das Gemeingefühl der Muskeln nicht selten vor, wie aus den Prüfungen der electromusculären Sensibilität hervorgeht. Diese kann vermindert oder erloschen sein, während die electromusculäre Contractilität und die electrocutane Sensibilität vollkommen intact sind. Schon Duchenne hat darauf aufmerksam gemacht, dass bei erhaltener electromusculärer Contractilität die Sensibilität der Muskeln gleichzeitig mit der willkürlichen Motilität derselben erloschen sein kann. Dies ist z. B. bei hysterischen Paralysen nicht selten der Fall. Gerade bei Hysterie können jedoch auch Fälle vorkommen, in denen die willkürliche Motilität intact, die electromusculäre Sensibilität aber aufgehoben ist. Duchenne geht übrigens zu weit, wenn er behauptet, die „Paralyse der electromusculären Sensibilität" sei immer mit Paralyse des Muskelsinns verbunden, und diese beiden Zustände unter der Bezeichnung „Paralyse der Muskelsensibilität" (paralysie de la sensibilité musculaire) zusammenfasst. Wir müssen am Muskel eine ähnliche Reihe particieller Empfindungslähmungen unterscheiden, wie an der Haut. Wir haben einmal den Verlust des Gemeingefühls, der sich besonders durch Verlust der electromusculären Sensibilität kundgiebt und den man füglich als musculäre Analgie bezeichnen könnte. Ferner haben wir den Verlust des eigentlichen Muskelsinns. Für diesen hat Landry den etwas weitläufigen Ausdruck „paralysie du sentiment d'activité musculaire" vorgeschlagen. Landry, sowie Andere, haben jedoch hierbei stets nicht bloss den Kraftsinn der einzelnen Muskeln im Auge gehabt, sondern auch das Gefühl für das Gleichgewicht und für die Stellung der Gliedmaassen, welches nur zum Theil durch die sensibeln Muskelnerven vermittelt wird. Der Verlust dieses Gefühls, der namentlich bei der sogenannten Ataxie locomotrice progressive eine so bedeutende Rolle spielt,

ist von Duchenne auch als „Lähmung des Muskelbewusstseins"
(„paralysie de la conscience musculaire") und später als „paralysie
de l'aptitude motrice indépendante de la vue" bezeichnet worden.
Diese Nomenclatur sowohl als die derselben zu Grunde liegende
Vermischung ganz verschiedenartiger Functionen haben bekanntlich
auf dem Gebiete der Ataxie und der Tabes dorsualis eine bedeutende Verwirrung angerichtet. Die Coordinationsstörungen Ataxti-
scher können sehr verschiedene Ursachen haben; sie können durch
Läsionen in den cerebralen Coordinationscentren bedingt sein, ferner
durch Läsionen des Rückenmarks, da das Zustandekommen der
normalen Coordination die Integrität der motorischen und sensibeln
Leitung innerhalb des Rückenmarks erfordert. Die Coordinationsstörungen, welche speciell bei der grauen Degeneration der Hinterstränge auftreten, erklären sich zum Theil aus den Leitungsstörungen, welche insbesondere das Gefühl für die Stellung und
Bewegung der Glieder betreffen: ein Gefühl, an dessen Vermittelung
auch die sensibeln Nerven der Haut, der Knochen und Gelenkflächen participiren. Es ist daher unzulässig, die Coordinationsstörungen der Tabiker wesentlich auf Alterationen der Muskelsensibilität, auf einfache Anästhesien des Muskelsinns zu beziehen.

Hypästhesien und Anästhesien des Muskelsinns (Kraft-
sinns) können nur objectiv durch genaue Exploration mittelst der
oben beschriebenen Verfahren nachgewiesen werden. Es muss dabei
entweder die Empfindlichkeit für Widerstandsdifferenzen verringert,
oder das eben merkliche Widerstandsminimum abnorm gross sein.
Beides ist allerdings oft bei Tabes dorsualis der Fall, jedoch keineswegs constant; es kann vielmehr selbst in vorgeschrittenen und
mit hochgradiger Coordinationsstörung einhergehenden Fällen dieser
Krankheit die Empfindlichkeit für Widerstandsunterschiede vollkommen intact sein. Andererseits kann das eben merkliche Widerstandsminimum bedeutend in die Höhe gerückt sein, während trotzdem die Empfindlichkeit für Widerstandsdifferenzen normal ist. Ganz
analoge Verschiedenheiten werden, wie wir gesehen haben, auch in
Bezug auf den Drucksinn der Haut und der äusseren Schleimhäute
beobachtet. Ich habe bei Besprechung der Drucksinnsprüfungen
hervorgehoben, dass schon Messungen an Gesunden eine sehr grosse
Differenz der eben merklichen Druckminima an verschiedenen Hautstellen ergeben, während die Empfindlichkeit für Druckunterschiede
weit geringeren Schwankungen unterliegt. Leider fehlt es an analogen physiologischen Voruntersuchungen hinsichtlich des Muskelsinns beinahe gänzlich.

Die Hypästhesien und Anästhesien des Muskelsinns bei Tabikern sind nur in der Minderzahl der Fälle von einer entsprechenden
Abnahme des musculären Gemeingefühls begleitet; in der Regel ist
letzteres dabei völlig intact. Anders verhält es sich bei Hysterischen; hier wird nicht selten die electromusculäre Sensibilität gleichzeitig mit dem Muskelsinn vermindert und erloschen gefunden. In

derartigen Fällen ist in der Regel auch die Hautsensibilität und das Gefühl für Stellungen und passive Bewegungen der Gliedmaassen mehr oder weniger erheblich beeinträchtigt.

Zur Erklärung der in Rede stehenden Zustände von partieller Empfindungslähmung an den Muskeln lassen sich zum Theil analoge Verschiedenheiten der specifischen Leitung im Rückenmark vermuthen, wie bei den partiellen Empfindungslähmungen der Haut. Man könnte nämlich annehmen, dass die Erregungen, welche Gemeingefühle der Muskeln vermitteln, wesentlich durch die graue Substanz fortgeleitet werden, während dagegen die spinalen Hinterstränge die den eigentlichen Muskelsinn vermittelnden Eindrücke dem Centrum zuleiten. Bei dieser Annahme würde sich wenigstens am einfachsten die Thatsache erklären, dass wir bei Tabes häufig Störungen des Muskelsinns ohne Veränderung der electromusculären Sensibilität — bei Hysterie dagegen häufig Störungen der letzteren allein oder beider Functionen gleichzeitig antreffen.

3. Sensibilitätsstörungen der Gelenke und Knochen.
(Articuläre und ossäre Aesthesioneurosen.)

Die Existenz sensibler Nerven im Knochengewebe und in den Gelenken ist in ähnlicher Weise wie die Existenz sensibler Muskelnerven gewissermassen ein pathologisches Postulat, wofür ein stringenter anatomisch-physiologischer Beweis nicht geliefert ist und auch der Natur der Sache nach schwierig geliefert werden kann. Die histologische Untersuchung weist zwar einen relativ grossen Nervenreichthum der Knochen und Gelenkkapseln nach; doch ist bekanntlich über die Verbreitung, Endigung und Function dieser Nerven noch Weniges sicher ermittelt. Wir wissen, dass manche, namentlich kurze und flache Knochen (Wirbel, Scapula, Hüftbein) nervenreicher sind als andere; auch zwischen den einzelnen Gelenken scheinen in dieser Hinsicht Unterschiede zu bestehen. Die mit den Gefässen in das Periost eintretenden und dasselbe grösstentheils durchsetzenden Nerven scheinen sich in der Markhöhle vorzugsweise zu verbreiten und zum Theil in dem bindegewebigen Gerüst desselben („Markhaut" der Röhrenknochen) zu endigen. An den Gelenken sind hier und da netzförmige Nervenausbreitungen in der Synovialis, als Endapparate ferner die Pacini'schen Körperchen in der Aussenschicht der Synovialkapseln, und die neuerdings beschriebenen Krause'schen Gelenknervenkörperchen*) bekannt, die in den Phalangealgelenken des Menschen und den Synovialkapseln der Thiere vorkommen; dieselben dürften nach der Analogie mit den Krause'schen Endkolben am wahrscheinlichsten als Terminalgebilde sensibler Nerven anzusprechen sein. Doch ist nicht zu vergessen, dass ähnliche Gebilde als „Endkapseln der Drüsennerven" von Krause auch in traubigen Drüsen der Säugethiere gefunden wurden, wo sie möglicherweise trophischen (secretorischen) Nerven zur Endi-

---

*) Centralblatt 1874. S. 211. 401.

gung dienen, und dass wir in den Knochen und Gelenken neben den sensibeln auch trophische Nerven nothwendig annehmen müssen. Die Sensibilität der Knochen und Gelenke ist im Normalzustande anscheinend eine ziemlich geringe. Die einzige physiologische Function, die wir wenigstens zum Theil auf die Thätigkeit sensibler Gelenk- und Knochennerven beziehen dürfen, ist das im vorigen Abschnitt erwähnte Gefühl für Stellung und passive Lageveränderung der Gliedmaassen; und auch hierfür ist der Beweis mehr ein negativer, insofern wir eine gewisse Unabhängigkeit dieses Gefühls von Störungen der Hautsensibilität einerseits, der Muskelsensibilität andererseits wahrnehmen.

Abgesehen von den dieser Sphäre angehörigen, meist durch ein Zusammenwirken verschiedener Factoren bedingten Innervationsstörungen, die in der Pathogenese der locomotorischen Ataxie eine so hervorragende Rolle spielen, haben wir es auf pathologischem Gebiete meist mit sensiblen Reizzuständen zu thun, die als Hyperalgien und Paralgien der Gelenke und Knochen, d. h. als in diesen erzeugte oder ebendahin projicirte, excessive oder abnorme Sensationen, gewöhnlich in Form von Schmerz (Gelenkschmerz, Knochenschmerz) auftreten. Man pflegt derartige Zustände, soweit sie nicht von nachweisbaren gröberen Veränderungen der betreffenden Theile abzuhängen oder davon begleitet zu sein scheinen, gemeinhin als neuralgische zu bezeichnen, und demnach von Gelenk- und Knochen-Neuralgien (Arthroneuralgien, Osteoneuralgien) zu reden. Indessen ist nicht zu übersehen, dass die symptomatische Verwandtschaft dieser Zustände mit den im engeren Sinne so zu nennenden Neuralgien sensibler Hautnerven doch thatsächlich nur unvollkommener Art ist, und dass in pathogenetischer Hinsicht sogar sehr erhebliche Unterschiede zwischen ihnen bestehen. Von den drei wesentlichen Criterien des neuralgischen Schmerzes — der Spontaneität; der Ausstrahlung über eine grosse Summe sensibler Primitivröhren oder längs des Verlaufes grösserer Nervenäste; dem periodischen, paroxysmenweisen Auftreten können wir nur das erste und dritte den neuralgischen Knochen- und Gelenkaffectionen zuerkennen, während dagegen das zweite gerade für die Fälle von reinen, uncomplicirten Knochen- und Gelenkneuralgien in der Regel nicht zutrifft.

Wir haben bei der Besprechung der cutanen Neuralgien hervorgehoben, dass gerade die in grösseren peripherischen Nervenstämmen, z. B. im Ischiadicus, localisirten Affectionen dieser Art ohne deutliche Betheiligung der sensibeln Knochen- und Gelenknerven einherzugehen pflegen. Wir haben gesehen, dass bei denjenigen cutanen Neuralgien, welche mit ausgesprochenem Knochen- und Gelenkschmerz einhergehen, der Sitz mit grösserer Wahrscheinlichkeit in die hintere Wurzelfaserung, resp. deren virtuelle Fortsetzung im Rückenmark verlegt oder wenigstens eine secundäre Betheiligung derselben angenommen werden kann. Umgekehrt finden wir, dass die als neuralgische bezeichneten Knochen- und Gelenkaffectionen meist ohne entsprechende Sensationen in den äusseren Theilen, in den Projectionsgebieten der benachbarten Hautnervenäste oder längs der letzteren verlaufen. Alle diese Momente führen zu dem Schlusse, dass die neuralgisch afficirten Nerven der Knochen und Gelenke wenigstens zum Theil nicht den sensibeln oder gemischten Nervenstämmen und Zweigen der betreffenden Körperregion angehören, vielmehr streckenweise von denselben getrennt sind, und auf anderem Wege — wahrscheinlich von den .die Gefässe umspinnenden Plexus aus — zu ihren peripherischen Endbezirken gelangen. Es sei hier an das schon erwähnte Eindringen der Periostnerven mit den Blutgefässen, ferner an den von Arndt neuerdings urgirten Zusammenhang Pacini'scher Körperchen und Gefässnerven, sowie endlich an den Umstand erinnert, dass die sogenannten Gelenkneuralgien häufig von Symptomen örtlicher Circulationsstörung (Röthung, Temperaturerhöhung, Oedem) begleitet erscheinen. Wahrscheinlich sind viele dieser neuralgischen Gelenkaffectionen, wenn auch nicht von primären Gefässneurosen abhängig, doch ursprünglich oder in weiterem Verlaufe mit solchen verbunden und auf einen gemeinschaftlichen localen Ausgangspunkt zu beziehen.

Uebrigens sprechen auch anderweitige Thatsachen zu Gunsten der Annahme, dass die neuralgischen Knochen- und Gelenkaffectionen, abweichend von der grossen Mehrzahl der cutanen Neuralgien, in der Regel peripherischen, in loco doloris örtlich einwirkenden Irritamenten ihren Ursprung verdanken. Abgesehen von den weiterhin zu erörternden ätiologischen Momenten ist auch das häufige initiale Vorkommen subcutaner Druckschmerzpunkte an den befallenen Knochenstellen und Gelenken überwiegend in diesem Sinne geltend zu machen, obgleich diese Punkte allerdings, wie wir gesehen haben, eine sehr mannigfaltige Deutung zulassen. Wenn im weiteren Verlaufe öfters Druckpunkte an entfernteren, centralwärts gelegenen Nervenstellen oder 'die Trousseau'schen „Points apophysaires" an den Wirbeln hinzutreten, so haben wir dabei wohl nicht selten an eine ascendirende Neuritis migrans und an eine secundäre Affection der hinteren Wurzeln, resp. ihrer spinalen Fortsetzungen zu denken.

Während für die neuralgischen Affectionen der Knochen im Ganzen noch wenig brauchbares Material vorliegt, sind dagegen die neuralgischen Gelenkaffectionen seit längerer Zeit Gegenstand der Aufmerksamkeit und in den letzten Jahren mit Vorliebe von chirurgischer und neuropathologischer Seite discutirt Bekanntlich hat Brodie zuerst (1822) darauf hingewiesen, dass in einzelnen Gelenken, besonders im Hüft- und Kniegelenk, schmerzhafte Localaffectionen beobachtet werden, die von entzündlichen Veränderungen am Gelenkapparat unabhängig sind und die besonders eine Theilerscheinung der Hysterie bilden Die von Brodie eingeführte Bezeichnung „hysterisches Gelenkleiden" ist jedoch aus doppeltem Grunde ungeeignet: einmal weil derartige Zustände keineswegs bloss bei Hysterischen vorkommen, sodann weil nach dem jetzigen Stande unserer Kenntnisse die am Gelenkapparat vorkommenden Sensibilitätsneurosen und Trophoneurosen eine schärfere Unterscheidung erheischen. An

letzterem Grunde kann auch der neuerdings von hervorragenden Chirurgen
(Stromeyer, Esmarch u. A.) protegirte Ausdruck „Gelenkneurose" nicht
in dem Sinne zugelassen werden, dass darunter ein bestimmter, im Wesentlichen
mit der „Gelenkneuralgie" identischer Symptomencomplex verstanden werden
soll. Der Ausdruck „Gelenkneurosen" ist meines Erachtens nur in einem col-
lectiven, die verschiedensten neurotischen Affectionen des Gelenkapparates um-
schliessenden Sinne überhaupt berechtigt. Die auf unzweifelhaften Störungen
der trophischen Innervation beruhenden Arthropathien der Tabiker und Apoplectiker sind ebenso gut „Gelenkneurosen", wie die saturninen Arthralgien
und die hysterischen Gelenkleiden Brodie's und nervösen Coxalgien u. s. w.
von Wernher.

Allgemeine Symptomatologie der Gelenkneuralgien.

Das wesentliche und pathognomonische Symptom der Gelenkneuralgien ist Schmerz, der spontan und mit grosser Intensität, anfallsweise, in regelmässigen oder unregelmässigen Intervallen mit vollständiger Intermission oder Remission, in einem bestimmten Gelenke
und in der nächsten Umgebung desselben, selten in mehreren Gelenken zugleich, auftritt. Die Qualität des Schmerzes bietet wenig
Charakteristisches; bald wird derselbe als reissend oder blitzartig
durchschiessend, bald als klopfend, bohrend oder stechend bezeichnet.
Neben und ausser dem eigentlichen Schmerz können auch anderweitige Paralgien (Kälte- und Hitzegefühl; Gefühl von Taubsein,
Formicationen) in den das Gelenk umgebenden Weichtheilen vorkommen. Oefters wird der arthroneuralgische Anfall durch derartige Prodromalsensationen in der Haut gleichsam eingeleitet.
Durch Druck wird der Schmerz in der Regel vermehrt oder hervorgerufen; doch zeigt sich auch hier die bei den cutanen Neuralgien
hervorgehobene Erscheinung, dass eine oberflächliche Berührung oft
weit heftiger wirkt, als starke Compression; ein leichtes Betasten,
das Erheben einer Hautfalte über dem befallenen Gelenk kann den
Schmerz zur vollen Eruption bringen, während dagegen ein tiefer
und fester Druck, selbst gewaltsame Bewegung, forcirtes Aneinander-
pressen der knöchernen Gelenkenden keine entsprechende Wirkung
ausübt. Auch durch Aufmerksamkeit und psychische Erregung
wird der Schmerz häufig verstärkt; umgekehrt nimmt derselbe
unter dem Einflusse allgemeiner Ermüdung ab, und bewirkt daher
meist keine Störung des Schlafes.

Das häufige Vorhandensein von subcutanen Druckschmerzpunkten an den befallenen Gelenken ist bereits erwähnt worden.
Esmarch und Berger haben dieselben für die einzelnen Gelenke
näher zu bestimmen gesucht. Möglicherweise handelt es sich wenigstens bei einzelnen dieser Punkte um die Eintrittsstellen sensibler
Nervenzweige oder von sensiblen Fäden begleiteter Gefässe in die
Gelenkkapsel. Ausser diesen subcutanen Druckschmerzpunkten sind
jedoch häufig auch cutane Hyperalgesien in der Umgebung der afficirten Gelenke vorhanden, besonders in frischeren Fällen, während
später — wie bei den cutanen Neuralgien — oft eine Abnahme
der Sensibilität an den anfangs hyperalgischen Stellen hervortritt.
Ferner werden im Verlaufe des Leidens ausser den localen, peri-

articulären Druckpunkten auch solche an entfernteren Theilen, an
oberflächlich gelegenen Nervenstämmen und Plexus oder an entsprechenden Stellen der Wirbelsäule nicht selten bemerkbar.
Mit den Sensibilitätsstörungen können sich, wie bei den cutanen
Neuralgien, in manchen Fällen auch locale, motorische und vasomotorische, resp. trophische Störungen verbinden. Die ersteren
beschränken sich meist auf eine, wohl nur durch den Schmerz oder
selbst durch die Furcht vor demselben bedingte Schwäche und Un-
behülflichkeit im Gebrauche des betreffenden Gliedes; weit seltener
kommt es, wie im Verlaufe chronischer Gelenkentzündungen, zu
spastischen Contracturen der das Gelenk umgebenden Muskeln, die
besonders bei Bewegungsversuchen hervortreten, in der Chloroform-
Narcose dagegen verschwinden. Zuweilen wird in derartigen Fällen
(nach Esmarch) auch ein knarrendes oder crepitirendes Geräusch
bei Bewegungen im Gelenk wahrgenommen, dessen Ursache noch
unbekannt ist. Sind diese Contracturen, wie bei Gelenkentzündungen
so häufig, auf bestimmte Muskelgruppen, z. B. die Extensoren, beschränkt, so kann es nach längerem Bestehen derselben allmälig
zu einer Abmagerung und Atrophie der passiv gedehnten Antagonisten kommen, die jedoch selten bis zu höheren Graden fortschreitet.

Als vasomotorische Störungen sind namentlich die Röthung,
die vermehrte Schweisssecretion und Temperaturerhöhung zu betrachten, die zuweilen in der Gelenkgegend und in weiterem Umkreise derselben vorübergehend auftreten. Diese Erscheinungen können sehr rapid kommen und verschwinden; sie können, gleich den
spontanen Schmerzanfällen, einen intermittirenden Charakter darbieten, sogar in regelmässigem Typus (z. B. in den Abendstunden)
recidiviren. Mit der Temperaturerhöhung und Röthung verbindet
sich zuweilen eine circumscripte Anschwellung in der Gelenkgegend
von teigiger oder selbst fluctuirender Beschaffenheit, die schon von
Brodie beobachtet und mit einer ungewöhnlich grossen Urticaria-
Quaddel verglichen wurde. Von diesen flüchtigen, in intermittirender Form auftretenden Erscheinungen sind die weit selteneren
stabilen Anschwellungen der Gelenkgegend zu unterscheiden. Dieselben können innerhalb der Capsel selbst ihren Sitz haben und
als Residuen abgelaufener Entzündungen (Synovitis serosa) aufzufassen sein, oder wohl auch dann und wann in den umgebenden
Integumenten, durch therapeutische Eingriffe, Hautreize, prolongirte
Eisapplication u. s. w. entstehen. Alle derartigen Complicationen
müssen jedoch in diagnostischer Hinsicht Bedenken erregen.

Allgemeine Pathogenese und Aetiologie. Die als Gelenkneuralgien bezeichneten Zustände kommen vorzugsweise beim weiblichen Geschlecht und häufig, aber keineswegs ausschliesslich
als Theilerscheinung allgemeiner Hysterie vor. Die hysterischen
Gelenkneuralgien treten mit Vorliebe am Hüft- und Kniegelenk auf,
können jedoch auch andere Gelenke (des Fusses, der oberen Extre-

mitäten, der Wirbelsäule u. s. w.) befallen. Das vorzugsweise
Ergriffenwerden der unteren Extremitäten gilt nicht allein für die
hysterischen Gelenkneuralgien, sondern ganz allgemein, und hängt
anscheinend mit den ungünstigeren Circulationsverhältnissen der
unteren Extremitäten, vielleicht auch mit den häufigen Erkran-
kungszuständen der Beckenorgane zusammen. Bekanntlich ist mit
der Hysterie in zahlreichen Fällen Anämie und Chlorose verbunden, und auch bei den Gelenkneuralgien nicht-hysterischer
weiblicher Individuen ist in der Regel jene als Chlorose bezeichnete
anomale Beschaffenheit des Circulationsapparates in stärkerem oder
schwächerem Maasse vorhanden. Eine weitere Illustration für diesen Zusammenhang bietet der bei chlorotischen Mädchen und Frauen
so häufige Fussschmerz, den Billroth von einer mit der angeborenen Enge des Arteriensystems zusammentreffenden localisirten
Anämie der Knochen und Gelenkflächen herleitet. Für den begünstigenden Einfluss örtlicher Anämie spricht auch der Umstand, dass
die in den unteren Extremitäten auftretenden Gelenkneuralgien gewöhnlich durch die Menstruation eine wesentliche Verstärkung erfahren; ebenso werden derartige Zustände, im Gegensatz zu entzündlichen Gelenkaffectionen, durch Eisapplication, örtliche Blutentziehungen etc. zuweilen gesteigert.

Ausser jener neuropathischen Disposition, welche sich in der
Hysterie ausprägt, und jener mit Chloro-Anämie zusammenhängenden allgemeinen und örtlichen Disposition scheinen ferner gewisse infectiöse oder toxische Veränderungen der Blutbeschaffenheit
einen begünstigenden Einfluss zu üben. Bei verschiedenen acuten
Infectionskrankheiten, so bei Ileotyphus, gelbem Fieber, Recurrens,
werden heftige Gelenkschmerzen, meist ohne palpable Veränderungen
der Gelenke, besonders in den Initialstadien der Krankheitsprocesse
beobachtet. Auch Malaria-Vergiftung scheint ähnlich zu wirken.

Unter den im engeren Sinne toxischen Schädlichkeiten sind
besonders die Bleipräparate hervorzuheben. Die anfallsweise
auftretenden Gelenkschmerzen (Arthralgia saturnina), welche
man in vorgeschritteneren Fällen, zuweilen auch schon in ziemlich
frühen Stadien der chronischen Bleivergiftung beobachtet, scheinen
gleich einer Reihe anderweitiger saturniner Innervationsstörungen
vom Centralnervensystem auszugehen und vielleicht der Ablagerung
des Bleies im Rückenmark ihren Ursprung zu verdanken.

Unter den mehr accidentellen und occasionellen Ursachen neuralgischer Gelenkaffectionen begegnen uns weitaus am häufigsten
mechanische, namentlich traumatische Insulte: Stoss, Fall
auf die Gelenkgegend, voraufgegangene Contusion oder Distorsion,
auch Druck einer benachbarten Geschwulst, z. B. Aneurysma der
Cruralis bei Kniegelenksneuralgie (Everard Home). Auch in
denjenigen Fällen, welchen neuropathische Disposition und Chlorose
zu Grunde liegen, spielen örtliche mechanische Schädlichkeiten für
das Befallenwerden einzelner Gelenke eine nicht unwichtige Rolle

8*

(z. B. fortgesetzter Druck enger Fussbekleidung bei dem anämischen Fussschmerz). Schwieriger ist der Einfluss rheumatischer, atmosphärischer Schädlichkeiten zu beurtheilen. Zuweilen sehen wir Gelenkneuralgien, ähnlich wie cutane Neuralgien, nach acuten Krankheiten (Ileotyphus, Scarlatina u. s. w.) zurückbleiben. Manche Beobachtungen weisen ferner darauf hin, dass Reizzustände entfernter Organe, namentlich im Bereiche des Urogenitalapparates und des Digestionsapparates, vielleicht auch der äusseren Haut, durch einen noch nicht aufgeklärten Connex zur Entstehung von Gelenkneuralgien (und zwar fast ausschliesslich im Knie- und Hüftgelenk) Veranlassung geben. Stromeyer, Esmarch u. A. führen gastrische Störungen, Leberanschwellung, habituelle Verstopfung, Concremente, Stricturen, Erosionen am Cervix uteri, Endometritis etc. als Ursache von Hüft- und Kniegelenksneuralgie an. Von Berger wurde letztere nach einem sehr bedeutenden Blutverluste in Folge von Abortus beobachtet. Ob, wie die vorgenannten Chirurgen annehmen, derartige Fälle auf Anastomosen zwischen den Unterleibsgeflechten und den Nervenstämmen der Unterextremitäten, welche die sensibeln Gelenknerven enthalten, zurückzuführen sind, ist wohl sehr zu bezweifeln. Mit grösserer Berechtigung dürfen wir auch hier locale, von der Abdominalerkrankung abhängige Circulationsstörungen als das vermittelnde Agens betrachten.

Allgemeine Diagnose, Prognose und Therapie. Bei der Diagnose der neuralgischen Gelenkaffectionen handelt es sich zunächst um die möglichst sichere Unterscheidung derselben von entzündlichen, subacuten oder chronischen Gelenkleiden. Diese Unterscheidung kann namentlich in solchen Fällen Schwierigkeiten bereiten, wo zu der primär vorhandenen Sensibilitätsstörung sich secundäre Anomalien der motorischen und der vasomotorischen Innervation (Contracturen, Röthung und Temperaturerhöhung, Oedem) hinzugesellt haben, oder wo gar eine fluctuirende Geschwulst in der Gelenkgegend vorhanden ist. In Fällen der letzteren Art wurde selbst Brodie mehrmals zur Vornahme der Punction veranlasst, ohne auf Eiter zu treffen. Besonders bei tiefer liegenden Gelenken (Hüftgelenk) sind diagnostische Verwechselungen mit benigneren Entzündungsformen oder mit Caries sicca zeitweise möglich. Man wird in unsicheren Fällen gewiss gut thun, sich zunächst an die Annahme eines entzündlichen Gelenkleidens zu halten und demgemäss zu verfahren.

Zur Stütze der Diagnose einer Arthroneuralgie können das Vorhandensein neuropathischer Disposition, Hysterie, Chloro-Anämie, Coincidenz mit anderweitigen Innervationsstörungen wesentlich beitragen. In der Regel ergiebt sich die Diagnose namentlich an oberflächlichen Gelenken aus dem auffallenden Missverhältnisse zwischen der Intensität der subjectiven Erscheinungen und der Geringfügigkeit des objectiven Befundes, zumal bei einer längeren Beobachtung des Verlaufes und der Wirkungsweise therapeutischer Adjuvantien. Die

Ausschliessung von Simulation könnte dagegen in einzelnen Fällen Schwierigkeit darbieten.

Die Prognose der Arthroneuralgien ist bei gesicherter Diagnose zwar insofern unbedenklich, als das Leiden an sich weder das Leben bedroht, noch in der Regel den übrigen Gesundheitszustand in erheblichem Grade beeinträchtigt. Wo letzteres der Fall zu sein scheint, sind wohl mehr die zu Grunde liegenden ätiologischen Momente (Anämie, Unterleibsaffectionen u. s. w.) verantwortlich zu machen. Dagegen erweist sich die Gelenkneuralgie selbst in vielen Fällen als ein äusserst hartnäckiges, den therapeutischen Einwirkungen schwer zugängliches Leiden, zumal wo begünstigende constitutionelle Veranlassungen (Hysterie, Anämie, Saturnismus u. s. w.) vorliegen. Die Fälle, in denen eine Beseitigung der Symptome gelingt, dürfen keineswegs ohne Weiteres als völlig geheilt gelten, da nicht nur oft grosse Geneigtheit zu Recidiven vorhanden ist, sondern auch bei begünstigender Diathese Neuralgien anderer Gelenke abwechselnd eintreten.

Die Behandlung wurde früher, was bei der diagnostischen Unsicherheit nicht befremden kann, vielfach mit der gegen die entzündlichen Gelenkaffectionen gerichteten confundirt. Nicht nur wurde der ganze antiphlogistische Apparat aufgeboten und dadurch oft eine wesentliche Verschlimmerung der Localaffection und allgemeine Schwächung der Kranken herbeigeführt, sondern es wurde sogar in einzelnen Fällen zu verstümmelnden Operationen (Oberschenkelamputation, Mayor) auf Grund irrthümlicher Diagnosen geschritten. — Ist die Diagnose sicher gestellt (und sie wird es, wie wir sahen, zuweilen gerade durch die Unwirksamkeit der gewöhnlichen antiphlogistischen Verfahren), so ist die Behandlung zunächst dem Grundleiden entsprechend einzurichten: sie fällt daher in vielen Fällen mit der Allgemeinbehandlung der Hysterie und der Chloro-Anämie zusammen; in anderen Fällen erheischen chronischer Saturnismus, locale Krankheitsreize, namentlich im Digestions- und Urogenitalapparat, örtliche Circulationshindernisse, Residuen abgelaufener Gelenkaffectionen eine entsprechende Bekämpfung. Wo derartige locale und allgemeine Krankheitsursachen nicht vorliegen oder wo die Causalbehandlung allein nicht zum Ziele führt, gestattet die Indicatio morbi eine reiche Auswahl unter den als Antineuralgica geltenden Mitteln und Heilverfahren, wobei im Allgemeinen die für die cutanen Neuralgien massgebenden Principien analoge Anwendung finden. Der Gebrauch innerer Mittel, sogenannter Specifica, Narcotica, Nervina u. s. w. führt auch hier selten zu nennenswerthen Ergebnissen. Als ein äusserst schätzbares palliatives und unter Umständen selbst curatives Verfahren erweist sich dagegen die örtliche, hypodermatische Application narcotischer Alcaloide, besonders des Morphium. Von der subcutanen Anwendung der Carbolsäure (in 2 pCt. Lösung) habe ich bei hysterischen Gelenkneuralgien wenig Nutzen gesehen. Unsicher ist auch die Wirkung

der meisten Hautreize, zumal thermischer Reize; Eisapplication
an dem befallenen Gelenke wirkt in einzelnen Fällen sogar verschlimmernd, in anderen Fällen sollen kalte Douchen, in noch
anderen Cataplasmen genützt haben. Wesentlicheren Erfolg ver-
spricht nach den seitherigen Erfahrungen die Electricität, besonders in Form des constanten Stromes. Die Anwendung des
letzteren in loco dolenti verdient vor entfernten, auch centralen
Applicationsweisen im Ganzen den Vorzug. Man verwendet mässig
starke stabile Ströme, mit Application der positiven Electrode auf
das Gelenk und in dessen Umgebung, resp. auf anderweitige Druckschmerzpunkte, oder auch mit querer Durchströmung der befallenen
Gelenke.

Ueber den Werth hydrotherapeutischer und balneotherapeutischer Proceduren ist noch wenig Zuverlässiges bekannt, da in der
betreffenden Literatur meist nicht scharf genug zwischen den neuralgischen und anderweitigen chronischen Gelenkaffectionen unterschieden wurde. Allem Anschein nach sind Thermalbäder, heisse
Soolbäder, Moorbäder etc. weniger empfehlenswerth. Seebäder dagegen, besonders bei hysterischen und anämischen Individuen, öfters
von Nutzen. Fälle dieser Categorien scheinen nach den bisherigen
Erfahrungen auch besonders geeignet für die unter dem Namen der
Massage vereinigten Proceduren.

---

4. Sensibilitätsstörungen innerer Organe. (Viscerale Aesthesioneurosen.)

Indem wir die visceralen Neuralgien hier ausscheiden, deren
allgemeine Charaktere bereits bei der Darstellung der cutanen
Neuralgien vielfach mit in Betracht gezogen wurden, während ihre
einzelnen Localisationen dem speciellen Theile der Nervenpathologie
angehören, bleiben uns an dieser Stelle noch die anderweitigen
Formen visceraler Sensibilitätsstörung (Paralgie, Hyperalgie, Hypästhesie und Anästhesie) kurz zu erörtern.

Viscerale Paralgien und Hyperalgien

Von den visceralen Paralgien und Hyperalgien gilt in
pathogenetischer Hinsicht dasjenige, was pag. 8—10 über die
Entstehung derartiger Sensibilitätsanomalien im Allgemeinen bemerkt wurde. Es handelt sich dabei um Sensationen, welche theils
auf Einwirkungen abnormer organischer Reize auf die visceralen
Gefühlsnerven, theils auf einer gesteigerten Erregbarkeit dieser
letzteren beruhen, so dass die Grenze zwischen Hyperalgie und
Paralgie vielfach schwer einzuhalten ist. Diese Sensationen gehören unzweifelhaft der Sphäre der Gemeingefühle an, da sie nicht
mit deutlichen Sinnesempfindungen (Objectivationen) einhergehen:

immer unterscheiden sie sich jedoch von dem Schmerz durch eine
gewisse specifische Beschaffenheit des Gefühlsinhaltes, welche es
allein ermöglicht, sie unter gewisse Bezeichnungen nach allgemeinen, wenn auch subjectiven Criterien zu subsumiren. Die
Reize, welche die hierhergehörigen Reactionen im Bewusstsein auslösen, haben, wie bei den visceralen Neuralgien, ihren Sitz in den
Bahnen derjenigen Nerven, welche die inneren Organe (namentlich
die Brust- und Baucheingeweide) des Körpers mit sensibeln Fasern
versorgen. Mit zweifelhaftem Rechte hat man die meisten dieser
Sensationen in das Gebiet des Vagus ausschliesslich verwiesen. —
Wir erwähnen im Einzelnen die als Hustenkitzel (Titillatus),
als Globus, Pyrosis, krankhaftes Hunger- und Durstgefühl
(Bulimie, Polydipsie) bezeichneten Sensationen, die abnormen
Wollustgefühle und endlich das sogenannte Oppressions-
gefühl.

Hustenkitzel (Titillatus) ist eine Empfindung, welche anscheinend meist an den peripherischen Nervenenden, und zwar vorzugsweise in gewissen Bezirken der Respirationsschleimhaut, durch
Einwirkung abnormer Irritamente ausgelöst wird. Sie kann sonach
mit dem Pruritus der äusseren Haut, welcher durch Einwirkung
peripherischer Reize auf die Nervenenden des Papillarkörpers entsteht, parallelisirt werden. Eine weitergehende Aehnlichkeit besteht
darin, dass der Kitzel ebenso nothwendig von Reflexbewegungen
(Husten) begleitet ist, wie der Pruritus von unwiderstehlichem
Drange zum Kratzen der juckenden Hautstelle.

Der Ausgangspunkt dieser kitzelnden Empfindung ist vorzugsweise die Schleimhaut des oberen Theils der Luftwege. Da die
Sensation, wie gesagt, stets mit Husten verbunden ist, so kann ihr
Sitz nur in denjenigen Schleimhautabschnitten sein, deren Reizung
reflectorisch Hustenbewegung auslöst. Schon Bidder hatte experimentell gezeigt, dass nicht die ganze Kehlkopfschleimhaut, son-
dern nur ein relativ kleiner und genau umgrenzter Theil derselben
den Reflex des Hustens hervorruft. Nach den Versuchen von
Nothnagel (an Hunden und Katzen) kann durch mechanische
Reizung an der normalen Kehlkopfschleimhaut oberhalb der wahren
Stimmbänder und an der oberen Fläche dieser letzteren kein Husten
producirt werden; wohl aber bei Reizung der unteren Fläche der
Stimmbänder, bis zur Cartilago cricoidea abwärts; in geringerem
Grade an der Trachealschleimhaut, besonders energisch an der
Bifurcationsstelle, schwächer auch an der Schleimhaut der Bron-
chien. Der reflexvermittelnde Nerv ist unzweifelhaft der Vagus,
und zwar für die Kehlkopfschleimhaut der Ramus laryngeus superior.
Nach Durchschneidung beider Laryngei superiores erfolgt vom Kehl-
kopf aus nicht mehr die mindeste Reaction. Wohl aber kann, nach
Nothnagel, alsdann noch Husten von der Tracheal- und Bronchialschleimhaut ausgelöst werden, welcher dagegen aufhört, wenn man
beide Vagi unterhalb der Abgangsstellen der Laryngei superiores

durchschneidet. Es müssen also noch ausser dem Laryngeus superior tiefer abwärts im Vagus Fasern verlaufen, deren peripherische Reizung in der Tracheal- und Bronchialschleimhaut Husten hervorruft. Bekanntlich sind es am gewöhnlichsten abnorme Secrete in Folge catarrhalischer Processe der Schleimhaut, oder sonstige Localleiden (tuberculöse, syphilitische oder anderweitige Geschwüre, eingedrungene fremde Körper u. dgl.), welche den Hustenkitzel hervorrufen und unterhalten. Der Kitzel schwindet daher, wenn die abnorme Reizquelle selbst beseitigt, das Secret durch Aushusten eliminirt, das Geschwür vernarbt, der fremde Körper ausgehustet oder extrahirt, oder zu unempfindlicheren Stellen des Respirationsapparates herabgelangt ist. In manchen Fällen ist jedoch die locale Ursache des Kitzels nicht nachweisbar; ähnlich wie beim icterischen und diabetischen Pruritus. Namentlich lässt der Larynx und der sichtbare Theil der Trachea (also unter Umständen bis zur Bifurcationsstelle abwärts) keine Alterationen erkennen, welche irritirend auf die sensibeln Schleimhautnerven einwirken könnten. Dies ist z. B. der Fall beim Keuchhusten, wo es sich wahrscheinlich um ein, durch Contagium übertragenes, äusserst reizendes, und daher schon in sehr geringer Menge wirksames Secret handelt. Auch bei den Krampfhustenanfällen der Hysterischen ist ein örtlicher Reiz nicht zu ermitteln. — Der Hustenkitzel kann unter Umständen sogar durch äussere, entfernt von der Respirationsschleimhaut angreifende Reize ausgelöst werden. In solcher Weise wirkt z. B. nicht selten eine mechanische Reizung des äusseren Gehörgangs, wie sie durch Eindringen fremder Körper, Einführung eines Speculum u. s. w. hervorgebracht wird. Fox fand unter 86 Personen 15, bei welchen durch Reizung des äusseren Gehörgangs Husten ausgelöst werden konnte. Bei electrischer, namentlich galvanischer Reizung des äusseren Gehörgangs ist Hustenreiz ebenfalls ein ziemlich häufiges Symptom. Wahrscheinlich wird derselbe nicht, wie Romberg und Toynbee annehmen, durch sensible Vagusfäden (Ramus auricularis) vermittelt, da diese sich nur an der Rückseite der Ohrmuschel verbreiten, sondern durch sensible Fasern des Trigeminus (vom Nervus auriculo-temporalis), welche ihre Erregung reflectorisch auf das in der Medulla oblongata gelegene Centrum des Laryngeus superior übertragen.

Bei manchen Personen wird auch durch die percutane Galvanisation am Halse Kitzel und Hustenreiz hervorgerufen. Das Phänomen kann schon bei mässig starken Strömen, und zwar vorzugsweise vom Nacken, seltener von der seitlichen oder vorderen Halsgegend, ausgelöst werden. Es entsteht im Augenblicke der Stromschliessung und hält zum Theil auch während der Stromdauer an, verschwindet aber bei der Stromöffnung. In einem Falle von Tabes dorsualis konnte ich das Phänomen ganz constant hervorrufen, wenn ich (bei 20 El.) die Kathode am Lumbal-, die Anode am Halstheil der Wirbelsäule applicirte, niemals aber bei umgekehrter Anordnung. Ich lasse es dahingestellt, ob es sich hier um Reflexwirkungen von den cutanen Halsnerven aus, oder um directe Einwirkungen von Stromschleifen auf die sensible Laryngeus-Faserung handelt.

Die Behandlung des Hustenkitzels fällt, wo locale Ursachen
(Catarrhe, Geschwüre, fremde Körper etc.) nachweisbar sind, völlig
mit der des Grundleidens zusammen. Wo die locale Untersuchung
keine Veränderungen ergiebt, kann nur eine symptomatische Palliativ-
behandlung stattfinden. Bepinselungen der Kehlkopfschleimhaut mit
schwachen Adstringentien, Inhalationen zerstäubter Flüssigkeit, narcotische Dämpfe und Räucherungen, auch die innere und hypodermatische Anwendung der Narcotica liefern oft günstige Erfolge.

Kugel (Globus) ist eine Sensation, welche darin besteht,
dass die Kranken das Aufsteigen einer Kugel oder eines kratzenden
Körpers von der Fossa epigastrica oder Substernalgegend aus nach
dem Halse zu fühlen glauben. Diese Sensation kommt fast ausschliesslich als Theilerscheinung von Hysterie oder als Prodromal-
symptom epileptischer Anfälle vor. Die Pathogenese ist gänzlich
unbekannt. Man hat behauptet, dass der hysterische Globus auf
einem Krampfe des Oesophagus und Pharynx beruhe, und
ihn daher auch als Spasmus oesophagi oder Oesophagismus
beschrieben (Mondière). Es soll sich dabei um antiperistaltische
Contractionen des Oesophagus handeln: eine Erklärung, die mir
jedoch schon aus dem Grunde nicht richtig zu sein scheint, weil
der eigentliche Globus fast niemals von Erbrechen, nicht einmal
häufig vom Aufsteigen gasförmiger oder flüssiger Contenta begleitet
zu sein pflegt. Die einem Jeden aus eigener Erfahrung geläufigen
antiperistaltischen Contractionen des Oesophagus sind keineswegs
mit der als Globus bezeichneten Sensation verbunden. Unzweifelhaft kommen jedoch auch bei Hysterischen Krämpfe der Schlund-
muskeln und der oberen Oesophagusabschnitte vor, welche von dem
Globus unterschieden werden müssen. Diese treten anfallsweise,
zuweilen mehrmals am Tage, und zwar fast immer bei den Mahl-
zeiten auf; sie sind zwar mit einem zusammenschnürenden Gefühle
in der Tiefe des Halses, nicht aber mit dem Gefühle der auf-
rückenden Kugel verbunden, und enden meist mit Erbrechen.
Letztere Zustände dürften eher die Bezeichnung Oesophagismus oder
antiperistaltischer Schlundkrampf verdienen.

Sodbrennen (Pyrosis — auch wohl „Ardor ventriculi")
ist der Name einer Sensation, welche in einem anfallsweise auftretenden Wehgefühle in der Magengegend besteht. Die häufig ge-
brauchten Epitheta: wund, heiss, brennend u. s. w. müssen Jedem,
welcher diesen Zustand aus eigener Erfahrung kennt, als ziemlich
ungenügend oder verfehlt erscheinen. Der Anfall hat eine sehr
verschiedene Dauer, von nur wenigen Minuten bis zu mehreren
Stunden, mit abwechselnden Remissionen und Exacerbationen, und
endet oft ziemlich plötzlich unter gleichzeitiger Bildung eines wider-
lichen, zusammenziehenden, klebrigen und schwer zu entfernenden
Secretes in der Mundhöhle. Bei manchen Personen scheint das
Sodbrennen wesentlich durch locale Reize von Ingesten auf der
Magenschleimhaut hervorgerufen zu werden, da es fast ausschliess-

lich nach der Mahlzeit und besonders nach dem Genusse fetter, scharfer, allzu compacter Speisen oder grösserer Quantitäten spirituöser Getränke entsteht. Bei Anderen tritt die Sensation ganz ohne Veranlassung, plötzlich, selbst bei vollkommen leerem und nüchternem Magen und bei Integrität aller digestiven Functionen, überhaupt bei anderweitig normalem Gesundheitszustande auf. Man pflegt sich in solchen Fällen vorzustellen, dass eine excessive Secretion sauren Magensaftes die Reizung sensibler Magennerven und somit das Gefühl des Sodbrennens hervorrufe. Allein es ist nicht minder denkbar, dass diese Secretionsanomalie, wenn sie überhaupt stattfindet, erst auf reflectorischem Wege hervorgerufen wird; ebenso wie die anomale Schleimabsonderung gegen Ende des Anfalls.

Die Behandlung der Pyrosis verlangt in denjenigen Fällen, wo die Paralgie durch Reiz von Ingesten entsteht, eine Vermeidung der als schädlich erkannten Speisen und Getränke, sowie jeder Ueberladung des Magens; überhaupt also eine entsprechende Regulirung der Diät. Als Palliativmittel haben sich die Alkalien (besonders Magnesia usta) und die kohlensauren Salze derselben (Magnesia carbonica, Natron bicarbonicum) oft in ausgezeichneter Weise bewährt, und durch ihren Heilerfolg zu der populären Annahme einer abnormen Säurebildung als Ursache des Sodbrennens nicht wenig beigetragen.

Krankhaftes Hungergefühl (Heisshunger, Bulimie, Cynorexie) und krankhaftes Durstgefühl (Polydipsie) sind seltene, noch seltener isolirt vorkommende Sensationen, deren Charakteristik zum Theil schon in ihrer Bezeichnung eingeschlossen liegt.

Krankhaftes Hungergefühl, Heisshunger, besteht darin, dass das Gefühl des Hungerns abnorm oft oder mit abnormer Intensität auftritt, und durch Nahrungszufuhr stets nur auf kürzere Zeit befriedigt wird. Es kann zwar daneben vorkommen, dass die Kranken zur einmaligen Erreichung des Sättigungsgefühls eine im Vergleiche zum Gesunden excessive Nahrungszufuhr bedürfen; doch ist dieser Zustand an sich von der eigentlichen Bulimie zu trennen. Für letztere ist es wesentlich, dass, nachdem einmal das Sättigungsgefühl erreicht ist, schon nach abnorm kurzer Zeit wiederum Hunger sich einstellt. Dieser bedarf oft nur eines Minimums von Nahrung, um beschwichtigt zu werden, allein die Beschwichtigung hält ebenfalls nicht lange vor; schon nach kurzer Frist, nach einer oder zwei Stunden, ist das krankhafte Gefühl auf's Neue vorhanden. Es belästigt die Kranken unter Umständen nicht bloss bei Tage, sondern auch bei Nacht; denn es kann so stark sein, dass es sie erweckt oder am Einschlafen hindert. Ueberhaupt ist die Intensität des Hungergefühls eine solche, wie sie beim Gesunden gar nicht oder nur in Folge abnorm langer Nahrungsentziehung vorkommt; es ist dem specifischen Hungergefühl, so zu sagen, noch ein ganz besonders schmerzhaftes Element beigemischt. Man kann sich vorstellen, dass bei der Bulimie die centripetal-leitenden Nerven, welche das Hungergefühl vermitteln, sich in einem Zustande excessiver Erregbarkeit befinden. Ein sehr geringer Grad von Nahrungsbedürfniss, der bei Gesunden gar nicht oder kaum im Bewusstsein empfunden wird, erzeugt bei Bulimie schon das Hungergefühl in seiner vollen Stärke. Man könnte sagen, das absolute Hungerminimum sei hier abnorm vermindert, ähnlich wie das absolute Druckminimum bei Drucksinnshyperästhesie, das Schmerzminimum bei cutanen Hyperalgesien.

Es ist nach diesen Bemerkungen leicht einzusehen, dass und wie das krankhafte Hungergefühl sich von den Zuständen abnormer Gefrässigkeit (Polyphagie) unterscheidet, wo es abnormer Nahrungsmengen bedarf, um das Sättigungsgefühl zu erreichen, oder wo dasselbe durch noch so grosse Nahrungszufuhr überhaupt niemals völlig erreicht wird. Letzterer Zustand muss, wie es scheint, als eine Anästhesie des Vagus aufgefasst werden, während die Bulimie pathogenetisch dunkel ist, nicht selten aber wohl centralen Reizzuständen ihren Ursprung verdankt. In ätiologischer Beziehung wissen wir, dass das Leiden nicht selten als Theilerscheinung von Hysterie vorkommt; zuweilen auch als Symptom epileptoider Zustände; ferner häufig bei Diabetes und in der Reconvalescenz erschöpfender Krankheiten (z. B. Typhus). Einmal habe ich Bulimie in Verbindung mit Hemicranie bei einem 21jährigen, nicht hysterischen Mädchen beobachtet. Der Wahrscheinlichkeit eines centralen Ursprungs entspricht die Thatsache, dass Bulimie öfters bei Geisteskranken (zuweilen als Prodrom psychischer Krankheitszustände) vorkommt.

Die Behandlung muss sich nach den zu Grunde liegenden Zuständen richten. Symptomatisch ist wenig zu thun; der fortgesetzte Gebrauch narcotischer Mittel (namentlich des Opium und Morphium) leistet noch das Meiste.

Das krankhafte Durstgefühl (Polydipsie) verhält sich im Wesentlichen durchaus übereinstimmend mit der Bulimie, und ist daher ebenfalls als eine Hyperalgie zu betrachten. Ob freilich, wie ziemlich allgemein angenommen wird, als eine Hyperästhesie im Gebiete des Vagus, ist zweifelhaft, da an der Entstehung des Durstgefühls sich wahrscheinlich die gesammten sensibeln Aeste der Mund- und Rachenschleimhaut, also auch Zweige des Trigeminus und Glossopharyngeus betheiligen. Durch Anfüllung des blossgelegten Magens mit Flüssigkeit wird das Durstgefühl nicht gestillt, wie Schoenborn nach Ausführung des Bauchschnitts zum Zwecke künstlicher Ernährung beobachtete. — Die Polydipsie ist bekanntlich ein äusserst häufiges Symptom von Diabetes (sowohl von Diabetes mellitus, wie von Diabetes insipidus). Ferner kommt sie, gleich der Bulimie, nach erschöpfenden Krankheiten und als Theilerscheinung von Hysterie vor. Die Prognose ist im Allgemeinen ungünstig, obwohl einzelne Heilungen angeführt werden. Die Be-

handlung richtet sich gegen das Grundleiden. Symptomatisch sind
u. A. empfohlen: Kali nitricum (als Sal Prunellae), Calomel, Eisen,
Arg. nitricum, Opium, Chinin, ferner die Antispasmodica, Derivantien und vieles Andere. Am Meisten ist vom Opium zu erwarten,
welches namentlich gegen das Durstgefühl der Diabetiker gute
Dienste leistet. Momentan kann das Verschlucken von Eisstücken
Erleichterung schaffen.

Das excessive (oder „zur Hyperästhesie gesteigerte“) Wollustgefühl wurde von Romberg und Anderen den Neuralgien des
Plexus spermaticus angereiht. Die Sensationen, auf welche die
obige Bezeichnung passt, kommen besonders beim weiblichen Geschlechte vor, sind jedoch keineswegs — wie man behauptet hat —
bei Hysterischen besonders häufig. In den vereinzelten Fällen, in
denen sich ein gesteigertes Wollustgefühl bei Hysterischen findet,
ist dasselbe meist mit Erscheinungen abnormer, reflectorischer und
psychischer Reaction, mit Puls- und Respirationsbeschleunigung,
psychischer Aufregung, Bewusstlosigkeit, ja selbst mit allgemeinen
convulsivischen Anfällen verbunden. Auch bei nicht-hysterischen
Frauen wird gesteigertes Wollustgefühl in Verbindung mit Symptomen von Nymphomanie oder als Vorläufer epileptischer Anfälle
beobachtet. In der Mehrzahl der Fälle liegen peripherische, locale
Anomalien an den Geschlechtstheilen zu Grunde; öfters ist u. A.
gleichzeitig Pruritus an den inneren und äusseren Genitalien vorhanden; in anderen Fällen scheint dagegen die abnorme Sensation
auf Veränderungen in dem spinalen oder cerebralen Verlaufe der
sensibeln Genitalnerven zu beruhen. Die vereinzelten Fälle, welche
als Beispiele eines zur Hyperästhesie gesteigerten Wollustgefühls
bei Männern angeführt werden, bieten ein ganz unbestimmtes und
kaum irgendwie zu classificirendes Symptombild dar. Dagegen
lassen sich manche Fälle von Impotenz hierherziehen, welche mit
hochgradigem Wollustgefühl und (in Folge gleichzeitig erhöhter
Reflexerregbarkeit?) mit unvollständiger Erection und verfrühten
Ejaculationen einhergehen. Häufig sind in solchen Fällen auch
Pollutionen und Spermatorrhoe vorhanden, welche ebenfalls zuweilen
unter Wollustempfindungen auftreten. Auch hier liegen meist peripherische locale Veränderungen am Genitalapparat — nur selten
Centralerkrankungen (namentlich Tabes) zu Grunde. Die Therapie
ist wesentlich eine causale: symptomatisch erweist sich die Electricität und eine mässige Kaltwasserbehandlung, sowie die innere Anwendung gewisser Sedativa (Bromkalium, Campher, Chloralhydrat,
Lupulin; neuerdings Monobromcampher) oft von günstiger Wirkung.

Das Oppressionsgefühl (Ohnmachtgefühl, „Angstge-
fühl“ im engeren Sinne) besteht in einer schwer zu schildernden
Sensation, die nicht eigentlich Schmerz ist, sondern von den
Kranken gewissermassen als ein negativer Zustand, — als Abnahme
der wesentlichen Lebensbedingungen, als Gefühl der drohenden
Lebensvernichtung, des Hinscheidens, und daraus entspringende

qualvolle Angst charakterisirt wird. Dieses in vielfachen Abstufungen vorkommende Gefühl spielt u. A. bei der nervösen Form der Angina pectoris, in den sogenannten stenocardischen Anfällen, eine hervorragende Rolle; es gehört jedoch keineswegs dieser Krankheit ausschliesslich an, sondern ist vielmehr eine Begleiterscheinung verschiedener neuralgischer Affectionen im Gebiete der Brust- und Unterleibsorgane, namentlich der als Cardialgie, Colik, Neuralgia coeliaca u. s. w. bezeichneten Zustände. Man hat dieses Gefühl, indem man nur sein Vorkommen im stenocardischen Anfalle berücksichtigte, und überdies von einer einseitigen Auffassung des letzteren selbst ausgehend (vgl. Angina pectoris), von den Circulationsstörungen, der gehemmten Herzaction und Blutbewegung während des Anfalles hergeleitet. Ich kann diese Erklärung nicht als zutreffend ansehen. Einerseits kommen vielfach Fälle von Angina pectoris vor, bei welchen eine objectiv nachweisbare Veränderung, zumal eine Hemmung der Herzthätigkeit überhaupt nicht stattfindet und trotzdem das Oppressionsgefühl in hervorragendem Maasse besteht; andererseits kann dasselbe bei weit schwereren Circulationshemmnissen, in Folge der verschiedensten Herzklappenfehler, oft vollständig fehlen. Das Wesentliche und Charakteristische des Oppressionsgefühls liegt meiner Ansicht nach gerade in der Disproportionalität der Bewusstseinsreaction mit den ihr zu Grunde liegenden objectiven Momenten, in der Schwere und Intensität des Ohnmachtgefühls bei oft nur sehr geringer und rasch vorübergehender Circulationsstörung. Wie bei der Angina pectoris, so kommen auch bei den übrigen oben genannten Neurosen häufig genug Fälle mit sehr entwickeltem Oppressionsgefühl zur Beobachtung, bei denen gleichwohl die äusseren Erscheinungen der Circulationshemmung (das Erblassen der Haut, die Kleinheit und Verlangsamung des Pulses etc.) gänzlich vermisst werden, ja bei denen im Gegentheil Gesicht und Extremitäten während des Anfalles geröthet bleiben, die Herzaction kräftig und die Pulsfrequenz unverändert erscheint. Daraus erwächst die Berechtigung, das Oppressionsgefühl als eine eigenthümliche Form visceraler Hyperalgie aufzufassen, die sich zu den visceralen Neuralgien in ähnlicher Weise verhält, wie die cutanen Hyperalgien zu den Neuralgien der sensibeln Hautnerven. Als die centripetalen Vermittler dieses Gefühls dürften demnach mehr oder weniger alle sensibeln Nerven der inneren Organe, namentlich die sensibeln Ausbreitungen des Vagus und Sympathicus im Endocardium, in der Magen- und Darmschleimhaut, sowie die entsprechenden Plexus der Brust- und Bauchhöhle (Plexus cardiacus, solaris, mesentericus) gelten.

Viscerale Hypalgien und Analgien.

Von den Zuständen verminderter oder aufgehobener Sensibilität in den inneren Organen besitzen wir nur eine sehr dürftige Kenntniss.

Der Grund liegt nahe. Den Eingeweiden des Körpers kommt bekanntlich schon unter normalen Verhältnissen ein kaum merklicher Grad bewusster Sensibilität zu, und auch dieser durchweg in der leeren, unbestimmten Form des Gemeingefühls, ohne erkennbaren specifischen Empfindungsinhalt. Es ist daher von vornherein höchst unwahrscheinlich, dass die quantitative Verminderung jenes dunkeln und schwachen physiologischen Gemeingefühls sich im Bewusstsein subjectiv kundgeben, oder durch objective Prüfungsmethoden wahrnehmbar gemacht werden sollte. Dies gilt namentlich hinsichtlich aller Organe, deren sensible Nerven in den sympathischen Plexus der Brust- und Bauchhöhle verlaufen. Man hat sich im Gefühle dieser Schwierigkeit auf die ausgedehnten reflectorischen Beziehungen des Sympathicus bezogen, und aus der Verminderung oder Sistirung solcher habitueller Reflexwirkungen, z. B. der peristaltischen Darmbewegungen, auf Anästhesien im Gebiete des Sympathicus schliessen zu können geglaubt. Hierbei waltet jedoch ein doppelter Uebelstand ob. Zunächst ist es bei den meisten hierhergehörigen Bewegungsphänomenen (u. A. gerade bei der Darmperistaltik) fraglich, ob sie unter normalen Verhältnissen in der That reflectorisch und nicht vielmehr wesentlich oder ausschliesslich durch directe, automatische Erregung von peripheren Ganglienzellen entstehen. Sodann aber ist aus dem Ausbleiben habitueller Reflexbewegungen, selbst bei nachgewiesener gleichzeitiger Integrität der motorischen Leitung, keineswegs auf eine Störung der sensibeln Leitung, welche auch Anästhesie (d. h. Aufhebung der bewussten Empfindung) zur Folge haben müsste, zu schliessen. Das Ausbleiben der Reflexphänomene kann auf Störungen in demjenigen Theile des Reflexbogens, resp. in denjenigen nervösen Apparaten beruhen, wo die ankommende sensible Erregung in motorischen Impuls umgesetzt wird. Solche Störungen reflexvermittelnder Apparate können offenbar unbeschadet der Integrität der sensibeln Leitungswege bestehen. So kann z. B. der Reflextonus des Ringmuskels der Harnröhre (M. urethralis) aufgehoben sein und dadurch Incontinenz eintreten, ohne dass Anästhesie der Blase vorhanden zu sein braucht, obwohl es die sensibeln Nerven der Blase sind, welche auf reflectorischem Wege jenen Tonus vermitteln. Umgekehrt kann wirkliche Anästhesie der Blase bestehen, während der Reflextonus des Harnröhrensphincter fortdauert oder sogar verstärkt ist, weil der hemmende Einfluss des Detrusor gleichzeitig entfällt, so dass hartnäckige Harnverhaltung (Ischurie) auf diese Weise bedingt wird. Aehnlich kann es sich mit anderen, reflectorisch zu Stande kommenden Bewegungsphänomenen (z. B. mit der Erection, der Absonderung der Samenflüssigkeit und der Ejaculation derselben) verhalten.

Als Anästhesie im Gebiete der Laryngeal- und Bronchialäste des Vagus lässt sich der Zustand auffassen, wo Reize, welche im Normalzustande den oben geschilderten Hustenkitzel hervorrufen, letzteren nicht mehr erregen, und gleichzeitig auch die

Reflexbewegung des Hustens ausbleibt. Dadurch erlangt der Zustand eine gewisse semiotische Wichtigkeit; er ist einmal an sich ein übles Symptom, insofern er die Kranken am Aushusten von verstopfendem Secret u. s. w. behindert und das Eintreten suffocativer Erscheinungen begünstigt; andererseits ist er von schlimmer prognostischer Bedeutung, weil er im Endstadium acuter und chronischer Krankheiten, namentlich des Respirationsapparates, häufig dem prämortalen Coma unmittelbar voraufgeht. Die Anästhesie scheint in solchen Fällen centralen Ursprungs zu sein, und ein Symptom der beginnenden Kohlensäurevergiftung (resp. des Sauerstoffmangels) zu bilden. — Man hat ferner hierher Fälle gerechnet, wobei die Inspiration abnorm verlangsamt war, ohne dass eine subjective Empfindung von Athembeschwerden sich einstellte. Der Anstoss zur Inspiration erfolgt, wie wir durch Versuche von Rach, Hering u. A. wissen, auf reflectorischem Wege. Rach fand, dass nach Durchschneidung der hinteren Wurzeln im Halstheil des Rückenmarks die Thiere zu athmen aufhörten und ohne suffocatorische Erscheinungen starben. Nach Hering verlaufen in den Lungenästen des Vagus Fasern, welche, durch Zusammensinken der Lungen erregt, die Inspiration befördern, und andere, welche, durch Aufblasen der Lungen erregt, die Inspiration hemmen und die Exspiration fördern. Das wegfallende Gefühl des Luftmangels bei Erstickungsgefahr kann daher in der That, ebenso wie der mangelnde Hustenkitzel, auf Anästhesien im Gebiete des Vagus zurückgeführt werden.

Als Anästhesie der gastrischen Aeste des Vagus haben wir bereits oben den Zustand der Polyphagie erwähnt, d. h. unersättliche Essbegierde, wobei das Gefühl der Sättigung gar nicht oder nur durch Aufnahme ungewöhnlicher Nahrungsquantitäten erreicht wird. Da das Wesentliche nicht in der vermehrten Nahrungsaufnahme, sondern in dem Ausbleiben des normalen Sättigungsgefühls liegt, so sollte man den Zustand richtiger als Akorie (von κορέννυμι, sättigen) oder Aplestie bezeichnen. Die Auffassung dieses Zustandes als einer Anästhesie des Vagus findet ihre Begründung in den Experimenten von Legallois, Brachet u. A., wonach Thiere bei durchschnittenen Vagis unaufhörlich fressen, bis sogar der ganze Oesophagus mit Speise gefüllt ist. Nicht das Hungergefühl, wie Manche irrthümlich angeben, sondern das Sättigungsgefühl wird durch den intacten Vagus vermittelt. Damit stimmen auch einzelne pathologische Beobachtungen überein. Swan erwähnt einen Fall, wo der Kranke auch nach äusserst massenhafter Nahrungszufuhr niemals das Gefühl hinlänglicher Anfüllung des Magens und befriedigten Nahrungsbedürfnisses hatte: beide Vagi waren atrophisch und desorganisirt. Häufiger jedoch scheint der Zustand der Akorie bei Affectionen der centralen Ursprünge des Vagus einzutreten, als ein Symptom von Gehirnkrankheiten, bei Geistesstörungen, Epilepsie, Hysterie. Die unersättliche Fresslust

galt der Dämonophobie des Mittelalters als ein wichtiges Symptom
jener Besessenheit, die wir heutzutage leicht in hysterische und
epileptische Zustände umdeuten können. Als viscerale Hypästhesien und Anästhesien lassen sich die
dem excessiven Wollustgefühl entgegengesetzten Formen abnorm
verringerten oder aufgehobenen Wollustgefühls betrachten.
Auch diese Zustände kommen vorzugsweise beim weiblichen Geschlecht zur Beobachtung; sie sind namentlich bei Hysterischen
weit häufiger als das excessive Wollustgefühl, und nicht selten mit
entschiedener Abneigung gegen den Coitus verbunden. Der gänzliche Mangel des Wollustgefühls ist wahrscheinlich auf Anästhesie
der Genitalschleimhaut zurückzuführen, wie man sie gerade bei
Hysterischen — oft in Verbindung mit diffusen oder circumscripten
cutanen Anästhesien — nicht selten nachweisen kann. Analoge
Zustände werden bei Männern bald auf Grund von Erschöpfung
durch abnorme oder excessive functionelle Reize (Onanie, unnatür-
liche Ausübung des Coitus etc.) — bald als Symptome chronischer
Rückenmarkserkrankungen (Meningitis spinalis, Tabes) — bald
endlich ohne jede nachweisbare Veranlassung beobachtet. In Fällen
dieser Art lassen sich zuweilen circumscripte oder diffuse, meist
incomplete Anästhesien der Glans penis und der äusseren Genitalien, z. B. für den electrischen Reiz, constatiren. Es mag hier
an die schon früher erwähnte Thatsache erinnert werden, dass die
sensibeln Nerven der äusseren Genitalien im Lumbalmark von den
übrigen sensibeln Nerven des Unterkörpers getrennt verlaufen, so
dass Durchschneidung der lumbalen Hinterstränge bei Thieren ausschliesslich Anästhesie der Genitalien und der Analgegend hervorruft (Schiff). In Folge des verminderten Reflexreizes können
dabei gleichzeitig die Erectionen und die Samen-Excretion schwächer
ausfallen oder gänzlich fehlen, so dass die als Impotenz und
Aspermatismus bezeichneten Zustände resultiren. Derartige Fälle
werden, wenn sie nicht Symptome schwerer Centralerkrankungen
sind, durch eine locale electrische Behandlung (Galvanisation, faradische Pinselung), oder durch die geeigneten hydrotherapeutischen
Proceduren (abwechselnde Einwirkung hoher und niedriger Temperaturen, heisse Umschläge mit nachfolgender kalter Staubdouche
u. dgl.) nicht selten beseitigt. Auch Stahlcuren, Seebäder u. s. w.
wirken zuweilen günstig, während die sogenannten Aphrodisiaca --
abgesehen von ihren anderweitigen Nachtheilen — meist kaum
irgendwelchen nachhaltigen Effect haben.

5. Störungen der Sinnesfunctionen. (Sensuelle Neurosen.)

Wir haben es hier, da die Sensibilitätsstörungen der Haut und
der äusseren Schleimhäute bereits in früheren Abschnitten erörtert
sind, nur mit den Functionsstörungen im Bereiche der höheren

Sinnesnerven (der Geruchs-, Geschmacks-, Hör- und Gesichtsnerven) zu thun. Auch hinsichtlich dieser wird sich unsere Darstellung zunächst darauf beschränken, die mannichfachen Gestaltungen anzudeuten, welche die elementaren Formen der Sensibilitätsstörung in den einzelnen Sinnesgebieten annehmen, und die Methoden ihrer Ermittelung, sowie die allgemeinen pathogenetischen Verhältnisse kurz zu berühren. Soweit es sich dagegen um deutlich charakterisirte Localaffectionen einzelner Sinnesnerven handelt, muss eine eingehendere Besprechung dem speciellen Theile der Nervenpathologie vorbehalten bleiben.

Geruchsinnsstörungen.

Die physiologischen Leistungen der Geruchsnerven bestehen in der Vermittelung specifischer Reactionen, der Geruchsempfindungen, auf gewisse Reize (gasförmige Stoffe), deren differentielle Wirkungsweise noch wenig erforscht und nicht, wie bei anderen Sinnesreizen, auf wenige Typen oder Qualitäten zurückführbar ist. Immer ist jedoch hier das formale Gefühlselement vorherrschend, so dass wir den objectivirten, sinnlichen Empfindungsgehalt stets mit subjectiver Lust oder Unlust begleiten, den Geruch somit neben seiner bestimmten und specifischen Beschaffenheit vor Allem als angenehm oder unangenehm im Bewusstsein empfinden. Nach dieser Seite hin sind daher auch die krankhaften Sensationen vorzugsweise gerichtet, und man kann somit von Hyperalgien, Paralgien und Hypalgien im Bereiche der Geruchsnerven reden. Zu den Prüfungen des Geruchs können sehr verschiedenartige Stoffe benutzt werden; nur ist dabei zu berücksichtigen, dass manche Riechstoffe (wie z. B. die stechenden Dämpfe von Essigsäure und Ammoniak) zugleich heftig erregend auf die Gefühlsnervenenden der Nasalschleimhaut einwirken, woraus im concreten Falle bei der Prüfung auf Geruchsstörungen leicht Verwechslungen hervorgehen. Aetherische Oele (z. B. Ol. Bergam., Lavand., Rosmarini, Foeniculi, Anisi, Cajeputi) und ölhaltige stark riechende Präparate (Tinct. Valerianae, Asae foetidae, Moschi; Terpentin, Kampher u. s. w.) sind zu Geruchsprüfungen am besten geeignet. Das eben merkliche Geruchsminimum hat Valentin für einzelne Riechstoffe zu bestimmen gesucht, indem er diejenige Substanzmenge ermittelte, welche in einem durch die Nase streichenden Luftvolum enthalten war. Danach sollen bei gleichmässiger Vertheilung über die Riechflächen 0,0016 Milligramm Brom, 0,02 Phosphorwasserstoff, 0,002 Schwefelwasserstoff und 0,00005 Rosenöl für den Minimaleindruck genügen. Vom electrischen Strome ist, da derselbe bei localer Einwirkung meist keine deutlichen Geruchsempfindungen hervorruft, eine Verwerthung als Reagens nicht zu erwarten.

Als Hyperaesthesia olfactoria, Hyperosmie, hat man vorzugsweise die bei Centralaffectionen, Geisteskrankheiten, Hysterie u. s. w. vorkommenden subjectiven Geruchsempfindungen beschrieben. Offenbar handelt es sich dabei meist um centrale Erregungen durch Einwirkung abnormer pathologischer Reize, wobei die entstehenden Empfindungen zum Theil wie bei den gewohnten peripherischen Erregungen objectivirt werden. Solche subjectiven Geruchsempfindungen können natürlich auch vorkommen, wenn die Riechnerven zerstört sind und peripherische Reize daher nicht mehr Geruchsempfindungen auslösen: es verhält sich hier ganz wie bei den nach Continuitätstrennung der Nerven auftretenden Neuralgien.

Vielfach kommen jedoch auch wirkliche Hyperästhesien des Geruchs, namentlich bei Hysterischen, vor: dergestalt, dass Riech-

stoffe schon in abnormer Verdünnung, auf abnorme Distanz u. s. w.
deutlich percipirt werden. Keineswegs selten sind Fälle, wie etwa
der, dass eine Hysterische frische Kirschen durch ein Zimmer hindurch riechen, und durch den Geruch Personen von einander unterscheiden konnte. Wenn Justinus Kerner's Seherin von Prevorst
bei geschlossenen Augen allerlei vegetabilische und mineralische
Substanzen, die ihr in die Hand gegeben wurden, sogleich erkannte,
so brauchen wir dabei keine magische Divinationsgabe, sondern nur
eine ächt hysterische Verschärfung des Geruchsinns vorauszusetzen.
Noch ganz andere und überraschendere Erscheinungen würden sich
beobachten lassen, wäre ausnahmsweise einmal das menschliche
Geruchsvermögen bis zur Stärke des thierischen [u. A. den Raub-
thieren eigenthümlichen*)] gesteigert. Einzelne toxische Substanzen,
z. B. Strychnin, sollen sowohl bei örtlicher wie bei interner Anwendung die Empfindlichkeit gegen Riechstoffe auf längere Zeit
steigern. — Ausser und neben der eigentlichen Geruchsinnsverschär-
fung kommen, wie schon erwähnt, besonders Hyperalgien des Geruchs vor, dergestalt dass schwache und für den Gesunden fast
indifferente Geruchsreize in hohem Grade das Gefühl der Unlust
erregen — ja, man kann wohl sagen, geradezu als Schmerz im
Bewusstsein empfunden werden. Dahin gehört der Widerwille, den
Hysterische gegen gewisse, für den Gesunden angenehme Gerüche
(z. B. duftende Blumen) empfinden: ein Widerwille, der oft mit
grosser Toleranz gegen andere, für den Gesunden widerliche Gerüche
gepaart ist. Es erinnert dies an die partiellen Hyperästhesien in
der Sphäre des Tastsinns, die mit normaler oder verminderter Empfindlichkeit gegen andere Reizgattungen einhergehen können.

Geruchsphantasmen kommen bei Geisteskranken — obwohl bedeutend seltener als Phantasmen anderer Sinnesorgane —
vor; besonders, wie es scheint, in den Anfangsstadien des Irrsinns.
Eigentliche Hallucinationen gehören jedoch zu den Ausnahmen, während Illusionen (falsche Umdeutungen äusserer Geruchserregungen)
weit häufiger angetroffen werden. Die Geruchshallucinationen Geisteskranker sind fast stets widerwärtiger Natur, z. B. häufig Leichen-
geruch, womit dann der Wahn, von Leichen umgeben zu sein oder
von Fäulniss des eigenen Körpers u. s. w., im Zusammenhang steht.
Aehnliche Geruchsphantasmen sollen auch beim Gebrauche grosser
Santonindosen zuweilen vorkommen. Die Erregung findet bei den
eigentlichen Geruchshallucinationen unzweifelhaft vorzugsweise an
der centralen Ausbreitung der Geruchsnerven statt. Als solche
dürfen wir wenigstens mit grosser Wahrscheinlichkeit ein kleines
Rindenterritorium an der Spitze der Hakenwindung be-

---

*) Nach Benedikt soll die Verkümmerung der ersten Stirnwindung des
Raubthiergehirns, welche mit der zweiten zusammen die erste Stirnwindung des
Menschen zu bilden scheint, mit den schwächeren Geruchswahrnehmungen des
letzteren im Zusammenhange stehen.

trachten, in welches sich der grösste Theil des Tractus olfactorius einsenkt, und welches durch seinen grösseren Reichthum an sensibeln Elementen von der gewöhnlichen Structur der Hirnrinde abweicht.

Zustände verminderter oder aufgehobener Geruchsempfindung (Hypaesthesia und Anaesthesia olfactoria; Hyposmie und Anosmie) kommen weit häufiger vor; sie können natürlich theils durch peripherische Leitungsstörungen (auch Defecte) der Nervi olfactorii, theils durch Läsionen in dem „primären Sinnescentrum" derselben (dem Bulbus olfactorius), im Tractus und in dem eigentlichen Riechcentrum der Hirnrinde herbeigeführt werden. Wahrscheinlich centralen Ursprungs sind die toxischen, z. B. durch Morphium bei innerer oder subcutaner Anwendung bedingten Abstumpfungen des Geruches, sowie die schweren, selbst completen, zuweilen einseitigen Anosmien, die bei Hysterischen vorkommen. Die mit cutaner Hemianästhesie, häufig auch mit einseitiger Geschmacks- und Gesichtsstörung, und mit motorischen Reizerscheinungen verbundenen Hemianosmien Hysterischer scheinen ihren Sitz ausschliesslich in den an den Thalamus opticus angrenzenden Abschnitten der gegenüberliegenden Grosshirnhemisphäre zu haben. Auch die Anosmien bei Geisteskrankheiten, namentlich bei paralytischer Demenz, sind wohl auf primäre Alterationen im Riechcentrum und consecutive Degenerationen der Nervenfasern zurückzuführen: wenigstens hat man öfters in solchen Fällen Atrophie, graues und durchscheinendes Aussehen der Riechnerven (Rokitansky) constatirt. Die im höheren Alter allmälig eintretende Abstumpfung der Geruchsempfindung ist durch die senile Atrophie der Nervi olfactorii zu erklären.

Diejenigen Hyposmien, welche angeblich auch bei isolirten Trigeminus-Affectionen und bei Faciallähmungen beobachtet wurden, unterliegen einer ganz abweichenden Deutung. Bei den Leitungsstörungen im Trigeminus kann das vom N. ethmoidalis vermittelte Gefühl der entsprechenden Nasenhälfte alterirt sein, wodurch Täuschungen entstehen; ferner kann die Nasalsecretion vermindert sein, so dass die Nasenhöhle trockener ist und die Diffusion der Riechstoffe weniger leicht stattfindet. Bei Faciallähmungen ist die Paralyse der inspiratorischen Nasenmuskeln (der Erweiterer des Nasenflügels), welche zum Schnüffeln und Einziehen der Riechstoffe benutzt werden, Ursache der Geruchsstörung.

Man muss überhaupt von den eigentlich nervösen Hyposmien und Anosmien diejenigen Formen möglichst scharf unterscheiden, welche durch locale Krankheitsprocesse der Regio olfactoria, namentlich Catarrhe, sowie durch mechanische Hindernisse (Nasengeschwülste, Austrocknung der Nasenschleimhaut bei Substanzverlusten u. s. w.) entstehen. In manchen Fällen ist allerdings sowohl der Angriffspunkt, wie die Wirkungsweise der veranlassenden Noxe nicht mit Sicherheit zu bestimmen. Mehrfach hat man nach voraufgegangenen schweren Erkältungen vollständigen Verlust der Geruchsempfindung, zuweilen auch mit gleichzeitigem Geschmacksverluste, beobachtet. Auch ein sehr starker Geruchseindruck, z. B. durch Ammoniak, kann (wie in einem von Graves berichteten Falle) plötzliche Aufhebung des Geruchs zur Folge haben.

Geschmacksinnsstörungen.

Die physiologischen Leistungen der Geschmacksnerven bestehen bekanntlich darin, dass gewisse Reize, welche auf die peripherischen Endigungen der Geschmacksnerven in der Zunge und in einzelnen Partien des weichen Gaumens einwirken, durch Erregung derselben im Bewusstsein gewisse specifische Reactionen (Geschmacksempfindungen) auslösen. Der objectivirte, sinnliche Empfindungsinhalt wird durch die Kategorien des süssen, bitteren, sauren und salzigen Geschmacks angedeutet, während das subjective Gefühlselement in der begleitenden Lust oder Unlust, in dem Angenehmen oder Widrigen der betreffenden Geschmacksperception zum Ausdruck gebracht wird.

Prüfungen der Geschmacks-Functionen sind daher in der Weise anzustellen. dass wir Reize der obigen Art auf die peripherischen Enden der Geschmacksnerven einwirken lassen. Wir benutzen hierzu flüssige Lösungen schmeckbarer Substanzen, z. B. Zuckerlösung, Quassiatinctur, verdünnte Essigsäure und Kochsalzlösung, welche in dieser Reihenfolge die Typen des süssen, bittern, sauern und salzigen Geschmacks repräsentiren. Da die Stärke der Geschmacksempfindung, wie anderer Empfindungen, wächst, je mehr Nervenenden von dem einwirkenden Reize gleichzeitig getroffen werden, so ist für die Genauigkeit der Prüfung die möglichste Localisirung des Reizes (namentlich durch Ausschliessung von Bewegungen der Zunge und der übrigen Mundtheile) erforderlich. Wir müssen daher die Prüfungen bei stark herausgestreckter Zunge und weit geöffnetem Munde vornehmen, und die geschmackprüfende Flüssigkeit tropfenweise mittelst eines Glasstabes auf die zu prüfenden Stellen appliciren. Nach jeder Einzelprüfung muss durch Pausiren und durch Ausspülen des Mundes mit Wasser die Wirksamkeit des letzten Reizes völlig ausgeschlossen werden, ehe zu einer neuen Prüfung übergegangen wird. — Untersuchungen, welche in dieser Weise mit allen erforderlichen Cautelen angestellt werden, ergeben u. A. das wichtige Resultat, dass süsse Körper vorzugsweise von dem vorderen Theile des Zungenrückens, saure von der Spitze und den Seitenrändern der Zunge. bittere besonders vom hinteren Theile des Zungenrückens und vom weichen Gaumen aus percipirt werden. Eine so strenge Trennung der einzelnen peripherischen Abschnitte des Geschmacksorgans nach Maassgabe der genannten Geschmackskategorien, wie Einzelne behaupteten, findet jedoch nach den genauen Untersuchungen von Schirmer nicht statt; jeder Theil des Geschmacksorgans ist vielmehr wenigstens in gewissem Grade für alle Geschmacksqualitäten empfänglich.

Ueber die geschmackerregenden Minima hat Valentin sehr interessante Untersuchungen angestellt, indem er den äussersten Verdünnungsgrad bestimmte, wobei gewisse Körper noch die ihnen eigenthümlichen Geschmacksempfindungen auslösen. So wirkt nach ihm Zucker noch bei 1.2 pCt.; Kochsalz bei 0,2—0,5; Schwefelsäure bei 0,001 und schwefelsaures Chinin bei 0,003 pCt. wässeriger Lösung.

Neuerdings hat sich Keppler unter Vierordt's Leitung mit der Prüfung der Empfindlichkeit für Concentrationsdifferenzen beschäftigt. Aus seinen Versuchen geht u. A. hervor, dass bei einer Concentrationsdifferenz von nur 2.5 pCt. die Zahl der richtigen Entscheidungen nur wenig über ½, bei einer Differenz von 10 pCt. dagegen über ¾ der Fälle beträgt. Die Entscheidung erfolgt häufiger richtig, wenn erst eine concentrirtere, dann eine verdünntere Lösung angewandt wird, als bei umgekehrten Verfahren; nur salzige Stoffe bilden in dieser Beziehung eine Ausnahme. Mit steigender Concentration nimmt ferner die Empfindlichkeit bei bittern und salzigen Lösungen zu, bei sauren und süssen Lösungen hingegen ab. Im Ganzen ist die Empfind-

lichkeit für Concentrationsdifferenzen bei salzigen Körpern am grössten, dann
folgen süsse und saure, zuletzt erst bittere, während hinsichtlich der absoluten
Empfindlichkeit (bei minimaler Verdünnung) und der Nachdauer der Empfindung bittere Lösungen obenan stehen.

Ein werthvolles Reagens zur Geschmacksprüfung besteht in der Anwendung electrischer galvanischer Ströme. Durch den galvanischen Strom
werden nämlich bei geeigneter Application die als electrischer Geschmack bezeichneten Sensationen unter normalen Umständen sowohl beim Schliessen, als
bei geschlossener Kette hervorgerufen. Der electrische Geschmack hat etwas
Specifisches, das man am besten als „Scharfmetallisch" bezeichnet; er ist am
positiven Pole stärker als am negativen, unterscheidet sich übrigens in beiden
Fällen nur der Intensität, nicht aber der Qualität nach. Man kann das Auftreten dieser Sensation nicht bloss beobachten, wenn man den einen Pol bei
mässiger Elementenzahl (4—8) auf die Zunge aufsetzt, sondern bei entsprechender Verstärkung des Stromes auch von der Wange, der ganzen Unterkiefer-
gegend, vom Halse, ja unter Umständen selbst von sehr entfernten Körperstellen aus. Ich habe electrischen Geschmack u. A. bei Hysterischen und bei
Tabikern durch Galvanisation am oberen, selbst am mittleren Theile der Wirbelsäule auslösen können. Auch wird derselbe bei Einführung von Electroden
in den äusseren Gehörgang, namentlich bis in die Nähe des Trommelfells,
beobachtet. Es ist demnach die frühere Annahme unhaltbar, dass beim electrischen Geschmack die peripheren Enden der Geschmacksnerven durch adäquate
electrolytische Zersetzungsprodukte (Säuren oder Alkalien) direct gereizt werden.
Der electrische Geschmack entsteht offenbar nicht bloss durch die electrische
Reizung der peripheren Geschmacksnervenenden, sondern auch durch Reizung
der Geschmacksnerven selbst in höheren Theilen ihres Verlaufes und vielleicht
sogar der geschmackempfindenden Centra. Wir haben daher in der electrischen
Prüfung ein wichtiges Hülfsmittel der Localisation bei vorhandenen Geschmacksstörungen. Ist der electrische Geschmack erhalten, während schmeckbare Substanzen von der Zunge aus nicht mehr percipirt werden, so ist die Ursache mit
grosser Wahrscheinlichkeit nach den peripheren Nervenenden zu verlegen. Ist
dagegen auch der electrische Geschmack in entsprechender Weise beeinträchtigt,
so ist der Sitz der Läsion im Verlaufe der Geschmacksnerven oder in den geschmackempfindenden Centren zu suchen.

Als Hyperaesthesia gustatoria würden solche Zustände
zu bezeichnen sein, bei denen entweder das eben merkliche Minimum der Geschmacksempfindung abnorm verringert ist, so dass
schon Geschmacksgrössen, welche bei Gesunden unwirksam bleiben
(z. B. Verdünnungen weit unter der obigen Norm), deutliche Geschmacksempfindung auslösen; oder es müsste bei Anwendung gleicher Geschmacksgrössen stärkere Reaction im Bewusstsein erfolgen,
so dass entweder die Wahrnehmung des objectiven sinnlichen Inhalts der Empfindung verschärft wäre, oder die Empfindung von
lebhafteren Gefühlen der Lust und Unlust begleitet wäre, als unter
normalen Verhältnissen. Jenes könnte man als wirkliche Ge-
schmacksverschärfung (Hypergeusie) — dieses mehr als
Hyperalgie der Geschmacksnerven bezeichnen. Diese Zustände würden für die Hyperpselaphesie und cutane Hyperalgie die entsprechenden Analoga bilden.

Leider fehlt es nach dieser Richtung hin an genaueren methodischen Prüfungen fast gänzlich. Jedoch scheinen Symptome der
obigen Art in der That, namentlich bei Hysterischen, beobachtet
zu werden, wie dies schon aus der angeführten Thatsache in Betreff

des electrischen Geschmacks hervorgeht. Hysterische schmecken oft die geringsten Mengen von Salz und Gewürz in den Speisen, von arzneilichen Substanzen in der Medicin heraus, welche von Gesunden nicht mehr percipirt werden. Zugleich erregt ihnen oft ein Geschmack, welcher Gesunden angenehm ist, Widerwillen und Unlust. Mit dieser partiellen Hyperästhesie für einzelne Geschmacksqualitäten kann eine hochgradige Unempfindlichkeit gegen andere Geschmacksreize verbunden sein, in Folge deren sie Dinge, welche Gesunden widerlich sind, mit Wohlbehagen geniessen.

Nicht unbedingt findet der Begriff der Hyperästhesie auf die sogenannten subjectiven Geschmacksempfindungen Anwendung, die wahrscheinlich meist auf abnormen, centralen Erregungen der Geschmacksnerven beruhen. Derartige Sensationen treten spontan (d. h. ohne veranlassenden äusseren Reiz) auf und können sehr verschiedene, in der Regel aber mit widrigen Gefühlen verbundene Geschmacksempfindungen vortäuschen. Dahin gehören auch die krankhaften Geschmacksempfindungen Geisteskranker, bei denen übrigens wahre Geschmackshallucinationen neben Illusionen (d. h. falschen Umdeutungen objectiver Geschmackserregungen) vorkommen. Die Geschmacksphantasmen Geisteskranker sind in der Regel widerwärtiger Natur, und erlangen durch ihren Zusammenhang mit Vergiftungswahn und mit dem Entschlusse der Nahrungsverweigerung eine erhöhte Bedeutung.

Gewisse Stoffe können vom Blute aus, durch Einwirkung auf die Geschmacksnerven oder auf ihre peripherischen Endapparate, Geschmacksempfindungen hervorrufen. So hat Rose bei sich und Anderen nach dem Genusse von Santonsäure das Auftreten intensiv bitterer Geschmacksempfindungen beobachtet. Derselbe constatirte ausserdem auch die interessante Thatsache, dass indifferente Getränke, wie reines Wasser, im Santonrausch intensiv bitter schmeckten. Diese letztere Erscheinung muss offenbar auf eine wirkliche Hyperästhesie der Geschmacksnerven zurückgeführt werden. Beigel. Wernich und ich haben mehrmals nach subcutanen Morphium-Injectionen das Auftreten eines bitteren oder auch eines widerlichsäuerlichen Geschmacks auf der Zunge und im hinteren Theile der Mundhöhle beobachtet. Das Phänomen scheint namentlich an sehr heruntergekommenen, kachectischen Individuen vorzukommen; bei sich selbst konnte es Wernich nur im Zustande der Inanition, nach achtstündiger Nahrungsenthaltung, hervorrufen. Es scheint sich demnach auch hier um eine, durch Kachexie oder durch vorübergehende Reduction des Körperzustandes begünstigte Hyperästhesie der Geschmacksnerven zu handeln.

Das spontane Auftreten widriger oder scharfer Geschmacksempfindungen bei peripherischen Faciallähmungen hat man seit Roux mehrfach beobachtet, und in der Regel auf Reizung der Chorda tympani zurückgeführt. Zuweilen ist dieses Phänomen mit einseitiger Herabsetzung oder Verlust der Geschmacksempfindungen

verbunden, so dass es sich gewissermassen um eine Anaesthesia
dolorosa im Bereiche der Geschmacksnerven handelt (vgl. Lähmung
der Facialis).

Hypästhesie und Anästhesie des Geschmacks (Hypo-
geusie, Ageusie) sind sehr häufig vorkommende Zustände, und
zwar kann es sich dabei um complete oder incomplete, um totale
oder partielle, d. h. auf gewisse Reizgattungen beschränkte Geschmacksstörungen handeln. Bei der incompleten Form (Hypo-
geusie) ist neben der Verminderung gewöhnlich eine Verlangsamung der Geschmacksperception um mehrere Secunden deutlich
nachweisbar. Der Extensität nach kann der Verlust der Geschmacksempfindung bilateral, oder halbseitig, oder endlich auch auf einzelne
Abschnitte einer Zungenhälfte beschränkt sein.

Vorübergehende und leichtere Geschmacksanästhesien können
zunächst durch Agentien herbeigeführt werden, welche direct auf
die peripherischen Enden der Geschmacksnerven einwirken und die
Erregbarkeit derselben alteriren. Es gehören dahin zum Theil die-
selben Agentien, welche die Erregbarkeit der sensibeln Haut- und
Schleimhautnerven local beeinträchtigen, wie z. B. Kälte und hohe
Hitzegrade. Nach örtlicher Eisapplication auf einen bestimmten
Zungenabschnitt ist, wie ich mich durch Versuche überzeugt habe,
nicht nur die Sensibilität, sondern auch die Fähigkeit der Geschmacksempfindung an der Applicationsstelle für längere Zeit vermindert.
(Aus demselben Grunde können wir auch den Geschmack kalter
Ingesta, z. B. verschiedener Eissorten, schwerer unterscheiden, als
den warm genossener Speisen oder Getränke). Dass hohe Hitzegrade, wie beim sogenannten Verbrennen des Mundes, die Geschmacks-
fähigkeit vorübergehend abstumpfen, ist bekannt. Ferner können
locale, namentlich catarrhalische Processe der Mundschleimhaut mit
bedeutenden Geschmacksstörungen einhergehen, die jedoch meist nur
mechanisch durch erschwerte Einwirkung der Geschmacksstoffe auf
die peripherischen Nervenenden bedingt sind. Eine eingehendere
Besprechung erheischen die eigentlichen Leitungsanästhesien
der Geschmacksnerven, welche namentlich durch ihre ver-
wickelten genetischen Beziehungen zu verschiedenen Hirnnerven-
abschnitten specielles Interesse darbieten. Die vorliegenden physiologischen und pathologischen Thatsachen berechtigen uns, ihren
Sitz bald im Trigeminus, bald im Glossopharyngeus, für gewisse
Fälle auch in der Chorda tympani und im peripherischen Abschnitte
der Facialis zu suchen (vgl. Neurosen des Lingualis, Facialis,
Glossopharyngeus). — Endlich kommen Geschmacksstörungen als
Symptom centraler Krankheitsprocesse, bei multipler Sinnesnerven-
affection, bei Geisteskrankheiten, Tabes, Hysterie u. s. w. vor, deren
Ursprung wohl zum Theil in der Medulla oblongata (Glosspharyn-
geus-Kern?) zu suchen ist — zum Theil in den noch unbekannten
Gebieten der Hirnrinde, welche als eigentliche Centren der Geschmacksempfindung fungiren. Bei der einseitigen, auch mit ent-

sprechenden Störungen anderer Specialsinne verbundenen Hemiageusie Hysterischer dürfen wir wahrscheinlich die an den Thalamus opticus angrenzenden Abschnitte der Grosshirnhemisphäre als Ausgangspunkt annehmen.

Gehörsinnstörungen.

Unter der Bezeichnung acustischer Hyperästhesien hat man, wie bei den entsprechenden Zuständen im Bereiche des Gesichtsorgans, sehr heterogene Störungsformen zusammengefasst, bei denen es sich wohl nur in den seltensten Fällen um eine excessive Erregbarkeit, häufiger um Einwirkung abnormer pathologischer Reize auf die Hörnerven, zum Theil aber auch um neuralgische Affectionen der Gefühlsnerven des Gehörorgans handelt.

Als acustische Hyperästhesie oder als Hyperakusie im engeren Sinne wäre der Zustand zu bezeichnen, wobei die Gehörschärfe abnorm gross ist, so dass die prüfenden Schallreize noch in ungewöhnlich weiten Abständen erkannt werden, oder das eben merkliche Schallminimum verkleinert, oder bei Tönen die noch unterscheidbare Höhendifferenz ungewöhnlich gering ist. Solche Zustände können häufig innerhalb der physiologischen Grenzen liegen: z. B. bei sehr feinhörigen Personen, und bei Musikern, welche durch Uebung äusserst kleine Tonintervalle (Schwingungsdifferenzen im Verhältniss von 1000 : 1001) noch unterscheiden. Jedoch können auch pathologische Hyperakusien, namentlich mit gleichzeitiger Verschärfung anderer Sinnesvermögen (Gesicht, Geruch u. s. w.) vorkommen; man denke nur an die bei Somnambulen und Ecstatischen beobachteten Erscheinungen. Ferner können die Reactionen auf Schallreize in der Weise excessiv ausfallen, dass, wie es bei Hysterie, bei Geisteskrankheiten, bei fieberhaften und allgemeinen Schwächezuständen u. s. w. geschieht, leichte Schallreize bereits intensive Lust- und Unlustaffecte und complicirte psychische Reactionen hervorrufen, die normalerweise erst bei weit stärkeren Reizen oder überhaupt gar nicht auftreten. Man könnte derartige Zustände als acustische Hyperalgien bezeichnen. Ihre Quelle ist nach Analogie der cutanen Hyperalgien bald an der Peripherie, bald im Verlaufe der Acusticusfaserung und in ihren centralen Ursprüngen. also in den acustischen Sinnescentren, zu suchen. Es können aber auch analoge Erscheinungen auftreten, ohne dass eine excessive Erregbarkeit Seitens der Hörnerven anzunehmen ist, wenn nämlich in Folge gewisser Läsionen in den schallleitenden Apparaten die gewöhnlichen Sinnesreize verändert, resp. verstärkt zu den Acusticus-Enden gelangen. Ein evidentes Beispiel davon liefern uns die Erscheinungen, welche bei peripherischen Faciallähmungen, wahrscheinlich in Folge von Mitlähmung des M. stapedius und vermehrter Spannung des Trommelfells, beobachtet werden (vgl. Neurosen des Facialis).

Von denjenigen Zuständen, wobei die Gehörsempfindungen mit Unlustgefühl, Schmerz, in hervorragender Weise gepaart sind, ist die eigentliche Neuralgie des Ohres scharf zu unterscheiden. Man bezeichnet als solche (oder als Otalgie im engeren Sinne; Otalgie nervrsa, nach Itard) einen spontan auftretenden Ohrschmerz, als dessen Veranlassung sich locale, namentlich entzündliche Veränderungen am Gehörapparate nicht nachweisen lassen. Die Diagnose ist daher wesentlich auf negativem Wege zu stellen. Die Hörfähigkeit ist dabei normal; auch subjective Gehörsempfindungen (Ohrentönen) sind nicht vorhanden. Man hat angenommen, dass es sich in derartigen Fällen um eine Neuralgie gewisser Zweige des 3. Trigeminus-Astes handle; Kramer und Schwartze haben dieselbe als Neuralgia plexus tympanici bezeichnet. Die Beseitigung von Reizen, die auf die peripherische Ausbreitung des Trigeminus einwirkten (Extraction cariöser Zähne), die Exstirpation von Neuromen in der Nähe des Ohres, sowie die von Itard vorgeschlagene Schwitzcur sollen in manchen Fällen die Neuralgie plötzlich zum Verschwinden gebracht haben. Diese Fälle sind übrigens wohl von denen zu unterscheiden, in welchen, wie Moos neuerdings gezeigt hat, Trigeminus-Neuralgien, besonders im Gebiete des ersten Astes, als Vorläufer entzündlicher Mittelohraffectionen oder auch secundär im Verlaufe der letzteren auftreten.

In der Regel werden bei den acustischen Hyperästhesien vorzugsweise diejenigen Zustände ins Auge gefasst, die sich durch das Auftreten subjectiver Gehörsempfindungen, von der einfachsten Ton- und Geräuschempfindung bis zu den ausgebildetsten Gehörsphantasmen, charakterisiren.

Die einfachen und gewöhnlichen Formen subjectiver Sensationen sind das Ohrentönen, Ohrensausen (Tinnitus), worunter wir freilich qualitativ und quantitativ äusserst mannichfaltige Empfindungen von Klingen, Brausen, Pfeifen, Zischen u. s. w. begreifen. Hinsichtlich der Pathogenese des Ohrensausens dürfen wir als feststehend annehmen, dass dasselbe wohl nur in den seltensten Fällen primär nervösen Ursprunges ist, vielmehr die verschiedensten Krankheitszustände des äusseren und mittleren Ohres (u. A. namentlich die Anfangsstadien des gewöhnlichen chronischen Trommelhöhlencatarrhs) häufig begleitet. Vielfach endlich kommt dasselbe in ganz unbestimmbarer Weise, z. B. bei Kopfcongestionen, in Verbindung mit Schwindel bei der sogenannten Menière'schen Krankheit, bei Anämie und Chlorose, nach starken Blutverlusten, beim Gebrauche grosser Chinin- oder Salicyldosen u. s. w. zu Stande. Für die Localisation und Sonderung der einzelnen Fälle ist daher die objective Untersuchung und genaue functionelle Prüfung des Gehörorgans nach den betreffenden Methoden — deren Darstellung wir den Specialwerken überlassen müssen — von grösster Bedeutung. In vielen hierhergehörigen Fällen liefert auch die galvanische Untersuchung des Gehörorgans, nach den von Brenner festgestellten Principien, sehr wichtige Aufschlüsse; jedenfalls darf dieselbe niemals unterbleiben, schon deswegen nicht, weil wir in dem constanten Strome gleichzeitig ein werthvolles Heilmittel für gewisse, anscheinend primär neuropathische Formen von Ohrensausen besitzen. Besonders häufig findet man letzteres mit einfacher (galvanischer) Hyperästhesie, d. h. mit erhöhter Erregbarkeit und

einer nach Zeitdauer und Intensität gesteigerten Reaction für die
normalen Reizmomente — Kathodenschliessung, Kathodendauer und
Anodenöffnung — auf beiden, seltener auf einem Ohre verbunden.
In einzelnen Fällen besteht auch neben der Hyperästhesie eine
paradoxe Reaction des nicht armirten Ohres, d. h. bei einseitiger Galvanisation reagirt das nicht gereizte Ohr gleichfalls, und
zwar im umgekehrten Sinne, also bei denjenigen Reizmomenten, die
auf dem gereizten Ohre wirkungslos bleiben oder als ob es unter
den Einfluss der entgegengesetzten Electrode versetzt wäre. Die
physicalischen und physiologischen Entstehungsbedingungen dieser
Reactionsanomalien sind bisher noch nicht genügend ergründet.

Die Behandlung des Ohrensausens hat vor Allem auf die Bekämpfung des primären Localleidens Rücksicht zu nehmen. Insofern jedoch letzteres nicht immer bestimmbar und einer causalen
Einwirkung zugänglich, das Ohrensausen an sich aber ein sehr
lästiges, quälendes und hartnäckiges Symptom ist, darf man sich
nicht wundern, wenn einerseits zahlreiche Specifica gegen Ohrensausen auftauchten, andererseits die Behandlung mehr gegen ent-
ferntere und begünstigende Veranlassungen gerichtet wurde. Namentlich pflegen beim Vorhandensein oder bei der Vermuthung von
Kopfcongestionen locale Blutentziehungen, Derivantien, Drastica,
Diaphoretica; bei Anämischen roborirende Diät, Eisen u. s. w. empfohlen zu werden. Alle diese Verfahren nützen in der Regel nur
vorübergehend oder gar nicht; ebenso die Narcotica und die sogenannten Nervina. Wichtiger ist jedenfalls ein ausgiebiger Schutz
des Gehörorgans vor der Einwirkung starker Töne und Geräusche
— eine Forderung, die freilich durch Beruf und Lebensweise der
Kranken nur zu oft illusorisch gemacht wird.

Für die galvanische Behandlung bieten vorzugsweise diejenigen
Fälle, in denen einfache galvanische Hyperästhesie neben den subjectiven Gehörsempfindungen besteht, ein ergiebiges Terrain dar.
Wie zuerst Brenner beobachtete, übt der constante Strom, local
angewandt, bei gewissen Formen von nervösem Ohrensausen einen
modificirenden Einfluss aus, indem das Ohrensausen durch bestimmte
Reizmomente [AnS und AnD]*) zum Verschwinden gebracht, durch
AnO und KaS dagegen verstärkt wird. Man kann in solchen Fällen
die vermindernden Reizmomente ausschliesslich einwirken lassen,
indem die entgegengesetzten Momente durch allmäliges Ein- und
Ausschleichen des Stromes umgangen oder auf ein Minimum reducirt werden. In denjenigen Fällen, wo einfache Hyperästhesie zusammen mit paradoxer Reaction des nicht armirten Ohres besteht,
verfährt man in ähnlicher Weise, nur dass beide Ohren gleichzeitig
mit der in zwei Arme getheilten Anode armirt werden. Die
Resultate dieser Proceduren sind, wie ich aus eigener Erfahrung

---

*) AnS = Anodenschliessung: AnD = Anodendauer; AnO = Anoden-
öffnung; KaS = Kathodenschliessung u. s. w.

bestätigen kann, nicht ungünstig; doch darf man von denselben keine
zu hohen und unbeschränkten Erwartungen hegen. Merwürdiger-
weise wird das Sausen oft gerade in solchen Fällen, wo dasselbe
mit hochgradiger nervöser Schwerhörigkeit verbunden ist, am leichtesten und nachhaltigsten gebessert. Nachtheilige Wirkungen, wie
sie von einzelnen Autoren geschildert werden, habe ich bei Einhal-
tung der erforderlichen Cautelen (ohne deren genaue Kenntniss und
Berücksichtigung solche Behandlungsversuche überhaupt ausgeschlossen sein sollten) niemals beobachtet.

Ausgebildetere Gehörsphantasmen werden bei Geisteskranken
ziemlich häufig, wiewohl im Ganzen etwas seltener als Gesichtshallucinationen, und oft in Verbindung mit letzteren beobachtet. Auch
hier handelt es sich vorzugsweise um Erregungen in der centralen
Ausbreitung des Acusticus, die unter Mitwirkung des Vorstellens
stattfinden, und je nach dem vorherrschenden Affect einen sehr verschiedenen Inhalt erlangen. Am häufigsten werden Gehörsphantasmen bei Melancholischen und Verrückten angetroffen; im ersteren
Falle werden oft Schimpfworte, Drohungen, Aufforderungen zu ge-
waltthätigen Handlungen u. s. w., im letzteren Falle Bestätigungen
der vorhandenen expansiven Stimmung, himmlische Botschaften,
Offenbarungen u. s. w. vernommen. Der centrale Ursprung dieser
Gehörsphantasmen wird auch durch ihr Vorkommen neben completer nervöser Taubheit bekräftigt. Andererseits stossen wir zuweilen auf Erscheinungen, welche einem centralen Ursprunge zu
widersprechen scheinen, z. B. dass die Gehörsphantasmen durch
Verstopfung des äusseren Gehörganges sistirt werden. Nicht selten
sind Gehörshallucinationen beständig einseitig; auch können entgegengesetzte alternirende Phantasmen verschiedener Sinne, rechtsseitige Gesichts- neben linksseitigen Gehörshallucinationen vorkommen. Nicht-centralen Ursprungs sind wohl auch manche Fälle von
Gehörsillusionen, die bei verminderter Hörfähigkeit, zuweilen einseitig auftreten und, wie ich mich selbst überzeugt habe, gleich
anderen subjectiven Gehörsensationen unter einer entsprechenden
galvanischen Localbehandlung (AnD) zeitweise verschwinden. Uebrigens können die Gehörshallucinationen der Geisteskranken auch, wie
Jolly neuerdings beobachtete, mit galvanischen Anomalien (Hyperästhesie, paradoxe Reaction des nicht armirten Ohres) einhergehen,
oder es werden durch die Galvanisation selbst Gehörshallucinationen,
neben den einfachen Klangempfindungen, besonders während der
Anoden- und Kathodendauer, hervorgerufen.

Als acustische Hypästhesien und Anästhesien (Hypakusie und Anakusie) sind die Zustände krankhaft verminderter
oder aufgehobener Function im Gebiete der Hörnerven zu betrachten,
deren der Amblyopie und Amaurose entsprechende Grade man als
nervöse Schwerhörigkeit und nervöse Taubheit unterscheidet.
Die Ursache dieser Gehörstörungen kann entweder an der Peripherie
des acustischen Apparates, oder im Stamme des Hörnerven, oder an

dessen Ursprüngen, den „primären Sinnescentren" der Acusticus-
Kerne, oder endlich in noch weiter aufwärts liegenden centralen
Sinnesterritorien zu suchen sein; die genauere Localisation unterliegt dabei oft erheblichen Schwierigkeiten, und ist keineswegs in
allen Fällen mit Sicherheit ausführbar, zumal uns die anatomische
Forschung über den centralen Verlauf des N. acusticus selbst bisher
nur höchst ungenügende Data oder richtiger Vermuthungen liefert.
Unsicheren Ursprungs sind u. A. manche Fälle von unilateraler
und bilateraler, nervöser Schwerhörigkeit oder Taubheit, die man
nach traumatischen Läsionen (nach einem Falle auf den Hinterkopf, nach schweren Commotionen, Fracturen an der Schädelbasis),
ferner bei Heerdaffectionen in sehr verschiedenen, weit auseinander
liegenden Hirntheilen (Cerebellum, mittlerer und hinterer Grosshirnlappen u. s. w.), sowie im Verlaufe gewisser Meningitis-Formen,
namentlich der Meningitis cerebrospinalis epidemica beobachtet. Auch
die nach anderen acuten Infectionskrankheiten (Scarlatina, Masern,
Typhus) zurückbleibende nervöse Schwerhörigkeit oder Taubheit ist
in pathogenetischer Beziehung dunkel, wahrscheinlich jedoch cerebralen oder basalen Ursprungs; am sichersten ist dies in manchen
Fällen von Taubheit nach Scarlatina, wo die Erscheinungen einer
Meningitis voraufgehen. Das Leiden ist auch in solchen Fällen gewöhnlich bilateral, die Prognose im Allgemeinen ungünstig, obwohl
Angaben über einzelne Heilungen (z. B. durch Faradisation) vorliegen. — Unsicher ist ferner der Ausgangspunkt der hysterischen
Schwerhörigkeit, und derjenigen Formen, welche durch toxische Substanzen (Blei, Chinin) hervorgebracht werden. Die Hypakusie ist
hier überhaupt selten und meist nicht hochgradig, während acustische
Reizerscheinungen (Sausen) weit häufiger vorkommen.

Der Zustand der Taubstummheit (Kophosis) ist meist congenital — namentlich unter begünstigenden hereditären Momenten
— und alsdann in der Regel durch Bildungsfehler des inneren oder
mittleren Ohres bedingt, seltener acquisit; im letzteren Falle wird
seine Entwickelung gewöhnlich nach schweren Erkrankungen im
frühen Kindesalter, nach vorausgegangenen hydrocephalischen oder
meningitischen Erscheinungen, nach Scarlatina, Tussis convulsiva,
Meningitis cerebrospinalis epidemica u. s. w. beobachtet. Die Prognose ist bei den congenitalen und den acquisiten Formen fast gleich
ungünstig. Berichte von Heilungen liegen nur ganz vereinzelt vor,
und erwecken überdies zum Theil sehr geringes Vertrauen.

Gesichtsinnsstörungen.

Den optischen Hyperästhesien werden sehr mannichfaltige
Gesichtsphänome zugerechnet, bei denen es sich in der Regel weniger um wirkliche Hyperästhesie (d. h. um excessive Erregbarkeit),
als um Reizerscheinungen in Folge abnormer pathologischer Erregung der Opticus-Faserung, resp. ihrer cerebralen Fortsetzungen und

der damit zusammenhängenden centralen Sinnesterritorien handelt.
Als cerebrale, mit dem Tractus opticus zusammenhängende und der
Sehfunction dienende Gebilde müssen wir nach dem jetzigen Stande
unserer Kenntnisse vorzugsweise das Stratum zonale und Pulvinar
thalami, das Corpus geniculatum externum (vielleicht auch inter-
num) und das vordere Vierhügelpaar ansehen, wogegen wir das
eigentliche und letzte Sinnescentrum vielleicht in der Grosshirnrinde
an der Spitze des Occipitalhirns (Endigungsstelle der Gratiolet'schen
Sehstrahlungen) zu suchen haben.

Als optische Hyperästhesien im engeren Sinne wären diejenigen
Zustände aufzufassen, wobei schon äusserst lichtschwache oder unter
abnorm kleinem Sehwinkel erscheinende Gegenstände deutlich erkannt werden, die Sehschärfe also beträchtlich grösser als 1 ist;
was physiologisch ohne krankhafte Sensationen, bei ungewöhnlich
feinsichtigen Personen vorkommt. Ich erinnere nur an die Beobachtungen, wonach Sterne siebenter Grösse und die Jupiterstrabanten
mit blossem Auge deutlich erkannt wurden. Dem pathologischen
Gebiete der Hyperästhesie gehören dagegen zum Theil diejenigen
Fälle an, wobei schon die gewöhnlichen äusseren Lichtreize intensive
Lust- und Unlustaffecte oder complicirtere psychische Reactionen
hervorrufen, wie es bei den verschiedensten primären und secundären Retinalleiden, bei sogenannten nervösen Personen, Hysterischen, Hypochondrischen, bei allgemeinen Schwächezuständen, fieberhaften Affectionen des Organismus vorkommt. Davon sind natürlich die Fälle zu sondern, in denen die gewöhnlichen Lichtreize mit
abnormer Intensität auf die Sehnervenenden einwirken, wie z. B. bei
paralytischer Mydriasis oder Defect und Mangel der Iris.

Der Hyperaesthesia optica werden besonders eine grosse Anzahl
von Gesichtsphänomenen zugezählt, welche anscheinend spontan, d. h.
ohne äusseren Anstoss, nach Analogie der neuralgischen Schmerzen
auftreten und dem Gesetze der excentrischen Erscheinung gemäss an
die Peripherie des Gesichtsfeldes projicirt werden.

Eine Uebersicht der hierhergehörigen sogenannten subjectiven
Gesichtserscheinungen ist um so schwieriger, als nur zu häufig
die Symptome von Trübungen in den brechenden Medien, von Glas-
körperopacitäten, Congestionen der Chorioidea, Drucksteigerung u. s. w.
damit verbunden angetroffen und zum Theil confundirt werden (z. B.
die sogenannten Mouches volantes). Den krankhaften Erregungen des
Sehnerven eigenthümlich sind besonders die subjectiven Licht- und
Farbenerscheinungen, die man als Photopsien und Chromopsien
bezeichnet. Derartige Erscheinungen werden bekanntlich auch bei
mechanischer und electrischer Reizung des Sehnerven (Durchschneidung, Galvanisation in der Nähe des Auges u. s. w.) beobachtet.
Am häufigsten erscheinen bei Reizen, die auf den Sehnerven direct
oder auf seine Endausbreitungen in der Retina einwirken, Funken,
Flammen, leuchtende Kugeln, Scheiben, Ringe. zickzackförmige Gestaltungen (Blitze) — bald einfach gefärbt, bald regenbogenartig.

Dagegen kommen complicirtere Gesichtsphantasmen, die eigentlichen Gesichtshallucinationen, vorzugsweise bei cerebralen Krankheitsprocessen, namentlich bei den Zuständen des Irreseins, zur Beobachtung.

Hier wie bei den Phantasmen anderer Sinne handelt es sich in der Regel offenbar um centrale Erregungen, welche zwar an die Peripherie des betreffenden Sinnesorgans projicirt werden, deren Entstehungsort aber in das Gehirn selbst fällt, wie u. A. aus den vielfachen Beobachtungen andauernder Gesichtshallucinationen bei Amaurose mit Atrophie des Opticus unzweideutig hervorgeht. Die Erregung findet also in den oben genannten cerebralen Gebilden, wahrscheinlich in dem optischen Sinnescentrum der Grosshirnrinde statt; sie setzt nothwendig eine Mitwirkung des Vorstellens voraus, dem allein solche Bilder, als Reproductionen früher empfangener Eindrücke oder als durch Combination geschaffene neue Gestaltungen, zukommen. Indessen sprechen hier, wie bei den acustischen Sinnesphantasmen, einige Thatsachen dafür, dass eine primär centrale Entstehung der Gesichtshallucinationen keineswegs in allen Fällen angenommen werden darf; dass vielmehr auch peripherische, von dem Projectionsgebiete des Opticus oder selbst von anderen benachbarten Nervengebieten ausgehende Anlässe indirect jenen centralen Vorgang anzuregen vermögen. Es können nämlich auch krankhafte Veränderungen im Auge, z. B. Cataract, bei sonst gesunden Personen zuweilen von wirklichen Gesichtshallucinationen begleitet sein; ebenso können letztere, wie ich mehrmals beobachtet habe, im Verlaufe von Trigeminus-Neuralgien, besonders des Supraorbitalis, und zwar im Zusammenhange mit den neuralgischen Anfällen selbst, auftreten. Die Annahme eines peripherischen Ursprungs drängt sich uns ferner in denjenigen Fällen auf, wo Hallucinationen auch ohne locale Veranlassung einseitig erscheinen, oder bei mangelndem Parallelismus der Schaxen doppelt gesehen werden, oder endlich durch Bedeckung des Augapfels modificirt, hervorgerufen oder zum Verschwinden gebracht werden. Man pflegt sich bei derartigen Fällen damit zu helfen, dass man die fraglichen Erscheinungen nicht als Hallucinationen, sondern als Illusionen, als krankhafte Umdeutungen peripherischer Sinneserregungen auffasst, was aber auch wiederum Störungen der appercipirenden Hirnthätigkeit nothwendig voraussetzt. Der veranlassende Reiz scheint in manchen Fällen in den optischen Medien — in anderen Fällen dagegen in den vor der lichtpercipirenden Stäbchen- und Zapfenschicht gelegenen Schichten der Retina, namentlich in den Blutgefässen, zu liegen. So mögen z. B. manche Phantasmen, die bei acuten Krankheiten oder Delirium tremens vorkommen und durch Kleinheit, Menge, auch wohl durch convergirende Strömung der gesehenen Objecte auffallen, auf Bewegung der Blutkörperchen in den Retinalvenen beruhen.

Den optischen Hypästhesien und Anästhesien gehören

vorzugsweise diejenigen Zustände an, bei denen es sich um mehr
oder weniger erhebliche Verminderung der Sehschärfe, d. h. Herabsetzung, resp. Aufhebung des centralen Sehens — oder um Störungen des excentrischen Sehens, Gesichtsfelddefecte — oder um
beide Störungsformen zugleich handelt. Die zur Ermittelung dieser
Zustände einzuschlagenden Prüfungsmethoden können hier nicht erörtert werden. Die Zustände nervöser Sehschwäche und Blindheit werden im Allgemeinen durch die Ausdrücke Amblyopie und
Amaurose bezeichnet; doch wird letzterer Begriff oft genug auch
in weiterem Umfange gefasst, und daher z. B. von progressiven
Amaurosen, synonym mit progressiver Erblindung, gesprochen. Es
versteht sich von selbst, dass den Amblyopien und Amaurosen
immer materielle Veränderungen, sei es in der retinalen Endausbrei-
tung des Opticus, sei es im extracraniellen (orbitalen) und intracraniellen Theile des Opticus-Stammes, in der virtuellen Fortsetzung
desselben, oder in den centralen Sinnesapparaten zu Grunde liegen
müssen (vgl. Neurosen des Opticus). Die intracraniell bedingten
Functionsstörungen hängen grösstentheils mit primären Cerebral-
oder Spinalleiden zusammen. Demgemäss werden Retinalamaurosen,
Orbitalamaurosen, Cerebral- und Spinalamaurosen unterschieden, die
im speciellen Theile an entsprechender Stelle Berücksichtigung finden
werden.

Ausserdem giebt es jedoch eine grosse Anzahl theils gutartiger,
der Rückbildung fähiger, theils schwerer Amblyopien und Amaurosen,
für welche die pathologische Anatomie bisher keine genügende Anhaltspunkte geliefert hat, und bei denen höchstens die entfernteren
ätiologischen Bedingungen einigermassen bekannt sind. Man hat
derartige Störungsformen früher zum Theil als sympathische
Amaurosen bezeichnet. Dahin gehören die bald dauernden, bald
nur transitorischen Amaurosen, welche nach starken Erkältungen,
nach Excessen in Venere, nach Unterdrückung profuser Secretionen,
der Menstruation u. s. w. auftreten; ferner die Fälle, in denen Amblyopien nach Verletzungen oder in Folge anderweitiger Irritationen
sensibler Trigeminus-Aeste sich entwickelten, und zuweilen durch
Beseitigung der vorhandenen Reize, durch Extraction cariöser Zähne,
Exstirpation von Geschwülsten u. s. w. geheilt wurden. Ebenso
können bei Reizzuständen in entfernteren, namentlich abdominellen
Organen (Darm, Uterus) Amblyopien entstehen, die in der Regel
ohne oder mit geringen Störungen des peripherischen Sehens verlaufen, überhaupt stationär bleiben, und nach Beseitigung der ursächlichen Schädlichkeiten nicht selten zur Restitution gelangen; so
in Folge von Helminthiasis, von gastrischen Störungen, Stercoral-
anhäufungen, Gravidität. Als das Mittelglied in der Verkettung
scheinbar so disparater Symptomreihen müssen wir in der Mehrzahl der Fälle wohl Circulationsstörungen, sei es in Folge mechanischer Kreislaufshemmungen, sei es in Folge directer oder reflectorischer Einwirkungen auf die vasomotorischen Nervenbahnen, be-

trachten. Aehnlich verhält es sich mit den Amblyopien, die im
Verlaufe entzündlicher Localaffectionen, z. B. Pneumonien, auftreten,
und nach Aderlässen etc. verschwinden; hier liegt vermuthlich eine
Verlangsamung des venösen Kreislaufs durch Pulmonalstasen zu
Grunde. Die Amaurosen, welche als Symptom allgemeiner Erschöpfung und Entkräftung, nach schweren Blutverlusten, Haematemesis, profusen Metrorrhagien u. s. w. beobachtet werden, lassen
sich zum Theil auf die resultirende Anämie und Hydrämie und auf
seröse Ergüsse in die Hirnventrikel oder andere Gehirntheile zurückführen. Die Amaurose ist in solchen Fällen bald nur temporär,
und verschwindet unter einfach roborirender Behandlung; bald wiederholt sich die Erblindung auch nach jedem wiederkehrenden Anlasse oder bleibt von vornherein dauernd. Ihre Prognose ist daher
zweifelhaft. Der ophthalmoscopische Befund ist dabei meist negativ,
oder ergiebt höchstens die Zeichen verminderter arterieller Blutzufuhr mit oder ohne stärkere Füllung der Venen. Dagegen scheinen in einzelnen Fällen, namentlich bei allgemeiner hämorrhagischer oder scorbutischer Diathese, auch Blutergüsse in der Gegend
der Macula lutea dem plötzlichen Eintritte der Erblindung zu
Grunde zu liegen. In anderen Fällen wurde seröse Transsudation,
Trübung der Papille und nachfolgende Atrophie des Opticus beobachtet.

Ebenfalls unsicheren Ursprungs ist die Mehrzahl der toxischen und der nach acuten Krankheiten zurückbleibenden
Amblyopien und Amaurosen. Zu den toxischen Substanzen, welche
Amaurose hervorrufen können, gehören vor Allem Blei, Alcohol,
ferner auch Tabak, Opium, Belladonna, Chinin, Santonin, Schwefelkohlenstoff, Phosphor. Von der Mehrzahl dieser Substanzen lässt
sich annehmen, dass dabei cerebrale Erkrankungen den Ausgangspunkt der Sehstörung bilden; so in manchen Fällen von saturniner
Amaurose, die mit anderen Erscheinungen der saturninen Ence-
phalopathie gepaart auftreten und auf die vorzugsweise Ablagerung
des Bleies in einzelnen Hirntheilen bezogen werden können. In
anderen Fälle dagegen, wo die saturnine Amaurose bereits in
früheren Stadien der chronischen Blei-Intoxication zu Stande kommt,
liegt derselben eine Neuritis des Opticus zu Grunde, wie vielleicht
der Bleilähmung eine Neuritis des N. radialis. Die durch reichlichen oder habituellen Alcoholgenuss entstehenden Amblyopien sind
wahrscheinlich congestiven Ursprungs. Bei diesen wie bei anderen
Formen toxischer Amblyopien beschränkt sich die Functionsstörung
in der Regel auch nach längerem Bestehen auf einen grösseren
oder geringeren Grad centraler Sehschwäche ohne Beeinträchtigung
des peripherischen Sehens; die Prognose ist demnach relativ günstig.
Bei den saturninen Amblyopien bewirkten in einzelnen Fällen subcutane Morphium- oder Strychnininjectionen, in anderen Jodkalium-
gebrauch Heilung oder wenigstens Besserung. Die durch Abusus
spirituosorum entstehenden Amblyopien wurden durch periodische

örtliche Blutentziehungen, Diaphoretica, Evacuantia, wenn nicht
völlig beseitigt, doch meist in gewissem Grade gebessert.

Unter den acuten Krankheiten hat besonders Typhus Amblyopien oder Amaurosen als Nachkrankheiten zur Folge. Diese
posttyphösen Sehstörungen treten ganz plötzlich im Reconvalescenzstadium auf, bald in Form excentrischer, scharf abschneidender
Gesichtsfelddefecte, bald in Form centraler Scotome oder selbst
totaler Amaurosen; der ophthalmoscopische Befund ist dabei gänzlich negativ, der Ausgangspunkt auch hier wahrscheinlich ein cerebraler. Diese Formen geben im Allgemeinen eine günstige Prognose; sie können nach mehreren Tagen oder Wochen spontan,
resp. unter symptomatischer Behandlung (z. B. Strychnin-Injectio-
nen) wieder verschwinden. Seltener werden nach Scarlatina
zurückbleibende Amaurosen beobachtet, die zum Theil durch Hydrocephalus internus oder Oedem basaler Hirntheile (Corpora quadrigemina u. s. w.) bedingt zu sein scheinen. Auch hier ist das excentrische Sehen meist normal, die Prognose im Ganzen günstig,
eine Restitution des Sehvermögens namentlich in den mit intacter
Pupillarbewegung einhergehenden Fällen wahrscheinlich. Auch nach
Masern, nach Erysipelas capitis, Pneumonien u. s. w. können
Amblyopien zurückbleiben, deren Sitz und Entstehung zweifelhaft
ist, die sich aber in ihrem Verlaufe den posttyphösen und post-
scarlatinösen Formen ähnlich verhalten. (Vgl. Neurosen des Opticus,
Band II.)

Den optischen Hypästhesien und Anästhesien lassen sich endlich
noch gewisse Formen partiell herabgesetzter Sehfunction anreihen, bei welchen eine anomale Einwirkung des Nervensystems
zwar sehr wahrscheinlich, die Art und Weise der primären Störung
aber noch einer genaueren Bestimmung entzogen ist. Der ophthalmoscopische Befund ist dabei in der Regel negativ, nur in einzelnen
veralteten oder besonders schweren Fällen wird Atrophie des Opticus
secundär angetroffen. Dahin gehören die noch wenig erforschten
Zustände, welche man als Nachtblindheit (Hemeralopie) und
Tagblindheit (Nyktalopie) bezeichnet: vor Allem aber der
meist angeborene, nicht selten erbliche, partielle Mangel des
Farbensinns, dessen höhere Grade nach Dalton (1798) unter
dem Namen Daltonismus bekannt sind. Bei diesem Uebel, dessen
genauere Untersuchung übrigens sehr schwierig sein kann und in
dessen Schilderung wir daher auch ziemlich widerspruchsvollen
Angaben begegnen, ist in der Regel die Empfindung für Roth und
Grün am meisten beeinträchtigt, während Blau und Gelb am besten
erkannt werden; Gemische, welche Roth und Grün enthalten, werden daher je nach den anderweitigen Bestandtheilen als Blau, Gelb,
Schmutziggrau, Weiss, selbst als Schwarz unterschieden. Man bezeichnet diesen Zustand als Rothblindheit und Grünblindheit;
die weit selteneren Fällen, in denen umgekehrt Roth und Grün

gut, Blau am schlechtesten gesehen werden, als Blaublindheit
(Akyanoblepsie). Leichtere Grade von Grün- und Rothblindheit, die oft nur zufällig entdeckt werden, sind ziemlich häufig.
Man kann sehr geringe Grade gewissermassen sogar als physiologisch bezeichnen, entsprechend der ungleichmässigen Ausdehnung
und Begrenzung der einzelnen Farbenfelder der Netzhaut, wobei
(nach den Untersuchungen von Schirmer) dem Grün, demnächst
dem Roth das kleinste, dem Blau dagegen das grösste Farbenfeld
zukommt, und die grünen und rothen Farbenfelder überdies von
Zonen perverser gelber Empfindung umgeben werden. Hiermit
stimmt auch die von Aubert ermittelte Thatsache überein, dass
bei Kleinheit des farbigen Bildes die Rothempfindung am leichtesten
schwindet. Entsprechend der durch Hering u. A. vertretenen chemischen Auffassung des Farbensehens — welcher in den neuesten
Entdeckungen Boll's über den Einfluss des Lichtes auf den Seh-
purpur der Netzhaut wahrscheinlich eine weitreichende Ergänzung
bevorsteht — können wir uns die Entstehung der partiellen Farbenblindheit folgendermassen vorstellen. Was uns als Gesichtsempfin-
dung zum Bewusstsein kommt, ist der psychophysische Ausdruck
oder das bewusste Correlat eines Stoffwechsels der „Sehsubstanz",
deren Dissimilirung als Helligkeit, Weiss — deren Assimilirung
als Dunkelheit, Schwarz empfunden wird. Die Sehsubstanz stellt
nach Hering's Hypothese ein Gemisch dreier chemisch verschiedener Substanzen dar, deren jede unabhängig von den beiden anderen zu dissimiliren und zu assimiliren im Stande ist; die Stoffwechselproducte dieser drei Substanzen werden durch die correspondirenden Farbengrade Weiss und Schwarz, Gelb und Blau, Roth
und Grün vertreten. Die schwarzweisse Substanz ist in der Norm
mächtiger als die beiden anderen, welche daher nur unter begünstigenden Umständen zum Bewusstsein gelangen, meist aber von
der schwarzweissen Empfindung unterdrückt werden. Die partielle Farbenblindheit beruht nun auf dem Fehlen einer
dieser Sehsubstanzen, und zwar mangelt dem Roth- und Grün-
blinden die rothgrüne Substanz, wenn auch nicht absolut, doch in
dem Grade, dass alle ihr zugehörigen Empfindungen unter der
Schwelle des Bewusstseins bleiben. In Gemischen, welche Roth
oder Grün enthalten, wird daher nur Blau oder Gelb gesehen.
Umgekehrt verhält es sich natürlich bei der primären Blaublindheit.
Ein gewissermassen der Grünblindheit analoger Zustand scheint vorübergehend durch medicinale oder toxische Dosen von Santonin
(Santonsäure) hervorgerufen zu werden; das Gelbsehen bei Santonin-
gebrauch, dem zuweilen ein Violetsehen voraufgehen soll, scheint
auf einer temporären Unempfindlichkeit der rothgrünen Sehsubstanz — nicht, wie ehedem angenommen wurde, auf der Gelb-
färbung der brechenden Augenmedien — zu beruhen. — Acqui-
rirte Anomalien des Farbensehens, die in der Regel mit Amblyopien verbunden sind und progressiv zunehmen, hängen gewöhnlich

mit fortschreitender Atrophie des N. opticus zusammen, wodurch die Macula lutea und die derselben näher gelegenen Stellen der Netzhaut den entfernteren, peripherischen Zonen in Bezug auf Sehschärfe und Farbenerkennen gleichwerthig werden.

— ..

II. Störungen der Motilität. (Neurosen des Bewegungsapparates. Kinesioneurosen.)

Elementare Formen der Motilitätsstörung.

Der motorischen Innervation musculöser Organe, welche Bewegung, d. h. Muskelcontraction, zur Folge hat, liegen im physiologischen wie im pathologischen Zustande nothwendig Reize zu Grunde, die an irgend einem Abschnitte des nervösen Bewegungsapparates angreifen — sei es an den intramusculären Nervenenden, den Endplatten der quergestreiften, den Endnetzen und Terminalfäden der glatten Muskeln, sei es im peripherischen Verlaufe der motorischen Fasern, oder an ihren verschiedenen Insertionsstellen in Nervenkörper der peripherischen Ganglien, des Rückenmarks und Gehirns. Die einwirkenden Bewegungsreize lassen sich nicht sowohl nach ihrer Qualität, als vielmehr nach ihrem Angriffspunkte innerhalb des motorischen Apparates in drei Classen ordnen. Die erste derselben bilden die bewussten Willensimpulse, die wahrscheinlich von circumscripten Bezirken der Grosshirnrinde (psychomotorischen Centren) aus durch die Leitungsbahnen des Marklagers auf cerebrale excitomotorische Ganglienmassen — Corpus striatum, Nucleus lentiformis — und die Faserung des Hirnschenkelfusses einwirken. Die zweite Classe von Reizen wirkt von den sensibeln Fasern und ihren primären Insertionszellen aus durch die Reflexbogen, welche jene mit den Ursprungszellen excitomotorischer Fasern, in den peripherischen Ganglien, in der grauen Substanz des Rückenmarks und in einzelnen Hirntheilen, namentlich der Medulla oblongata, verknüpfen; sowie durch die analogen, aber complicirteren Verbindungen zwischen den cerebralen Sinnesoberflächen und denjenigen Ganglienzellen (Thalamus, Vierhügel), aus welchen die Haubenfaserung des Hirnschenkels hervorgeht. Eine dritte Classe wirkt, der gewöhnlichen Annahme zufolge, unmittelbar, d. h. ohne Vermittelung der psychomotorischen Centren und Reflexcentren, auf die motorischen Fasern und Zellen, und kann daher an den gesammten peripherischen Abschnitten des Bewegungsapparates ihren Angriffspunkt nehmen. Wir bezeichnen diejenigen Bewegungen, welche durch die erste Classe von Reizen entstehen, als willkürliche, — die übrigen, d. h. also die ohne bewusste Willensimpulse zu Stande kommenden, als unwillkürliche; und zwar diejenigen, welche der zweiten Classe von Reizen entsprechen, als Reflexbewegungen, theilweise auch als unbewusste, angepasste Bewegungen (Meynert), als Instincts- und Gewohnheitsbewegungen (Onimus), — die der dritten Classe entsprechenden aber als automatische Bewegungen. Es muss bei dieser Differenzirung einstweilen dahingestellt bleiben, ob nicht der von den psychomotorischen Centren zur Peripherie abrollenden Erregungskette, den bewussten Willensimpulsen, in allen Fällen centripetale Erregungen in Form von Bewegungsempfindungen, Innervationsgefühlen, voraufgehen, die durch associatorische Systeme auf jene psychomotorischen Rindenbezirke übertragen werden; und ferner, ob nicht unbewusste centripetale Erregungen auch den angeblich automatischen Bewegungen überall zu Grunde liegen. Das Schema sämmtlicher Bewegungsvorgänge würde alsdann eine und dieselbe typische, nur durch die Länge der durchlaufenen centripetalen und centrifugalen Strecken und durch Einschaltung von mehr oder weniger zahlreichen Zwischengliedern abweichende Beschaffenheit darbieten.

Welches nun auch die Natur und der Angriffspunkt des primären Reizes sei, und unter welchem Bilde wir uns die primäre oder secundäre Erregung von Elementen des Bewegungsapparates dabei vorstellen mögen, immer steht diese Erregung und somit auch der Erregungseffect (d. h. die resultirende Leistung des Muskels) zu dem auslösenden Reize in einem bestimmten quantitativen Verhältnisse. Das Quantum motorischer Innervation, welches einem Muskel zu Theil wird, ist wesentlich die Resultante zweier Factoren: einmal der primären Reizstärke, sodann der Erregbarkeit der angesprochenen Elemente des Bewegungsapparates. Bei gleichbleibender mittlerer Erregbarkeit der letzteren ist also die Innervationsstärke annähernd proportional der Reizstärke. Dass dies im gesunden Organismus fortdauernd, wenigstens mit relativ geringen und unmerklichen Schwankungen, der Fall ist, dass also Innervationsstärke und Reizstärke in einem Verhältnisse von annähernd constanter Proportionalität zu einander stehen, dafür liefert das Zustandekommen der verschiedensten physiologischen Bewegungen überzeugende Beweise. Durch die Intensität des angewandten Willensimpulses intoniren wir einen Ton in beliebiger Höhe und Stärke, heben wir die Hand bis zur beabsichtigten Höhe und den Fuss bis zum Niveau der zu erreichenden Stufe. Das Sichere und Unfehlbare in der Realisirung der gewollten Bewegungen wird eben nur dadurch ermöglicht, dass, während die einwirkenden Willensimpulse fort und fort wechseln, die mittlere Erregbarkeit der angesprochenen Elemente des Bewegungsapparates nahezu unveränderlich ist. Dasselbe gilt auch für die unwillkürlichen Bewegungen und die ihnen zu Grunde liegenden Reize. Der regelmässige Rhythmus der Athembewegungen, der Herzbewegungen und alle durch

organische Muskelbewegung vollzogenen Thätigkeiten des gesunden
Organismus überhaupt sind nur unter jener Voraussetzung denkbar.
— Ist dagegen in Folge krankhafter Processe die Erregbarkeit irgend
welcher Abschnitte des motorischen Nervenapparates erheblich alterirt, so ist selbstverständlich jene Proportionalität zwischen Reizstärke und Innervationsstärke in den betroffenen Bewegungsbahnen
nicht mehr vorhanden. Es besteht demnach ein Missverhältniss
zwischen der Reizstärke und der dadurch hervorgerufenen Reaction,
der resultirenden Bewegung, und zwar ist entweder ein Plus der
Reaction gegenüber dem einwirkenden Reize, oder ein Minus der
Reaction — entweder Hyperkinese oder Hypokinese, resp.
Akinese — vorhanden.

Hyperkinesen sind demnach Bewegungsstörungen, wobei
durch den einwirkenden Reiz excessive, die normale Proportion
übersteigende Bewegungsformen ausgelöst werden.

Hypokinesen und Akinesen sind Bewegungsstörungen, wobei die Reaction auf den einwirkenden Bewegungsreiz vermindert,
verlangsamt oder vollständig null ist.

Der angenommenen Eintheilung zufolge kann es sich bei den
Hyperkinesen um eine excessive Reaction sowohl auf den bewussten
Willensreiz, wie auf Reflexreize und unbewusste Sinnesreize, und auf
den automatischen Bewegungsreiz handeln. Es gehören hierher sehr
mannichfaltige Formen derjenigen Zustände, welche man im Allgemeinen als krampfhafte -- als clonische und tonische Krämpfe,
convulsivische und spastische Neurosen — bezeichnet. Bei den
pathologischen Mitbewegungen z. B. und bei den darauf basirten
choreatischen Krampfformen werden durch den normalen Willensreiz Contractionen nicht bloss in denjenigen Muskeln und Muskelgruppen hervorgerufen, auf deren Bethätigung der Wille gerichtet
ist, sondern es werden auch die Motoren anderer, synergischer,
antagonistischer, ja unter Umständen fast aller willkürlichen Muskeln in die Action hineingerissen; wir haben es mit einer abnormen
Diffusion der Erregung, einer gleichsam labilen Gleichgewichtslage
der Nervenmolekeln in jenen Abschnitten des Bewegungsapparates
zu thun, in welchen die Umsetzung von Willensimpulsen in motorische Innervation stattfindet. Ist hier die Reaction auf den Willensreiz excessiv, so ist es die Reaction auf den Reflexreiz bei manchen
der sogenannten Reflexkrämpfe. Die Entstehung pathologischer
Reflexe kann durch eine excessive Erregbarkeit in den reflexvermittelnden Centralapparaten des Rückenmarks und der Medulla
oblongata bedingt werden. Dahin gehören vorzugsweise die Reflexkrämpfe, welche durch toxische Substanzen (Strychnin, Brucin,
Picrotoxin, Toxiresin, Digitaliresin, Coriamyrtin), zum Theil auch
durch einzelne Opium-Alcaloide, durch Coffein, Alcohol u. s. w.
hervorgebracht werden. Wir wissen, dass Strychnin die Erregbarkeit der centralen Substanz derartig erhöht, dass leichte Reizungen
der verschiedensten Art, selbst nur durch innere Ernährungsvorgänge,

venöse Blutbeschaffenheit, Eindrücke der höheren Sinnesnerven u. s. w., mächtige motorische Reactionen zur Folge haben. — Indessen keineswegs alle motorischen Reizerscheinungen und Krampfformen fallen ihrer Entstehung nach unter den obigen Begriff der Hyperkinesen, so wenig wie alle Reizerscheinungen der Gefühlsnerven unter den Begriff der Hyperalgien. Die Feststellung derjenigen Krampfformen, die als wirkliche und ausschliessliche Hyperkinesen im engeren Sinne anzusehen sind, d. h. denen nur eine gesteigerte Erregbarkeit des motorischen Apparates zu Grunde liegt, würde sogar äusserst schwierig und in zahlreichen Fällen nicht durchführbar sein. Dies nöthigt uns, um der Gesammtheit der thatsächlich vorkommenden pathologischen Störungsformen gerecht zu werden, den Begriff der Hyperkinesen durch den der Parakinesen in ähnlicher Weise zu ergänzen, wie den der Hyperalgien durch Hinzunahme der Paralgien.

Wir verstehen unter Parakinesen anomale Bewegungsreactionen, welche nicht durch eine excessive Erregbarkeit, — vielmehr durch Einwirkung abnormer, pathologischer Reize auf einzelne Theile des motorischen Nervenapparates hervorgebracht werden.

Wenn der normale Gasgehalt des zur Medulla oblongata strömenden Blutes, direct oder reflectorisch, den regelmässigen Rhythmus der Athembewegungen unterhält, so sehen wir bei vermindertem Sauerstoffgehalt und vermehrtem Kohlensäuregehalt des arteriellen Blutes dyspnoetische Athembewegungen und schliesslich allgemeine Convulsionen auftreten. Hier haben wir es offenbar mit abnormen Reizen zu thun, welche, in Folge der quantitativen Veränderungen im Gasgehalte des Blutes, auf das Respirationscentrum der Medulla oblongata und das allgemeine Reflexcentrum einwirken. Es handelt sich demnach bei jenen dyspnoetischen Athembewegungen und agonischen Convulsionen nicht um eine Hyperkinese im engeren Sinne, sondern um eine Parakinese.

Wenn in Folge mässigen, permanenten Druckes einer Halsgeschwulst auf den Stamm des N. sympathicus cervicalis oder collabirter Wirbelkörper auf das Centrum ciliospinale des Rückenmarks eine Mydriasis spastica entsteht, so handelt es sich hier in keiner Weise um ein Missverhältniss zwischen Reizstärke und motorischer Reaction; letztere ist vielmehr der adäquate Effect des abnormen pathologischen Reizes, so gut wie die experimentell an Thieren herbeigeführte Mydriasis durch Tetanisation des Halssympathicus oder der Regio ciliospinalis. Der in solcher Weise entstehende Krampf des Dilatator pupillae ist also eine Parakinese.

In Bezug auf die allgemeinen Entstehungsbedingungen der Hyperkinesen und Parakinesen handelt es sich — abgesehen von der später zu erörternden Pathogenese der verschiedenen Krampfformen — zunächst um die Frage: welche functionellen Veränderungen innerhalb des Bewegungsapparates sind erforderlich, um das Zustandekommen jener anomalen Reactionsformen, die wir als krampfhafte bezeichnen, zu ermöglichen und zu begünstigen, oder den Mechanismus der Krämpfe direct auszulösen? Man könnte hier, wie bei der Entstehung abnormer Schmerzempfindungen, daran denken, dass der specifische Widerstand, welchen die centralen Nervenelemente der Ausbreitung der Erregungen entgegensetzen, eine Abnahme erfahren habe. Wenn der specifische Widerstand in den motorischen Nervenzellen verringert ist, so muss jede Erregung derselben, mag sie vom psychischen Centrum, oder von der Peripherie (Haut, Sinnesnerven) aus, oder auch „automatisch" erfolgen, sich weiter als gewöhnlich ausbreiten und eine grössere Anzahl centraler Elemente durchströmen, in welchen sie auf dem Wege der Auslösung neue Erregungen frei macht. Man könnte sich insbesondere vorstellen, dass toxische Substanzen, welche allgemeine Convulsionen hervorrufen oder das Eintreten von Reflexkrämpfen in hohem Grade begünstigen, z. B. Strychnin, den specifischen Widerstand in den centralen Nervenzellen sehr beträchtlich herabsetzen, so dass nunmehr die leichtesten inneren (organischen) oder äusseren Anlässe explosive motorische Entladungen hervorrufen. Umgekehrt ist anzunehmen, dass manche Mittel, welchen man anticonvulsivische und antitetanische, sowie reflexvermindernde Eigenschaften zuschreibt, z. B. Bromkalium, ihre Wirkung durch eine Vergrösserung des specifischen Widerstandes, sei es in den centralen Nervenzellen allein, sei es auch in den Leitungsbahnen excitomotorischer Impulse, in den peripherischen motorischen Nervenfasern, entfalten. — Diese Veränderungen des specifischen Widerstandes innerhalb der centralen Ganglienzellen kann man sich, nach der von Pflüger aufgestellten Theorie der Lebenserscheinungen, auch in folgender Weise verdeutlichen. Die Bewegungserscheinungen der eigentlichen lebenden Substanz, d. h. des in den lebenden Körpern enthaltenen Eiweisses, beruhen auf den bedeutenden Mengen intramoleculärer Wärme, welche in derselben aufgespeichert sind und in lebendige Kraft umgesetzt werden können. Die Intensität der Lebens-(Bewegungs-)Erscheinungen, im physiologischen und pathologischen Zustande, hängt demnach einerseits von der Menge der producirten intramoleculären Wärme ab, andererseits von der Energie, womit dieselbe zurückgehalten wird, von dem Wärmebindungsvermögen der Molecule. Es können nun in den Moleculen der centralen Nervensubstanz entweder so bedeutende Wärmemengen producirt werden, dass dieselben nicht mit der gewöhnlichen Energie zurückgehalten werden, oder die Molecule befinden sich in so lockerer Beziehung zu einander, dass dieselben nicht einmal eine relativ geringe Menge intramoleculärer Wärme zu binden vermögen. In beiden Fällen kann letztere plötzlich aus den Moleculen des lebenden Eiweisses der Nervenzellen losbrechen und so zu beträchtlichen motorischen Entladungen, in Form von allgemeinen Convulsionen, Tetanus u. s. w. Veranlassung geben. Es würden diese Entstehungshergänge den eben erörterten Formen abnormer Reizung einerseits und gesteigerter, excessiver Erregbarkeit (herabgesetzten Widerstandes) in den centralen Nervenelementen andererseits entsprechen.

Weiter knüpft sich jedoch hier die Frage an, welche pathologischen Vorgänge, welche materiellen Veränderungen der motorischen Nervensubstanz im Allgemeinen eine derartige anomale Functionsweise derselben begünstigen oder unmittelbar herbeiführen? Diese Veränderungen hat Benedikt in der Weise zusammenzufassen gesucht, dass — ähnlich wie innerhalb der sensibeln Sphäre bei Entstehung der Neuralgien — wahrscheinlich chemische und weiterhin auch anatomische Atrophie des motorischen Nervensystems als die Grundbedingung für Entstehung der Krämpfe anzusehen sein dürfte. Unter chemischer Atrophie ist dabei Verarmung an wesentlichen Bestandtheilen, oder bedeutende Veränderung des Aggregatzustandes im Sinne einer verminderten Vitalität zu verstehen. Dieser Zustand kann angeboren oder erworben sein; er kann im letzteren Falle namentlich durch Anämie, durch eine plötzlich eintretende Verminderung der Blutmasse oder der ernährenden Beschaffenheit der Blutflüssigkeit herbeigeführt werden. Indessen, wie wir sehen werden, sind es zwar sehr häufig, aber keineswegs immer Zustände von allgemeiner oder localer Anämie, von Hydrämie und verminderter Ernährung, welche zur Entstehung von Krämpfen Veranlassung geben. Auch der scheinbar entgegengesetzte Zustand der Hyperämie kann zu Krämpfen führen (z. B. Erweiterung der Rückenmarksgefässe bei Tetanus). Hier ist, wie Benedikt hervorhebt, im Auge zu behalten, dass in derartigen Fällen die Hyperämie häufig zu Transsudation, ohne Auswanderung von Formelementen, und zur Imbibition der Gewebselemente führt. Je stärker der Transsudationsdruck, je rascher er wirkt, je fremdartiger für das Gewebe das hineingetriebene Transsudat und je geringer die Ausstossungsmöglichkeit ist; desto grösser wird die chemische Veränderung des Elementes. Es können Ablagerungen von Pigment, Fett u. s. w., Gerinnungen eiweissartiger Substanzen innerhalb des Elementes und eine regressive Metamorphose als Ausdruck verringerter Vitalität eintreten. Indem ein solcher Zustand sich stabilirt, die Nervenzellen (und Fasern?) also den normalen gegenüber veränderte chemisch-physiologische Einheiten darstellen, kommt es eben zur Ausbildung dessen, was man als krankhafte (constitutionelle, neuropathische) Diathese bezeichnet. Dass eine solche mannichfachen und gerade den wichtigsten allgemeinen Krampfformen, den epileptischen, eclamptischen, hysterischen Krämpfen, den kataleptischen und choreatischen Zuständen u. s. w. überaus häufig zu Grunde liegen muss, lässt sich aus der speciellen Aetiologie dieser Krankheiten mit Sicherheit schliessen.

Als motorische Lähmungen (Lähmungen im engeren Sinne), Hypokinesen und Akinesen, bezeichnen wir die Zustände verminderter, resp. aufgehobener motorischer Innervation musculöser Organe.

Diese Definition genügt, um Alles, was die Neuropathologie als Lähmungen kennt und bezeichnet, zu subsumiren. Der vulgäre, leider auch in einem grossen Theile der ärztlichen Literatur geduldete Sprachgebrauch leiht jedoch dem Begriffe „Lähmung" eine viel weitere und willkürlichere Ausdehnung. Er identificirt Lähmung mehr oder weniger consequent mit der Aufhebung des physiologischen Bewegungsvermögens, mit Unbeweglichkeit oder Immobilität überhaupt. Diese verwirrende Generalisirung erfasst den Begriff der Lähmung nur in seiner symptomatischen, nicht aber nach seiner genetischen Bedeutung. Die Aufhebung der motorischen Innervation musculöser Organe bedingt allerdings Immobilität, ist aber bei Weitem nicht der alleinige und ausschliessliche Factor der letzteren. Immobilität entsteht ebenso nothwendig, wenn Muskeln bei völliger Integrität der motorischen Innervation die ihnen immanente Verkürzungsfähigkeit eingebüsst haben — oder wenn äussere, von den nächstbetheiligten activen Bewegungsorganen unabhängige Momente das Zustandekommen der Muskelverkürzung mechanisch verhindern. Solche Formen (muskuläre und passiver, mechanischer Immobilität kann man von den eigentlichen Lähmungen nicht streng genug sondern, wie oft auch leider die Grenzen dieser verschiedenen Gebiete noch unabgesteckt oder künstlich verwischt sind. Wenn ein Kranker den Arm nicht erheben kann, weil sein M. deltoides atrophirt ist — wenn er die Bauchpresse nicht wirken lässt, weil in Folge von Typhus die Bauchmuskeln der körnigen oder wachsartigen Degeneration verfallen sind — wenn die Stimmbänder nicht

schwingen, weil sie serös infiltrirt sind — wenn das Auge nicht nach innen
rotirt werden kann, weil eine Contractur des Abducens besteht — wenn bei
Flexionsankylosen im Kniegelenk die Streckung des Unterschenkels unmöglich
ist: so sind das Alles nicht Lähmungen des M. deltoides, der Bauchmuskeln,
der Stimmbänder, des Rectus internus und der Extensores cruris, sondern Zustände musculärer oder mechanischer Immobilität. Es giebt keine myopathischen oder gar osteopathischen und arthropathischen Lähmungen: jede wirkliche
Lähmung ist neuropathisch.

Noch ein anderer Punkt bedarf einstweilen nur flüchtiger Hindeutung.
Nicht aufgehobene Innervation der Muskeln schlechtweg, sondern bloss Aufhebung ihrer motorischen Innervation hat Lähmung zur Folge. Störungen der
sensibeln und trophischen Innervation der Muskeln können niemals Lähmung
herbeiführen, wenn sie auch direct oder indirect zu Bewegungsstörungen und
selbst zu musculärer Immobilität Veranlassung geben.

Damit Lähmung zu Stande komme, muss innerhalb des motorischen Nervensystems irgend etwas vorgegangen sein, wodurch die
Function der den Bewegungsreiz erzeugenden oder aufnehmenden
und centrifugal fortleitenden Elementartheile desselben eine Störung
erleidet. Indem wir diesen, nach dem Vorhergehenden unzweifelhaften Satz aussprechen, ist derselbe für uns zugleich identisch mit
der Voraussetzung, dass jeder Lähmung eine materielle Läsion innerhalb des motorischen Nervenapparates zu Grunde liegt. Es ist
schlechterdings undenkbar, dass es Lähmungen giebt, welche unabhängig von jeder materiellen Läsion des motorischen Nervenapparates einhergehen. Der veränderten und aufgehobenen Function
muss nothwendig eine veränderte Form und Mischung der functio-
nirenden Gewebsbestandtheile entsprechen. Dieser Satz ist heutzutage ein, keines Beweises bedürftiges Postulat unserer in das
Wesen organischer, physiologischer wie pathologischer Lebensvor-
gänge gewonnenen Einsicht. — Aber es folgt daraus nicht, dass
diese materiellen Läsionen in allen Fällen der Art sind, um sich
mit den jetzigen Hülfsmitteln macroscopischer und microscopischer
Gewebsuntersuchung erkennen und als solche darlegen zu lassen.
In der That wird uns die Besprechung der speciellen Pathogenese
auf einzelne Lähmungsformen führen, bei welchen wir vor der Hand
weder den anatomischen Sitz, noch die Qualität der zu Grunde
liegenden materiellen Läsion innerhalb des motorischen Nervenapparates festzustellen vermögen. Die Erfolglosigkeit zergliedernder
Untersuchungen, die oft bedauerte „Negativität der Befunde" kann
zwar wohl auf die Terminologie, nicht aber auf die generalisirende
Auffassung der Krankheitsvorgänge einen Einfluss ausüben. Wir
wählen, hier wie anderwärts, die von der Functionsstörung her-
genommene Bezeichnung, da wir derselben kein ausreichendes anatomisches Aequivalent unterzuschieben vermögen. Die hierhergehörigen Formen, wie die ischämischen, anämischen, toxischen Lähmungen, die Lähmungen nach acuten Krankheiten, die „functionellen"
oder Reflexlähmungen u. s. w. werden bei den Kinesioneurosen der
willkürlichen Muskeln specielle Berücksichtigung finden.

Formen der Bewegungsstörung einzelner Organsysteme.

1. Bewegungsstörungen der willkürlichen Muskeln.
(Musculäre Kinesioneurosen.)

A. Musculäre Hyperkinesen und Parakinesen. (Krämpfe.)

Die Hyperkinesen und Parakinesen der quergestreiften willkürlichen Muskeln — der äusseren Skeletmusculatur — können in den Hauptformen clonischen und tonischen Krampfes zur Erscheinung gelangen. Wie die Einwirkung abnormer pathologischer Reize auf die Gefühlsnerven meist nicht durch einen continuirlichen Schmerz von gleichbleibender Intensität beantwortet wird, sondern durch mehr oder minder ausgeprägte Schmerzparoxysmen, innerhalb deren wiederum abwechselnde Remissionen und Exacerbationen des Schmerzes stattfinden, so lässt sich eine ähnliche Discontinuität auch bei der Mehrzahl der motorischen Reizzustände im Gebiete der willkürlichen Muskeln beobachten. Die Einwirkung abnormer pathologischer Reize auf die betreffenden Theile des Bewegungsapparates oder die gesteigerte Erregbarkeit der letzteren bekundet sich in der Regel nicht durch eine anscheinend continuirliche, gleichbleibende Verkürzung der Muskeln, wobei dieselben das Gefühl unveränderter Starre darbieten (tonischer Krampf), sondern durch eine sichtbare Aufeinanderfolge abwechselnder Contractionen und Relaxationen, welche wir als Wechselkrämpfe, clonische Krämpfe bezeichnen.

Die clonischen Krämpfe der äusseren Skeletmuskeln werden als Spasmen, Convulsionen — die mit geringeren Bewegungsexcursionen verbundenen, mehr oscillatorischen Formen auch als Zittern (Tremor) und in ihren höheren Graden als Schüttelkrampf unterschieden. Gewöhnlich verstehen wir unter Spasmen im engeren Sinne die mit sicht- und fühlbaren Stössen verbundenen Krämpfe einzelner Muskeln und Muskelgruppen; unter Convulsionen dagegen die mehr diffusen, auf viele oder fast alle äusseren Skeletmuskeln sich erstreckenden Formen clonischen Krampfes. Die auf einzelne grössere Muskeln beschränkten, meist mit heftigem Schmerz verbundenen Spasmen, namentlich in den Extremitäten (z. B. Wadenmuskeln), werden auch wohl als Crampi bezeichnet. Derartige Reizerscheinungen werden freilich oft genug mit primären Myopathien, acuten Muskelrheumatismen u. s. w., vielleicht auch mit Neuralgien der sensibeln Muskelnerven confundirt; oft mag clonisch-tonischer Krampf zu einer voraufgehenden rheumatischen oder traumatischen Myositis, oder zu einer neuralgischen Myodynie secundär, durch directe oder reflectorische Reizung der motorischen Muskelnerven, hinzutreten.

Besonders schwierig und complicirt ist die Auffassung der als Zittern und Schüttelkrampf bezeichneten Krampfformen. Einige Anhaltspunkte liefern uns hier die experimentellen Ergebnisse über die Entstehung tremorartiger Bewegungen in willkürlichen Muskeln nach peripherischen und centralen Verletzungen des Nervenapparates. Das Phänomen des Zitterns entsteht am einzelnen Muskel dadurch, dass Contractionen kleinerer Muskelbündel rasch mit einander abwechseln, so dass, während die zuerst contrahirten Bündel erschlaffen, andere sich contrahiren. Wie Schiff gezeigt hat, lässt sich das Zittern an Muskeln, welche durch experimentelle Eingriffe dem Willenseinflusse entzogen worden sind, sehr häufig beobachten. In exquisiter Weise zeigt sich dasselbe an der Zungenmusculatur nach Durchschneidung des Hypoglossus bei Hunden. Man erkennt hier durch den Schleimhautüberzug hindurch deutlich ein Flimmern der Muskelbündel, und zwar bei einseitiger Durchschneidung nur auf der gelähmten Seite, welches sowohl bei vorgezogener wie auch bei ruhig in der Mundhöhle liegender Zunge wahrnehmbar ist. Hat die Zusammenziehung eines Muskelbündels aufgehört, so beginnt die eines benachbarten: man bemerkt aber kein regelmässiges Fortschreiten der Zuckungen und keine durch sie bedingte Ortsveränderung des Organs. In ähnlicher Weise kann man bei Kaninchen nach Durchschneidung des Facialis ein beständiges Flimmern der Barthaare, bei Vögeln nach Oculomotoriusdurchschneidung ein Zucken der (mit quergestreiften Fasern versehenen) Iris beobachten. Ebenso zeigt sich das Zittern an den blossgelegten Muskeln eines Gliedes, dessen Nerven von ihrem Zusammenhange mit dem Centralorgan getrennt sind. Das Phänomen entsteht jedoch nicht unmittelbar nach der Nervendurchschneidung, sondern erst einige Tage darauf, erreicht gegen Ende der ersten Woche allmälig sein Maximum, und kann dann Monate und selbst über ein Jahr hindurch anhalten; es bildet somit nur eine secundäre Wirkung der Nervendurchschneidung. Es ist daher wahrscheinlich als ein Symptom der centrifugal fortschreitenden Degeneration im peripherischen Nervenstück und in den Muskeln zu betrachten. Die von der Degeneration herrührenden Veränderungen im Molecularmechanismus des gelähmten Nerven können eine erhöhte Erregbarkeit desselben zur Folge haben, wobei schon die leichtesten und sonst unwirksamen organischen Reize (z. B. die durch den Blutlauf und die Ernährungsvorgänge bedingten Schwankungen) zur Auslösung motorischer Reactionen genügen.

In Bezug auf den Auslösungsort allgemeiner Zitterbewegungen liefern die experimentellen Ergebnisse bisher keinen völlig befriedigenden Aufschluss. Aeltere und neuere Versuche von Magendie, Volkmann, Freusberg u. A. weisen auf das Rückenmark hin; so fand Volkmann, dass man Zittern herstellen kann, indem man das Rückenmark eines geköpften Thieres in den schwach wirkenden Strom eines magnet-electrischen Apparates bringt, und das

Rad etwas langsamer umdreht. Onimus leitet dagegen das Zittern vom Kleinhirn, als dem vermeintlichen Organe des Muskeltonus, her; er sah u. A. bei Enten nach Zerstörung einer kleinen Portion des Kleinhirns, einmal auch bei einem Blutklumpen, der auf die hintere Portion des Kleinhirns drückte, ein anhaltendes rhythmisches Zittern am Kopfe, namentlich Bewegungen des Schnabels, eintreten. Ich habe bei Kaninchen und Hunden nicht selten allgemeines Muskelzittern als Folge isolirter Eingriffe an der Convexität der Grosshirnhemisphären (nach circumscripten Verbrennungen, chemischen Zerstörungen der Grosshirnrinde durch Kochsalz, Chromsäure u. s. w.) — sowie auch bei dem von Goltz angegebenen Verfahren der „Ausspritzung" der Hirnrinde auftreten sehen. Das Zittern begann in diesen Fällen stets auf der gegenüberliegenden Körperhälfte und blieb auf dieser meist entschieden stärker entwickelt. Die pathologischen Formen von einseitigem Zittern, wie sie z. B. bei Hysterischen vorkommen, haben ihren Ausgangspunkt wahrscheinlich in der gegenüberliegenden Grosshirnhälfte. Auch manche andere Formen von Tremor sind wohl entschieden cerebralen Ursprungs, z. B. der mit Zitterbewegungen des Kopfes und der äusseren Gesichtsmuskeln verbundene Tremor senilis, während in anderen Fällen ein spinaler Ursprung anzunehmen ist; so bei dem Zittern, welches die disseminirte Sclerose der Nervencentra und die isolirte Sclerose der Seitenstränge (Tabes dorsalis spasmodica) häufig begleitet.

Was die speciellen Entstehungsbedingungen des Tremor und des Schüttelkrampfes betrifft, so sehen wir diese, unter sich auch nur quantitativ verschiedenen Reactionsweisen, übereinstimmend mit dem Experiment, ganz besonders bei aufgehobenem oder geschwächtem Willenseinflusse, in gelähmten oder atrophischen Muskeln auftreten. Ein localisirter Tremor eines einzelnen Nervengebietes ist zuweilen die Folge von traumatischer Nervenverletzung, wie in dem Schiff'schen Versuche, oder von idiopathischer Neuritis. Der Name der Paralysis agitans bezeichnet einen Symptomencomplex, der aus den Erscheinungen weitverbreiteten, meist stärkeren Zitterns (Schüttelkrampf) und gleichzeitiger Bewegungsschwäche gemischt ist. Dahin gehört ferner das Zittern nervöser Personen, deren Willenseinfluss vorübergehend oder dauernd alienirt ist, z. B. Hysterischer, und seniler Individuen, welche in Folge allgemeiner Nutritionsstörungen nicht mehr die normale Herrschaft über ihre Muskeln besitzen; das Zittern im Fieberfrost, nach erschöpfenden Krankheiten u. s. w., sowie endlich der Tremor, der unter dem Einflusse einer Reihe toxischer Substanzen entsteht, welche die Functionen nervöser Centraltheile reizend oder lähmend zu beeinflussen vermögen (Blei, Quecksilber, Alcohol, Opium, Tabak, Chinin, Carbolsäure, Santonsäure). In allen diesen Fällen haben wir einen Zustand des Bewegungsapparates vor uns, wobei es sich um Alienationen der willkürlichen Innervation durch einwirkende Schädlichkeiten, oder um anomale Erregbarkeitsverhältnisse (reizbare Schwäche) des Bewegungsapparates handelt. Während der Einfluss des Willensreizes, welcher an den Centralheerden motorischer Action angreift, vermindert ist, besteht eine gesteigerte Erregbarkeit der motorischen Nervenelemente in allen oder einzelnen Projectionsgebieten, in Folge deren die leichtesten und physiologisch unwirksamen Erregungsanlässe, z. B. schon die gewöhnlichen Circulations- und Ernährungsvorgänge, jene pathognomonische Reactionsanomalie in den Muskeln auslösen. Es lag daher unzweifelhaft eine richtige Anschauung zu Grunde, wenn man von jeher dem Tremor eine Art Mittelstellung zwischen Akinesen und Hyperkinesen anwies; wenn man denselben, mit Romberg's Worten, „gleichsam die Brücke von den Zuckungen zu den Lähmungen" bilden liess. Um so weniger erscheint es dagegen geboten, wie es von Seiten älterer und neuerer Autoren vielfach geschehen ist, eine doppelte Form des Zitterns — eine paralytische und eine convulsivische — zu unterscheiden. Man hat auch die letztere Form insbesondere auf eine Schwäche des musculären Tonus zurückgeführt, und den Ausgangspunkt derselben in die graue Substanz des Rückenmarks verlegt. Wichtiger ist es in genetischer Beziehung, das uncoordinirte Zittern, wie es z. B. bei der sogenannten Chorea senilis und bei anderen cerebralen Tremorformen stattfindet, von den coordinirten, wahrscheinlich vorwiegend spinalen Zitterformen zu trennen, die bei passiven Bewegungsversuchen, bei plötzlichem Erheben der Glieder u. s. w. auftreten.

Schliesslich sei noch hervorgehoben, dass im Verhältnisse zu den eigentlichen Convulsionen der Tremor offenbar einen leichteren und schwächeren Erregungsgrad der motorischen Centren bekundet. Dies geht u. A. aus dem Umstande hervor, dass gewisse Gifte, welche anfangs Zittern hervorrufen, z. B. Carbolsäure, bei fortdauernder Intoxication allgemeine Convulsionen veranlassen. Umgekehrt können tetanische und convulsivische Allgemeinkrämpfe bei eintretender Ermüdung in zitternde Oscillationen der Muskeln übergehen.

Für die Entstehung jener heftigeren und diffusen Form von clonischen Krämpfen der willkürlichen Muskeln, die wir als allgemeine Convulsionen bezeichnen, bietet das physiologische Experiment ebenfalls mehrfache Anhaltspunkte, sowohl hinsichtlich der Localität des Erregungsheerdes, wie hinsichtlich der Beschaffenheit der veranlassenden Reize. In ersterer Beziehung hatten schon die Versuche von Schröder van der Kolk dazu geführt, vorzugsweise die Medulla oblongata als Ausgangspunkt allgemeiner Convulsionen zu betrachten. Später hat Nothnagel gezeigt, dass die Erregung allgemeiner Convulsionen auf eine umschriebene Partie am Boden des vierten Ventrikels beschränkt ist. Die untere Grenze dieses Bezirks liegt am oberen Ende der Alae cinereae, die obere liess sich bis etwas oberhalb des Locus coeruleus verfolgen, die innere Grenze wird durch den äusseren lateralen Rand der Eminentiae teretes gebildet, die äussere oben etwas nach aussen vom lateralen Rande des Locus coeruleus; weiter abwärts entspricht sie dem inneren Rande des Tuberculum acusticum und unten dem Fasciculus gracilis. Die durch Reizung dieses Bezirks hervorgerufenen Krämpfe sind aber nur eine reflectorische Erscheinung. Der Substanz der Medulla oblongata muss die Function, als centraler Heerd der Krämpfe zu dienen, abgesprochen werden; der centrale Ausgangspunkt allgemeiner Convulsionen, das eigentliche Krampfcentrum, ist vielmehr in die Substanz des Pons zu verlegen.

Was die Natur der einwirkenden Reize betrifft, so haben die berühmten Versuche von Kussmaul und Tenner bekanntlich zuerst erwiesen, dass schnelle Verminderung oder Abschneidung der arteriellen Blutzufuhr zum Gehirn, arterielle Anämie des letzteren, allgemeine Convulsionen hervorruft. Die genannten Forscher bewirkten letztere sowohl durch Verminderung der gesammten Blutmenge (Verblutung), wie auch durch Unterbindung der das Gehirn versorgenden Arterienstämme und durch electrische Reizung der Kopfgefässnerven mit consecutiver tetanischer Verengerung der Kopfgefässe. Die Versuche von Landois haben gezeigt, dass nicht bloss arterielle Anämie, sondern auch venöse Hyperämie des Gehirns durch Unterbindung der sämmtlichen, das Blut zurückführenden Venenstämme bei Säugethieren allgemeine Convulsionen hervorzurufen vermag. Zu analogen Ergebnissen gelangte L. Hermann. Derselbe sah bei Katzen, wenn durch Unterbrechung der venösen Abflüsse vom Gehirn durch das Rückenmark und Compression der Cava superior eine vollständige Blutstagnation im Gehirn herbeigeführt wurde, genau dieselben Erscheinungen, jedoch ein wenig später, wie nach Arteriencompression eintreten. Wahrscheinlich sind es in beiden Fällen nicht sowohl die quantitativen Schwankungen der Blutzufuhr, sondern die qualitativen Veränderungen, die Störungen im Gaswechsel des Blutes, welche als Reiz auf die Nervencentren einwirken. Allgemeine Convulsionen werden, wie schon oben erwähnt wurde, auch experimentell durch Erstickung der Thiere veranlasst, wobei der Sauerstoffgehalt des Blutes vermindert und der Kohlensäuregehalt desselben gleichzeitig vermehrt ist. Ob die Convulsionen bei der Erstickung wie auch bei arterieller Anämie auf Rechnung des Sauerstoffmangels oder der Kohlensäure-Anhäufung allein zu setzen sind, ist bekanntlich eine noch vielfach ventilirte Streitfrage. Neuere Versuche von Nasse sprechen dafür, dass Sauerstoffmangel allein keine Krämpfe hervorruft, und dass die bei Verblutung eintretenden Convulsionen auf Reizung durch abnorme Stoffwechselproducte, namentlich durch die vermehrte Kohlensäure, beruhen, wie dies früher schon Brown-Séquard vermuthete. Ausser der Kohlensäure können auch andere Gase, dem Blute beigemischt, allgemeine Convulsionen hervorrufen, z. B. Kohlenoxyd, wobei allerdings zugleich die Verdrängung und der Mangel des Sauerstoffs wirksam sein mögen. Auch zahlreiche,

organische und unorganische, toxische Substanzen, die meisten Herzgifte, Ammoniakalien etc. tödten nach voraufgegangenen Convulsionen, sowohl bei directer Injection ins Blut, wie auch bei anderen
Formen der Anwendung.

Die Erklärung der beim Menschen vorkommenden convulsivischen Neurosen ist vielfach aus diesen Experimenten geschöpft worden. Namentlich gilt dies von den epileptischen, eclamptischen und den sogenannten urämischen Convulsionen. Während Schröder van der Kolk bei der Epilepsie bekanntlich die
circumscripten Gefässerweiterungen der Medulla oblongata, namentlich der Corpora olivaria, in den Vordergrund stellte, glaubte man
nach den Versuchen von Kussmaul und Tenner die epileptischen
Convulsionen von einer vorübergehenden arteriellen Anämie des
Gehirns herleiten zu müssen. Die Art des Zustandekommens der
arteriellen Anämie blieb jedoch für viele Fälle unerklärt, bis
Nothnagel durch Versuche an Thieren gezeigt hat, dass auf reflectorischem Wege durch Reizung sensibler Nerven (z. B. des Ischiadicus) eine Contraction der Pia-Arterien herbeigeführt werden könne.
Bedenken wir, dass nicht bloss Gefässverengerung, sondern — wie
die Versuche von Lovén u. A. gezeigt haben — auch Gefässerweiterung durch Reizung sensibler Körpernerven reflectorisch zu
Stande kommen kann, so scheint hiermit eine Erklärung der epileptischen Convulsionen bei peripherischen Reizungszuständen gegeben. Man kann die Mehrzahl der Fälle von Epilepsie, welche
der Reizung peripherischer Nerven ihren Ursprung verdanken und
daher oft mit einer deutlichen Aura ausgerüstet sind, als vasomotorische Reflexneurosen betrachten. Die Reizung der sensibeln
Nerven pflanzt sich zum Centralorgan fort und in letzterem geht
die Erregung auf die vasomotorischen Nerven über. Bewirkt die
Reizung sensibler Nerven Gefässverengerung oder Erweiterung in
der Medulla oblongata, so können in Folge der consecutiven Anämie
oder Hyperämie epileptische Convulsionen entstehen, gerade so gut,
wie wir sie durch compressionelle Anämie oder Hyperämie im Experiment zu bewirken vermögen.

Ob sich auch die epileptischen Convulsionen, welche in Folge
von Reizungszuständen oder Verletzungen des Rückenmarks eintreten,
hierher ziehen lassen, ist zweifelhaft; wenigstens fand A. Schultz
Reizung oder Durchschneidung des Rückenmarks (sowie auch des
Sympathicus) ohne Einfluss auf die Arterien der Pia. — Dagegen
ist in vielen Fällen von Epilepsie, welche auf einer directen Hirn-
reizung beruhen, eine Betheiligung der vasomotorischen Nerven bei
Entstehung der Anfälle nicht ausgeschlossen, da nach den von
Landois und mir angestellten Versuchen die vasomotorischen
Nerven der gegenüberliegenden Körperhälfte durch bestimmte, den
motorischen Bezirken benachbarte Territorien an der Oberfläche der
Grosshirnwindungen vertreten zu sein scheinen. Eine Mitwirkung der
sogenannten motorischen Zone der Grosshirnrinde, beim Menschen

also der vorderen und hinteren Centralwindung. bei Entstehung epileptischer Convulsionen ist jedenfalls sowohl aus experimentellen wie aus pathologischen Gründen im höchsten Grade wahrscheinlich. Hitzig und Fritsch bei ihren electrischen Reizungsversuchen, Ferrier, ebenso auch Landois und ich haben wiederholt nach stärkerer Reizung der entsprechenden motorischen Rindengebiete an Hunden statt der gewöhnlichen localisirten Zuckungen das Auftreten diffuser oder allgemeiner epileptischer Convulsionen beobachtet. Koloman Balogh zählt 8 zur Auslösung epileptischer Anfälle bei electrischer Reizung wirksame Stellen der Rindensubstanz bei Hunden auf, die sämmtlich dem Vorderhirn angehören und grösstentheils mit den in Rede stehenden motorischen und vasomotorischen Bezirken correspondiren: Theile des Gyrus olfactorius, praefrontalis, superior, medius und des supersylvischen Gyrus. Von basalen Hirntheilen — Pons, Cerebellum, Medulla oblongata, Thalamus, Corpus striatum, Nucleus lentiformis — konnte Balogh durch schwache Inductionsströme epileptische Anfälle nicht hervorrufen, was der gewöhnlichen Annahme zum Theil widerspricht. Jedenfalls ist durch alle diese Versuche erwiesen, dass epileptische Convulsionen direct von den Grosshirnhemisphären durch einseitige localisirte Reizung gewisser Oberflächenbezirke ausgelöst werden können. Ich erinnere mich der Mittheilung eines amerikanischen Arztes, welcher durch ein übrigens unverantwortliches Attentat, nämlich durch Faradisation der blossliegenden Gehirnoberfläche bei einem Verwundeten, allgemeine Convulsionen hervorbrachte. Wahrscheinlich sind u. A. die, besonders bei constitutioneller Syphilis vorkommenden Formen sogenannter partieller Epilepsie auf einen corticalen Ursprung zurückzuführen.

Die urämischen Convulsionen, welche man sich früher durch die irritirende Wirkung des angehäuften Harnstoffs oder seiner Zersetzungsproducte (kohlensaures Ammon) im Blute bedingt dachte, hat bekanntlich Traube von einer arteriellen Anämie des Gehirns hergeleitet, welche durch voraufgehendes Hirnödem und Verstärkung des intracraniellen Druckes bedingt werde. Auf gleiche Weise hat Heubel das Entstehen der saturninen Epilepsie zu erklären gesucht — während Rosenstein die saturnine Hirn-Anämie von einer directen Verengerung der Hirnarterien durch den adstringirenden Einfluss des Bleipräparats herleitet. Uebrigens sind offenbar nicht alle Fälle von urämischen oder überhaupt von eclamptischen Convulsionen aus einer arteriellen Anämie des Gehirns zu erklären: im Gegentheil scheinen in manchen Fällen vorübergehende passive Hyperämien des Gehirns zu Grunde zu liegen. Auch sprechen einzelne neuere Versuche (Mantegazza) mehr zu Gunsten einer directen Reizwirkung des Harnstoffs, da nach Infusion des letzteren in die V. jugularis bei curarisirten Kaninchen Convulsionen idiomusculären Ursprungs? — auftreten können.

Die clonischen Krämpfe der willkürlichen Muskeln, wobei Verkürzungen und Relaxationen sichtbar mit einander abwechseln, und die tonischen, wobei anscheinend continuirliche Zusammenziehungen der Muskeln stattfinden, sind ihrer Entstehung nach keineswegs wesentlich und qualitativ, sondern nur quantitativ von einander verschieden.

Zur Entstehung des tonischen Krampfes müssen die einzelnen Verkürzungen einander so rasch folgen, dass beim Eintritt jeder neuen Verkürzung der Muskel von der voraufgegangenen noch nicht, oder wenigstens nicht völlig erschlafft ist. Dies kann geschehen, wenn Reize entweder continuirlich oder wenigstens in sehr rascher Aufeinanderfolge auf die Bewegungsnerven einwirken. Das naheliegendste und anschaulichste Beispiel dieser Verhältnisse liefert uns die electrische Reizung der Nerven mittelst intermittirender Ströme.

Wenn man, z. B. durch ein Zahnrad, wie es sich an den älteren Rotationsapparaten und Duchenne'schen Volta-Inductoren befindet, die Zahl der Unterbrechungen sehr erheblich herabsetzt, so vergeht zwischen den zwei Inductionsschlägen eine relativ beträchtliche Zeit, während deren der Muskel von jeder Zusammenziehung vollständig erschlafft. Die einzelnen Zusammenziehungen und Relaxationen bilden eine Curvenfolge, deren Ordinaten jedesmal wieder bis zur Abscissenaxe abfallen: das Bild eines clonischen Krampfes. Häuft man aber die Zahl der Unterbrechungen durch raschere Bewegung des Rades oder besser durch das Spiel des Hammers am du Bois'schen Schlitten-Magnetelectromotor: so werden die Ruhepausen zwischen den einzelnen Schlägen klein und immer kleiner; die entsprechenden Erschlaffungen sind unvollständig oder verschwinden endlich ganz. Die Muskelcurve bildet entweder eine schwache Wellenlinie mit sehr geringen, weit über dem Niveau der Abscissenaxe bleibenden Hebungen und Senkungen, oder endlich eine vollständig gerade Linie über der Abscissenaxe. Der Muskel zeigt dem entsprechend das Bild des Tetanus, des tonischen Krampfes.

Die wesentliche Bedingung für die Entstehung tonischer Krämpfe ist also eine rapide Aufeinanderfolge von Erregungen, so dass die dazwischen liegenden Erregungspausen nicht zur Wahrnehmung gelangen. Am stärksten muss die Wirkung begreiflicherweise ausfallen, wenn die neue Erregung eintritt, ehe die vorhergehende den Muskel in das Maximum der Verkürzung versetzt hat, indem alsdann durch jede neue Erregung eine Verstärkung der schon vorhandenen, eine Summation der Effecte herbeigeführt wird. Es ist daher erklärlich, dass die tonischen Krämpfe die stärksten überhaupt möglichen Bewegungsausschläge darbieten, wie wir dies u. A. bei den Symptombildern der tetanischen und hydrophobischen Zustände beobachten.

Welche Muskeln im einzelnen Falle an dem tonischen Krampfe participiren, hängt natürlich davon ab, ob die krankhaften Reize, welche jene Zustände hervorrufen, auf peripherische resp. centrale Abschnitte des Bewegungsapparates in grösserer oder geringerer Ausdehnung einwirken. Beschränkt sich z. B. die anomale Erregung auf die motorischen Trigeminuskerne am Boden der Rautengrube, so kann isolirter, tonischer Krampf in den Kaumuskeln, Trismus, entstehen. Diffundirt sie auf grössere benachbarte Massen motorischer Elemente, so kann es zu diffusem, ja fast allgemeinem tonischem Krampfe der Körpermusculatur kommen. Das Bild tetanischer Anfälle setzt sich, abgesehen von dem tonischen Krampfe der Kaumuskeln, wesentlich zusammen aus tonischen Krämpfen einzelner Muskelgruppen, deren isolirten Tetanus wir als Opisthotonus, Emprosthotonus und Pleurotonus bezeichnen, wovon jedoch der erstgenannte bei Weitem am häufigsten vorkommt. Beim Opisthotonus handelt es sich um krankhafte Streckung der Wirbelsäule, wobei dieselbe zugleich nach hinten concav ausgebogen wird; beim Emprosthotonus um krankhafte Beugung der Wirbelsäule. Jene Form wird durch die an der Rückseite des Rumpfes liegenden Muskeln, namentlich durch die Nackenmuskeln und tieferen Rückenmuskeln — diese durch die an der vorderen Rumpfseite liegenden Muskeln, namentlich Bauchmuskeln und Ileopsoas vermittelt. Die so viel bedeutendere Masse und Wirkung der an der hinteren Rumpfseite liegenden Muskeln erklärt die überwiegende Häufigkeit des Opisthotonus. Hier, wie beim Emprosthotonus, wirken die Muskelmassen beider Körperhälften gleichmässig, während beim Pleurotonus nur die Musculatur einer Körperhälfte sich an den tonischen Krämpfen betheiligt und der Rumpf daher nach einer Seite hinübergebeugt wird. Bei der meist reflectorischen Entstehung des Tetanus und der innigen Verknüpfung zwischen den Motoren beider Rumpfhälften erklärt es sich, dass Pleurotonus verhältnissmässig selten und fast nur nach einseitigen Verletzungen des Rückenmarks oder peripherischer Nerven beobachtet wird.

Wie am Rumpfe, so überwiegen auch an den Extremitäten im Allgemeinen die Streckmuskeln an Masse über die Beugemuskeln; man sieht daher als Resultante eines vom Rückenmark ausgehenden tonischen Krampfes aller willkürlichen Körpermuskeln vorzugsweise Streckung in den Extremitäten in Verbindung mit Opisthotonus auftreten. Dem entsprechen auch die an Säugethieren und Fröschen (z. B. unter dem Einflusse von Strychnin) beobachteten tetaniformen Krämpfe. Wo Beugekrämpfe in den Extremitäten eintreten, da scheint eine schwächere Reizung oder Druckwirkung im Rückenmark zu bestehen. Wenigstens sprechen hierfür einzelne Versuche von Schiff, wonach bei Säugethieren häufig erst Beugung, dann Streckung in den Hinterbeinen entsteht, wenn das Rückenmark im Dorsaltheil mit allmälig verstärkten electrischen Strömen gereizt oder mit einem Drahte zerstört wird.

Starrkrämpfe (tonische Krämpfe) gehen oft nach einiger Dauer in die verschiedenen Formen des clonischen Krampfes über. Des-

zeigt sich sowohl bei den tetanischen und hydrophobischen Krämpfen am Menschen, wie auch bei den experimentell herbeigeführten Krämpfen der Thiere (z. B. an Fröschen bei electrischer Rückenmarksreizung oder Nervenreizung mit Inductionsströmen). Statt des tonischen Krampfes sieht man dann ein Flimmern und Oscilliren der einzelnen Muskelbündel eintreten, analog dem oben geschilderten Zittern nach Nervendurchschneidung. Bei zunehmender Ermüdung der Nerven und Muskeln schwindet auch dieses Zittern, welches offenbar einem Absinken der Erregbarkeit bei Fortdauer der abnormen Reizung entspricht. Auch beim Menschen sehen wir so nach längerer Dauer des tonischen Krampfes einzelne stossweise Vibrationen und endlich zitternde, fibrilläre Oscillationen in den vorher starren Muskeln folgen. Es geht auch hieraus hervor, dass die Wechselkrämpfe, und unter ihnen besonders das Zittern, einen schwächeren Grad der Erregbarkeit oder geringere Reizstärke zu ihrer Entstehung benöthigen, als die tonischen Krämpfe.

Den tonischen Krampfformen reihen sich die sogenannten Muskelspannungen und Contracturen an, unter welchen Bezeichnungen freilich äusserst heterogene Dinge zusammengefasst werden.

Unter Muskelspannungen sind geringere, meist mit deutlichem „Spannungs"-Gefühl verbundene Grade von tonischem Krampf zu verstehen, welche in einzelnen Muskeln und Muskelgruppen localisirt auftreten und durch verstärkte oder durch anomal andauernde Innervation derselben zu verminderter Mobilität, eventuell auch zu abnormen Stellungen der Glieder Veranlassung geben. Im Ganzen sind die Muskelspannungen von den eigentlichen Contracturen mehr durch ihre Pathogenese und semiotische Bedeutung, als dem Wesen nach unterschieden; die Wahl der Bezeichnung, ob Contractur, ob Muskelspannung, ist sogar in manchen Fällen — namentlich von Centralerkrankungen, deren Symptom die in Rede stehenden tonischen Krampfformen darstellen — eine mehr conventionelle. Am meisten gerechtfertigt erscheint der Ausdruck „Muskelspannung" in denjenigen Fällen, wo erst ein äusserer Anlass, namentlich eine den Muskel dehnende Gewalt, eine passive Bewegung, oder auch active intendirte Bewegung im Sinne der Antagonisten das subjective und objective Gefühl der Spannung hervorruft. In diesen Fällen sind es anscheinend Reize, welche auf die sensibeln Hautnerven, die sensibeln Nerven der Knochen und der Gelenkflächen, oder auch auf die sensibeln Muskelnerven einwirken, die auf reflectorischem Wege das Zustandekommen der Muskelspannung vermitteln. Dass Bewegungsleistungen, Contractionen einzelner Muskeln im Stande sind, antagonistische Bewegungen hervorzurufen, sowie dass Spannung und Zerrung der Muskeln mehr oder weniger ausgiebige Reflexe bewirken können, lehrt das Experiment. Diese Reflexe werden offenbar durch das Rückenmark vermittelt; sie kommen z. B. für die unteren Extremitäten am leichtesten

11*

am isolirten Lumbalmark des Hundes (Freusberg) zur Erscheinung. Man braucht darum noch keineswegs einen vom Rückenmark ausgehenden Reflextonus aller willkürlichen Muskeln anzunehmen, und jene pathologischen Spannungen — wie es von manchen Seiten geschehen ist — als eine Steigerung des normalen
Muskeltonus zu betrachten. Doch erleichtert diese Anschauung
allerdings das Verständniss der in Rede stehenden Störungsformen
nicht unwesentlich. Das leichte Eintreten derselben unter gewissen
pathologischen Bedingungen kann darauf zurückgeführt werden, dass
das Zustandekommen spinaler Reflexe dabei begünstigt, der ent-
gegenwirkende Einfluss cerebraler Willensimpulse oder reflexhem-
mender, cerebraler und spinaler Mechanismen abgeschwächt, oder
gänzlich eliminirt ist.

Dieses Verhältniss tritt besonders deutlich hervor bei den
äussersten, auch als kataleptische Starre, Katochus u. s. w.
bezeichneten Graden multipler Muskelspannungen, die ein hervorragendes Symptom des kataleptischen Anfalles bilden und zu
den eigenthümlichen Erscheinungen der Flexibilitas cerea Veranlassung geben. Der Ausgangspunkt ist dabei offenbar ein cerebraler. Muskelspannungen ebenfalls cerebralen Ursprungs bilden
ferner ein wichtiges Glied des als Paralysis agitans bekannten
Symptomencomplexes, und liegen wahrscheinlich den bei dieser
Krankheit beobachteten Zwangsbewegungen (Vorwärts- oder Rückwärtslaufen) zu Grunde. Sie sind nicht minder eine häufige Theilerscheinung der choreatischen Krampfformen, der Hysterie, gewisser
Formen coordinatorischer Beschäftigungsneurosen und statischer
Krämpfe. Sie bilden endlich ein nicht seltenes Symptom chronischer Spinalerkrankungen, namentlich der in disseminirten Heerden
auftretenden Sclerose und isolirter Sclerose der Seitenstränge, des
als Tabes dorsualis spasmodica (Erb) bezeichneten Leidens.

Als Contractur bezeichnen wir im weiteren Sinne des Wortes
die andauernde, sichtbare und fühlbare Verkürzung willkürlicher
Muskeln, wobei es sich neurologisch entweder um anhaltende abnorme Reizung, oder um eine anomale, mehr oder weniger prolongirte Reactionsform auf gewöhnliche Bewegungsreize handeln kann.
Die Reaction des willkürlichen Muskels nähert sich im letzteren
Falle gewissermassen der der organischen Muskelfaser, welche auf
directe, z. B. mechanische Reize mit langsam eintretender und
längere Zeit persistirender Contraction antwortet. Aehnliches beobachten wir bekanntlich experimentell an quergestreiften Muskeln in
gewissen Stadien des Absterbens ihrer motorischen Nerven, und auf
Einwirkung von Giften, die eine Unerregbarkeit der intramusculären
Nervenenden herbeiführen (Curare). Neuere Untersuchungen von
Bezold, Prevost, Weyland, sowie besonders von Buchheim
und Eisenmenger *) haben ergeben, dass eine grössere Anzahl

---

*) Eckhard's Beiträge zur Anat. und Phys. V. S. 73—145.

toxischer Substanzen so auf die Muskeln einwirken, dass dieselben eine einmalige electrische Reizung nicht mit einer einzelnen Zuckung, sondern mit anhaltender tetanischer Contraction beantworten. Alle diese Substanzen — Upas Antiar, Coffein, Theobromin, Cocain, Chloroform, Convallamarin, Digitalin, Chinin, Napellin u. s. w. — verlängern in verschiedenem Grade den zeitlichen Verlauf der Muskelzuckung, ganz besonders aber Veratrin und verwandte Alcaloide, bei denen der Unterschied mehr als das Hundertfache der Zeit einer normalen Muskelzuckung beträgt. Andere Substanzen (Brechweinstein, Galle, Saponin, Kalisalze u. s. w.) ändern dagegen die Muskelcurve nicht, obwohl sie die Muskelthätigkeit erheblich beeinflussen.

In ähnlicher Weise können wir auch beim Menschen unter bestimmten pathologischen Bedingungen eine Verlängerung der normalen Zuckung bei gewissen Reizformen, vor Allem bei electrischer Reizung, beobachten. So sieht man z. B. in veralteten Fällen von schweren peripherischen Lähmungen mit consecutiver Degeneration der Nerv-Muskelsubstanz zuweilen bei faradischer Muskelreizung eine, kürzere oder längere Zeit persistirende Contractur der getroffenen Muskelpartie auftreten. Auch gewisse Erscheinungen der sogenannten Entartungsreaction, die unter denselben Umständen bei galvanischer Muskelreizung beobachtet werden — die Verlängerung der Schliessungs- und Oeffnungszuckung (Schliessungs- und Oeffnungstelanus) und die tonischen Contractionen bei geschlossener Kette, namentlich als Verlängerung der Kathodenschliessungszuckung (Kathodendauerzuckung, KaDZ; galvanotonische Zuckung) — sind wohl in analogem Sinne zu deuten. Bemerkenswerth ist, dass wir es in diesen Fällen immer mit erheblich vorgeschrittenen Degenerationen der peripherischen Nervenfaserung und consecutiver Ernährungsstörung in den Muskeln zu thun haben. Die Ansicht, dass der Pathogenese krampfhafter Zustände, wie derjenigen der Neuralgien, vorzugsweise degenerative, zur Atrophie führende Veränderungen im Nervensystem zu Grunde liegen, erhält durch diese Thatsachen auch für die peripherischen Theile des Bewegungsapparates eine gewichtige Stütze.

Als Contracturen im weiteren Sinne werden missbräuchlicherweise sehr heterogene Zustände zusammengefasst, die nur das Gemeinschaftliche haben, dass es sich dabei um persistirende Verkürzungen willkürlicher Muskeln (d. h. um eine über die normale Mittellage hinausgehende Annäherung ihrer Insertionsenden) handelt.

Von der Benennung „Contractur" wenigstens im neuropathologischen Sinne auszuschliessen ist zunächst diejenige Form primär undehnbarer Verkürzung, welche wesentlich myopathischen Ursprungs, d. h. durch genuine Gewebsveränderungen innerhalb der afficirten Muskeln bedingt ist, während die motorische Innervation derselben in völlig normaler Weise erfolgt. Derartige Verkürzungen entstehen am häufigsten auf Grund rheumatischer, atmosphärischer Schädlichkeiten, ferner in Folge constitutioneller Lues — als rheumatische und syphilitische Contracturen. Aus den Untersuchungen von Froriep und von Virchow wissen wir, dass es sich dabei wesentlich um entzündliche Veränderungen mit Bindegewebshyperplasie (interstitielle, rheumatische und syphilitische Myositis) — eventuell mit secundärer Atrophie der eigentlichen Muskelsubstanz handelt. Dieser Form mögen auch die saturninen Contracturen zuzurechnen sein, welche, unabhängig von der Bleilähmung, in mehr oder minder zahlreichen Muskeln vielleicht durch örtliche Ablagerung des Bleies sich ausbilden.

Von den Contracturen im strengeren Wortsinne sind ferner die sogenannten paralytischen Contracturen auszuscheiden, welche in Folge primärer Paralyse theils durch mechanische, statische Momente, theils durch unfreiwillige antagonistische Verkürzung herbeigeführt werden, und welche sich wenigstens im Anfange stets durch die passive Dehnbarkeit des verkürzten Muskels charakterisiren. Im weiteren Verlaufe können sich allerdings die dehnbaren Verkürzungen in unnachgiebige Retractionen verwandeln, indem die fehlerhafte Stellung einerseits durch secundäre Degeneration der verkürzten Muskeln selbst, andererseits durch consecutive Veränderungen an den Ligamenten und Gelenkflächen (Druckschwund an der Concavität, Hyperostosenbildung, Neubildung intracapsulärer Knochenflächen an der Convexität der Krümmung) dauernd fixirt wird.

Die paralytischen Contracturen mit unfreiwilliger antagonistischer Verkürzung entsprechen im Wesentlichen demjenigen Krankheitsbilde, welches Blasius ehedem als „tonische Stabilitätsneurose" bezeichnete, insofern er dabei einerseits eine ursprünglich dehnbare Beschaffenheit der Contractur, andererseits eine gleichzeitige „Atonie" der Antagonisten als characteristisch hervorhob. Blasius wurde dadurch durch die damals vorherrschende Tonuslehre bestimmt, diesen Zustand gewissermaassen als eine Neurose sui generis zu betrachten. Er nahm an, dass in den verkürzten Muskeln eine permanente Steigerung des normalen Tonus, in ihren Antagonisten gleichzeitig eine entsprechende Tonus-Verminderung bestehe; zu welcher Annahme, wie zu der eines Tonus der willkürlichen Muskeln überhaupt, kein zwingender Grund, und nicht einmal eine genügende physiologische Berechtigung vorliegt.

Abgesehen von diesen Formen bleibt uns schliesslich eine grosse Zahl primärer, undehnbarer Verkürzungen, welche unzweifelhaft neuropathischen Ursprungs sind, und auf einer gesteigerten oder anomalen motorischen Innervation der Muskeln beruhen. Wir können dieselben daher als Contracturen im engeren Sinne, oder als primäre neuropathische Contracturen bezeichnen. Derartige Zustände können sowohl bei krankhaften Vorgängen im peripherischen wie im centralen Theile des motorischen Nervenapparates zur Ausbildung kommen. Contracturen werden u. A. in Folge traumatischer Läsionen der Nervenstämme, bei Reizung derselben durch Narben oder Druck von Geschwülsten, bei Pseudoneuromen und wahren Neuromen, bei genuiner Neuritis aus atmosphärischen Anlässen u. s. w. beobachtet. In solchen Fällen beschränkt sich die Contractur meist auf das Gebiet der betroffenen Stammfasern, und ist, falls es sich um gemischte Nervenstämme handelt, häufig auch mit sensibeln Reizerscheinungen, Paralgien und neuralgischen Sensationen verbunden. Ferner können Contracturen, gleich anderen Krampfformen, auf reflectorischem Wege durch abnorme Erregungen centripetal leitender Nerven hervorgebracht werden (Reflexcontractur). Hierher scheinen nicht nur viele Contracturen bei traumatischen Läsionen (z. B. bei Fracturen, durch Reiz der Bruchenden) und bei Gelenkentzündungen, sondern auch die meisten Contracturen der Tabes-Kranken, Hysterischen u. s. w. zu gehören. Die übrigen neuropathischen Contracturen, namentlich die diffusen, über multiple Nervengebiete verbreiteten Formen derselben werden grossentheils durch primäre centrale, besonders cerebrale Krankheitsprocesse veranlasst.

Die cerebralen Contracturen werden vorzugsweise repräsentirt durch die sogenannten Contracturen der Hemiplegischen, welche bei oder nach apoplectischen Insulten, besonders nach Hämorrhagie der Centralganglien, auf der von Hemiplegie betroffenen Körperhälfte auftreten — deren Verhältniss zur Hemiplegie indessen ziemlich variabler und ungewisser Natur ist. Diese hemiplegischen Contracturen, als deren Ausgangspunkt wahrscheinlich das Corpus striatum nebst den angrenzenden vorderen Abschnitten der inneren Capsel angesehen werden muss, werden fast immer in ganz bestimmten Muskeln (Flexoren, Pronatoren) der Extremitäten beobachtet; charakteristisch für dieselben ist ausser ihrer rapiden Entwickelung und grossen Intensität auch der rasche Wechsel der letzteren, so dass zuweilen mit hochgradiger Verkürzung eine plötzliche Erschlaffung oder wenigstens ein starker Nachlass der Contractur in einzelnen Muskeln, umgekehrt in anderen ein plötzlicher Eintritt oder eine plötzliche Verstärkung der Contractur stattfindet.

Dasselbe wie von den Contracturen nach apoplectischen Insulten gilt im Allgemeinen auch von den Contracturen, welche ohne voraufgegangenen Insult im Verlaufe cerebraler Heerdaffectionen (Encephalitis, Sclerose, Tumoren) zur Erscheinung gelangen. Diese Contracturen treten jedoch oft nur sehr circumscript, in einzelnen discreten Muskeln oder Muskelgruppen einer Gesichtshälfte oder einer Extremität auf; bei multiplen Heerden, z. B. disseminirter Sclerose, sowie bei Heerdaffectionen des Pons und der Medulla oblongata zuweilen auch bilateral, symmetrisch oder unsymmetrisch. Auch hier kommen Intermissionen und Remissionen, oder ebenso acute Verstärkungen der Contractur vor. Bei Meningitis basilaris der Kinder sind namentlich Contracturen der Nackenmuskeln ein sehr gewöhnliches Symptom; dieselben entstehen, wie schon Griesinger vermuthete und neuerdings Colberg bestätigt hat, durch Hydrocephalus acutus ventriculorum, auch ohne jede Betheiligung der Basilarmeninx. Bei Hysterischen werden nicht selten Contracturen im Gebiete einzelner Hirnnerven (besonders in einzelnen Augenmuskeln, Kaumuskeln, in den vom Accessorius versorgten Halsmuskeln) beobachtet.

Intracraniellen Ursprungs sind wahrscheinlich auch manche, angeboren oder erworben im kindlichen Alter vorkommende Contracturen, welche zum Theil irrthümlicher Weise mit der sogenannten essentiellen Kinderlähmung in Verbindung gebracht werden. Im Gegensatz zu den hier so gewöhnlichen paralytischen Contracturen und den von ihnen abhängigen Difformitäten werden nicht selten Fälle beobachtet, in welchen von vornherein nicht nur Lähmung, sondern zugleich Contractur einzelner Muskeln besteht, oder in welchen überhaupt nur primäre Contracturen und gar keine Lähmungen zur Entwickelung kommen. Man hat diese Zustände, in welchen man von der Annahme eines cerebralen Blutergusses ausging, als Haemorrhagia infantilis oder Hemiplegia spastica infantilis beschrieben; doch kommen dieselben auch bilateral (als Paraplegia spastica infantilis) zur Erscheinung, besonders in Folge hochgradiger Hydrocephalie. In anderen Fällen sehen wir Contracturen bei Kindern als Residuen allgemeiner convulsivischer (eclamptischer) Anfälle zurückbleiben. Auch angeborene mangelhafte Entwickelung des Gehirns, Acephalie, Microcephalie u. s. w. sind nicht selten von Contracturen begleitet. Wie es scheint, müssen manche angeborene und erworbene Difformitäten der Kinder auf Contracturen in Folge primärer, zum Theil intrauteriner Cerebralaffectionen zurückgeführt werden.

In Bezug auf den Ausgangspunkt der centralen Contracturen kann ich Benedikt nicht beistimmen, wenn derselbe annimmt, dass bei Erkrankungen der Hemisphären und der Stabkranzfaserung wahrscheinlich keine Contracturen vorkommen. Die spät auftretenden, permanenten Contracturen der Hemiplegiker werden wahrscheinlich durch secundäre Seitenstrangdegeneration des Rückenmarks (Bouchard) veranlasst.

Wie bei Krankheitszuständen des Schädelinhalts, so kommen auch bei Erkrankungen der Wirbelsäule, der Rückenmarkshäute und bei primären Rückenmarksaffectionen Contracturen vor, welche in der Regel bilateral und symmetrisch auftreten, häufig die Rumpfmuskeln (Hals-, Schulter- und Rückenmuskeln) betheiligen und an den Extremitäten auch die Streckmuskeln befallen, während diese bei den cerebralen Contracturen gewöhnlich verschont bleiben. Auch die häufige Coincidenz mit Hyperästhesie und erhöhter Reflexerregbarkeit ist für die spinalen Contracturen charakteristisch. Ausser den Contracturen bei Tabes spasmodica und multipler Sclerose sind wahrscheinlich auch manche bei Hysterischen vorkommende Contracturen hierher zu rechnen.

Obwohl im Vorstehenden bereits mehrfach auf die reflectorische Entstehung clonischer und tonischer Krämpfe Rücksicht genommen ist, so mögen hier doch noch einige specielle Bemerkungen über die Entstehung partieller und allgemeiner Reflexkrämpfe der

willkürlichen Muskeln Platz finden. Dem Zustandekommen
von Reflexen in den äusseren Skeletmuskeln wirken bekanntlich
Hemmungsvorrichtungen entgegen, die einerseits vielleicht in basalen
Hirntheilen, namentlich den Corpora quadrigemina (Setschenow,
Malkiewicz), andererseits im Rückenmark, namentlich im Lumbalmark (Nothnagel, Freusberg) liegen, und deren centripetale
Erreger zum Theil in den spinalen Seitensträngen (Woroschiloff)
verlaufen. Der Einfluss dieser Hemmungsmechanismen wird um so
leichter überwunden, wenn der an der Peripherie angreifende Reiz
ein plötzlicher, intensiver, auf zahlreiche Nervenenden zugleich einwirkender ist, oder wenn in kurzen Intervallen rasch wiederkehrende
Anstösse erfolgen. Die meisten physiologischen Reflexe, z. B. die
bei electrischer oder chemischer Hautreizung auftretenden (Stir-
ling, Tarchanof), sind als Summationseffecte zu betrachten,
die durch wiederholte Anstösse der reflectorischen Centren ausgelöst werden. Bei pathologisch gesteigerter Erregbarkeit der centralen Substanz, z. B. unter dem Einflusse des Strychnins, oder bei
verminderter Thätigkeit der Hemmungsapparate (durch Morphium,
Alcohol?) wird der von letzteren ausgehende Widerstand leichter
überwunden; wir sehen daher am strychnisirten Frosch bei chemischer Hautreizung heftigen Tetanus — bei schwacher mechanischer
Reizung clonische oder ebenfalls tetanische Zuckung erfolgen.

Reflexkrämpfe können jedoch auch ohne anomale Function der
cerebrospinalen reflexvermittelnden und hemmenden Apparate, entweder durch gesteigerte Erregbarkeit der mit Reflexganglien zusammenhängenden centripetalen Bahnen oder durch Einwirkung abnormer Irritamente auf die letzteren, hervorgebracht werden. Der
Ausgangspunkt muss in beiden Fällen nothwendig unterhalb der
Abgangsstelle der Reflexbögen, sei es in den sensibeln Nervenenden
der Haut, der Muskeln, der Knochen und Gelenke, der Eingeweide,
sei es in den sensibeln oder gemischten Zweigen und Nervenstämmen, den Plexus, den hinteren Wurzeln und ihren virtuellen Fortsetzungen im Rückenmark liegen. Die Art und Ausbreitung der
Reflexe richtet sich dabei einmal nach der Localisation, sodann
nach der Intensität, Dauer, Frequenz des veranlassenden Reizes.
Die wachsende Ausbreitung der Reflexe bei verstärkter, anhaltender
oder in kürzeren Abständen wiederholter peripherischer Reizung
hängt unzweifelhaft mit dem Umstande zusammen, dass sich locale
Reflexcentra in der ganzen Höhe des Rückenmarks, allgemeine
coordinirte Reflexcentra aber nur in gewissen Bezirken der Medulla oblongata, in der Nähe des Athemcentrums, befinden. Der
reflexmotorische Impuls äussert sich zunächst selbstverständlich
in denjenigen motorischen Bahnen, welche mit den primär betroffenen centripetalen Bahnen innerhalb des Rückenmarks in directem
reflectorischem Connex stehen, resp. auf gleichem Niveau liegen;
bei gesteigerter Intensität, Dauer, Frequenz des gegebenen Anstosses

aber auch in höher aufwärts entspringenden Bewegungsbahnen, zuletzt in fast sämmtlichen willkürlichen Muskeln des Körpers. Die von Pflüger experimentell nachgewiesenen Gesetze der Reflexaction — das Gesetz der gleichseitigen Leitung für einseitige Reflexe, der Reflexionssymmetrie, der intersensitiv-motorischen Bewegung und der Reflexirradiation — sind für die Erscheinungen der pathologischen Reflexkrämpfe mannichfaltig verwerthbar.

Demgemäss können auf abnorme (innere oder äussere) periphersiche Reize sowohl circumscripte wie diffuse, selbst allgemeine Reflexkrämpfe zur Entstehung gelangen. Die Zahl der circumscripten Reflexkrämpfe ist selbstverständlich eine sehr grosse, da von den verschiedensten centripetalen Bahnen aus Reflexe in damit verknüpften willkürlichen Muskeln und Muskelgruppen zu Stande kommen. So können beispielsweise isolirte, clonische oder tonische Reflexkrämpfe im M. orbicularis palpebrarum (Blepharospasmus), in den Gesichtsmuskeln (Tic convulsif), den Kaumuskeln (Trismus), den vom Accessorius versorgten Halsmuskeln (Torticollis) etc. durch pathologische Erregungen in der peripherischen Ausbreitung der sensibeln Trigeminus-Faserung und der sensibeln Cervicalnerven hervorgebracht werden. Erregungen, welche von sensibeln Muskelnerven selbst oder von sensibeln Nerven der Knochen und Gelenkflächen ausgehen, liegen anscheinend manchen Formen von sogenannten statischen Krämpfen und Beschäftigungs-neurosen zu Grunde (vgl. Coordinationsstörungen). Reflexkrämpfe in den die Glottis verengernden Muskeln, im Zwerchfell, in den gesammten In- und Exspirationsmuskeln können nicht nur von gewissen Bezirken der Larynx- und Bronchialschleimhaut, sondern auch von der Schleimhaut entfernter Organe, ja sogar von den sensibeln Hautnerven ausgehen. Hierher gehören die als Krampfhusten (Pertussis), als Schluchzen (Singultus), als krampfhaftes Gähnen (Oscedo, Chasmus) u. s. w. bezeichneten Zustände. In ganz analoger Weise können übrigens circumscripte Reflexkrämpfe auch in den mit glatter Musculatur versehenen Eingeweiden, z. B. in der Bronchialmusculatur, in den Muskelfasern der Blutgefässe, des Darms, des Urogenitaltractus u. s. w. entstehen (vgl. viscerale Kinesioneurosen). Zu den mehr diffusen oder allgemeinen Reflexkrämpfen, die in Folge excessiver Erregbarkeit oder abnormer Reizung einzelner Nervengebiete entstehen, müssen u. A. zahlreiche Fälle von traumatischem Tetanus, von spinaler oder peripherischer Epilepsie und Eclampsie, von hysterischen Convulsionen, Katalepsie, Chorea u. s. w. gezählt werden. Ein experimentelles Analogon dieser Zustände liefern die sogenannten provocirten Epilepsien, die bei Meerschweinchen nach partieller oder totaler Durchschneidung des Rückenmarks, nach Verletzungen peripherischer Nervenstämme, ja sogar nach Hautwunden, Erschütterungen des Kopfes u. s. w. auf Reizung innerhalb der „epileptogenen Zone" (Brown-Séquard, Westphal) beobachtet werden.

Bei allen oben genannten, reflectorischen Krampfformen des Menschen sehen wir nicht selten anfangs partielle, einseitige, bei fortdauerndem oder wiederholtem Anlasse allmälig bilaterale, diffuse, allgemeine Bewegungsreactionen, dem Gesetze der Reflexirradiation gemäss, zum Ausbruch gelangen.

Allgemeine Therapie der musculären Hyperkinesen und Parakinesen. Wir sehen hier ab von der causalen Behandlung der Krampfzustände willkürlicher Muskeln, sowie auch von der speciellen Therapie, welche durch die Beschaffenheit der im gegebenen Falle zu Grunde liegenden pathologisch-anatomischen Läsion des Nervenapparates bedingt wird. Wenn der häufig ausgesprochene Satz richtig ist, dass es für die Pathogenese der verschiedenen Formen nervöser Functionsstörungen im Ganzen weniger auf die specielle Beschaffenheit, als auf den Sitz des Krankheitsheerdes und die physiologische Dignität desselben ankommt: so muss sich daraus auch als nothwendiges Correlat in therapeutischer Beziehung ergeben, dass die symptomatische Bekämpfung der resultirenden Innervationsstörungen neben oder selbst vor der Rücksicht auf die anatomischen Krankheitssubstrate in der Regel einen mehr oder minder hohen Grad selbständiger Bedeutung beansprucht.

Es sollen im Folgenden vorzugsweise die pharmaceutische, die balneologische (hydrotherapeutische), die electrische und die mechanische, resp. operative Behandlung der Krämpfe nach den hervorragendsten allgemeinen Gesichtspunkten zur Erörterung gelangen.

Die pharmaceutischen Mittel, welche in der Behandlung der Krämpfe durch Gewohnheit oder wirkliches Verdienst vorzugsweise Anwendung finden, werden unter der Bezeichnung der Antispasmodica (Antispastica) zusammengefasst. Soweit eine genauere pharmacodynamische Prüfung der betreffenden Arzneikörper vorliegt, können wir darunter 1) solche unterscheiden, welche — mit oder ohne voraufgegangene Erregung — vorzugsweise die Grosshirnthätigkeit herabsetzen, die daher gleichzeitig auch als narcotische, sedirende, anästhesirende Mittel benutzt werden; 2) solche, die vorzugsweise die Thätigkeit der Reflexapparate des Rückenmarks und verlängerten Marks vermindern; 3) solche, die vorzugsweise eine schwächende oder lähmende Wirkung auf die peripherischen Nerven, resp. auf die intramusculären Nervenenden und die Muskeln entfalten.

Zu der ersten Gruppe müssen wir die im engeren Sinne sogenannten Anaesthetica (Chloroform, Aether u. s. w.) und Hypnotica (Chloralhydrat, Morphium etc.) rechnen. Indem diese Substanzen gewissermassen das grosse Gehirn zeitweise ausser Spiel setzen — indem sie einerseits die Empfänglichkeit der percipirenden Organe für zugeleitete Eindrücke vermindern oder aufheben, andererseits das Zustandekommen psychomotorischer Impulse, die

Diffusion und Irradiation der Erregungen in den motorischen Rinden-
bezirken etc. ausschliessen — ergiebt sich ihre mögliche Wirksamkeit bei Krampfzuständen, welche auf einer gesteigerten Impressio-
nabilität des Gehirns für zugeleitete Reize oder auf einer gesteigerten motorischen Action, resp. auf einer Verminderung des specifischen Widerstandes in den centralen Nervenzellen beruhen. Die
Zahl hierhergehöriger Krampfformen ist keineswegs so gross, wie
von vornherein etwa angenommen werden könnte, und wir sehen
denn auch oft genug, dass die Narcotica und Anaesthetica selbst
bei Krämpfen von entschieden cerebralem Ursprunge (Epilepsie,
hysterischen Convulsionen, Chorea, Tremor, Paralysis agitans u. s. w.)
uns völlig im Stich lassen, überhaupt auf diesem Gebiete selten
den von ihnen erwarteten Nutzen gewähren.

Die Mittel der zweiten Gruppe, welche deprimirend auf die
Erregbarkeit der Reflexapparate, resp. auch auf die Leitung der
Reflexeindrücke und der motorischen Impulse im Rückenmark einwirken, sind sehr zahlreich. Es gehört dahin wahrscheinlich die
grosse Mehrzahl der gewöhnlich sogenannten „Nervina" — sowohl der vegetabilischen (Campher, Valeriana u. s. w.), wie der
metallischen (Zink-, Kupfer-, Silberpräparate und viele andere).
Aus der Zahl der beliebten Antispasmodica sind auch die Bromverbindungen, namentlich Bromkalium und die Arsenikpräparate
(Sol. Fowleri) hier zu erwähnen. Von dem Bromkalium wissen
wir, dass dasselbe neben anderweitigen Wirkungen (vgl. unten) die
Reflexerregbarkeit herabsetzen oder aufheben kann, und zwar durch
Einschaltung vermehrter Widerstände in den intersensitiv-motorischen Bahnen des Rückenmarks. Aehnlich, wenn auch zum Theil
weit schwächer, wirken auch andere Brommetalle (Bromnatrium,
Bromcalcium) und organische Bromverbindungen (Bromal, Bromcampher), sowie auch Bromwasserstoff. Die arsenigsauren Salze
setzen, wie es scheint, der Fortleitung sensibler Reize im Rückenmark vermehrte Widerstände entgegen, und können auf diese Weise
das Zustandekommen von Reflexphänomenen erschweren. Zu denjenigen Mitteln, welche die Reflexfunction des Rückenmarks herabsetzen, gehört u. a. auch Calabar, und zwar vermöge des Gehalts
an Physostigmin. — Alle diese Substanzen werden, wenn auch
in sehr verschiedenem Grade, je nach der Reinheit und Zuver-
lässigkeit ihrer Wirkung, sowie ihrer sonstigen Innocuität, vorzugsweise bei denjenigen Krampfformen Vertrauen verdienen, denen
eine gesteigerte Erregbarkeit der reflexvermittelnden Apparate oder
Einwirkung abnormer pathologischer Reize auf die letzteren zu
Grunde liegt. In der That finden wir viele der genannten Mittel
bei den hysterischen Krämpfen, bei reflectorischen Formen von
Epilepsie und Tetanus, bei den durch sensible Reize hervorgerufenen oder gesteigerten Formen von Chorea, Muskelzittern u. s. w.
nicht selten erfolgreich. Uebrigens lassen sich hier die Grenzen in
pathogenetischer Hinsicht keineswegs so scharf ziehen, um nicht

auch über das bezeichnete Terrain hinaus eine versuchsweise Verwerthung der im engeren Kreise bewährten Agentien vielfach zu rechtfertigen. Die Mittel der dritten Gruppe wirken entweder lähmend auf die peripherischen Nerven, namentlich auf die intramusculären Nervenenden, so dass sie die Erregbarkeit derselben vernichten (z. B. Curare, resp. Curarin; Coniin; in einem gewissen Stadium seiner Wirkung auch Atropin) — oder sie wirken, nach Art der eigentlichen Muskelgifte, indem sie die Muskelcontractilität selbst herabsetzen, resp. aufheben. So namentlich die Kalisalze, unter denen Cyankalium und Rhodankalium wohl vermöge ihrer Componentwirkungen in dieser Beziehung obenan stehen; ferner das Veratrin, bei dem jedoch, wie wir gesehen haben, ein Stadium erhöhter, resp. verlängerter Contraction des Muskels voraufgeht, und eine Anzahl organischer Körper, die, wie besonders Buchheim und Weyland gezeigt haben, in ihrer Wirkungsweise mit dem Veratrin wesentlich übereinstimmen. Man pflegt einzelne der hierhergehörigen Mittel nach ihren physiologischen Wirkungen als muskelermüdende Substanzen zu bezeichnen; so insbesondere die Kalisalze (Ranke), nach neueren Untersuchungen auch die Milchsäure und deren Salze (Preyer). Es ist klar, dass wir bei der therapeutischen Anwendung dieser Mittel in den meisten Fällen uns nicht der Hoffnung hingeben dürfen, die unmittelbare Grundbedingung der krampfhaften Affectionen — die gesteigerte Erregbarkeit oder die Einwirkung abnormer Reize innerhalb des motorischen Nervenapparates — zu eliminiren; wohl aber können wir hoffen, das Zustandekommen der Krämpfe indirect zu erschweren oder unmöglich zu machen, indem wir die Fortleitung der Impulse im motorischen Nerven, die Anspruchsfähigkeit der intramusculären Nervenenden, endlich die Contractilität der Muskeln mehr oder minder erheblich beschränken. Diese Mittel können also als die im engsten und eigentlichen Sinne symptomatischen in der Behandlung der Krämpfe angesehen werden. Wir werden zu ihrer Anwendung namentlich in denjenigen Fällen schreiten, wo eine causale Behandlung unmöglich oder unzureichend, durch die Schwere der vorhandenen Krampfzustände selbst aber eine vitale Indication gesetzt ist, wie z. B. im Tetanus und der Hydrophobie. Wir werden bei der Anwendung dieser Mittel noch weniger wie bei denen der beiden ersten Gruppen die Gefahren vergessen dürfen, welche aus den hervorragenden toxischen Einwirkungen auf bestimmte Abschnitte des Nervensystems nothwendig entspringen. Die Anwendung des Curare z. B. in gesteigerter Dosis kann durch die Betheiligung der respiratorischen Muskeln den Tod auf asphyctischem Wege herbeiführen. Die meisten hierhergehörigen Substanzen wirken auch lähmend auf die intracardialen Vagus-Enden (Atropin) oder auf die excitomotorischen Herzganglien und den Herzmuskel selbst — sind daher zugleich Herzgifte.

Dieser Gruppe der antispasmodischen Mittel müssen endlich
auch diejenigen Agentien angereiht werden, die wesentlich lähmend
auf die sensibeln Nervenstämme, die sensibeln Nervenenden in der
Haut, den Schleimhäuten, den Sinnesapparaten zu wirken scheinen.
Da in zahlreichen Fällen die Entstehung von Reflexkrämpfen offenbar auf einer gesteigerten Erregbarkeit der sensibeln Nerven oder
Einwirkung abnormer Irritamente auf dieselben beruht — wie bei
traumatischem Tetanus, Epilepsie, reflectorischem Blepharospasmus
und Tic convulsif, Krampfhusten, Singultus, Asthma bronchiale
u. s. w. — dürfen wir hoffen, durch Mittel, die in der obigen
Weise einwirken, dem Zustandekommen der Krämpfe indirect entgegen zu arbeiten. Die pharmaceutischen Mittel, welche hierher
gehören, wirken meist bei örtlicher Anwendung sensibilitätsvermin-
dernd oder anästhesirend auf die sensibeln Hautnerven, wie wir
dies schon bei Besprechung der antineuralgischen Heilverfahren
erwähnt haben. Das Bromkalium steht in dem Rufe, sowohl bei
örtlicher wie auch bei innerlicher Anwendung besonders auf die
sensibeln Nerven der Haut und der Schleimhäute beruhigend zu
wirken. Möglich ist, dass diese Wirkung wenigstens zum Theil auf
der Abspaltung der Bromcomponente beruht, und dass auch die ge-
rühmten antispasmodischen Erfolge verschiedener organischer Bromverbindungen (Bromäthyl, Bromoform, Bromalhydrat, neuerdings
Chininum hydrobromicum und Bromcampher) sich einerseits aus
diesen specifischen Eigenthümlichkeiten der Bromwirkung, andererseits freilich auch aus den Wirkungen der zu Grunde liegenden
organischen Radicale als Anaesthetica und Nervina erklären.

Ausser den eigentlichen Antispasmodica müssen in vielen
Fällen bei Behandlung der Krämpfe besonders diejenigen pharmaceutischen Mittel Anwendung finden, welche regulirend auf die
Thätigkeit der vasomotorischen Nerven einwirken, indem sie entweder die Contraction der arteriellen Gefässe steigern (z. B. Ergotin)
oder umgekehrt eine Erschlaffung der Blutgefässe, durch Lähmung
der Vasomotoren, hervorrufen (Aethylnitrit, Amylnitrit; unter Umständen auch Morphium, Chloralhydrat und viele andere). Die
Mittel dieser Reihe, auf welche wir in späteren Abschnitten zurückkommen werden, finden ihre Indication vorzugsweise bei denjenigen
Krampfzuständen, die auf Anomalien der Blutvertheilung, auf localen
Anämien und Hyperämien, beruhen, wie bei den von vasomotorischer Aura eingeleiteten und durch arterielle Hirnanämie bedingten
epileptischen und eclamptischen Convulsionen. In derartigen Fällen
findet auch die Regulirung der Circulation durch örtlich wärme-
entziehende oder wärmezuführende Mittel, durch Hautreize (Derivantien) u. s. w. ihre rationelle Begründung.

Die balneologische Behandlung der Krämpfe muss ebenfalls
vorzugsweise an die Wirkungen anknüpfen, welche durch die stärkere
oder schwächere Erregung, resp. Erregbarkeitsverminderung sensibler

Hautnerven, sowie durch die consecutiven Veränderungen der Circulation und der Blutvertheilung bei Anwendung bestimmter Badeformen u. s. w. bedingt werden. Im Allgemeinen wird unter den balneotherapeutischen Proceduren die Kaltwassercur (Hydrotherapie im engeren Sinne) bei Behandlung der Krämpfe die Hauptrolle spielen; und unter den ihr angehörigen Badeformen diejenigen mit vorzugsweise „deprimirender" Wirkung, d. h. mit andauernder Wärmeentziehung ohne Erneuerung oder Verstärkung des Reizes; Vollbäder und Localbäder mit unbewegtem Wasser, Einwicklungen in nasskalte Leintücher ohne Verschiebung der letzteren (auch in Verbindung mit Abreibungen). Die Wirkung dieser Proceduren ist um so energischer, je geringer die Temperatur und je grösser die Dauer des Bades. Am häufigsten kommen Temperaturen von 20—26° (R.) als beruhigend zur Anwendung. Hinsichtlich der feuchten lauwarmen Einwicklungen wissen wir durch Beobachtungen von Schueller an trepanirten Thieren, dass dieselben eine Verengerung der Pia-Gefässe, Blutleere und Zusammensinken des Gehirns und Verlangsamung der Hirnbewegungen zur Folge haben. Ebenso wirken lauwarme Vollbäder, während dagegen kalte Vollbäder eine anfängliche Erweiterung der Hirngefässe bedingen, die nach beendetem Bade in ziemlich lange anhaltende Verengerung übergeht. Dem entsprechend steigt bei der Kaltwasserapplication der Blutdruck in der Carotis, während er bei der Warmwasserapplication sinkt. Diese Versuche machen es einigermassen erklärlich, dass gerade bei gewissen cerebralen Krampfformen (Chorea, hysterischen Convulsionen u. s. w.) die Anwendung lauer Einpackungen und Vollbäder oft ausgezeichnete Resultate liefert. Excitirende Badeformen, heisse Bäder, Thermalcuren sind bei Krämpfen meist ganz zu vermeiden. Nur bei wenigen krampfhaften Affectionen (Tremor, Chorea) zeigen sich excitirende Methoden, Uebergiessungen, Seebäder, Thermalsoolbäder u. s. w. zuweilen von Nutzen.

Wenden wir uns zu der electrischen Behandlung der Krämpfe, so kann der inducirte Strom als ein hervorragendes Antispasmodicum im Ganzen nicht angesehen werden. Die faradische Hautreizung (Pinselung) kann in bestimmten Fällen durch reflectorische Einwirkung auf die Herzaction und die vasomotorischen Nerven nach Art der Hautreize überhaupt sich nützlich zeigen; die Faradisation der Muskeln findet besonders bei Contracturen mehrfache Verwendung. Einmal können wir bei paralytischen Contracturen durch faradische Reizung der gedehnten Antagonisten unter Umständen eine Besserung des Zustandes herbeiführen; sodann aber kann auch die Faradisation der verkürzten Muskeln selbst von Nutzen sein, wie zuerst Remak gezeigt hat, indem sie die Ausdehnbarkeit derselben vergrössert, so dass ein gleichzeitig auf den Muskel wirkender Zug, eine gleichzeitige (willkürliche oder electrische)

Erregung der Antagonisten leichter Erschlaffung und Schwinden der Contracturen herbeiführt.

Weit beträchtlicher sind die antispastischen Heilwirkungen des constanten Stromes. Sie beruhen, wie ebenfalls zuerst Remak in seiner Galvanotherapie auf fast unübertroffene Weise entwickelt hat, wesentlich darauf, dass der Strom die Willensherrschaft über die in Krampf, Zittern u. s. w. begriffenen Muskeln steigert — oder durch katalytische Wirkung Reize entfernt, welche den Krampf hervorrufen — oder endlich auch bei örtlichen Krämpfen, denen eine pathologisch gesteigerte Erregbarkeit der Nerven und Muskeln zu Grunde liegt, die excessive Erregbarkeit zur Norm zurückführt. Diesen Indicationen entsprechend zeigt der constante Strom vorzugsweise günstige Wirkungen bei denjenigen Krampf-formen, die mit einem beschränkten Willenseinflusse auf die will-kürlichen Muskeln einhergehen (Tremor), oder bei welchen es sich um entfernbare, peripherische und centrale Reizursachen handelt, wie bei manchen Formen von Chorea und bei zahlreichen localen, tonischen und clonischen Reflexkrämpfen, Blepharospasmus, Tic convulsif, Nystagmus, Singultus, Torticollis und ähnlichen Zuständen. Dazu kommt dann ferner die „contracturlösende" Wirkung des con-stanten Stromes, die von Remak namentlich bei hemiplegischen Contracturen (unter gleichzeitiger Steigerung der Willensherrschaft über die afficirten Muskeln) beobachtet wurde. Wenn Remak dem absteigenden Strome ganz besonders contracturlösende Eigenschaften vindicirte — wie auch bei Behandlung der tonischen Reflexkrämpfe der absteigende Strom sich als vorzugsweise wirksam ergeben sollte — so können wir dies nach der polaren Theorie dahin auslegen, dass bei diesen Erfolgen die am centralen Ende befindliche, also positive Electrode vorzugsweise in Betracht kommt. Die locale Behandlung der Contracturen, der tonischen und clonischen Reflex-krämpfe etc. ist daher im Allgemeinen mit der Anode auszuführen, wobei letztere entweder auf die Muskeln und zugehörigen motorischen Nerven, oder auf die als Ausgangspunkt des Reflexes erkannten Hautstellen, Schmerzpunkte, sensibeln Nervenstämme u. s. w. appli-cirt wird. In der Regel sind bei Behandlung der Krämpfe schwache Ströme von stabiler Beschaffenheit zu verwenden, Dichtigkeits-schwankungen möglichst auszuschliessen; daher Ein- und Aus-schleichen des Stromes, unter Rheostatbenutzung. In schweren Fällen von tonischen und clonischen Reflexkrämpfen zeigen sich jedoch zuweilen rasch auf einander folgende Unterbrechungen, auch Stromwendungen nach dem Scheitern anderweitiger Verfahren sehr nützlich. Der Werth dieser Proceduren ist hier vielleicht zum Theil in einer durch Ueberreizung herbeigeführten secundären Erreg-barkeitsabnahme — vielleicht aber auch in reizentfernenden kata-lytischen und selbst kataphorischen Einwirkungen zu suchen.

Bei Krämpfen cerebralen oder spinalen Ursprungs, coordinato-rischen Krämpfen etc. kommen ferner auch die sogenannten centralen Galvanisationsmethoden, die Galvanisation am Kopfe, an der Wirbelsäule, am Hals-Sympathicus, allein oder in Verbindung mit den entsprechenden peripherischen Applicationsweisen, oft zur Verwendung.

Endlich nehmen auch gewisse mechanische, zum Theil orthopädische, zum Theil operativ-chirurgische Eingriffe in der Behandlung bestimmter Krampfformen, namentlich der Contracturen, einen hervorragenden Platz ein. Von dem Nutzen einer methodischen Gymnastik und orthopädischer Hülfs- oder Ersatzmittel bei den paralytischen Contracturen und davon abhängigen Difformitäten wird später die Rede sein; doch auch bei den neuropathischen Contracturen im engeren Sinne wirken gymnastische Uebungen, namentlich passive Bewegungen, Massirungen u. s. w. oft vortheilhaft, indem sie die Circulations- und Ernährungsverhältnisse der afficirten Muskeln verbessern, der Ausbildung bleibender Deformitäten in anomalen Gelenkstellungen entgegenarbeiten. In gleichem Sinne finden auch die gewaltsame Dehnung in Chloroform-Narcose, die Tenotomie und Myotomie, die nachfolgende Fixirung des redressirten Gliedes durch immobilisirende Verbände etc. bei Contracturen als zwar nur palliative, aber immerhin wichtige und oft unentbehrliche Hülfsmittel eine ausgedehnte Verwerthung.

Manche Formen tonischer und clonischer Reflexkrämpfe erfordern, in ähnlicher Weise wie bei Neuralgien, die Durchschneidung oder Resection sensibler Nervenstämme, welche die centripetale Bahn des betreffenden Reizes darstellen; so namentlich die Reflexkrämpfe der Gesichts- und Augenmuskeln (Durchschneidung des N. supraorbitalis und anderer Trigeminus-Aeste bei Blepharospasmus und Prosopospasmus). Früher hat man in derartigen Fällen auf Grund mangelhafter physiologischer Anschauungen auch wohl die centrifugal leitenden Nerven (Facialis) oder die betheiligten Muskeln durchschnitten, wie die Myotomien der Gesichtsmuskeln bei Tic convulsif, der Zungenmuskeln beim Stottern (Dieffenbach) beweisen. Bei allgemeinen Reflexkrämpfen, traumatischem Tetanus u. s. w. hat man sich auch vor der Durchschneidung grösserer gemischter Nervenstämme an den Extremitäten nicht gescheut. Das von Nussbaum vor einigen Jahren vorgeschlagene und bei Krämpfen epileptischer und tetanischer Art von ihm, Vogt, Kocher u. A. erfolgreich geübte Verfahren der Nervendehnung scheint aus den bereits bei Behandlung der Neuralgien erörterten Gründen an Stelle der Neurotomie oder in Verbindung mit letzterer auch hier Anwendung zu verdienen. Namentlich spricht zu seinen Gunsten, dass dasselbe nach den Versuchen von Vogt eine weitreichende und modificirende Einwirkung auch an entfernteren Stellen der Nervenbahn, resp. an damit zusammenhängenden Centraltheilen ausübt.

B. Musculäre Hypokinesen und Akinesen. (Lähmungen willkürlicher Muskeln.)

Bei den musculären Hypokinesen und Akinesen im engeren Sinne, d. h. bei den Lähmungen der quergestreiften, willkürlichen Muskeln, lässt sich ein doppelter Entstehungsmodus unterscheiden. Lähmungen der willkürlichen Muskeln können erstens beruhen auf einer Aufhebung, resp. Abschwächung der centralen willkürlichen Erregungen, bei Integrität und Functionsfähigkeit der motorischen Leitungsapparate. Ein solches Verhältniss kann resultiren, wenn entweder die Production bewusster Willensimpulse, oder ihre Uebertragung auf die motorischen Centralheerde, oder endlich die in letzteren stattfindende Umsetzung der gegebenen Willensimpulse in motorische Action eine Störung erfahren hat. Wir können die hierhergehörigen Formen als **Centrallähmungen** bezeichnen. Alle Centrallähmungen sind selbstverständlich cerebralen Ursprungs: aber keineswegs alle Lähmungen cerebralen Ursprungs sind Centrallähmungen, da unter den motorischen Hirntheilen einzelne nur als Leitungsapparate, nicht als Mechanismen willkürlicher Erregung fungiren. Der Sitz der Centrallähmungen kann nur in solchen Hirntheilen sein, welche der Production und Uebertragung von Willensimpulsen und der Umsetzung derselben in motorische Action dienen. Mit grösster Wahrscheinlichkeit dürfen wir diejenigen Lähmungen, welche von den Grosshirnhemisphären (motorische Rindenbezirke, Stabkranzfaserung) und den Ganglienmassen des Hirnschenkelfusses (Corpus striatum, Nucleus lentiformis) ausgehen, vorzugsweise als Centrallähmungen im obigen Sinne betrachten, da die letztgenannten Ganglien es sind, welche die von den Grosshirnlappen kommenden bewussten Willensimpulse auf die Faserung des Hirnschenkelfusses und durch diese auf die Körpermusculatur übertragen. Nicht hierher gehören dagegen diejenigen Motilitätsstörungen, welchen Läsionen anderer, partiell motorischer Ganglienmassen des Gehirns (Thalamus opticus, Vierhügel, Cerebellum) zu Grunde liegen. Diese Ganglien, deren Faserfortsetzung als eine getrennte Strangmasse in die hintere Bahn (Haube) des Hirnschenkels eingeht, sind nicht als Entstehungsheerde bewusster, willkürlicher Bewegungen — sondern als mit den cerebralen Sinnesoberflächen zusammenhängende Heerde coordinatorischer und associatorischer, unbewusster (,,angepasster") Muskelaction zu betrachten. Die von ihnen ausgehenden Functionsstörungen haben daher auch nicht den Charakter der Lähmung, sondern der Coordinations- und Associationsstörung; sie gehören zu der Gruppe der coordinatorischen Neurosen*).

---

*) Der Nachweis der Beziehung des Hirnschenkelfusses und Linsenkerns zu den Bewusstseinsvorgängen, sowie der Unabhängigkeit der Haube und ihrer

Zweitens entstehen Lähmungen bei fortdauernder willkürlicher Erregung, **durch aufgehobene oder verminderte Leitung in den centrifugalen Nervenbahnen.** Den Centrallähmungen gegenüber können wir die hierhergehörigen Formen als **Leitungslähmungen** zusammenfassen. Ihr Entstehungsgebiet ist räumlich weit ausgedehnter, als das der Centrallähmungen. Die peripherischen, gemischten oder rein motorischen Nervenstämme, die Plexus, die vorderen Spinalwurzeln, die Vorder- und Seitenstränge des Rückenmarks und ihre Fortsetzungen in der Pyramiden- und Hirnschenkelfaserung, überhaupt die einzelnen Glieder des Hirnstammes (Medulla oblongata, Pons, Pedunculus cerebri) können, ihren physiologischen Functionen gemäss, der Ausgangspunkt von Leitungslähmungen werden. Es giebt demnach Leitungslähmungen cerebralen, spinalen und peripherischen Ursprungs; die Begriffe „Leitungslähmung" und „peripherische Lähmung" fallen nicht zusammen, oder man muss wenigstens unter letzterer Bezeichnung etwas ganz Anderes verstehen, als eine von peripherischen Nerven ausgehende Lähmung.

Da den Lehren der Physiologie zufolge die Heerde automatischer und reflectorischer Erregungen nicht in centralen Hirntheilen, sondern in der Medulla oblongata, im Rückenmark und in peripherischen Nervenapparaten (sympathischen Ganglien) liegen, so ergiebt sich mit Nothwendigkeit, dass die automatischen und reflectorischen Bewegungen bei reinen Centrallähmungen intact sein müssen, während sie bei cerebralen, spinalen und peripherischen Leitungslähmungen mehr oder weniger beeinträchtigt sein können. Leitungslähmungen können also zugleich Erregungslähmungen sein; da aber die willkürliche Erregung bei ihnen fortdauert, sind sie keine Centrallähmungen. Jede Lähmung muss entweder eine Centrallähmung oder eine Leitungslähmung sein; Ausnahmen von dieser Regel sind physiologisch undenkbar.

Je nachdem eine völlige Aufhebung der motorischen Innervation oder nur eine pathologische Verminderung und Beschränkung derselben vorhanden ist, unterscheidet man **vollkommene und unvollkommene Lähmung (Paralysis und Paresis).** Auch die Entstehungsbedingungen der Parese lassen sich entweder auf Störungen der centralen, willkürlichen Erregung, oder auf Leitungsstörungen zurückführen. Im ersteren Falle kann die autogene Entstehung von Willensimpulsen, oder die Uebertragung derselben auf die motorischen Centralheerde, die Umsetzung der willkürlichen Erregung in motorische Action erschwert sein; im letzteren Falle müssen Hindernisse in irgend einem Theile der motorischen Leitungsapparate bestehen, welche jedoch nicht unüberwindlicher Natur sind, sondern bis zu einem gewissen Grade eine Ausgleichung (durch Verstärkung des centralen Reizes) und eine Fortpflanzung der centralen Erregung über die Grenzen des Hindernisses gestatten.

Ganglien von den Hemisphären ist wesentlich ein Verdienst Meynert's. Vgl. dessen „Studien über die Bedeutung des zweifachen Rückenmarksursprungs" (Sitzungsber. der Wiener Acad. der Wiss., Oct. 1869) und „Beiträge zur Theorie der maniakalischen Bewegungserscheinungen", Archiv für Psych. und Nervenkrankh., II. Heft 3, p. 622.

12 *

J. Müller und Henle haben versucht, dem Ausdruck „Parese" im Gegensatze zur Paralyse eine andere Bedeutung zu vindiciren. Sie bezeichneten mit Parese einen Zustand, wobei die Leitungsfähigkeit in den motorischen Nervenbahnen intact, die neuromusculäre Erregbarkeit (d. h. die Anspruchsfähigkeit der peripherischen Nerven und Nervenenden) normal oder sogar in gewissem Sinne erhöht sein kann, während bei anderen Lähmungen eine Verminderung oder Aufhebung der neuromusculären Erregbarkeit angetroffen wird. Jedoch lässt sich auf diesen Unterschied ein principieller Gegensatz nicht begründen: derselbe hat vielmehr im einzelnen Falle nur eine secundäre Bedeutung. Die Erhaltung oder Störung der neuromusculären Erregbarkeit ist von der Lähmung als solcher ganz unabhängig und ein Product des Zusammenwirkens sehr verschiedener Factoren, die zum Theil noch nicht in genügender Weise festgestellt sind. Die Ergebnisse der electrischen Exploration bei den einzelnen Lähmungsformen werden uns nach dieser Richtung hin zahlreiche Beispiele darbieten. Wir werden namentlich vielen Formen von Leitungslähmung begegnen, wo dieselbe Ursache, welche die Lähmung erzeugt, auch Störung oder Aufhebung der neuromusculären Erregbarkeit, aber erst secundär und kürzere oder längere Zeit nach der Lähmung hervorruft, und wir werden die Symptome der veränderten neuromusculären Erregbarkeit von den eigentlichen Lähmungssymptomen sorgfältig zu scheiden, wenn auch diagnostisch zur Kenntniss der causalen Bedingungen der Lähmung und ihrer begleitenden oder Folgezustände mannichfach zu verwerthen haben.

Aufhebung der neuromusculären Erregbarkeit bei völliger Integrität der Leitungsfähigkeit in den motorischen Bahnen würde, falls sie wirklich vorkäme, zwar immerhin einem Krankheitszustande der motorischen Faser, aber keineswegs dem entsprechen, was wir unter Lähmung verstehen. Die Bedingungen des lebenden menschlichen Körpers gestatten uns aber nur, das Verhalten der neuromusculären Errregbarkeit gegenüber gewissen Reagentien, namentlich der percutanen Anwendung der Electricität, als Criterium zu benutzen. Wie schwierig die hier in Betracht kommenden Verhältnisse sind, mag aus einem bekannten Beispiele hervorgehen. Duchenne, welcher ausschliesslich intermittirende, electrische Ströme als Reagens benutzte, stellte für gewisse Zustände die Bezeichnung „Paralyse der electromusculären Contractilität" auf, weil er die Erregbarkeit der Muskeln für Inductionsströme auch nach völliger Herstellung der willkürlichen Motilität erloschen oder stark herabgesetzt fand. Er rechnete dahin namentlich die Bleilähmungen, sowie manche traumatische und Facialislähmungen. Neuerdings hat sich nun die merkwürdige Thatsache ergeben, dass gerade bei diesen Lähmungsformen die neuromusculäre Erregbarkeit für Reize von bestimmter Qualität vermindert oder aufgehoben, für andere, selbst physiologisch schwächer wirkende Reize dagegen gleichzeitig intact

oder sogar excessiv sein kann. Beispielsweise kommt es vor, dass
die intramusculären Nervenenden auf die stärksten intermittirenden
Ströme nicht reagiren, während sie auf Schliessung und Oeffnung
oder auf Dichtigkeitsschwankungen schwacher continuirlicher Ströme
mit lebhafter Zuckung antworten. Aber nicht bloss dem electrischen, auch dem mechanischen Reize gegenüber können ähnliche
Anomalien hervortreten. Es war also nicht gerechtfertigt, aus der
aufgehobenen Erregbarkeit für intermittirende Ströme auf Erloschen-
sein der neuromusculären Erregbarkeit überhaupt zu schliessen. Es
ist unzweifelhaft, dass die neuromusculäre Erregbarkeit, wenigstens
für die uns zu Gebote stehenden Prüfungsmittel, im höchsten Grade
verändert, stark herabgesetzt, ja sogar gänzlich erloschen sein kann,
ohne dass complete oder incomplete Lähmung vorhanden zu sein
braucht.

Den Paresen müssen wir dagegen denjenigen Zustand anreihen,
wobei die motorische Innervation willkürlicher Muskeln nicht aufgehoben, aber verlangsamt ist, so dass die intendirten Bewegungen später als bei Gesunden zur Ausführung kommen. Es braucht
sich hier a priori nicht nothwendig um eine Verlangsamung der motorischen Leitung — also um eine specielle Form der Leitungslähmung — zu handeln, sondern es ist auch der Fall denkbar,
dass das Zustandekommen von Willensimpulsen oder die Uebertragung derselben auf die Centra der Bewegung verzögert ist —
dass also eine besondere Form centraler Paresen unter solchen
Umständen vorliegt.

Die Fortpflanzungsgeschwindigkeit der Reizung in den motorischen Nerven
der Menschen bestimmten zuerst Helmholtz und Baxt (durch Myographion-
curven an den Muskeln des Daumenballens, bei Medianusreizung am Oberarm
mit Oeffnungsinductionsschlägen). Als Durchschnittswerthe ergaben sich bei
einer Versuchsperson 31,5839 — bei der zweiten 33,9005 Meter in der Secunde.
Versuche, welche v. Wittich an sich und Anderen anstellte, ergaben 23,8,
20,37 und 40 Meter — im Durchschnitt (als Mittel aus einer sehr grossen Zahl
von Einzelbeobachtungen) 30,3 Meter in der Secunde. E. Cyon bestimmte die
Fortpflanzungsgeschwindigkeit im ausgeschnittenen Nerven (mit dem Marey-
schen Myographion) auf 15—20, im Rückenmark dagegen nur auf 1¹⁄₄—2 Meter;
Burckhardt die periphere Leitung auf 27,3 Meter (Minimum = 19,3; Maximum = 36), die Rückenmarksleitung auf 10,1 (8—11,3) Meter. Die Fortpflanzungsgeschwindigkeit im Muskel fand Hermann gleich etwa 3 Meter in
der Secunde. — Uebrigens constatirten schon Helmholtz und Baxt äusserst
beträchtliche Unterschiede (36,5 und 89,5 Meter!), je nachdem der Arm, an
welchem sie experimentirten, stark abgekühlt oder erwärmt wurde.

Die von Burckhardt und Cyon constatirte beträchtliche Verlangsamung
der motorischen Leitung im Rückenmark ist unzweifelhaft auf die Verknüpfung
der motorischen Fasern mit Zellen und auf den specifischen Widerstand in den
Letzteren zu beziehen.

Beträchtliche Grade von Verlangsamung und Verspätung der motorischen
Innervation, die sich schon ohne Messung, durch Vergleich mit Gesunden, constatiren lassen, sind bisher vorzugsweise bei cerebralen Sitze der Lähmungsursache, in ziemlich seltenen Fällen beobachtet worden. Die Fälle von Rückenmarkserkrankung (Tabes dorsualis), bei denen das Eintreten reflectorischer oder
auch bewusster willkürlicher Bewegungen auf sensible Reize verzögert ist, gehören nicht hierher, da es sich dabei um eine Verlangsamung der centripetalen

Leitung in den Hintersträngen des Rückenmarks, also um eine Form von Hypästhesie handelt. Mit grösserer Berechtigung ist ein Fall von Vulpian hierher zu beziehen, in welchem ausser der Sclerose der Hinterstränge eine Affection der linken Grosshirnhemisphäre und Hämorrhagie im rechten Corpus striatum bestand. In diesem Falle erfolgte auf einmaligen Reiz eine doppelte Reaction, und zwar glaubt Vulpian die erste Reaction als eine spinale, reflectorische, die zweite aber als cerebrale, sensitiv-motorische ansprechen zu müssen. Die erste Reaction bestand bei Reizung des Unterschenkels in einer schwachen Beugung desselben gegen die Oberschenkel. Die zweite trat 2—3 Secunden später ein, und bestand in kraftvoller, sehr energischer Beugung, die 4—5 Secunden hindurch anhielt. Auch nach Kitzeln und Reiben der Fusssohle erfolgten die beiden Reactionen. — Aehnlicher Art ist ein von Leyden mitgetheilter Fall, in welchem es sich wahrscheinlich um eine durch Verletzung (Fractur) herbeigeführte cerebrale Erweichung oder Hämorrhagie handelte. Die Hautsensibilität war hier normal, das Gefühl für Gleichgewicht und die Empfindung über Stellung und Bewegung der Glieder dagegen vermindert, der Gang ataetisch. Es bestand eine abnorme Langsamkeit der einzelnen Muskelcontractionen, sowie ausserdem ebenfalls eine doppelte Reaction, indem der Kranke die intendirten Bewegungen nicht einfach ausführte, sondern der ersten noch eine kleinere zweite als Nachschlag folgen liess, z. B. beim Aufklopfen mit dem Finger stets ein zweites Mal aufklopfte. Die Verlangsamung zeigte sich auch für die Sprachbewegungen, so dass Pat. nur bis 18 kam, während ein Gesunder bis 40 zählte. Untersuchungen, die v. Wittich an diesen Kranken vornahm, ergaben, dass die Fortpflanzungsgeschwindigkeit in den peripherischen Nerven normal war, dass aber die centrale Verzögerung zwischen Reiz und Bewegung um fast 0,1 Secunde grösser war als bei Gesunden. Leyden glaubt den Heerd der Erkrankung im Pons, im Kleinhirn oder den Vierhügeln suchen zu müssen. Die Verdoppelung der Muskelcontraction erklärt er daraus, dass die Hindernisse, welche der Fortleitung des Willensimpulses an der erkrankten Stelle entgegenstehen, nur stossweise in Absätzen überwunden werden und dem einen Willensimpulse daher zwei Contractionen entsprechen. — Gewisse andere, selten vorkommende und bisher nicht genügend erklärte Formen der Motilitätsstörung können hier nur beiläufig erwähnt werden: so z. B. die Unmöglichkeit, mittelmässig schnelle Bewegungen durch Willensimpuls auszuführen, während ganz langsame und sehr rasche ohne Hinderniss stattfinden (Ferber); oder die Erscheinung, dass willkürliche Bewegungen bei starker Belastung des Kranken rasch und prompt ausgeführt werden, im unbelasteten Zustande dagegen sehr erschwert sind (Reitter, Fieber), wobei es sich auch vielleicht um ein nur durch starke Reize zu überwindendes Hinderniss in der motorischen Bahn handelt.

Nach dem anatomischen Sitz der Lähmungsursache lassen sich (der gebräuchlichen Ausdrucksweise gemäss) periphcrische, spinale und cerebrale Lähmungen unterscheiden.

Periphcrische Lähmungen.

Periphcrische Lähmungen im engeren Sinne können durch Verletzungen und organische Erkrankungen der motorischen Nervenstämme, der Plexus und motorischen Wurzeln der Rückenmarks- und Gehirnnerven herbeigeführt werden. Besonders bilden traumatische und anderweitige mechanische Insulte, Neuritis, wahre und falsche Neurome etc. eine häufige Ursache. Den periphcrischen Lähmungen müssen ferner auf Grund ihres ganzen symptomatischen Verhaltens zahlreiche Hypokinesen und Akinesen zugezählt werden, bei denen Sitz und Qualität der veranlassenden Läsion nicht mit Sicherheit nachweisbar oder zum Theil gänzlich unbekannt sind. Dahin gehören viele der später zu besprechenden toxischen und der nach acuten Krankheiten zurückbleibenden Lähmungen, sowie die Mehrzahl der sogenannten rheumatischen, d. h. durch atmosphärische Noxen bedingten Lähmungen, bei denen es sich anscheinend meist um ein den Nerven comprimirendes Transsudat oder Exsudat an gewissen vorzugsweise exponirten Nervenstämmen (Facialis, Radialis etc.) handelt.

In symptomatologischer Hinsicht charakterisiren sich die peripherischen Lähmungen vor Allem durch ihre Projectionsart, d. h. durch Lage und Umfang der betheiligten Musculatur: durch ihre Verbindung mit Sensibilitäts- und Ernährungsstörungen, und durch ihr Verhalten gegen inducirte und constante electrische Ströme. Die peripherischen Lähmungen sind im Allgemeinen den spinalen und cerebralen gegenüber, mehr partielle, d. h. es wird seltener eine ganze Extremität, eine ganze Körperhälfte, oder gar die Musculatur mehrerer Extremitäten in toto von der Lähmung ergriffen. Speciell richtet sich natürlich die Ausbreitung nach dem Sitze (und der Natur) der peripherischen Lähmungsursache. Handelt es sich um einen einzelnen Krankheitsheerd, der auf einen motorischen Nervenstamm einwirkt, so umfasst die Lähmung das Gebiet des betroffenen Nerven oder einzelner Faserbündel desselben; sie verbreitet sich somit über alle oder mehrere, von einem gemeinschaftlichen Nerven versorgte Muskeln und Muskelgruppen. Sind dagegen mehrfache und zerstreute Heerde vorhanden (wie z. B. bei multiplen Neuromen), so kann sich die Lähmung über das Gebiet verschiedener Nervenstämme, und zwar in sehr ungleicher Weise verbreiten. Occupirt der Krankheitsheerd die Plexus oder die vorderen Rückenmarkswurzeln, so können Lähmungen entstehen, die bald mehr bald weniger als das Gebiet einzelner peripherischer Nervenstämme umfassen. Im Allgemeinen lässt sich behaupten, dass jene Form der Hemiplegie, die für Cerebrallähmungen so charakteristisch ist, bei peripherischen Paralysen niemals angetroffen wird. Dagegen können in einzelnen Fällen Paraplegien, welche mit den spinalen eine mehr oder minder grosse Aehnlichkeit darbieten, durch peripherische Ursachen herbeigeführt werden. Solche Paraplegien entstehen, wenn entweder die Stämme der Cauda equina im Wirbelcanal, oder beider Plexus lumbosacrales gleichzeitig von Lähmungsursachen getroffen werden. Diese pheripherischen Paraplegien sind jedoch im Allgemeinen schon durch die geringere Ausbreitung der Lähmung von den spinalen zu unterscheiden. Da nämlich die Nerven der unteren Extremität in sehr verschiedener Höhe, der Cruralis weit höher als der Ischiadicus, vom Rückenmark abtreten, so umfassen peripherische Paraplegien in der Regel nicht alle Nervenstämme der unteren Extremität gleichzeitig, sondern nur die höher oder tiefer gelegenen, z. B. das Gebiet beider Nn. ischiadici

oder beider Crurales. Es handelt sich also gewissermassen um
partielle Paraplegien. Zwar können auch spinale Paraplegien, bei
entsprechendem Sitz und Ausdehnung der Lähmungsursachen, ein
analoges Verhalten erkennen lassen; doch gehört dies im Ganzen
zu den Seltenheiten (vgl. spinale Lähmungen). Man hat solche
peripherische Paraplegien durch Neurome, welche die Nerven der
Cauda equina (also nur die Sacralnerven) comprimirten, im Gebiete
der letzteren beobachtet. Während Lähmungen im Gebiete eines
Plexus lumbalis bei acuten und chronischen Eiterungen der Fossa
iliaca, Psoitis u. s. w. häufig angetroffen werden, gehört dagegen
doppelseitige Lähmung aus gleicher Veranlassung zu den Seltenheiten; in solchen Fällen war gewöhnlich auch Compression der
Medulla selbst durch Irruption des Abscesses in den Wirbelcanal
vorhanden.

Die Beziehungen zu Sensibilitätsstörungen und zu vasomotorisch-
trophischen Störungen innerhalb des von Lähmung befallenen Ge-
bietes sind durch die zu Grunde liegenden anatomischen Verhältnisse nothwendig gegeben. Demnach fehlen Sensibilitätsstörungen
immer bei Lähmungen, welche die rein motorischen Stämme (Facialis)
und die vorderen Wurzeln treffen, falls nicht Complicationen vorliegen. Bei Lähmungen gemischter Nervenstämme dagegen sind
Sensibilitätsstörungen häufig vorhanden, und nicht selten (aber
keineswegs nothwendig und constant) dem Grade der Motilitätsstörung entsprechend; auch kann z. B. bei Continuitätstrennungen
und Quetschungen die Wiederherstellung der sensibeln Leitung bedeutend früher erfolgen, als die der motorischen, worauf schon bei
Besprechung der Neurectomien und der traumatischen Anästhesien
aufmerksam gemacht wurde. — Vasomotorisch-trophische Störungen
fehlen bei completen peripherischen Lähmungen, namentlich durch
Continuitätstrennungen, niemals und sind auch bei incompleten
Lähmungen grösserer Nervenäste fast stets nachweisbar. Um diese
Phänomene richtig zu würdigen, muss man freilich im Gegensatze
zu der ehedem üblichen Auffassung auch die bei peripherischen
Lähmungen eintretenden Nutritionsstörungen der Muskeln nicht als
Folge der Unthätigkeit, sondern als Folge der gleichzeitigen Störung der trophischen Innervation des Muskels betrachten. Der
schlagendste Beweis zu Gunsten letzterer Anschauung liegt darin,
dass bei completen centralen Lähmungen häufig selbst nach langjährigem Bestehen die Nutritionsstörung fehlen oder äusserst geringfügig sein kann, während sie bei schweren peripherischen Lähmungen jeder Art äusserst rasch und in meist viel stärkerem Grade
zur Entwickelung kommt. Dass es sich in der That so verhält,
geht, abgesehen von der directen Beobachtung der zunehmenden
Atrophie, auch daraus hervor, dass bei schweren peripherischen
(z. B. traumatischen) Lähmungen schon nach verhältnissmässig
kurzer Zeit die anomalen electrischen Reactionen eintreten, welche
der beginnenden oder fortgeschrittenen Nutritionsstörung des Muskels

entsprechen — während dagegen diese Anomalien bei centralen Lähmungen selbst nach vieljährigem Bestehen nicht zur Beobachtung kommen. In Fällen, wo gemischte Nerven von der Lähmungsursache betroffen werden, ergiebt sich überdies, dass die Atrophie der Muskeln nur eine Theilerscheinung der allgemeinen Nutritionsstörungen ist, welche sich in den verschiedensten Geweben, namentlich in den Hautdecken, den Epithelialgebilden u. s. w. manifestiren, sowie auch der örtlichen Circulationsstörungen, welche durch die Leitungsunterbrechung in den peripheren vasomotorischen Nervenfasern bedingt werden. Auch in Fällen, in welchen eine völlige Leitungsunterbrechung nicht stattfindet, können, wie wir sehen werden, schwere Ernährungsstörungen in den verschiedensten Geweben, in Haut, Muskeln, Knochen und Gelenken etc. durch Reizung der verletzten trophischen Nervenfasern herbeigeführt werden (vgl. Trophoneurosen).

Das electrische Verhalten bei peripherischen Lähmungen ist wegen der nahen Beziehungen, einerseits zu den degenerativen Vorgängen in den befallenen Nerven und Muskeln, andererseits zu den in Nerven stattfindenden Regenerationsvorgängen von ganz besonderem Interesse.

Als Typus können wir das Verhalten bei traumatischen Lähmungen, und zwar bei vollständigen Continuitätstrennungen oder schweren Quetschungen der Nervenstämme, betrachten.

Der raschen und centrifugal fortschreitenden Degeneration des peripherischen Nervenstücks entspricht die längst ermittelte Thatsache, dass schon wenige Tage nach der Verletzung die electrische Reizbarkeit des lädirten Nerven für Inductionsströme unterhalb der Verletzungsstelle abnimmt und meist im Laufe oder spätestens gegen Ende der zweiten Woche völlig verschwindet. Dies gilt sowohl von dem verletzten Hauptstamme als von allen, unterhalb der Verletzungsstelle abgehenden Muskelästen desselben bei indirecter, extramusculärer Faradisation. Auch die galvanische Nervenreizbarkeit (für Schliessung und Oeffnung continuirlicher Ströme) erfährt gleichzeitig eine Abnahme, sinkt jedoch langsamer als die faradische; die Abnahme lässt sich, entsprechend dem Fortschreiten der Degeneration, allmälig von den Stämmen gegen die kleineren Aeste und Verzweigungen hin verfolgen, so dass zuweilen noch einzelne Muskelzweige Reaction zeigen, während in allen grösseren Aesten die galvanische Reizbarkeit bereits völlig aufgehört hat.

Mit diesen Resultaten an verletzten menschlichen Nerven stimmen auch die experimentellen Ergebnisse überein, insofern sie eine gleichmässige Abnahme der Erregbarkeit im Nerven gegen beide Stromarten, bis zu völligem Erlöschen, bekunden. Die Abnahme der Erregbarkeit geht dabei genau parallel den degenerativen Vorgängen in den Nervenröhren, und schreitet von der Erkrankungsstelle nach der Peripherie fort. Nach den Versuchen von Ziemssen und Weiss (am Ischiadicus und Peronaeus von Kaninchen) ist der Nerv schon nach 24—48 Stunden bei diesen Thieren für beide Stromarten völlig unerregbar. Bei kaltblütigen Thieren (Fröschen) wird dagegen, wie Filehne gezeigt hat, vorher eine längere Zunahme der Erregbarkeit am degenerirenden Nerven beobachtet; auch bei Kaninchen fand derselbe nach Umschnürung des N. peronaeus die Erregbarkeit des gelähmten Nerven unmittelbar nach der Operation, und noch einige Stunden nachher, nicht unbeträchtlich erhöht. Es lässt sich hiermit die Thatsache in Parallele stellen, dass auch beim Menschen in ganz frischen Fällen peripherischer Lähmung die Erregbarkeit für faradische und galvanische Ströme zuweilen etwas erhöht ist, wie ich z. B. in einzelnen Fällen sogenannter rheumatischer Faciallähmung beobachtet habe.

Während die faradische und galvanische Reizbarkeit der Nervenstämme nach schweren traumatischen Verletzungen der letzteren ein durchaus paralleles Verhalten darbieten, zeigen dagegen die gelähmten Muskeln beiden Stromarten gegenüber sehr wesentliche und charakteristische Differenzen. Während nämlich die faradische Muskelcontractilität eine allmälige, oft bis zu völligem Erlöschen stetig fortschreitende Abnahme erkennen lässt, deren äusserste Grade übrigens erst lange nach dem Aufhören der faradischen Nervenreizbarkeit eintreten, ist dagegen die Galvanocontractilität der Muskeln in der ersten Zeit gewöhnlich ganz unverändert oder nur relativ wenig vermindert; weiterhin zeigt dieselbe eine Reihe eigenthümlicher, in einem bestimmten Typus ablaufender, quantitativer und qualitativer Abweichungen von dem normalen Zuckungsgesetze, deren Gesammtheit man unter der Bezeichnung: „Entartungsreaction" zusammenfasst. Diese Veränderungen beginnen bei Menschen am Ende der zweiten oder in der dritten Woche nach dem stattgehabten Trauma; zuweilen auch noch später. Es kommt dabei zuerst zu einer erhöhten Erregbarkeit der Muskeln für Stromschliessung, und zwar sowohl für Kathodenschliessung wie für Anodenschliessung, so dass die als KaSz und AnSz bezeichneten Reactionen verhältnissmässig leicht, bei verringerter Stromstärke, ausgelöst werden. Weiterhin findet eine einseitige Zunahme der Erregbarkeit für das als Anodenschliessung bezeichnete, im Normalzustande bekanntlich schwächere Reizmoment statt, so dass AnSz anfangs gleich, später sogar stärker als KaSz wird. Ein analoges Verhalten entwickelt sich für Oeffnungszuckungen; die Erregbarkeit für Kathodenöffnung, das im normalen Zustande schwächere Reizmoment, wächst unverhältnissmässig gegenüber der Erregbarkeit für Anodenöffnung, so dass KaOz anfangs gleich, später grösser als AnOz wird. Es ist damit ein Zustand eingetreten, der sich als vollständiger Gegensatz zu der normalen Reactionsweise, als „Umkehr der Normalformel" (Brenner) charakterisirt. Weiterhin kann die Galvanocontractilität des Muskels allmälig abnehmen, und

es schwindet dann successiv die Reizbarkeit für Anodenöffnung, für
Kathodenöffnung, für Kathodenschliessung und zuletzt für Anodenschliessung; mit dem Verluste der letzteren ist gewissermassen der
electrische Tod des Muskels eingetreten. Bei der Entartungsreaction des Muskels ist es demnach die Anodenschliessungszuckung,
welche zuletzt verschwindet — während bei der einfachen quantitativen Erregbarkeitsabnahme, im verletzten Nerven, die Kathodenschliessungszuckung das letzte Residuum der untergehenden galvanischen Reizbarkeit darstellt. Neben den geschilderten Anomalien
wird übrigens, namentlich in den ersten Phasen derselben, häufig
ein verlangsamtes Eintreten und Verlängerung der galvanischen
Zuckungen (ähnlich wie unter der Einwirkung der früher besprochenen Muskelgifte!) und ein leichteres Zustandekommen von
Zuckungen auf directe, mechanische Reizung in den gelähmten
Muskeln beobachtet.

Ganz analoge Erscheinungen werden auch bei den entsprechenden Thierversuchen wahrgenommen. Nach experimenteller Nervendurchschneidung oder
Quetschung nimmt in den gelähmten Muskeln die Erregbarkeit für beide
Stromarten in der ersten Zeit (1—2 Wochen) gleichmässig ab, wächst dann
aber für den constanten Strom, während sie für den inducirten Strom perpe-
tuirlich weiter sinkt. Zugleich mit der Steigerung der galvanischen Erregbarkeit sah Erb, sowie Ziemssen und Weiss eine qualitative Aenderung der
Reactionsformel eintreten, indem die Erregbarkeit gegen Schliessung mit der
Anode verhältnissmässig rascher und zu höheren Werthen stieg. Gleichzeitig
kann auch die mechanische Erregbarkeit in den Muskeln (und, nach einer Beobachtung von Ziemssen und Weiss, auch im peripherischen Nervenstück)
erhöht sein. Diese Erscheinungen gehen parallel mit der Ausbildung der von
Erb beschriebenen anatomischen Veränderungen der Muskeln und dürfen daher
wohl als Folgezustände der letzteren gelten.

Stellt sich die Leitung in den getrennten oder gequetschten
Nervenröhren wieder her, so bekundet sich dies im Allgemeinen
beim Menschen nicht nur durch die Wiederkehr der willkürlichen
Motilität, sondern auch durch die Retablirung der electrischen
Nervenreizbarkeit, die allmälig und in der Regel gleichmässig für
beide Stromarten stattfindet. Wir machen jedoch häufig die Erfahrung, dass die willkürliche Motilität weit früher und vollständiger
wiederkehrt, als die faradische und galvanische Nervenreizbarkeit.
Letztere kann sogar noch fast gänzlich fehlen, während die willkürliche Motilität bereits bis zu einem hohen Grade wiedergekehrt ist.

Für dieses Ausbleiben der electrischen Nervenreizbarkeit bei wiederkehrender Motilität (welches, in Bezug auf den faradischen Strom,
schon Duchenne bekannt war) haben uns die instructiven Thierversuche von Erb den Schlüssel geliefert. Erb zeigte, dass in
einem gewissen Stadium der Regeneration die erkrankten Nervenröhren im Stande sind, den Erregungsvorgang fortzuleiten, nicht
aber denselben, wenigstens bei electrischer Reizung mit beiden
Stromesarten, in sich zu erzeugen. In diesem Stadium der Heilung
ist die Fortleitung der Willensimpulse zu den gelähmten Muskeln

möglich; es entstehen deshalb wieder willkürliche Bewegungen.
Auf electrische Reizung jedoch entsteht Contraction derselben Muskeln an blossgelegten Nerven nur bei Reizung oberhalb, nicht
unterhalb der Verletzungsstelle. Dieses Stadium ist anatomisch
charakterisirt durch das Wiederanftreten äusserst schmaler doppelter
Contouren an den sich regenerirenden Fasern. Bei weiterem Fortschreiten der Heilung sah Erb die Erregbarkeit der Nervenstämme gegen beide Stromarten ziemlich gleichzeitig und gleichmässig wiederkehren.

Der bisherigen Schilderung haben wir die schwersten Formen
peripherischer Lähmung zu Grunde gelegt, für welche uns die Continuitätstrennungen und schweren Quetschungen der Nervenstämme
als Massstab dienen. Bei den leichteren Formen peripherischer
Lähmung kommt es selbstverständlich nicht zu so hochgesteigerten
Anomalien des electrischen Verhaltens; in den leichtesten prognostisch günstigsten Fällen ist überhaupt eine merkliche Abnahme
der faradischen und galvanischen Nervenreizbarkeit nicht zu constatiren; noch weniger kommt es selbstverständlich in derartigen
Fällen zur Ausbildung der Entartungsreaction in den zugehörigen
Muskeln. Zwischen diesen und den schwersten Formen peripherischer Lähmung finden sich zahlreiche Mittelstufen, bei denen die
electrische Reizbarkeit der Nervenstämme, für beide Stromarten,
mehr oder weniger erheblich vermindert, jedoch nicht gänzlich
aufgehoben wird, während in den Muskeln die ersten Phasen der
Entartungsreaction, namentlich also gesteigerte Schliessungsreaction
und excessives Anwachsen der Anodenschliessungszuckung, häufig
verbunden mit erhöhter mechanischer Erregbarkeit, zur Entwickelung gelangen. In allen diesen Fällen haben wir in dem electrischen Verhalten der Nerven und Muskeln einen zuverlässigen
Spiegel für die grössere oder geringere Schwere der vorhandenen
Nutritionsstörung, für deren stationären oder progressiven Charakter,
und die Möglichkeit eines rascheren oder langsameren Ausgleiches.
Eine genaue, in den entsprechenden Intervallen wiederholte electrische Untersuchung mittelst beider Stromarten ist demnach nicht
nur diagnostisch, sondern auch prognostisch von der höchsten
Bedeutung.

Spinale Lähmungen.

Der Entstehungsort solcher Unterbrechungen der motorischen
Leitung innerhalb des Rückenmarks, die zu Lähmungen der willkürlichen Muskeln Veranlassung geben, kann den bekannten anatomischen Verhältnissen gemäss gesucht werden: a) in den longitudinalen absteigenden Fasern der weissen Vorder- und Seitenstränge; b) in den querverlaufenden vorderen Wurzelfasern, die
aus den grossen Ganglienzellen der Vorderhörner entspringen oder
durch dieselben hindurchgehen; c) in der gesammten oder wenigstens in einem grossen Theile der grauen Substanz. Leider existirt

auf diesem Gebiete noch keine befriedigende Einheit zwischen den
Ergebnissen der microscopisch-anatomischen Forschung einerseits
und des physiologischen Experimentes andererseits. Zwar stellen
die Thierversuche unzweifelhaft fest, dass die weissen Vorder-
und Seitenstränge der Längsleitung -- nicht, wie ehedem Stilling annahm, der Querleitung — von Bewegungen dienen. Dagegen haben die Experimente von Stilling und Schiff das
merkwürdige Resultat geliefert, dass die Integrität der weissen
Stränge für die Fortleitung cerebraler Bewegungsimpulse nicht
nothwendig ist, da die graue Substanz auch nach Zerstörung derselben in ungeschwächter Weise die Bewegungen leitet. Es war
vorauszusetzen, dass eine motorische Leitung innerhalb der vorderen grauen Substanz insoweit stattfindet, als dieselbe von vorderen Wurzelfäden und Ursprüngen der aufsteigenden Longitudinal-
fasern durchsetzt wird. Ueberraschend aber war schon die von
Stilling gefundene Thatsache, dass die willkürliche Bewegung in
allen Theilen unterhalb der Verletzung unversehrt bleibt, wenn
nur noch eine kleine Brücke vorderer grauer Substanz die Verbindung zwischen den oberen und unteren Rückenmarksabschnitten
herstellt. Noch weit befremdender ist das Resultat der an Fröschen
und Säugethieren angestellten Versuche von Schiff, wonach die
spontanen Bewegungen auch noch erhalten bleiben, wenn nur irgend
ein beliebiges Stück grauer Substanz, gleichviel ob der vorderen
oder hinteren, intact und das ganze Rückenmark im Uebrigen vollständig durchtrennt ist. Schiff schliesst bekanntlich aus diesen
Versuchen, dass die graue Substanz in ihrer ganzen Dicke (nicht
bloss, wie Stilling annahm, in ihrer vorderen Hälfte) bewegungs-
leitend, „kinesodisch" sei, und dass sie, analog den sensibeln,
auch die motorischen Erregungen nach allen Richtungen hin fort-
fortpflanze. Die neuesten Untersuchungen von Woroschiloff, lehren
ferner, dass am Lumbalmark bei Kaninchen Durchschneidung des
gesammten Rückenmarks mit Ausnahme der Seitenstränge keine
Abnahme der Motilität hervorruft, während dagegen Durchschneidung beider Seitenstränge vollständige Lähmung der Hinterextremitäten, Durchschneidung eines Seitenstranges Parese und gleichzeitig erhöhte Reflexerregbarkeit auf der operirten Seite zur Folge
hat. Es scheint, dass in jedem lumbalen Seitenstrange motorische
Fasern beider Hinterstränge verlaufen, und zwar sollen die für
Fuss und Unterschenkel bestimmten Fasern zumeist nach aussen,
die für den Oberschenkel bestimmten etwas weiter nach innen,
jedoch ausserhalb einer die Cornua anteriora und posteriora ver-
bindenden Linie liegen.

Abgesehen von diesen, nur für den Lumbaltheil speciell nachgewiesenen Modificationen, würde die von Schiff aufgestellte Theorie
für die Pathogenese der Spinallähmungen zwei wichtige Folgerungen
gestatten: 1) dass der Wegfall der Vorder-Seitenstrangbahnen allein
keine Unterbrechung der motorischen Leitung zu den abwärts

gelegenen Körpertheilen nach sich zieht; isolirte Erkrankungen der
Vorder- und Seitenstränge könnten demnach höchstens insoweit
Lähmungen hervorrufen, als die hindurchtretenden vorderen Wurzelfasern dabei betheiligt sind; 2) dass eine vollständige Unterbrechung der motorischen Leitung zu tiefer gelegenen Theilen nur
dann möglich ist, wenn entweder sämmtliche motorischen Wurzelfasern dieser Theile getroffen sind, oder wenn die graue Substanz
oberhalb ihrer Eintrittsstellen in der ganzen Dicke des Querschnitts
vollständig zerstört ist.

Wie wichtig es wäre, diesen beiden Sätzen statt der bloss
hypothetischen Form eine Gewissheit im bejahenden oder verneinen-
den Sinne beimessen zu können, liegt auf der Hand. Die Physiologie aber vermag dies zur Zeit nicht. Können wir von Seiten
der pathologischen Anatomie eine Aushülfe erwarten? Ihre Befunde, so werthvoll sie auch sind, werden nur da wahrhaft nutz-
bar, wo ihrer Deutung bereits sicher constatirte physiologische
Facta zu Grunde gelegt werden können; nicht aber, wo die physiologische Functionslehre der kranken Theile selbst noch eine
Aufhellung erwartet. Wo letzteres der Fall ist, mögen wir noch
so „positive" Befunde vor uns haben: wir werden dennoch über
die Dignität dieser Befunde, über ihr Verhältniss zu den voraufgegangenen Krankheitserscheinungen stets im Unklaren bleiben,
da ein sicherer Massstab dafür eben nur aus der Vergleichung mit
den physiologischen Daten gewonnen werden kann. Einer exacten
Beurtheilung steht überdies die Schwierigkeit entgegen, dass krankhafte Veränderungen relativ selten auf die Vorder- und Seitenstränge, oder auf die graue Substanz ausschliesslich beschränkt
bleiben. Einzelne pathologische Thatsachen scheinen allerdings zu
Gunsten der Annahme zu sprechen, dass bei alleiniger Destruction
der grauen Substanz und Integrität der Vorderseitenstränge eine
Lähmung der abwärts gelegenen Körpertheile vorhanden sein kann.
Indessen in derartigen Fällen, in welchen es sich bald um totalen
Schwund der grauen Substanz (Ollivier), bald um ausgedehnte
Blutergüsse etc. handelte, kann die beobachtete Paraplegie auch
aus der Mitverletzung zahlreicher motorischer Wurzelfasern, resp.
ihrer Ursprungszellen in den Vorderhörnern erklärt werden. Andererseits machen es manche pathologischen Befunde nicht minder
wahrscheinlich, dass bei isolirten Affectionen der Stränge, ohne
nachweisbare Betheiligung der grauen Substanz, die Motilität in
den unterhalb gelegenen Theilen geschwächt oder aufgehoben sein
kann. Namentlich ist dies der Fall bei degenerativen Atrophien
der Vorder- und Seitenstränge; da aber auch hier der Process die
Stränge meist in grosser Longitudinalausdehnung ergreift, so ist
der Antheil, welchen einerseits die Mitaffection der eintretenden
Wurzelfasern, andererseits die Affection der absteigenden Längsfasern an der Gesammtlähmung nimmt, oft schwer zu ermitteln.

Nicht zu umgehen ist bei dieser Gelegenheit der Hinweis auf einige in der Literatur verzeichnete Fälle, wo in Folge von Verletzungen angeblich das Rückenmark in seiner ganzen Dicke vollständig durchtrennt war und die motorische Leitung zu den Unterextremitäten dennoch fortdauerte! Derartige Beobachtungen sind von Desault, Velpeau, Sanson, Magendie, Ollivier mitgetheilt worden. Jaccoud hat die dagegen obwaltenden Zweifel in ebenso präciser als schlagender Weise erörtert. Es ist in den fraglichen Fällen die Abwesenheit von Paraplegien nicht sicher genug constatirt; es können Reflexbewegungen für willkürliche Bewegungen genommen worden sein. Es ist ferner die Möglichkeit nicht ausgeschlossen, dass das Rückenmark während des Lebens nur partiell getrennt war und die vollständige Trennung erst nach dem Tode bei gewaltsamer Oeffnung des Wirbelcanals herbeigeführt wurde. Wären die angeführten Facta richtig, so blieben nach Jaccoud nur zwei Erklärungsmöglichkeiten: entweder die Nervenwurzeln der unteren Extremitäten entsprangen oberhalb der Verletzungsstelle (was allerdings die Schwierigkeit in der einfachsten Weise beseitigen, aber auch zugleich die obengenannten renommirten Beobachter in bedenklicher Weise compromittiren würde) — oder die Leitung fand durch den Gränzstrang des Sympathicus hindurch statt. Letzterer Weg scheint mir zu abenteuerlich, um ihn, wenn auch nur in hypothetischer Form, überhaupt zu betreten.

Ebensowenig lässt sich zur Zeit mit denjenigen Fällen beginnen, in welchen, wie einzelne Beobachter versichern, bei ausschliesslicher Degeneration der Hinterstränge Lähmungen — nicht Coordinationsstörungen der später zu erörternden Art — aufgetreten sein sollen. Jede der vorliegenden Mittheilungen ruft so viele und schwerwiegende Bedenken hervor, dass wir von einer Berücksichtigung der Hinterstränge bei der Pathogenese spinaler Lähmungen einstweilen wohl gänzlich absehen dürfen.

Die spinalen Lähmungen sind in der weitaus überwiegenden Mehrzahl der Fälle bilaterale, diplegische oder paraplegische — sofern wir unter der Bezeichnung „Paraplegie" überhaupt jede doppelseitige Lähmung, und nicht bloss, wie manche Autoren, die doppelseitige Lähmung der unteren Extremitäten verstehen. Einseitige Spinallähmungen, spinale Hemiplegien, werden relativ selten beobachtet und zwar unter Bedingungen, welche zuerst von Brown-Séquard experimentell erforscht und auch durch clinische Thatsachen am Menschen bestätigt wurden. Das Experiment lehrt, dass totale Durchschneidung einer Rückenmarkshälfte Lähmung und gesteigerte Empfindlichkeit auf derselben, dagegen Anästhesie auf der gegenüberliegenden Körperhälfte hervorruft. Dem entsprechend können nun auch einseitige Rückenmarksverletzungen ausschliesslich Lähmungen derselben Seite zur Folge haben; und zwar, bei cervicalem Sitze, Lähmung derselben oberen und unteren Extremität (spinale Hemiplegie im engeren Sinne) — bei dorsalem oder lumbalem Sitze, Lähmung derselben unteren Extremität (spinale Hemiparaplegie, nach Brown-Séquard's Bezeichnung). Fälle, welche dem Brown-Séquard'schen Schema entsprechen, sind besonders bei circumscripten Traumen (z. B. Stichverletzungen), doch auch bei Wirbel-Caries, rheumatischen Entzündungen u. s. w. beobachtet worden.

Das Rückenmark enthält die motorischen Nervenröhren sämmtlicher willkürlichen Muskeln des Halses, Rumpfes, der oberen und unteren Extremitäten. Alle diese Muskeln können also an Spinallähmungen participiren. Welche Muskeln im einzelnen Falle betroffen werden, hängt, allgemein ausgedrückt, wesentlich von dem Sitze und der Ausbreitung der Lähmungsursache im Rückenmark ab. Bei näherer Betrachtung ergiebt sich, dass die peripherische Verbreitung der Lähmung sich wesentlich danach richtet, einmal in welcher Höhe und in welcher Längenausdehnung, sodann in welchem Umfange seines Querschnitts das Rückenmark afficirt ist. Wird das Mark an einer Stelle in der Totalität seines Querschnitts zerstört oder leitungsunfähig; so muss die Lähmung eine um so ausgedehntere, allgemeinere sein, in je grösserer Höhe der zerstörte Rückenmarksquerschnitt gelegen ist, da eine um so grössere Summe von Ganglienzellen und Wurzelfasern ihrer Verbindung mit dem cerebralen Centrum dadurch beraubt wird. Wir brauchen nicht auf die Details in den einzelnen, sich hier ergebenden Fällen einzugehen, da dieselben aus der speciellen anatomischen Verbreitung der motorischen Spinalnerven nothwendig hervorgehen. Das Gesagte gilt jedoch unbedingt nur von Läsionen, welche das Rückenmark in seiner ganzen Dicke, oder wenigstens in der Totalität des Querschnitts seiner motorischen, resp. kinesodischen Substanz leitungsunfähig machen. Läsionen, welche den Querschnitt des Rückenmarks nicht in dieser Ausdehnung angreifen, können auch bei viel höherem Sitze dennoch minder umfangreiche Lähmungen bewirken, indem die willkürliche Bewegung nicht in allen abwärts gelegenen Körpertheilen nothwendig sistirt wird. Beispielsweise kommt es nicht selten vor, dass Lähmungen, welche vom Cervicaltheil des Rückenmarks ausgehen, die motorischen Nervenröhren der oberen Extremitäten mehr oder minder vollständig betheiligen, die des Rumpfes und der unteren Extremitäten dagegen verschont lassen (Diplegia brachialis). Solche Verhältnisse können sowohl bei primären Texturerkrankungen des Rückenmarks, wie bei einer das letztere von aussen treffenden Compression, Spondylarthrocace der Halswirbel u. s. w. beobachtet werden. Heerdweise auftretende Affectionen der Stränge oder der grauen Substanz mit sehr geringer Tendenz zur Längen- und Flächenausbreitung (z. B. bei disseminirter Sclerose) können sogar unter Umständen ganz circumscripte, auf einzelne Muskeln und Muskelgruppen beschränkte Lähmungen hervorrufen. In Bezug auf diese circumscripten Spinallähmungen ist der Umstand von Wichtigkeit, dass die Anordnung der motorischen Bahnen innerhalb des Rückenmarks stellenweise anscheinend von derjenigen der peripherischen Nervenstämme insofern verschieden ist, als gewisse functionell zusammengehörige Muskelgruppen, Flexoren, Extensoren eines Gliedabschnitts u. s. w., innerhalb des Rückenmarks auch durch räumlich benachbarte Fasern und Zellengruppen vertreten werden, während dagegen in den peripherischen Stämmen nicht selten die motorischen Fasern functionell ganz heterogener, selbst antagonistischer Muskeln unmittelbar zusammengelagert erscheinen. Während daher z. B. bei einer peripherischen Peronaeus-Lähmung ebensowohl die Mm. peronaei wie der ihnen antagonistische M. tibialis anticus gelähmt werden, kommt dagegen in Folge circumscripter spinaler Heerdaffectionen eine Lähmung der den Fuss pronirenden Muskeln (Peronaei) ohne Betheiligung des Tibialis anticus sehr häufig vor; so bei spinaler Kinderlähmung und bei manchen, nach acuten Krankheiten zurückbleibenden Spinallähmungen. In analoger Weise ist wohl auch das ausschliessliche Befallenwerden der Vorderarm-Extensoren ohne Betheiligung des gleich jenen vom N. radialis versorgten M. supinator longus bei der Bleilähmung zu erklären. Wir haben demnach die in ihren Details uns allerdings unbekannte Mosaik der localen Bewegungsterritorien im Rückenmark für die Pathogenese der Spinallähmungen in ähnlicher Weise zu berücksichtigen, wie es hinsichtlich der entsprechenden Empfindungsmosaik für die Pathogenese der spinalen Anästhesien der Fall ist.

Complicationen mit motorischen Reizerscheinungen, Sensibilitätsstörungen, oder Störungen der Coordination und der Reflexaction sind bei spinalen Lähmungen ausserordentlich häufig. Die motorischen Reizphänomene variiren von leichten Muskelspannungen, Spasmen und Contracturen einzelner Muskeln und Muskelgruppen bis zu allgemeinen tetanischen oder convulsivischen Krämpfen, die meist beiderseitig (zuweilen jedoch, aus derselben Ursache wie die Lähmung, auch einseitig) auftreten. Sensibilitätsstörungen in Form von Hyperästhesien, Paralgien und Anästhesien kommen natürlich nur dann vor, wenn ausser den motorischen auch die sensibeln Apparate des Rückenmarks oder andere Theile des Empfindungsapparates mit afficirt werden, besonders also bei ausgedehnten Alterationen der Hinterstränge und der grauen Substanz. In solchen Fällen können, ausser der Lähmung, auch Coordinationsstörungen eintreten, da die Coordination durch Degenerationen der aufsteigenden Fasern der Hinterstränge und der hinteren Wurzelfasern beeinträchtigt wird.

Die Reflexaction kann bei spinalen Lähmungen sowohl erhöht als vermindert oder aufgehoben sein. Ersteres ist natürlich nur dann möglich, wenn die Lähmungsursache oberhalb der reflexvermittelnden Apparate ihren Sitz hat und wenn zugleich die Leitung in den sensibeln Bahnen bis zur Abgangsstelle der Reflexbogen intact ist; alsdann kann erhöhte Reflexerregbarkeit neben der spinalen Lähmung bestehen, weil in Folge der spinalen Leitungsstörung der hemmende Einfluss des Gehirns auf das Zustandekommen der Reflexbewegungen wegfällt. Aus diesen Gründen ist u. A. namentlich bei den durch Wirbelcaries bedingten Paraplegien die Reflexerregbarkeit häufig gesteigert: nicht aber, wie man wohl angenommen hat, bloss wegen des allmäligen Zustandekommens der Rückenmarkscompression: man beobachtet die Erhöhung der Reflexaction auch bei plötzlich auf traumatischem Wege (z. B. durch Wirbelluxation oder Fractur) entstandenen Paraplegien. Sitzt da-

gegen die Lähmungsursache unterhalb der reflexvermittelnden
Apparate, also im Allgemeinen unter dem Niveau der eintretenden
Wurzelfasern, so können die gelähmten Muskeln auch nicht zu
Reflexbewegungen herangezogen werden; und andererseits können
auch bei höherem Sitze der Lähmungsursache keine Reflexe eintreten, wenn gleichzeitig die Leitung in den sensibeln Bahnen unterhalb der Abgangsstellen des Reflexbogens unterbrochen ist.

Die electrische (faradische und galvanische) Reaction ist
im Allgemeinen bei den eigentlichen Spinallähmungen, zumal in
frischeren Fällen, gar nicht oder verhältnissmässig wenig verändert.
Vielfach hört man zwar den alten Marshall-Hall'schen Satz
citiren, dass bei Spinallähmungen im Gegensatze zu den cerebralen
die electro-musculäre Contractilität herabgesetzt sei — ein Satz,
der aber gründlich missdeutet worden ist, da Marshall-Hall unter
Spinallähmungen solche verstand, bei denen die Verbindung zwischen
den Muskeln und dem Rückenmark unterbrochen war, also vorzugsweise das, was wir jetzt als peripherische Lähmung bezeichnen.
Die relative Integrität der electrischen Reaction bei den meisten
Spinallähmungen hängt offenbar damit zusammen, dass consecutive,
centrifugal fortschreitende Degenerationen in den Nervenstämmen
und Muskeln bei Störungen der motorischen Leitung innerhalb des
Rückenmarks nicht nothwendig hinzutreten. Wenn man trotzdem
bei veralteten, und zuweilen auch bei frischeren Spinallähmungen
bedeutenden Anomalien des electrischen Verhaltens, ja selbst völligem Verluste der faradischen und galvanischen Reaction in den
gelähmten Theilen begegnet; so sind diese Anomalien nicht auf
die motorische Leitungsunterbrechung innerhalb des Rückenmarks,
sondern auf die davon unabhängigen trophischen Störungen spinalen
oder peripherischen Ursprungs zu beziehen. Man darf nicht vergessen, dass ausser den eigentlichen Akinesen auch primäre Nutritionsstörungen der Muskeln vom Rückenmark ausgehen, wobei
letzteres nicht als Organ der Bewegungsleitung, sondern nur als
Ursprungs- und Leitungsorgan trophischer Nervenröhren in Betracht kommt. Hierher gehören, abgesehen von den progressiven
Muskelatrophien, auch manche toxische, essentielle und nach acuten
Krankheiten zurückbleibende Spinallähmungen, welche zum Theil
den letzteren Namen besser mit der Bezeichnung spinaler Atrophien
oder Dystrophien vertauschten. In solchen Fällen können, wenn
Lähmung und Nutritionsstörung auf verschiedene Muskeln vertheilt
sind, die complet gelähmten Muskeln völlig normale electrische
Reaction — andere, anscheinend wenig afficirte Muskeln dagegen
merkliche und allmälig fortschreitende, quantitative wie qualitative
Reactionsanomalien nach dem Typus der Entartungsreaction auf-
weisen, wovon u. A. die sogenannte spinale Kinderlähmung und
die analogen Erkrankungsformen der Erwachsenen instructive Beispiele darbieten.

Cerebrale Lähmungen.

Wie den spinalen, müssen natürlich auch den cerebralen Lähmungen Verletzungen der specifisch motorischen Hirntheile zu Grunde liegen. Die genauere Bestimmung dieser Theile unterliegt freilich bei dem so unendlich complicirteren Bau des Gehirns noch weit grösseren Schwierigkeiten, und noch weniger dürfen wir hier auf einen befriedigenden Einklang zwischen den histologischen und den experimentellen, sowie zwischen letzteren und den vorliegenden pathologisch-anatomischen Thatsachen rechnen. Es ist unmöglich, auf die grosse Anzahl der in histologischer und physiologischer Hinsicht noch streitigen Punkte näher hier einzugehen; ich muss in dieser Beziehung auf die betreffenden Lehrbücher und auf die noch fortdauernden Discussionen in der wissenschaftlichen Tagesliteratur verweisen. Nur ein Punkt mag wegen seiner grossen pathogenetischen Bedeutung kurz berührt werden. Wir wissen, dass die experimentelle einseitige Reizung gewisser, schon früher erwähnter Bezirke der Grosshirnrinde bei Thieren (Hunden, Affen u. s. w.) locale Bewegungserscheinungen, Contractionen bestimmter Muskelgruppen der gegenüberliegenden Körperhälfte hervorruft. Die Zerstörung dieser Bezirke hat jedoch keine eigentliche Lähmung zur Folge, sondern nur eine zeitweise Unsicherheit im Gebrauche der betreffenden Gliedmassen, eine Störung des Muskelbewusstseins, welche sich nach einiger Zeit wieder ausgleicht. Man hat diese Ausgleichung in sehr verschiedener Weise erklärt: bald sollten neue Centra derselben Grosshirnhälfte vicariirend die Function der vernichteten alten übernehmen (Carville und Duret); bald sollte die andere Hemisphäre stellvertretend wirken (Soltmann); bald sollte nur eine Wiederaufnahme der Functionen von Seiten mehr nach hinten gelegener Centra, besonders des Kleinhirns und seiner Adnexe, stattfinden, die durch einen von der Hirnrinde aus nach hinten fortgepflanzten Hemmungsvorgang vorübergehend gestört wurden [Goltz]*). Besteht demnach schon in den experimentellen Thatsachen ein schwer zu beseitigender Widerspruch, so wird derselbe durch die bisher vorliegenden clinischen und pathologisch-anatomischen Befunde am Menschen noch erheblich gesteigert, da wir hier offenbar wirkliche Paresen und Paralysen einzelner Muskelgruppen in Verbindung mit isolirten Heerdaffectionen gewisser Grosshirnrindenbezirke auftreten sehen, welche letzteren ihren Lage- und Entwicklungsverhältnissen gemäss jener motorischen Zone der Grosshirnrinde des Hundes wenigstens annähernd entsprechen. Es handelt sich dabei vorzugsweise um die als vordere und hintere Centralwindung (Gyrus praecentralis und postcentralis; circonvolu-

---

*) Ueber die Verrichtungen des Grosshirns, Pflüger's Archiv für Physiologie. Bd. XIII. — Aehnlich auch Brown-Séquard, lancet 1876. Vol. I., 1, 3, 5.

tion frontale und parietale ascendante) bezeichneten Abschnitte und
den sogenannten Lobulus paracentralis. Von entscheidender
Bedeutung sind in dieser Hinsicht die Thatsachen, dass einerseits
angeborene oder früh erworbene, infantile Lähmungen mit mangelhafter Entwickelung der betreffenden Rindenterritorien einhergehen
(Sander); andererseits, wie besonders Charcot neuerdings gezeigt
hat, einseitige Läsionen dieser Rindenabschnitte secundäre Degenerationen in der motorischen Seitenstrangfaserung der gegenüberliegenden Rückenmarkshälfte nach sich ziehen, während dies bei
Läsionen anderer Rindengebiete in keiner Weise der Fall ist. Wohl
aber werden solche secundäre Degenerationen nach Verletzungen,
welche die beiden vorderen Drittel der inneren Capsel betreffen, beobachtet. Es scheinen demnach hier die Verbindungsbahnen zwischen den motorischen Rindengebieten und der im Pedunculus cerebri verlaufenden peripherischen Faserung gesucht werden zu müssen.

Die Läsionen, welche den cerebralen Lähmungen zu Grunde
liegen, bestehen nicht immer in primären Texturerkrankungen des
Gehirns, sondern können auch von den knöchernen und häutigen
Umhüllungen desselben ausgehen. In diesen Fällen resultirt die
Lähmung meist aus der Compression motorischer Hirntheile, welche
durch die primitiven Affectionen der Schädelknochen oder Hirn-
häute secundär herbeigeführt wird. Zu den Lähmungsursachen in
diesem Sinne gehören Verletzungen der Schädelwandungen, namentlich Fracturen der Schädelknochen, mit ihren Folgezuständen, und
Eindringen fremder Körper; ferner, obwohl seltener, Caries und
Necrose, Exostosen und Periostosen, und Neubildungen der Schädelwandungen, oder Geschwülste, welche von aussen (z. B. von der
Orbita her) in die Schädelhöhle hineinwachsen. Von Seiten der
Hirnhäute können zunächst die verschiedenen Formen acuter und
chronischer Arachnitis und Pachymeningitis, ferner Apoplexia me-
ningea, seröser Erguss in den Hirnhäuten (Hydrocephalus externus)
und meningeale Neubildungen sowohl zu Cerebrallähmungen, wie
ausserdem zu peripherischen Lähmungen der basalen Hirnnerven
Veranlassung geben.

Primäre Texturerkrankungen des Gehirns können in
verschiedenartiger Weise zu Lähmungen führen. Krankhafte Processe, die in nicht-motorischen Hirntheilen ihren Sitz haben, können
secundäre Compression der motorischen durch Raumverengerung in
der ganzen Schädelhöhle oder in einzelnen Abschnitten derselben
bewirken; sie können ferner die Zufuhr sauerstoffreichen arteriellen
Blutes zu den motorischen Hirntheilen vermindern oder aufheben,
und somit entweder durch Compression oder durch arterielle Anämie
motorischer Hirntheile zu Functionsstörung der letzteren Veranlassung geben. Andererseits können zahlreiche Krankheitsprocesse die
motorischen Hirntheile unmittelbar treffen und Destruction oder
Untergang motorischer Erregungs- und Leitungsapparate bedingen.

Diese Unterschiede sind freilich für das Zustandekommen der Lähmung keine wesentlichen, sondern nur accidentelle; denn jede Lähmung durch Compression oder arterielle Anämie ist in letzter Instanz eine Destructionslähmung — nur dass die Läsion der motorischen Elementartheile dabei nicht primär, sondern secundär durch von aussen gesetzte, mechanische Bedingungen herbeigeführt wird. Es ist klar, dass diejenigen Texturveränderungen des Gehirns, welche von den nicht-nervösen Bestandtheilen desselben (von der Glia oder den Hirngefässen) ausgehen, vorzugsweise auf dem angedeuteten indirecten Wege zu Lähmungen führen, während bei den primären Alterationen der Nervensubstanz jene verschiedenen Momente bald einzeln, bald combinirt zur Wirkung gelangen.

Die cerebralen Lähmungen treten bei Weitem am häufigsten einseitig, und zwar entweder über eine ganze Körperhälfte verbreitet (hemiplegisch) oder in Form partieller Lähmungen, sei es im Gebiete von motorischen Hirn- oder Rückenmarksnerven auf. Aeusserst selten sind bei cerebraler Lähmungsursache Paraplegien, wodurch sich die cerebralen Lähmungen von den spinalen in hervorragender Weise unterscheiden. Paraplegien cerebralen Ursprungs sind fast ausschliesslich bei symmetrischen Läsionen (z. B. doppelseitigen Blutergüssen) in den Pedunculi cerebri und Centralganglien, sowie bei ausgedehnteren Heerden im Pons und der Medulla oblongata beobachtet worden. Diese Paraplegien gehen aber meist in allgemeine Lähmungen über, und sind von den spinalen schon durch die Betheiligung der motorischen Hirnnerven von vornherein unterschieden. In einzelnen Fällen soll Paraplegie bei cerebellaren, selbst bei einseitigen Krankheitsheerden beobachtet worden sein. Es scheint jedoch in diesen Fällen nicht immer eine genaue Autopsie des Rückenmarks stattgefunden zu haben.

Die cerebralen Hemiplegien, welche von den motorischen Centralganglien ausgehen und als deren Prototyp die Lähmungen bei Hämorrhagie des Corpus striatum und Nucleus lentiformis, resp. der vorderen Abschnitte der Capsula interna angesehen werden dürfen, haben eine fast constante und genau umschriebene Begrenzung. Es betheiligen sich nämlich daran die Muskeln der Extremitäten und des Gesichts auf der, der Läsion entgegengesetzten Seite, nicht aber die Muskeln der entsprechenden Rumpfhälfte. Die Betheiligung der Gesichtsmuskeln beschränkt sich in der Regel auf die vom Facialis versorgten, mimischen Gesichtsmuskeln, während die von anderen Hirnnerven (Trigeminus, Hypoglossus u. s. w.) ressortirenden Muskeln dieser Gegend — die Kaumuskeln, die Muskeln der Zunge und des Gaumensegels — meist intact bleiben. Ferner ist zu bemerken, dass nicht alle vom Facialis versorgten Muskeln, sondern nur diejenigen der unteren Gesichtspartie gelähmt werden, während die oberen Gesichtsäste, die Zweige für den Frontalis, Corrugator supercilii, Orbicularis palpebrarum) fast ausnahmslos verschont sind. Die Fasern des Facialis, welche sich zu den oberen Gesichtsmuskeln begeben, scheinen bereits im Pons ihr Centrum zu erreichen und nicht mit der Hirnschenkelfaserung zu den motorischen Ganglien und zur Rinde zu verlaufen (?). Auch die Augenmuskeln bleiben bei den gewöhnlichen Hemiplegien durch Hämorrhagie der Centralganglien in der Regel unbetheiligt. Allerdings können unmittelbar nach einem apoplectischen Insulte, oder nach kurzer Zeit (einen oder zwei Tage darauf) gewisse Motilitätsstörungen an den Augen vorhanden sein, die sich jedoch nicht als Lähmungen, vielmehr als Coordinationsstörungen, als Anomalien der associirten und accommodativen Augenbewegungen charakterisiren. Aehnliche Functionsstörungen der Augenmuskeln werden bei Verletzungen der Corpora quadrigemina, des Kleinhirns und seiner Adnexe, besonders der mittleren Kleinhirnschenkel beobachtet (vgl. Coordinationsstörungen).

Was die Extremitäten betrifft, so ist gekreuzte, d. h. dem Sitze der Läsion entgegengesetzte Lähmung derselben bei einseitigen Heerdaffectionen oberhalb der Pyramidenkreuzung ein vom anatomischen Standpunkte aus anscheinend nothwendiges Postulat, mit welchem auch die grosse Mehrzahl experimenteller und pathologischer Befunde durchaus übereinstimmt. Wenn trotzdem in der Literatur nicht ganz seltene Beobachtungen von „gleichseitigen Hemiplegien" vorkommen, wobei Heerdaffectionen auf der gelähmten Seite angenommen wurden, so ist daraus nur zu schliessen, dass in diesen Fällen die Heerdaffection nicht directe Ursache der Lähmung war — dass letztere vielmehr durch indirecte Mitaffection entfernter Hirntheile, resp. der anderen Gehirnhälfte (in Form von Circulationsstörungen, fluxionärer Hyperämie, Oedem u. s. w.) herbeigeführt wurde. Ganz unzulässig aber scheint es mir, mit Brown-Séquard aus derartigen Fällen den Schluss zu ziehen, dass jede Hirnhälfte die Bewegungsorgane beider Körperhälften innerviren könne, und dass die vorderen Pyramidenstränge überhaupt gar nicht die Hauptbahnen der Motilität darstellen.

Cerebrale Hemiplegien, welche sich durch eine von dem gewöhnlichen Schema abweichende Ausbreitung charakterisiren, werden besonders bei Heerdaffectionen im Pedunculus cerebri, im Pons und in der Medulla oblongata beobachtet.

Bei isolirten Heerden im Pedunculus cerebri kommen Hemiplegien vor, welche mit Oculomotorius-Lähmung einhergehen. Diese Oculomotorius-Lähmungen sind in der Regel nur partiell und betreffen vorzugsweise die zum Levator palpebrae und zum Sphincter iridis tretenden Aeste, seltener die eigentlichen Augenmuskeln, unter letzteren besonders den Rectus internus; es ist daher häufig Ptosis und Mydriasis, zuweilen auch Strabismus divergens mit den Hemiplegien verbunden.

Bei Heerden im Pons können zunächst Hemiplegien derselben Art vorkommen wie bei Heerden in den motorischen Centralganglien und im Pedunculus. Ferner kommen Hemiplegien vor, welche nur die Extremitäten betreffen, während der Facialis verschont bleibt, und umgekehrt in einzelnen Fällen isolirte Facialis-Lähmungen ohne Theilnahme der Extremitäten. In diesen letzteren Fällen, wo bei Heerden im Pons die Extremitäten völlig verschont bleiben, sind offenbar nur die queren inneren Faserbündel der Brücke, nicht aber die Längsfasern derselben, welche die Fortsetzung der vorderen Rückenmarksstränge enthalten, an dem Processe betheiligt. In der Regel ist in solchen Fällen die Gesichtslähmung nicht gekreuzt, sondern auf der Seite des Heerdes, und vielleicht mehr durch Compression oder Mitaffection des peripherischen Facialisstammes veranlasst. Am häufigsten kommen jedoch sogenannte alternirende Hemiplegien bei einseitigen Heerden im Pons vor, so dass Gesicht und Extremitäten auf verschiedenen Seiten gelähmt sind. Die Extremitätenlähmung ist immer eine gekreuzte. Die des Gesichts befindet sich dagegen in solchen Fällen auf der Seite des Krankheitsheerdes. Diese Gesichtslähmungen unterscheiden sich von denen bei der gewöhnlichen Hemiplegie auch dadurch, dass sie nicht auf die Muskeln der unteren Gesichtspartien beschränkt bleiben, sondern sich über den Frontalis, den Orbicularis palpebrarum u. s. w. verbreiten. Man hat die Ursache dieser alternirenden Lähmungen darin finden wollen, dass die Fasern des Facialis sich in der Rhaphe der Brücke kreuzen; ist daher der Krankheitsheerd in einer Brückenhälfte central von der Kreuzungsstelle gelegen, so müssen Gesicht und Extremitäten auf einer und derselben Seite (gegenüber der Läsion) gelähmt sein; ist dagegen der Heerd peripherisch von der Kreuzungsstelle, so muss der Facialis auf der Seite der Läsion gelähmt werden. Diese Erklärung ist jedoch unbefriedigend, da wir wissen, dass der bei Weitem grössere Theil der Facialisfasern schon im Facialiskern (somit unterhalb der Brücke) seine Kreuzung erleidet. Wahrscheinlicher ist, dass es sich in vielen Fällen, wo der Facialis auf der Seite des Heerdes und vollständig gelähmt ist, um eine Compression oder Mitaffection des peripherischen Facialisstammes handelt. Hierfür spricht u A. auch das electrische Verhalten des gelähmten Facialis, das sich in solchen Fällen dem Verhalten bei peripherischer Faciallähmung oft ganz analog zeigt.

Zuweilen wurde Diplegie des Facialis bei Heerden im Pons beobachtet. Die Erklärung derselben hat bei doppelseitigen Heerden im Pons keine Schwierigkeiten ebenso wenig wie die, unter solchen Umständen zuweilen vorkommende doppelseitige Extremitätenlähmung, die bereits oben erwähnt wurde. Es werden jedoch auch bei einseitigen Heerden im Pons diplegische Gesichtslähmungen berichtet. Diese sind in genetischer Beziehung schwer verständlich. Man hat geglaubt, sie aus der Annäherung des Heerdes an die Medianlinie und somit an die, in der Rhaphe stattfindende Facialis-Kreuzung herleiten zu können. Jedoch ist in den bekannt gewordenen Fällen eine directe oder indirecte Betheiligung der Facialiskerne in der Medulla oblongata oder des peripherischen Facialis nicht immer mit Bestimmtheit auszuschliessen.

Ausser dem Facialis werden bei Heerden im Pons auch andere motorische Hirnnerven nicht selten von Lähmungen betroffen. Dahin gehören die motorischen Augennerven, namentlich der Oculomotorius und Abducens, ungleich seltener der Trochlearis. Die Oculomotorius-Lähmungen, welche bei Ponsheerden vorkommen, sind oft unvollständig, zuweilen ist nur Ptosis oder Mydriasis vorhanden, häufig ist der Rectus internus gelähmt, so dass Strabismus divergens und die entsprechenden diplopischen Erscheinungen entstehen. Weit häufiger ist jedoch Strabismus convergens, durch Paralyse des Abducens. Ferner kommen Lähmungen der motorischen Portion des Trigeminus, sowie Dysphagie, Respirationsstörungen, Stimmbandlähmungen und Störungen der Spracharticulation bei Heerden im Pons vor. Es muss jedoch dahingestellt bleiben, ob die letzteren Motilitätsstörungen nicht zum Theil auf Mitaffectionen der basalen Hirnnerven (Glossopharyngeus, Vagus, Accessorius und Hypoglossus) oder der motorischen Nervenkerne der Medulla oblongata beruhen.

Bei fortschreitenden Krankheitsheerden im Pons (in Folge von Encephalitis, Tumoren, Sclerose u. s. w.) kann sich die Lähmung von einer Gesichts- und Körperhälfte auf die andere, sowie auch successiv auf die verschiedenen oben genannten Hirnnerven verbreiten. Die Ponslähmungen unterscheiden sich gerade hierdurch wesentlich von den Lähmungen durch Heerde im Pedunculus cerebri, den Centralganglien und Hemisphären, bei welchen, selbst wenn es sich um fortkriechende Heerde handelt, eine solche Ausbreitungsweise nicht möglich, die Lähmung vielmehr immer nur auf eine Körperhälfte und auf bestimmte Hirnnervengebiete beschränkt ist.

Bei Heerden im oberen Theile der Medulla oblongata entstehen fast niemals Hemiplegien in der gewöhnlichen Form: wohl aber können alternirende Gesichts- und Extremitätenlähmung, oder auch bloss Faciallähmung (auf der Seite der Läsion) vorkommen. Die Faciallähmung ist bei diesem Sitze gewöhnlich eine sehr vollständige; ausser der Mitbetheiligung der oberen Gesichtszweige wird auch Schiefstand des Velum palatinum und der Uvula nicht selten beobachtet, was in differentiell-diagnostischer Hinsicht von grosser Wichtigkeit ist. Doppelseitige Gesichtslähmungen können auch hier, mit oder ohne Extremitätenlähmung, vorkommen: namentlich bei circumscripten Heerden (kleinen Blutergüssen) in der Gegend der Facialiskerne. Ausser dem Facialis und den Extremitäten werden aber hier die motorischen Hirnnerven, deren Kerne in der Medulla oblongata gelegen sind (Glossopharyngeus, Vagus, Accessorius, Hypoglossus) sehr häufig betheiligt. Es können daher Lähmungen der Zunge, des Gaumens und Schlundes, der Kehlkopfmuskeln, Dysphagie, Respirations- und articulatorische Sprachstörungen bei

Heerden im oberen Theile der Medulla oblongata vorkommen. Da die Kerne der meisten dieser Nerven ziemlich nahe bei einander am Boden der Rautengrube (und zum Theil auch in der Substantia reticularis der seitlichen Partie des verlängerten Marks) liegen, so können circumscripte Heerde dieser Region ausgebreitete Lähmungen im Gebiete der bulbären Hirnnerven herbeiführen. Handelt es sich um fortschreitende Heerde, so können die genannten Nerven successiv, einseitig und doppelseitig befallen werden; es kann sich ferner durch Fortkriechen des Processes auf die Kerne der weiter nach vorn entspringenden Hirnnerven allmälig Lähmung des Facialis, des Trigeminus, der motorischen Augennerven zu den oben genannten paralytischen Erscheinungen gesellen. Umgekehrt kann ein Process, der an den Kernen der vorderen Hirnnerven beginnt, durch Rückwärtsverbreitung allmälig Lähmungen im Gebiete der bulbären Hirnnerven veranlassen. In dieser Anordnung finden die Krankheitsbilder, welche man als fortschreitende Lähmung der Gehirnnerven bezeichnet hat (namentlich die Duchenne'sche Paralysis glossopharyngolabialis), grossentheils ihre Erklärung. Es ist auch leicht einzusehen, dass solche Heerde, nachdem sie zeitweise auf die Gegenden der Nervenkerne beschränkt gewesen sind, späterhin auf die Pyramidenfaserung und die äusseren Theile der Medulla oblongata übergreifen, so dass Extremitätenlähmungen und allgemeine Paralyse entstehen. Werden endlich auch die in der Medulla oblongata gelegenen respiratorischen, vasomotorischen und cardialen regulatorischen Centra durch weiteres Umsichgreifen des Krankheitsprocesses gelähmt, so erfolgt der Tod entweder asphyctisch oder auf dem Wege der Circulationsstörung. Man kann sagen, dass der Tod in letzter Instanz fast immer eine Folge oder ein Symptom von Lähmung des verlängerten Marks sei.

Ausser den oben erwähnten Lähmungsformen können noch Lähmungen einzelner Extremitäten, namentlich des Arms (Monoplegia brachialis), sowie alternirende Extremitätenlähmungen bei Heerden in der Medulla oblongata vorkommen, wobei die obere und untere Extremität auf verschiedenen Seiten befallen sind. Da die Nerven der Extremitäten sich in den Pyramidensträngen des verlängerten Marks kreuzen, so weist eine solche alternirende Lähmung entweder auf multiple Heerde oder darauf hin, dass die Lähmungsursache an einer tieferen Stelle der Medulla oblongata, an welcher die Pyramidenkreuzung erst theilweise vollendet ist, ihren Sitz hat.

Abgesehen von der Art ihrer Verbreitung charakterisiren sich die cerebralen Lähmungen insbesondere durch ihre Coincidenz mit motorischen Reizerscheinungen, mit Sensibilitätsstörungen und mit psychischen Störungen. Auch in dieser Hinsicht ist, wo es sich um umschriebene Heerderkrankungen handelt, die Localität der Heerde von bedeutendem Einflusse. Lähmungen, die von der Medulla oblongata und dem Pons ausgehen, sind häufig mit allgemei-

nen Convulsionen, Muskelzittern, epileptiformen Anfällen, Trismus,
beiderseitigem Tic convulsif u. s. w. verbunden. Dagegen können
halbseitige Convulsionen, sowie Krämpfe und Contracturen einzelner
Muskeln und Muskelgruppen (namentlich im Gebiete motorischer
Hirnnerven) auch Lähmungen begleiten, welche weiter aufwärts in
centraleren Abschnitten der motorischen Faserung entstehen. Die
Lähmungen, welche von den Centralganglien ausgehen, sind sehr
gewöhnlich mit Contracturen in den gelähmten Theilen, besonders
in den Extremitäten, verbunden. Diese primären Contracturen cerebralen Ursprungs sind, wie schon früher erwähnt wurde, nicht mit
den secundären passiven, namentlich antagonistischen Verkürzungen
zu confundiren.

Von der Ausbreitung der cerebralen Anästhesien und ihrem
Verhältnisse zu den cerebralen Lähmungen ist bereits in früheren
Abschnitten die Rede gewesen. Bei Lähmungen von Seiten der
Centralganglien, der motorischen Hemisphärenfaserung und Rinden-
territorien werden durch Ausbreitung des Processes auch Störungen
der höheren Sinnesfunctionen und der psychischen Thätigkeiten
äusserst häufig beobachtet, während dies bei Lähmungen durch
Heerde im Pons oder Gehirnschenkel weit seltener der Fall ist.
Die Coincidenz mit psychischen Symptomen lässt auf eine ausgedehnte, sei es primäre oder secundäre (durch Circulationsstörungen
vermittelte) Betheiligung der Grosshirnhemisphären, resp. der grauen
Rindensubstanz, schliessen.

Selten werden im Gefolge von Cerebrallähmungen hochgradige
trophische Störungen in den gelähmten Muskeln beobachtet; ein
Verhalten, wodurch sich die Cerebrallähmungen von den peripherischen und zum Theil auch von den spinalen Lähmungen in auf-
fälliger Weise unterscheiden. Selbst complete cerebrale Paralysen
können viele Jahre hindurch ohne irgend erhebliche Atrophien der
gelähmten Muskeln bestehen, während solche bei peripherischen
Paralysen oft in kürzester Zeit und in äusserst intensiver Weise
hervortreten. Auf die Ursache dieser Differenz ist bereits bei der
Charakteristik der peripherischen Paralysen aufmerksam gemacht
worden. Wo musculäre Atrophien bei Cerebrallähmungen sich ausbilden, da sind sie entweder auf ein gleichzeitiges Ergriffensein
trophischer Centren, oder auf secundäre, centrifugal fortschreitende
Degenerationen der peripherischen Nervenfaserung zurückzuführen.

Die electrische, faradische und galvanische Reaction der
Nervenstämme erleidet bei den meisten cerebralen Lähmungen, auch
nach langjährigem Bestehen derselben, keine Verminderung. Dieses
Factum ist äusserst wichtig, und für die cerebralen Lähmungen im
höchsten Grade charakteristisch. In Bezug auf Inductionsströme
ist die Integrität der electrischen Reaction bei cerebralen Lähmungen schon längst anerkannt; einen Beweis dafür liefert der
so vielfach missverstandene Satz von Marshall Hall, dass bei
cerebralen Paralysen die electromusculäre Contractilität erhöht,

bei spinalen vermindert sei. Eine wirkliche Erhöhung der electro-muskulären Contractilität ist freilich bei cerebralen Lähmungen keineswegs constant und immer nur in sehr geringem Grade vorhanden.

Marshall Hall *) gelangte zu der Annahme erhöhter Contractilität bei Cerebrallähmungen durch folgenden Versuch bei einem hemiplegischen Mädchen: Er liess dessen beide Hände in ein Becken mit Salzwasser tauchen, die beiden Füsse in ein anderes, liess sodann einen sehr schwachen Strom von einem Becken in das andere gehen, und vermehrte allmälig die Stärke. Der gelähmte Arm bewegte sich dabei früher als der gesunde, und ebenso verhielt es sich an den unteren Extremitäten. — Es liegt auf der Hand, dass bei diesem Versuche die Möglichkeit eines verringerten Leitungswiderstandes auf der gelähmten Seite, in Folge von Atrophie der Haut, des Panniculus u. s. w. nicht ausgeschlossen werden konnte. Die veralteten apoplectischen Hemiplegien sind zu Täuschungen in dieser Hinsicht besonders geeignet.

Erhöhungen der faradischen und galvanischen Reizbarkeit der Nervenstämme werden verhältnissmässig am häufigsten bei Centrallähmungen, namentlich bei den Lähmungen Geisteskranker beobachtet. Die sehr genauen Untersuchungen von Tigges, auf die ich anderweitig zurückkommen werde, haben für das Verhalten der electrischen Reaction bei verschiedenen Formen psychopathischer Zustände werthvolle Anhaltspunkte geliefert.

Wenn somit auch von einer Steigerung der electromusculären Contractilität nur in Ausnahmefällen die Rede sein kann, so ist dagegen die ganz ausserordentlich lange Integrität der electrischen Reaction bei cerebralen Lähmungen eine ebenso häufige als frappante Thatsache. Ich habe Hemiplegien von mehr als zwanzigjähriger Dauer gesehen, die im frühesten Kindesalter, zuweilen unmittelbar nach der Geburt entstanden waren, bei denen sich die hochgradigsten Difformitäten, krallenförmige Verkrümmungen an Händen und Füssen mit völliger Immobilität der Theile entwickelt hatten, und bei denen dennoch auf den faradischen und galvanischen Strom alle Muskeln — selbst die Lumbricales und Interossei — ohne merkliche quantitative und qualitative Veränderung reagirten. Nichts gleicht der staunenden Bewunderung, womit solche Kranke die auf den electrischen Reiz eintretenden Zuckungen — für sie die ersten Lebensäusserungen in ihren, seit vielen Jahren abgestorbenen Gliedern — betrachten.

Diese überaus lange Integrität der faradischen und galvanischen Reaction ist ein wichtiges Zeichen, dass keine erheblichere Ernährungsstörung in Nerven und Muskeln stattgefunden hat. Wo nach längerem Bestehen cerebraler Hemiplegien allmälige Herabsetzung der faradischen und galvanischen Erregbarkeit eintritt, beruht dieselbe wahrscheinlich meist auf den secundären Degenerationen des Rückenmarks, welche sich (nach den bekannten Versuchen von Türck) im gleichnamigen Vorder- und im entgegen-

---

*) Comptes rendus, 28. Juli 1851.

gesetzten Seitenstrange nach abwärts entwickeln, die jedoch im
Allgemeinen frühestens 6 Monate nach dem Eintritt der cerebralen
Heerderkrankung zur Ausbildung kommen. Es giebt jedoch auch cerebrale Lähmungen, bei denen schon
in früheren Stadien die Reaction in Nerven und Muskeln vermindert ist. Ich sehe hier ab von den Lähmungen basaler Hirnnerven, die sich (wie zuerst Ziemssen nachgewiesen hat) in electrischer Beziehung vollkommen wie peripherische Lähmungen verhalten, und eben dadurch ein wichtiges differenzial-diagnostisches
Criterium liefern. Auch bei Lähmungen, welche im Hirnschenkel,
im Pons und in der Medulla oblongata ihren Sitz haben, kann
nach einiger Dauer des Processes verminderte Reaction bestehen.
Besonders wird verminderte electromusculäre Contractilität im Gebiete des gelähmten Facialis bei Pons-Heerden beobachtet. Niemals ist dagegen bei frischen, von den Centralganglien oder Hemisphären ausgehenden Paralysen eine Herabsetzung, im Gegentheil öfter eine leichte Erhöhung der electromusculären Contractilität zu constatiren.

Paralysen, welche durch Affectionen der Brücke und der Medulla oblongata
bedingt sind, können sich nach Benedikt auch durch gekreuzte Reflexzuckungen characterisiren, d. h. durch Zuckungen, welche bei Faradisation
oder Galvanisation einer gelähmten Gesichts- oder Körperhälfte in der gesunden
Seite, oder umgekehrt bei electrischer Reizung der gesunden auf der kranken
Seite auftreten. Eine Erklärung dieses Phänomens findet Benedikt darin,
dass nach Luys und Meynert die sensibeln Fasern, die zu den Centralganglien aufsteigen, sich in verschiedener Höhe im oberen Theile der Medulla
oblongata und unteren Theile der Brücke kreuzen — zumal dieselben (nach
Meynert) während ihres schrägen Verlaufs von der Gegend der Hinterstränge
zu den Pyramiden, in die sie eintreten, mit motorischen Ganglienzellen Verbindungen eingehen. Ich habe das Phänomen der gekreuzten Reflexzuckungen
u. A. in einem schweren, veralteten Falle von essentieller Kinderlähmung, besonders des M. ileopsoas u. s. w. beobachtet.

Oefters werden, namentlich bei Processen in den Hemisphären (jedoch
auch in anderen Hirntheilen) gewisse anomale Reactionsformen gefunden, welche
Benedikt als Reaction der Convulsibilität und der Erschöpfbarkeit bezeichnet. Die convulsible Reactionsform besteht darin, dass die, im
Beginne normale oder verminderte, electromusculäre Contractilität mit der
Dauer des Reizes viel rascher und gewöhnlich auch zu einem grösseren Maximum,
als im normalen Zustande anwächst. Das Gegentheil davon findet bei der Reaction der Erschöpfbarkeit statt, nämlich Nachlass der Reaction nach einer
kurzen faradischen Reizung, während im Beginne die Reaction erhöht, normal
oder vermindert sein kann. Beide Reactionsformen werden am häufigsten bei
paralytischer Demenz — die zweite wahrscheinlich im Zusammenhange mit secundären Rückenmarksdegenerationen —, ausserdem jedoch häufig auch bei
Heerderkrankungen in den Grosshirnhemisphären beobachtet. Aehnliche Anomalien können, nach Brenner, auch bei der galvanischen Exploration nachgewiesen werden: nämlich einmal Steigerung der secundären Erregbarkeit (d. h.
des positiven Zuwachses, welcher durch verlängerte Stromdauer oder wiederholte
Kathodenschliessung u. s. w. entsteht); zweitens Herabsetzung der secundären
Erregbarkeit oder Steigerung der Erschöpfbarkeit; und drittens eine aus beiden
zusammengesetzte Reactionsart, wobei sich zuerst Steigerung der secundären
Erregbarkeit bemerklich macht, die rasch von Erschöpfung gefolgt ist.

Es bleibt uns nunmehr noch eine Anzahl von Lähmungsformen zu berücksichtigen, deren anatomische Localisation unsicher oder unbekannt ist, die sich daher nicht einfach unter die Categorien der peripherischen, spinalen und cerebralen Lähmungen einreihen lassen. Dieselben können vielmehr einstweilen nur noch gewissen zu Grunde liegenden ätiologischen Momenten charakterisirt werden. Auf Grund dieser letzteren können wir, als einer allgemeineren Betrachtung zugänglich, die ischämischen und anämischen Lähmungen, die toxischen Lähmungen, die functionellen oder Reflex-Lähmungen, die Lähmungen nach acuten und bei chronischen constitutionellen Krankheiten herausheben.

Ischämische, anämische und toxische Lähmungen.

Unter ischämischen Lähmungen sind solche zu verstehen, bei denen die motorische Innervationsstörung durch Abschneidung der arteriellen Blutzufuhr von gewissen Theilen des Nervenapparates bedingt ist. Das physiologische Substrat dieser Lähmungen bildet der bekannte, von Stenson (1667) zuerst beschriebene Versuch. Compression oder Unterbindung der Bauchaorta bei Säugethieren (Kaninchen) unterhalb der Abgangsstelle der Arteriae renales bewirkt in wenigen Minuten vollständige Lähmung beider Hinterextremitäten, die bei kurzdauernder Compression nach einiger Zeit wieder verschwindet. Bei der Deutung dieses Versuches konnte es sich nur fragen, ob die Lähmung vom Nervensystem oder (wie Stenson selbst, Haller und Andere glaubten) von den Muskeln ausgehe; ob durch die Abschneidung der arteriellen Blutzufuhr die Erregbarkeit, resp. Leitungsfähigkeit in den motorischen Nervenbahnen, oder die Contractilität der Muskeln eine Störung erleide. Neuere Untersuchungen (von Longet, Stannius, Schiff, Vulpian, und besonders von Schiffer) haben mit grösster Entschiedenheit dargethan, dass in dem Stenson'schen Versuche die Lähmung in der aufgehobenen Erregbarkeit des Rückenmarks und der peripherischen Nervenstämme ihren Grund hat. Die Erregbarkeit nimmt bei dem Versuche centrifugal, vom Rückenmark nach den intramusculären Nervenenden hin, ab; die Contractilität der Muskeln bleibt noch lange Zeit nach dem Verschwinden der Erregbarkeit in den Nervenstämmen und ihren Theilungsästen erhalten. Nach Schiff genügt schon eine beträchtliche Verminderung der arteriellen Blutzufuhr zum Lumbaltheil des Rückenmarks, um die Erregbarkeit der Nerven der unteren Extremitäten aufzuheben, und somit Paraplegie zu bewirken, ohne dass die Leistungsfähigkeit der Muskeln gänzlich erlischt. Unterbindung der Aorta abdominalis, welche die arterielle Blutzufuhr zum unteren Rückenmarkabschnitt und den Nerven der Cauda equina fast gänzlich beseitigt, bewirkt unfehlbar vollständige Paraplegie; um aber den Muskeltod herbeizuführen, muss man ausser der Aorta noch die Art. cruralis

unterhalb der Abgangsstelle der Epigastrica unterbinden, um den
unteren Extremitäten auch das geringe Blutquantum zu entziehen,
welches ihnen durch die Anastomosen der Epigastrica mit der Mam-
maria interna noch zuströmt. Schiffer macht ferner mit Recht
darauf aufmerksam, dass bei Compression der Bauchaorta gleichzeitig mit der Paraplegie auch Anästhesie der Hinterbeine entsteht;
diese Anästhesie kann nicht peripherischen Ursprungs (durch Ernährungsstörung der sensibeln Nerven bedingt) sein, denn ein in
grosser Ausdehnung isolirter und durchschnittener Ischiadicus bietet
noch lange Zeit deutliche Reaction dar. Es muss demnach als
Ursache der Lähmung eine spinale Anämie durch Mitverschluss
der spinalen Aeste der Lumbalarterie angesehen werden, zu
welcher erst secundär ein centrifugal fortschreitendes Absterben der
peripherischen Nervenstämme durch Abschneidung der arteriellen
Blutzufuhr zu denselben hinzutritt. Die Erregbarkeit wird demgemäss in den Rückenmarksganglien sehr rapid, in den peripherischen Nerven erst allmälig ($^3/_4$—1 Stunde nach der Circulations-
unterbrechung) vernichtet.

Die unter pathologischen Verhältnissen bei Menschen beobachteten ischämischen Lähmungen können cerebrale, spinale oder
peripherische sein, je nachdem die arterielle Zufuhr zum Gehirn,
Rückenmark oder den peripherischen Nervenstämmen eine Beeinträchtigung erleidet. Ischämische Cerebrallähmungen sind am
häufigsten die Folge von Thrombose und Embolie der Gehirn-
arterien. Auch nach Ligatur der Carotis können durch consecutive
Verminderung der arteriellen Blutzufuhr zum Gehirn Lähmungserscheinungen auftreten. Ferner sind Obliteration von Gefässen
durch Pigmentschollen und die den Blutstrom verlangsamenden
oder schwächenden atheromatösen Zustände der Hirnarterien hier
zu erwähnen.

Ob ischämische Paraplegien durch Thrombose und Embolie
von Spinalarterien entstehen können ist den Experimenten zufolge
zweifelhaft. Panum bezieht darauf die Paraplegien, welche er bei
Hunden nach Einspritzung von Pigmentemulsion in das Aorten-
system beobachtete. Er fand nämlich bei der Autopsie im unteren
Theile des Rückenmarks einige hämorrhagische Heerde mit rother
Erweichung und sehr deutliche Reste des künstlichen Embolus.
Cohn constatirte bei Wiederholung der Versuche die Paraplegie
zwar ebenfalls, aber nicht die von Panum beschriebene Veränderung am Rückenmark; er erklärt daher die Paraplegie nicht aus
Embolie der Spinalarterien, sondern aus Obliteration der Arterienstämme der Gliedmaassen. Pathologische Befunde für Paraplegie
durch Embolie der Spinalarterien liegen in sicherer Weise nicht
vor. Dagegen kennen wir einige, allerdings sehr vereinzelte Fälle,
die sich in pathogenetischer Hinsicht fast vollständig dem Stenson'schen Experiment annähern. Dahin gehört folgender Fall von
Barth (Arch. gén. de méd. 1835).

Eine 51jährige Frau empfand vor 4 Jahren zuerst eine Schwäche in der rechten, dann in der linken unteren Extremität, die sich im Laufe von zwei Jahren zu völliger Paraplegie steigerte. Zweimal traten in den gelähmten Theilen Oedeme auf. Sie starb, und man fand die Aorta unterhalb des Abgangs beider Renales durch ein festes Coagulum verstopft, welches in die Iliacae und ihre Theilungsäste mehrere Fortsätze hineinschickte. Der Kreislauf in den unteren Extremitäten hatte sich durch Anostomosen mit den Arterien der Bauchwandungen und der Coeliaca hergestellt. — Hier verhielt es sich also ganz wie in dem Schiff'schen Versuche*).

Aehnlicher Art ist wahrscheinlich ein Fall von Gull, der jedoch nicht zur Section kam, sondern in Besserung überging.

Ein 35jähriger robuster Zimmermann wurde, nachdem lebhafte Schmerzen in der Lumbalgegend vorangegangen, auf einmal von completer Paraplegie mit Lähmung der Sphincteren und Anästhesie bis zu den Lenden aufwärts befallen. Nach einigen Tagen trat Besserung der Erscheinungen ein, dann plötzliche, diesmal noch heftigere und länger dauernde Wiederkehr derselben Zufälle. Bei der Untersuchung fand sich, dass die Pulsationen in der Bauchaorta und in den Arterien der Unterextremitäten völlig aufgehört hatten, während gleichzeitig die Artt. mammariae eine Erweiterung zeigten. Im Laufe der beiden nächsten Monate entwickelte sich ein starker Collateralkreislauf in den oberflächlichen Arterien der Brust- und Bauchwandungen und die Beweglichkeit besserte sich, ohne dass die Pulsationen in der Aorta und den Femorales wieder erschienen. (Guy's hospital reports, 1858.)

Häufiger als diese ischämischen Paraplegien sind partielle Lähmungen in Folge von Obliterationen oder Compressionen grösserer Arterienstämme. In solchen Fällen kann auch, statt vollständiger und stabiler Lähmung, blosse Parese mit intermittirendem Character auftreten, weil die Erregbarkeit der Nerven zwar durch die ungenügende Blutzufuhr vermindert, aber nicht ganz aufgehoben ist (von Charcot als „claudication intermittente" beschrieben). Ein experimentelles Analogon dieses Zustandes bieten die Beobachtungen von Schiff bei Hunden nach Unterbindung der Aorta. Die Thiere konnten, wenn sie nach der Unterbindung ruhig blieben, nach 10 Minuten wieder willkürliche Bewegungen ausführen; sobald sie aber etwas stärkere Anstrengungen der hinteren Extremitäten vornahmen, fielen dieselben auf der Stelle in Unbeweglichkeit zurück und zeigten höchstens noch ein fast unmerkbares Zittern. Der vorhandene geringe Rest von Erregbarkeit wird also durch starke Bewegungsanstrengung sehr leicht erschöpft, wenn das Blut nicht in genügender Weise neues Ernährungsmaterial zuführt. Auch bei Pferden hat man intermittirendes Hinken durch einseitige ischämische Läsionen beobachtet.

Gleich den quantitativen Verminderungen der arteriellen Blutzufuhr können auch wesentlich qualitative Veränderungen des Blutes zu Lähmungen führen, wenn dadurch der ernährende Einfluss desselben auf die Nervenapparate vermindert wird, oder wenn Stoffe dem Blute beigemischt sind, welche in specifischer Weise deletär

---

*) Auch bei Pferden wurde als Ursache von Paraplegien Obliteration der Aorta durch Blutgerinnsel nachgewiesen (Goubaux).

auf das motorische Nervensystem einwirken. Ersteres ist der Fall bei den anämischen, lezteres bei den toxischen Lähmungen. Wir können die Anämie als eine Dyscrasie betrachten, insofern es sich dabei wesentlich um Verminderung der Anzahl rother Blutkörperchen (Oligocythämie, Hypoglobulie) oder um relativ vermehrten Wassergehalt des Blutes (Hydrämie) handelt: Verhältnisse wie man sie in Verbindung mit der angeborenen Enge des Gefässsystems bei den höheren Graden von Chlorose gewöhnlich beobachtet. Obwohl allgemeine Schwäche und Verminderung der motorischen Willensenergie, oder die Erscheinungen sogenannter reizbarer Schwäche zu den häufigsten Begleiterscheinungen hochgradiger Chlorose gehören, so sind doch wirkliche Lähmungen sehr selten, und die als solche bezeichneten um so zweifelhafteren Ursprungs, als dabei in der Regel auch hysterische Zustände coincidiren. Verschiedene, namentlich französische Autoren, haben allerdings Paraplegien bei Chlorotischen beschrieben, in welchen durch Eisengebrauch Heilung der Anämie und gleichzeitig der Lähmung herbeigeführt wurde. Man hat angenommen, es solle in hochgradigen Fällen von Chloro-Anämie eine seröse Infiltration der Membranen des Rückenmarks und des letzteren selbst stattfinden, wodurch die Lähmung bedingt werde, doch sind solche Infiltrationen nicht direct nachgewiesen, sondern nur aus der allgemeinen Geneigtheit zu serösen Transsudationen bei Chlorotischen erschlossen.

Zu den anämischen können auch die nach schweren Blutverlusten auftretenden Lähmungen gezählt werden. Man hat dieselben in paraplegischer Form, meist nach profusen Metrorrhagien — seltener nach Epistaxis, Darmblutungen, Hämaturie u. s. w. beobachtet.

Auch die Paralysen, welche bei Schwangeren vorkommen, scheinen öfters das Resultat einer durch die Schwangerhaft bedingten vorübergehenden Chloro-Anämie zu sein. Besonders gehört hierher die Paraplegie, welche zuweilen bei Erstgebärenden, gewöhnlich in der ersten Hälfte der Schwangerhaft, auftritt. Dieselbe kann im 8. oder 9. Monate spontan verschwinden, und also nicht durch Compression verursacht sein; spätestens verschwindet sie unmittelbar nach der Entbindung, ist daher nicht mit den puerperalen Lähmungen zu verwechseln. Doch kommen auch einzelne Ausnahmen vor, wo die Lähmung persistirte oder sich weiter ausbreitete, und degenerative Veränderungen im Rückenmark zur Grundlage hatte.

Toxische Lähmungen können durch eine grosse Anzahl organischer und unorganischer Substanzen bei ihrem Hineingelangen in die Blutmasse herbeigeführt werden; doch sind viele derselben nur Gegenstand experimenteller Forschung. Zu denjenigen toxischen Lähmungen, welche ein grösseres pathologisches Interesse darbieten, gehören vor Allem die Bleilähmungen; ferner die Lähmungen durch Arsenik, Quecksilber, Phosphor, Schwefelkohlenstoff.

Kohlenoxyd, Blausäure, Alcohol, durch narcotische Alcaloide, Pilz-
gifte, Lathyrus, Camphor, Copaivabalsam und andere Körper, die
sich an die vorgenannten anlehnen und durch dieselben in ihrer
Wirkungsart mit repräsentirt werden.

Die Bleilähmung gehört zu den hervorragendsten Erscheinungen der chronischen Bleivergiftung, in der Regel jedoch erst zu
den späteren. Fast immer sind schon längere Zeit, oft viele, selbst
20 Jahre hindurch, anderweitige Symptome vorausgegangen, namentlich saturnine Coliken, nicht selten auch paroxysmatische Schmerzen
in den Gelenkgegenden (Arthralgia saturnina); auch pflegen Livor
am Zahnfleische, kachektische Gesichtsfarbe, allgemeine Anämie
und Abmagerung nicht zu fehlen. Die Veranlassungen der Bleilähmung sind im Allgemeinen die der chronischen Bleiintoxication
überhaupt. Ich erwähne nur beiläufig, dass ich u. A. mehrere
exquisite Fälle von Bleilähmung bei Seidenwirkern beobachtete,
welche die an den Webstühlen befindlichen Bleigewichte mit den
angefeuchteten Fingern zu berühren pflegten; vielleicht auch in
Folge von Fälschung der Seidenfäden mit Schwefelblei? Am
häufigsten ist das Leiden jedenfalls bei Anstreichern und Malern,
wogegen es in Bleiweissfabriken seltener vorkommt. Bei der inneren, medicinalen Anwendung von Bleipräparaten wird Lähmung
(wie auch bei der acuten Bleivergiftung) nur selten beobachtet.

Ich habe in mehreren Fällen constatirt, dass die Bleilähmung unmittelbar
oder doch sehr bald nach einem schweren, anhaltenden und von hartnäckiger
Obstipation begleiteten Colikanfall auftrat. Es scheint mir nicht unwahrscheinlich, dass in solchen Fällen die Retention grösserer Bleimengen im Organismus,
in Folge der gehemmten Ausscheidung durch den Darm, zu dem fast plötzlichen Auftreten der Bleilähmung Gelegenheit bietet.

Sehr oft gehen längere Zeit hindurch Zuckungen, Zittern, auch
Kältegefühl, ziehende Schmerzen und Formicationen der Bleilähmung
voraus, oder vielmehr letztere entwickelt sich allmälig, unter motorischen Reizerscheinungen und parallel mit den Symptomen örtlicher Sensibilitäts- und Circulationsstörung. Fast immer werden
die Vorderarme und Hände zuerst — in den meisten Fällen sogar
ausschliesslich — von der Bleilähmung ergriffen; und zwar sind
es ganz besonders die Muskeln der Streckseite, doch auch unter
diesen wieder bestimmte Muskeln in genau bestimmter Reihenfolge, die an Bleilähmung erkranken, und dadurch ein so überaus
typisches, pathognomonisches Bild dieser Affection darbieten. Ich
werde hierauf bei Besprechung der Lähmungen im Gebiete des
N. radialis ausführlich zurückkommen.

Selten verbreiten sich Bleilähmungen auch auf andere Theile
des Körpers, namentlich auf Oberarm- und Rückenmuskeln (besonders Deltoides, Pectorales, Latissimus dorsi, Serratus anticus
major); zuweilen auch auf die Intercostales und die Halsmuskeln
(Sternocleidomastoideus, Trapezius). Nur ausnahmsweise werden die
unteren Extremitäten befallen; alsdann sind es wiederum vorzugs-

210   Formen der Bewegungsstörung einzelner Organsysteme.

weise gewisse Muskelgruppen (Extensor quadriceps, Adductoren und Abductoren des Oberschenkels), die sich an der Lähmung betheiligen. Paraplegien und Hemiplegien in Folge von Bleivergiftung sind äusserst selten. Characteristisch für Bleilähmungen sind die rasche Atrophie der befallenen Muskeln, die damit zusammenhängenden Abnormitäten des electrischen Verhaltens, und die hochgradige Difformität durch Contraction der antagonistischen Muskeln.

In Bezug auf die Pathogenese der Bleilähmungen bietet die Annahme, dass es sich dabei um einen spinalen Erkrankungsheerd handelt — eine Annahme, die, freilich ohne genügende Begründung, von den älteren Autoren ziemlich allgemein und ausschliesslich vertreten wurde — noch am meisten innere Wahrscheinlichkeit dar, obgleich sie durch pathologisch-anatomische Befunde bisher nicht unterstützt wird. Zu Gunsten einer spinalen Entstehung spricht namentlich das habituelle Beschränktbleiben der Lähmung auf gewisse, functionell zusammengehörige Muskelgruppen und das symmetrische Befallenwerden der letzteren. Diese symmetrische Beschränkung und das Verschontbleiben anderer, benachbarter, von demselben Nervenstamme innervirter Muskeln wäre ganz unerklärlich, wenn es sich um eine peripherische, von den betreffenden Nervenstämmen selbst ausgehende Lähmung handelte. Neuerdings sind zwar in einzelnen Fällen von Bleilähmung neuritische und degenerative Veränderungen am N. radialis beobachtet worden: doch sind dieselben vielleicht mehr als secundäre Zustände aufzufassen, die durch centrifugales Fortschreiten von einem interspinalen Krankheitsheerde aus auf die damit zusammenhängende periphere motorische Faserung bedingt werden.

Die chronische Arsenikvergiftung kann Erscheinungen hervorrufen, welche denen der Bleilähmung im hohen Grade gleichen, z. B. sich auch in isolirtem, doppelseitigen Befallenwerden der Streckmuskeln der Hand und der Finger manifestiren. Leroy bestreitet eine solche Localisation der Arsenikparalyse mit Unrecht. ich habe dieselbe z. B. bei Blumenarbeiterinnen in exquisiter Weise beobachtet. Auch die Ernährungsstörung und das Verhalten der electrischen Reaction können dem gewöhnlichen Bilde der Bleilähmung völlig entsprechen. Weit häufiger kommt es jedoch zu Paraplegie, und zwar kann dieselbe sowohl bei acuter als bei chronischer Arsenikvergiftung auftreten, wie auch aus den analogen Experimentalergebnissen von Orfila und Anderen hervorgeht. Aran, Leroy, Krans, Smoler und Andere sahen nach schwerer acuter Arsenikvergiftung Paraplegien zurückbleiben, Christison und Gibb nach chronischer Arsenikvergiftung. Wenn Leroy freilich behauptet, dass bei den Arsenikessern in Süddeutschland die Paraplegie etwas sehr gewöhnliches sei, so ist das ein entschiedener Irrthum. Bei den Arsenikophagen kommen im Gegentheil, wie es scheint, Lähmungen überhaupt nicht vor. Die als Nachkrankheit acuter Arsenikvergiftung zurückbleibenden Lähmungen können mit Atrophie der befallenen Theile und mit Sensibilitätsstörungen, mit Anästhesie oder Gefühl von Taubheit und Ameisenkriechen einhergehen. Der Arseniklähmung muss vielleicht auch die selten beobachtete Anilinparalyse zugerechnet werden. Die schon erwähnte vorzugsweise Ablagerung des Arsenik in den Nervencentren, namentlich im Rückenmark, scheint neben den geschilderten Symptomen für einen spinalen Ursprung der Lähmung zu sprechen.

Quecksilber kann bei chronischer Vergiftung Paralysen veranlassen, zuweilen in apoplectischer Form (Apoplexia mercurialis) z. B. bei Quecksilberarbeitern, Inunctionsuren früherer Zeit. Partielle Mercuriallähmungen kommen in der Regel mit den weit häufigeren Symptomen des Tremor mercurialis combinirt vor oder bleiben nach Abnahme und Verschwinden des letztren zurück. Bell hat einen Fall von Faciallähmung durch Anschwellung einer Lymphdrüse in Folge von Stomatitis mercurialis beschrieben. Aeusserst selten sind Paraplegien.

Phosphor. Acuter Phosphorimus kann bei letalem Verlaufe in seinem Endstadium mit Lähmungen verbunden sein, oder beim Ausgang in Heilung partielle und paraplegische Lähmung zurücklassen. Die partiellen Phosphorparalysen befallen nach Gallavardin besonders den Vorderarm, und sind gewöhnlich von tonischen oder clonischen Convulsionen begleitet.

Schwefelkohlenstoff bewirkt, wie Delpech gezeigt hat, namentlich bei den Arbeitern in Kautschuckfabriken, welche denselben in Dampfform einathmen, Paralysen, die an den unteren Extremitäten beginnen, sich nicht selten mit allgemeinem Muskelzittern, Atrophie, sowie mit Sensibilitäts- und psychischen Störungen verbinden. Die Thierversuche sind hiermit übereinstimmend. Einathmen concentrirter Dämpfe bewirkt bei Kaninchen in wenigen Stunden, nach voraufgegangenen Krämpfen, den Tod unter Anästhesie und Paralyse.

Durch Kohlenoxyd wird in schweren Fällen allgemeine Lähmung, gewöhnlich nach voraufgegangenen Convulsionen, herbeigeführt. Dieselbe ist unzweifelhaft cerebralen Ursprungs und durch die mangelhafte Sauerstoffzufuhr zu den motorischen Nervencentren veranlasst. Zuweilen sieht man Hemiplegien, mit Sprachstörungen u. s. w. längere Zeit nach Kohlenoxydvergiftung auftreten. Diese Lähmungen sind wohl auf die consecutiven Erweichungen der Hirnsubstanz zu beziehen, welche von Andral und neuerdings von Th. Simon nach schweren Kohlenoxydvergiftungen am Menschen beobachtet wurden.

Blausäure und die ihr verwandten Gifte tödten bei grösseren Dosen in apoplektischer Form; bei kleineren Dosen lähmen sie, wie Kohlenoxyd, erst nach voraufgegangenen Convulsionen, unter gleichzeitigem Coma und Pupillenerweiterung.

14*

Alcohol. Die Lähmungen, welche bei chronischer Alcohol-vergiftung auftreten, haben den Character der Cerebrallähmung. Sie entstehen oft plötzlich unter apoplectischen Erscheinungen in anderen Fällen allmälig, nachdem Zittern und allgemeine Schwäche voraufgingen; sie sind mit den verschiedensten Erscheinungen des alcoholischen Gehirnleidens (Convulsionen, Zittern, Paralgien und Anästhesien, Epilepsie, psychischen Störungen u. s. w.) verbunden. Die Autopsien haben in einzelnen Fällen atheromatöse Erkrankungen der Hirnarterien, Hämorrhagien, Encephalitis und Meningitis mit ihren Folgezuständen, Hydrocephalus u. s. w. ergeben.

Von den narcotischen Alcaloiden bewirkt Morphium bei schweren Vergiftungen Schwäche und Lähmung, namentlich in den Extremitäten. Uebereinstimmend damit sehen wir auch bei einzelnen Säugethieren (Hunden) eine ausgesprochene Parese des Hinterkörpers nach Morphiumvergiftung auftreten.

Curarin und die grosse Zahl der mit ihm zu einer pharmacologischen Gruppe gehörigen Körper *) bewirkt Lähmung der willkürlichen Muskeln, indem es die intramusculären Nervenenden ausser Thätigkeit setzt; erst später wirkt das Gift auf die motorischen Stämme und die Centraltheile. (Ebenso scheint nach älteren Versuchen das Coniin zu wirken, hinsichtlich dessen die Angaben neuerer Experimentatoren allerdings sehr widerspruchsvoll lauten).

Nicotin. Bei acuter Nicotinvergiftung treten nach voraufgegangenem Zittern und tetanischen Convulsionen sehr rasch Lähmungserscheinungen auf, die vielleicht auf Hyperämie des Gehirns, namentlich der basalen Hirntheile, beruhen. Für die chronische Nicotinvergiftung ist Schwäche und Parese der willkürlichen Muskeln, neben Neuralgien, Schwindel u. s. w. ein ziemlich constantes Symptom, welches man u. A. bei Arbeitern in Cigarrenfabriken nicht selten beobachtet.

Unter den Pilzen bewirkt namentlich der Fliegenschwamm (Amanita muscaria) kei Thieren ausgesprochene Paralyse des Hinterkörpers, während bei Menschen meist die Erscheinungen der Excitation und Narcose in den Vordergrund treten. Das von Schmiedeberg als wirksamen Bestandtheil nachgewiesene Muscarin ist zu den Herzgiften zu rechnen.

Gewisse Wickenfrüchte, namentlich die Kichererbse (Lathyrus Clymenum s. Cicera), wahrscheinlich auch Lathyrus sativus und verschiedene Ervumarten können durch ihre, in Theuerungszeiten dem Getreide beigemischten Samen Vergiftungen herbeiführen, welche sich durch convulsivische und paralytische Erscheinungen, namentlich durch Lähmung der Unterextremitäten, characterisiren. Schon Hippocrates erwähnt eine offenbar hierhergehörige Epidemie bei den Bewohnern von Aenum, einer Stadt Thraciens. Neuerdings sind derartige epidemische Lähmungserkrankungen bei Menschen und auch bei Pferden besonders in Italien vielfach beobachtet worden. Ich sah vor 2 Jahren auf der Clinik von Cantani in Neapel mehrere Fälle von „Lathyrismus", welche sich durch Paralyse einzelner Muskelgruppen (Flexoren) mit erheblicher Nutritionsstörung der befallenen Muskeln, Herabsetzung der electromusculären Contractilität bei intacter oder selbst erhöhter electromusculärer Sensibilität und Reflexerregbarkeit characterisirten. Ob es sich dabei um spinale oder peripherische Paralyse oder, nach der Ansicht Cantani's, um primäre Myopathien handelt, ist noch unentschieden.

Campher, Copaivbalsam und verschiedene excitirende Substanzen sollen bei übermässigem medicinalem Gebrauche zuweilen paralytische Erscheinungen, selbst schwerer Art, hervorgebracht haben.

Die muskelermüdenden Substanzen (Kalisalze, Milchsäure u. s. w.), sowie

---

*) Vgl. Buchheim und Loos, in Eckhard's Beiträgen zur Anat. und Phys., V., p. 179—251.

die eigentlichen Muskelgifte bleiben, da ihre Wirkung nicht als eine lähmende im engeren Sinne aufzufassen ist, hier unerörtert.

Functionelle Lähmungen. (Reflexlähmungen. Neurolytische Lähmungen.)

Als functionelle Lähmungen hat man früher diejenigen Lähmungen bezeichnen zu müssen geglaubt, für welche eine bestimmte Ursache in materiellen Veränderungen der Nervenapparate, in qualitativen und quantitativen Veränderungen der Blutmischung nicht nachgewiesen werden konnte. Man subsumirte unter die functionellen Lähmungen besonders die sogenannten Reflexlähmungen, die Lähmungen nach fieberhaften acuten Krankheiten, die Lähmungen bei constitutionellen und cachektischen Krankheiten, endlich die hysterischen und die sogenannten essentiellen Lähmungen. Es ist heutzutage nicht mehr daran zu denken, dass man den Begriff der „functionellen Lähmungen" in dem Sinne festhalten könnte, als ob diese Lähmungen überhaupt ohne materielle Veränderungen in motorischen Nervenapparaten einhergingen, nicht in solchen ihre nächste und unmittelbare Veranlassung hätten. Eine nähere Betrachtung wird zeigen, dass wir schon jetzt aus der Liste der functionellen Lähmungen eine nicht geringe Anzahl streichen können, welche sich bei sorgfältiger anatomischer Untersuchung wie auch bei exacter Würdigung des clinischen Krankheitsbildes mit Wahrscheinlichkeit als Lähmungen cerebralen, spinalen oder peripherischen Ursprungs herausstellen.

Als sympathische Lähmungen (Whytt und Prochaska), Reflexlähmungen (Romberg), Lähmungen peripherischen Ursprungs (Graves) und neurolytische Lähmungen (Jaccoud) sind eine Reihe von Lähmungen beschrieben worden, welche das Gemeinschaftliche darbieten sollen, dass sie ihre Quelle in einem Reizzustande entfernter Organe haben, welcher durch die Nerven der letzteren centripetal fortgeleitet und im Rückenmark auf motorische Elemente übertragen wird, in letzteren aber nicht Reiz- sondern Lähmungserscheinungen auslöst.

In der Mehrzahl der Fälle handelt es sich um Paraplegien, welche bei einem Leiden der Urogenitalorgane entstehen (Paraplegia urinaria, uterina): Affectionen der Nieren, der Blase (Pyelonephritis und Cystitis), der Prostata (Entzündung, Hypertrophie), der Harnröhre (Gonorrhoe, Stricturen), des Uterus und seiner Adnexe (Metritis interna, periuterine Phlegmonen u. s. w.) werden als Ursachen angeführt. Geht man aber die einzelnen Beobachtungen näher durch, so finden sich namentlich viele ältere Fälle, in denen der causale Zusammenhang zwischen dem Urogenitalleiden und der Lähmung in keiner Weise festgehalten werden kann. In einzelnen Fällen ist nicht erwiesen, dass die Urogenitalstörungen der Lähmung vorausgingen; in anderen bestanden gleichzeitig noch sonstige zur Lähmung disponirende Momente (Fall auf den Rücken, Erkältung, Syphilis): in den letalen Fällen wurde die genauere Untersuchung des Rückenmarks u. s. w. oft ganz vernachlässigt. Neuere Fälle, namentlich von Paraplegia urinaria, in welchen das Rückenmark bei der Obduction untersucht wurde, haben zum Theil positive Resultate ergeben. Schon Stanley fand in zwei Fällen starke Hyperämie der Meningen und des Rückenmarks im Lumbaltheil. Fournier fand in einem Falle, den man nach den Symptomen als Paraplegia urinaria hätte deuten können, einen das Rückenmark comprimirenden Tumor zwischen dura und pia mater im Anfange der Dorsalgegend; Mannkopf ebenfalls einen Tumor zwischen Wirbeln und dura mater unterhalb der Cervicalschwellung. Gull fand in mehreren Fällen, wo die Paraplegie auf Blennorrhoen, Urethralstricturen, Cystitis und Nephritis gefolgt war, acute Meningitis, Erweichung und Atrophie oder Fettdegeneration der Vorderstränge im unteren Abschnitte des Rückenmarks; Kussmaul bei Paraplegie im Verlaufe chronischer Cystitis eine Fettentartung der peripherischen Nervenröhren in beiden Nn. ischiadici und Endarteriitis deformans der Beckenarterien; Leyden in zwei Fällen eine Myelitis in der Gegend des Centrum genito-spinale; Laveran ebenfalls eine stark ausgeprägte Myelitis des Dorsolumbaltheils. Diesen positiven Befunden stehen allerdings andere negative gegenüber, deren Beweiskraft aber wegen der meist ungenügenden Untersuchung der Nervenapparate etwas zweifelhaft ist. Dagegen ist nicht zu läugnen, dass auch Fälle beobachtet werden, in welchen die Lähmung unmittelbar mit einer auf den Urogenitalapparat einwirkenden starken Reizung zusammen entsteht, und mit oder sehr bald nach Beseitigung des Reizes verschwindet. So in folgendem Falle von Echeverria:

Eine Frau litt an Anteversio uteri und Geschwüren der Vaginalportion: um den Uterus zu redressiren und die Vernarbung der Geschwüre zu beschleunigen, wurde die Electricität angewandt; schwacher Strom, ein Pol aussen, der andere auf das Orificium colli uteri. Sogleich entstanden heftige Schmerzen und convulsivisches Zittern in den unteren Gliedmassen; der Strom wurde unterbrochen, die Schmerzen verschwanden, aber es blieb eine complete Paraplegie zurück, die 14 Stunden hindurch anhielt.

Auch Landry erzählt die Krankengeschichte einer Frau mit Anteversio uteri, bei welcher sich ausgebreitete Lähmungserscheinungen hinzugesellten, die nach Redressement des Uterus sofort wieder verschwanden. Ebenso sah M. Rosenthal eine plötzlich entstandene Paraparese nach Extraction einer Nadel aus der Vagina vollständig schwinden. Madge berichtet von einer während der Gravidität aufgetretenen Lähmung, die nach Geburt eines viermonatlichen todten Foetus, der offenbar schon viele Monate im Uterus verweilt hatte, rückgängig wurde.

Eine andere Gruppe von Lähmungen soll auf reflectorischem Wege bei primären Affectionen des Intestinaltractus entstehen. Wurmreiz, Gastro-Enteritis, Missbrauch drastischer Abführmittel werden als Hauptursachen beschrieben. Schon Mönnich erzählt folgenden Fall: Ein 3jähriges Kind bekam plötzlich Paraplegie und einige Tage darauf linksseitigen Strabismus. Die Abtreibung einiger zwanzig Spulwürmer bewirkte fast augenblickliche Heilung! Gibson sah Lähmung in Folge von Trichocephalus dispar. Sections-ergebnisse liegen bei diesen Lähmungen bisher noch nicht vor, die Hypothese hat daher in diesen, manches Märchenhafte darbieten-den Fällen ungehinderten Spielraum.

Eine dritte Reihe von Lähmungen soll von der Haut aus, durch Einwirkung von Reizen auf die sensiblen Hautnervenenden, entstehen. Namentlich spielt hierbei die Erkältung eine Hauptrolle. Man hat mehrfach versucht, einen grossen Theil der sogenannten rheumatischen Lähmungen, z. B. der rheumatischen Facialparalysen, als Reflexlähmungen zu deuten. Länger schon betrachtet man die unter rheumatischen Einflüssen auftretenden Paraplegien als reflec-torische. Allein einzelne genauer untersuchte Fälle von neuerem Datum liefern den Beweis, dass auch hier oft ungeahnte materielle Veränderungen in den motorischen Nervenbahnen des Rückenmarks die Lähmung bedingten. Walford sah einen Mann, nachdem er mehrere Stunden im Freien mit durchnässten Kleidern geschlafen, nach zwei Tagen von einer aufsteigenden Paraplegie befallen werden, die nach 12 Tagen den Tod herbeiführte. Bei der Autopsie fanden sich disseminirte Erweichungsheerde im Rückenmark. In einem von Oppolzer beschriebenen Falle folgte Paraplegie auf einen Sturz in eiskaltes Wasser; die Section ergab auch hier spinale Er-weichung mit völliger Zerstörung der Nervenelemente, namentlich in den Vorder- und Seitensträngen; an dem Hauptheerde im Niveau des 6. Dorsalwirbels, waren die Nervenröhren nicht mehr erkenn-bar, durch moleculare Granulationen und zahllose Fetttröpfchen ersetzt. Frerichs sah ein Kind, welches mehrere Stunden bei sehr niedriger Temperatur auf einem Stein gesessen hatte, am zwei-ten Tage paraplegisch werden; es starb nach einigen Tagen und man fand diffuse exsudative Meningitis in der ganzen Ausdehnung des Wirbelcanals. In einem von Valentiner berichteten Falle fiel der Anfang der Entwickelung einer Medullarsclerose mit der Einwirkung kalten Wassers auf die unteren Extremitäten zusammen. — Es geht aus diesen Beispielen wenigstens soviel mit Bestimmt-heit hervor, dass die sogenannten rheumatischen Paraplegien in materiellen und zum Theil sehr intensiven Veränderungen des Rücken-marks und der Meningen ihren Grund haben können. Es ist also nicht nöthig, zu ihrer Erklärung an das dunkle und umständliche Zustandekommen einer Reflexlähmung zu appelliren. Die Mehrzahl der Fälle von rheumatischen Paraplegien gelangt nicht zur Section, da sie in der Regel in Heilung übergehen. Dies ist aber offenbar kein Grund, um für dieselben das Vorhandensein geringerer, aus-gleichungsfähiger Veränderungen im Rückenmark irgendwie zu be-zweifeln, zumal da diese Lähmungen oft genug mit mannichfaltigen anderweitigen Symptomen von Spinalerkrankung einhergehen.

Nach dem Gesagten lässt sich nicht verkennen, dass die Zahl der sogenannten Reflexlähmungen zum Mindesten einer wesentlichen Einschränkung bedarf, und ein grosser, wohl der weitaus grössere Theil derselben in primären organischen Veränderungen des Rückenmarks seinen Ursprung findet, somit den Spinallähmungen im engeren Sinne eingereiht werden muss. In vielen anderen Fällen handelt es sich, wie wir sogleich sehen werden, wahrscheinlich um secundäre Veränderungen des Rückenmarks (Meningo-Myelitis, in Folge einer von der Peripherie fortgepflanzten ascendirenden Neuritis) oder vielleicht auch um eine durch starke Reizung sensibler Nerven bedingte Hemmung gangliöser motorischer Elemente des Rückenmarks: so dass höchst wahrscheinlich Alles, was man als Reflexlähmung bezeichnet, in die Categorie spinaler Lähmungen im weiteren Sinne fast ohne Rest aufgeht.

Die Zahl der über die Reflexlähmungen aufgestellten Theorien ist eine sehr grosse; ihre ausführliche Reproduction und Erörterung darf aber heutzutage als überflüssig gelten. Im Wesentlichen kann man dabei zwei Hauptrichtungen unterscheiden, je nachdem eine reflectorische (functionelle) Einwirkung auf die Nervencentren, oder anatomische, besonders entzündliche Veränderungen in peripherischen, resp. centralen Abschnitten des Nervensystems in den Vordergrund gestellt wurden. Jeder dieser Richtungen liegt unzweifelhaft etwas Wahres und auf eine Reihe von Fällen Anwendbares zu Grunde. Wenn auch die Fassung der älteren Theorien eine sehr unvollkommene war und die Urheber derselben meist in einer viel zu generalisirenden Weise verfuhren, so haben doch neuere experimentelle Untersuchungen die Richtigkeit der gehegten Grundanschauungen vielfach bestätigt, und zugleich jeder der obigen Richtungen ihre entsprechende Begrenzung zugewiesen.

Zu den eigentlichen Reflextheorien gehören die von Marshall Hall, Romberg, Brown-Séquard, Stanley, Graves, Jaccoud, Lewisson ausgesprochenen und mehr oder weniger durch experimentelle Ergebnisse unterstützten. In letzterer Hinsicht sind zunächst die Versuche von Brown-Séquard anzuführen, wonach Reizung der Nierennerven (durch Ligatur des Hilus renalis) oder der Blutgefässe und Nerven der Nebenniere Contractionen der spinalen Pia-Gefässe hervorrufen soll, die bei einseitiger Reizung auch auf die gereizte Seite beschränkt bleiben oder wenigstens auf derselben stärker hervortreten. Im Zusammenhange damit erklärt B.-S. die Erscheinungen der Reflexparaplegie (z. B. der Paraplegia urinaria) durch eine von peripherischer Erregung sensibler Nerven hervorgerufene Contraction der spinalen Blutgefässe und ungenügende Ernährung des Markes. Von vielen anderen Bedenken abgesehen, ist B.-S. selbst den Beweis schuldig geblieben, dass die vorausgesetzte Ernährungsstörung des Rückenmarks zur Paraplegie führen kann; überdies hat Gull die Versuche von B.-S. an Kaninchen und Hunden ohne Erfolg wiederholt. Auch die Versuche von Combaire und Anderen, die nach Exstirpation der Nieren Paraplegie eintreten sahen, wurden von neueren Autoren (Lewisson) nicht bestätigt. Dagegen hat Lewisson den thatsächlichen Beweis dafür erbracht, dass es unter bestimmten Umständen möglich ist, durch Reizung der centripetal leitenden Fasern gewisser Unterleibsorgane, u. a. der Nieren, der Harnblase, des Uterus, auch des Darms, Paraplegien bei Thieren künstlich zu erzielen. Wird nämlich bei Kaninchen die Niere aus einer angelegten Hautwunde hervorgedrängt und alsdann zwischen den Fingern kräftig gedrückt, so entsteht vollständige Paralyse des Hinterkörpers, gleichzeitig mit aufgehobener Reflexerregbarkeit desselben, welche so lange wie der Druck, zuweilen auch darüber hinaus andauert. Die Pulsationen der Aorta sind dabei nicht geschwächt, die Blutzufuhr zu den unteren Extremitäten ist intact, die Reizbarkeit der peripherischen Nervenstämme ganz unverändert. In analoger Weise konnte L. durch Quetschung der Blase, des Uterus, oder einzelner Darmschlingen bei Kaninchen Paraplegien hervorrufen. Die Centralorgane zeigten nach dem, meist an Peritonitis erfolgten Tode der Thiere ein normales Verhalten.

Wir haben also hier experimentelle Beispiele von Reflexlähmungen, welche den üblichen Bezeichnungen der Paraplegia urinaria, uterina, intestinalis völlig entsprechen. Die Erklärung ihres Zustandekommens beruht darauf, dass durch einen starken Grad von Reizung sensibler Nerven eine vorübergehende Hemmung motorischer Apparate (und zwar sowohl der Reflexcentra des Rückenmarks, wie der cerebralen Centra willkürlicher Bewegung) herbeigeführt werden kann. Den Beweis dafür liefern ebenfalls experimentelle Thatsachen. Umschnürt man (Lewisson) die Vorderbeine des Frosches sehr fest mittelst eines Kautschukbandes, so erfolgt Suspension der willkürlichen Bewegung, auch im Hinterkörper; dieselbe bleibt dagegen völlig aus, wenn vor der Umschnürung die Plexus brachiales durchschnitten wurden. Die centripetal fortgeleitete Reizung sensibler Nerven beim Umschnüren ist also die Ursache der Lähmung. Aehnlich wirken statt der Umschnürung auch Einklemmen der Vorderbeine zwischen Schieberpincetten und Reizung durch Inductionsströme. Die Suspension der willkürlichen Bewegungen entsteht nicht durch aufgehobene Leitungsfähigkeit der motorischen Bahnen in der Medulla; denn dieselbe Stromstärke genügt vor und nach der Umschnürung, um bei directer Pons-Reizung Convulsionen hervorzurufen. Sie kann also nur als Lähmung des Willens oder wenigstens des Willenseinflusses auf die motorischen Nerven gedeutet werden. Die sensibeln Nerven scheinen in gewissem Sinne als Regulatoren auf die Thätigkeit der motorischen Centra im Rückenmark und Gehirn einzuwirken, inso-

fern durch einen geringen und mittleren Erregungsgrad der sensibeln
Fasern die Thätigkeit der motorischen Centralapparate für gewöhnlich angeregt, durch einen zu hohen Grad sensibler Reizung dagegen vorübergehend gehemmt wird. Das spontane Zurückgehen
vieler Reflexlähmungen in Fällen, wo die Ursache der sensibeln
Erregung gehoben werden kann, wie auch die relative Seltenheit
eigentlicher Reflexlähmungen steht mit diesen Vorstellungen durchaus im Einklange. Die Reflexlähmung muss ausbleiben, wenn entweder die peripherische Reizung nicht stark genug ist, oder wenn
der Reiz nicht die nöthige Menge von Fasern trifft; wenn es sich
z. B. um eine allmälige Entstehung von Krankheitsproducten handelt, so dass in einem Theile der sensibeln Fasern die Leitung
schon unterbrochen ist, während andere einer frischen Irritation
ausgesetzt werden.

Eine ähnliche Anschauung über den Ursprung der Reflexlähmungen hatte
vor den Lewisson'schen Experimenten bereits Jaccoud ausgesprochen, nur
dass er statt der plötzlich zu Stande kommenden Hemmung eine allmälige
Erschöpfung, und zwar in motorischen Rückenmarksabschnitten, sei es durch
excessive Intensität, durch zu lange Dauer oder zu häufige Wiederholung des
centripetalen Reizes als Ursache annahm. Der Umstand, dass den sogenannten
Reflexlähmungen zuweilen Schmerzen und convulsivische Zuckungen voraufgingen,
sprach zu Gunsten dieser als „Erschöpfungstheorie" (théorie de l'épuise-
ment) bezeichneten Anschauung. — Man kann auch mit Jaccoud diesen reflectorischen Erschöpfungs- oder vielmehr Hemmungsvorgang in den centralen
Nervenzellen als Neurolyse, die dahingehörigen Lähmungen selbst (mit einem
von Handfield Jones herrührenden Ausdrucke) als neurolytische Lähmungen bezeichnen. Uebrigens möchte ich hier auf die Aehnlichkeit zwischen
den obigen Anschauungen über die Genese der Reflexlähmungen und denjenigen, welche von Schiff, Goltz u. A. neuerdings über die Entstehung
transitorischer Motilitätsstörungen nach Verletzungen der motorischen Rindenbezirke ausgesprochen sind, hinweisen.

Den eigentlichen Reflextheorien entgegen glaubten schon früher
einzelne Autoren das Vorhandensein einer Neuritis in den peripheren
Nervenstämmen (Remak, Kussmaul) oder einer continuirlich von
dem erkrankten Organ zum Rückenmark fortschreitenden Entzündung (Gull) bei den sogenannten Reflexlähmungen annehmen zu
dürfen. Diesen Annahmen fehlte ehedem der Nachweis, dass Entzündungen der peripherischen Nervenstämme ascendirend auf das
Rückenmark übergreifen und durch secundäre Betheiligung des
letzteren Lähmung herbeiführen können; ein Nachweis, der erst
neuerdings durch Versuche von Tiesler, Feinberg, Klemm,
Niedieck geführt und besonders von Leyden für die Pathogenese
der Reflexlähmungen verwerthet worden ist. Tiesler sah bei
Application von Entzündungsreizen am Ischiadicus von Kaninchen
eins der Thiere paraplegisch werden. Dasselbe starb drei Tage
darauf; bei der Obduction fand sich an der Stelle, wo der Ischiadicus insultirt war, ein eitriger Entzündungsheerd, und ein zweiter
gerade an der Stelle innerhalb des Wirbelcanals, wo die
Wurzeln dieses Ischiadicus in das Rückenmark eintraten.

Feinberg *) sah nach Aetzungen des N. ischiadicus bei Kaninchen wiederholt myelitische Veränderungen in verschiedenem Grade, von mässiger Entzündung bis zu vollständiger Erweichung, besonders in der grauen Substanz des Rückenmarks auftreten; er stellte fest, dass der entzündliche Process dabei nicht per continuum fortschreitet, da in allen Fällen, mit Ausnahme eines einzigen, das centrale Ischiadicus-Ende intact war. F. ist daher geneigt, eine reflectorische Erregung vasomotorischer Nerven (Contraction und secundäre Dilatation der Rückenmarksgefässe) als Ursache des myelitischen Processes anzunehmen; womit gewissermassen die ältere, oben erwähnte Ansicht von Brown-Séquard eine theilweise Rehabilitirung erfahren würde. Die Versuche von Klemm am Ischiadicus von Kaninchen bestätigen das nicht continuirliche, vielmehr sprungweise Fortschreiten der Entzündung im Nerven; übrigens wurde von Klemm ein Uebergreifen des entzündlichen Processes auf das Rückenmark nur ausnahmsweise constatirt, und zwar fand sich einmal ein blutig-seröser Erguss im Sacke der Dura mater an der Eintrittsstelle des entzündeten Nerven, einmal Pachymeningitis spinalis mit gelbgrünem gallertigen Exsudat, einmal entzündliche Wucherung des Fettgewebes im Sacke der Dura. Die entsprechenden Nerven der anderen Seite erschienen auffälligerweise mitafficirt auch in Fällen, wo keine Veränderungen der Dura mater oder des Rückenmarks nachweisbar waren **). — Die Ergebnisse dieser Untersuchungen sind durch neuere, unter meiner Leitung von Niediek ***) ausgeführte Versuche in allen Punkten bestätigt worden. Nach diesen Ergebnissen müssen wir als feststehend ansehen, dass durch sprungweises Uebergreifen einer Neuritis auf die Eintrittsstelle des Nerven im Rückenmark und durch secundäre Meningo-Myelitis in einzelnen Fällen paraplegische Erscheinungen herbeigeführt werden können. Allerdings ist ein directer Nachweis nur für die grossen peripheren Nervenstämme der Extremitäten (Ischiadicus) geführt; da jedoch auch in Fällen sogenannter Paraplegia urinaria das Vorhandensein circumscripter myelitischer Veränderungen entweder durch die Section constatirt, oder wenigstens durch die bei Lebzeiten beobachteten Symptome sehr wahrscheinlich gemacht wurde, so ist auch hier die schon von Gull ausgesprochene Vermuthung einer von den Harnwegen zum Rückenmark fortschreitenden Entzündung nicht unberechtigt. Nur ist daneben im Auge zu behalten, dass in einzelnen hierherbezogenen Fällen vielleicht ein umgekehrter Zusammenhang obwaltet, insofern gewisse mit Paraplegie einhergehende Rückenmarkserkrankungen auch durch trophische Innervationsstörung secundäre Entzündungen der Harnwege veranlassen können (vgl. viscerale Trophoneurosen). —

---

*) Ueber Reflexlähmungen. Berl. clin. Wochenschrift 1874. No. 44—46.
**) Ueber Neuritis migrans. Diss. Strassburg 1871
***) Vgl. Deutsche med. Wochenschr.. 1877. No. 7. — Diss. Greifswald 1877.

Endlich lassen sich manche angebliche Reflexlähmungen nach peripheren traumatischen Verletzungen oder nach voraufgegangenen Neuralgien auf Grund der obigen Experimentalergebnisse in befriedigender Weise erklären.

Lähmungen nach acuten Krankheiten.

Die verhältnissmässig häufige Entwickelung von Lähmungen im Gefolge gewisser, besonders der auf einer Infection beruhenden acuten Krankheiten ist schon alteren Beobachtern (Tissot, F. Hoffmann) nicht entgangen; jedoch wurde erst in neuerer Zeit diesen Lähmungen eine erhöhte Beachtung geschenkt, und zwar gebührt Gubler das Verdienst, dieselben (1863) zuerst von einem allgemeineren Standpunkte aus gewürdigt zu haben. Gubler hob hervor, dass im Reconvalescenzstadium der verschiedensten fieberhaften Krankheiten, nicht bloss der infectiösen, sondern auch der einfach entzündlichen (Angina tonsillaris, Pneumonie etc.) Lähmungen auftreten können, welchen er einen gewissen übereinstimmenden Charakter vindiciren zu dürfen glaubte. Er irrte freilich, indem er dieses gemeinschaftliche Moment in einer vom Nervensystem ausgehenden Ernährungsstörung der Muskeln zu finden glaubte, und daher für die betreffenden Lähmungen die Bezeichnung „paralysees amyotrophiques" in Vorschlag brachte. Andererseits wurden als Lähmungen nach acuten Krankheiten, namentlich nach Typhus, auch Fälle angeführt, in denen es sich keineswegs um wirkliche Lähmungen, vielmehr um die von Zenker, Virchow, Waldeyer, Hoffmann u. A. geschilderten Formen posttyphöser Myopathie etc. handelte; oder es wurden die nach acuten Krankheiten beobachteten Lähmungen mit Rücksicht auf die ungewissen oder gänzlich negativen Sectionsbefunde theilweise den im Vorstehenden geschilderten Formen der functionellen Lähmung, der Reflexlähmung zugerechnet. Eine genauere Betrachtung der nach den einzelnen acuten Krankheiten zurückbleibenden Lähmungen wird erkennen lassen, dass wir es hier mit äusserst heterogenen, theils cerebralen, theils spinalen oder peripherischen Krankheitsprocessen zu thun haben.

Wir können die Lähmungen nach acuten Exanthemen (Scharlach, Masern, Variola, Erysipelas) nach den acuten Infectionskrankheiten im engeren Sinne (Typhus, Cholera, Dysenterie, Malaria, Puerperalfieber, Diphtherie) und endlich nach anderen, weniger bestimmt als infectiös anzusprechenden fieberhaften Krankheiten (Pneumonie, acuter Gelenkrheumatismus etc.) unterscheiden.

1) Lähmungen nach acuten Exanthemen.

Scharlach. Lähmungen im Reconvalescenzstadium von Scarlatina sind verhältnissmässig selten, doch sind solche theils in paraplegischer, theils in hemiplegischer Form beobachtet worden.

Ich habe in mehreren Fällen rechtsseitige Hemiplegie, in der Regel nach voraufgegangenen urämischen Erscheinungen, im Reconvalescenzstadium von Scharlach eintreten sehen. In einem dieser Fälle war gleichzeitig Aphasie, in einem anderen rechtsseitige Hypoglossus-Lähmung vorhanden. Unzweifelhaft war der Sitz der Lähmung in diesen Fällen ein cerebraler; in dem ersteren Falle, in welchem die Lähmung theilweise rückgängig wurde, liess sich ein hämorrhagischer Heerd in der linken Grosshirnhälfte, mit collateralem Oedem und dadurch bedingter partieller Anämie in der Umgebung, als Ursache annehmen.

Masern. Auch nach Masern können Lähmungen in hemiplegischer Form oder auch allgemeine Lähmungen während der Reconvalescenz eintreten; dieselben sind zum Theil einer spontanen Rückbildung fähig. In einzelnen Fällen, in welchen noch anderweitige Symptome (Krämpfe etc.) bestehen, liegt vielleicht eine Meningitis spinalis zu Grunde. Dagegen habe ich auch wiederholt Lähmungen in einzelnen Nervengebieten, z. B. im Peronaeus, beobachtet, die ich als peripherische ansprechen muss, da hochgradige Atrophie und Verlust der faradischen und galvanischen Erregbarkeit sich hinzugesellten. Die Prognose ist bezüglich der Wiederkehr der Motilität in derartigen Fällen nicht immer günstig.

Bei Variola werden häufigere und zum Theil sehr schwere und hartnäckige Lähmungen beobachtet, die theils schon im Eruptionsstadium, theils erst während der Reconvalescenz entstehen; erstere scheinen besonders gefährlicher Art zu sein. Dieselben treten meistens in paraplegischer Form auf, sind öfters von Aufhebung der Reflexerregbarkeit, Anästhesie, zuweilen von initialer Hyperästhesie der unteren Extremitäten, Blasenlähmung, Impotenz, Verstopfung, in einzelnen Fällen auch von partieller Lähmung an den oberen Extremitäten und Lähmung des Gaumensegels, wie bei Diphtheritis, begleitet. In einzelnen derartigen Fällen kommt es langsam zu vollständiger oder wenigstens zu unvollkommener Genesung; in anderen Fällen erfolgt der Tod, wie bei schweren Spinalerkrankungen so häufig, durch Decubitus und Cystitis. Ein spinaler Ursprung ist mit Sicherheit anzunehmen. Die Autopsien sollen in einzelnen älteren Fällen (Leroy d'Etiolles) angeblich keine Veränderungen in den nervösen Centralorganen ergeben haben; dagegen constatirte Westphal in zwei Fällen den charakteristischen Befund einer disseminirten Myelitis, an welcher die graue und weisse Substanz in verschiedenem Umfange participirten. — Von diesen spinalen Paraplegien nach Variola ist ein anderer, seltener postvariolöser Symptomencomplex zu unterscheiden, dessen Haupterscheinung eine Ataxie der Extremitäten ohne erhebliche motorische Schwäche und mit gleichzeitiger articulatorischer Sprachstörung bildet, und bei welchem es sich wahrscheinlich um eine fleckweise graue Degeneration der Nervencentren (sclérose en plaques) handelt.

Ferner kommen jedoch auch Lähmungen einzelner Nervengebiete von wahrscheinlich peripherischem Ursprunge nach Variola vor. Besonders häufig scheinen die zum Plexus brachialis gehörigen Nerven, namentlich der N. axillaris, betheiligt zu werden. Ich habe während einer Epidemie in Berlin (1871 72) dreimal eine einseitige, einmal eine bilaterale Lähmung des M. deltoides, und zwar vom N. axillaris ausgehend, einmal ferner bei einem Kinde eine totale Lähmung des linken Plexus brachialis mit Anästhesie und gleichzeitigen vasomotorisch-trophischen Störungen der Armnerven beobachtet. Mit Ausnahme des letzten Falles war die electrische Reaction nur wenig herabgesetzt, der Verlauf ein günstiger. In einem Falle sah ich Parese des linken Facialis, gleichzeitig Parese und Anästhesie beider Mediani nach Pocken zurückbleiben; auch hier war die electrische Reaction fast unverändert, der Verlauf günstig. — Von Berger wurde auch unheilbare Hemiplegie mit apoplectiformen Erscheinungen, offenbar cerebralen Ursprungs, nach Variola in mehreren Fällen beobachtet.

Erysipelas. Hier scheinen Paralysen im Ganzen seltener vorzukommen, als Affectionen der Sinnesnerven besonders des Opticus (Amblyopie und Amaurose); doch wurde auch gleichzeitig mit letzterer Lähmung des Oculomotorius (Gubler) beobachtet. In anderen Fällen hat man Paraplegie (Leroy d'Etiolles, Brongniart, Benedikt) oder fortschreitende Lähmung mit Atrophie (Pirotte) auftreten sehen. In den mitgetheilten Fällen erfolgte meistens Genesung.

2) Lähmungen nach acuten Infectionskrankheiten.

Abdominaltyphus. Nach Ileotyphus sind gleich anderen Innervationsstörungen (Geistesstörungen, Hyperästhesien, Anasthesien) auch Lähmungen als Nachkrankheiten ziemlich häufig. Es können sowohl partielle Lähmungen einzelner Nervengebiete, wie auch hemiplegische, paraplegische und allgemeine Lähmungen zurückbleiben. So wurden isolirte Lähmungen des Facialis und des Gaumensegels, des N. peronaeus, des N. ulnaris u. s. w. beobachtet; ich constatirte in einem Falle Parese mit Anästhesie des linken Medianus, in einem anderen partielle Lähmung mit Hypästhesie und leichten vasomotorisch-trophischen Störungen im Gebiete des linken Plexus brachialis. Die electrische Reaction ist in solchen Fällen mehr oder weniger stark herabgesetzt, die Prognose diesem Verhalten entsprechend, in der Regel nicht ungünstig. Der Ursprung der Lähmung und der begleitenden Innervationsstörungen ist dabei offenbar ein peripherischer; wahrscheinlich handelt es sich um eine bald schwächer, bald stärker wirkende Compression einzelner Nervenstämme durch Oedem oder Infiltration der Nervenscheide, ähnlich wie bei Diphtheritis (vgl. unten). Bemerkenswerth ist, dass diese Lähmungen zuweilen schon auf der Höhe der Krankheit, ja selbst im Prodromalstadium derselben einzutreten scheinen. — Relativ häufig sind Lähmungen in paraplegischer Form, bald mit, bald ohne Betheiligung der oberen Extremitäten, in der Regel nur incomplet, zuweilen mit Lähmung der Blase und des Rectum, mit motorischen Reizerscheinungen (Contracturen, Zittern) und mit Sensibilitätsstörungen (Parästhesien, Anästhesien, Amaurosen u. s. w.) verbunden. Die Erscheinungen verschwinden in manchen Fällen spontan, nach Wochen oder Monaten; oder es findet eine wenigstens theilweise Restitution statt; oder endlich es kommt zum letalen Ausgange. Dieser Gruppe von Fällen liegt unzweifelhaft eine Spinalerkrankung zu Grunde, den leichteren Fällen vielleicht einfache Congestion der Rückenmarkshäute und der Medulla, den schwereren eine Myelitis oder Myelomeningitis; ähnlich wie bei den nach Typhus zurückbleibenden Coordinationsstörungen. In einem Falle letzterer Art constatirte Ebstein eine anscheinend ziemlich acut entstandene Sclerose der Medulla spinalis und oblongata. Aufsteigende allgemeine Paralyse nach Typhus mit tödtlichem Ausgange wurde von Leudet beobachtet; die Section ergab anscheinend keine Veränderungen. Hemiplegische Lähmungen sind verhältnissmässig selten; ich habe mehrmals rechtsseitige Hemiplegien mit Sprachstörung gesehen, die mit Integrität der electrischen Reaction verbunden waren und einen günstigen Verlauf nahmen. Derartigen Fällen liegt vielleicht eine Hyperämie der Gehirnhäute, vielleicht auch Gehirnödem mit stellenweiser Erweichung, oder Hämorrhagie der Gehirnsubstanz, zu Grunde. Bekannt ist, dass sowohl hochgradige Congestionen der Gehirnhäute, wie auch Gehirnödem, Blutergüsse in den Meningen und in der Gehirnsubstanz selbst bei Typhusleichen auf der Höhe der Krankheit ziemlich häufig angetroffen werden (Hoffmann), und zwar vorzugsweise in Fällen, die mit hochgradigen Cerebralsymptomen einhergingen; es können also in manchen Fällen, die nicht auf der Höhe der Krankheit letal endigen, die zurückbleibenden Lähmungen als Symptome der genannten cerebralen Krankheitszustände und residualer Producte derselben aufgefasst werden. Vielleicht spielt auch die veränderte chemische Zusammensetzung des Hirns, der anomale Wassergehalt (nach Buhl ist derselbe während der fieberhaften Stadien erhöht, in der Reconvalescenz dagegen vermindert) eine wichtige Rolle; ferner die neuerdings von Popoff (unter Recklinghausen) an zwölf Typhus-Gehirnen nachgewiesene kleinzellige Infiltration der Gehirnsubstanz, die sich in allen Schichten der Gehirnrinde und längs der Gefässe in den perivasculären lymphatischen Räumen besonders auffallend zeigte, und zum Theil mit beginnenden entzündlichen Veränderungen an den Ganglienzellen einherging.

Weit seltener als nach Ileotyphus werden nach Petechialtyphus erheb- oder ausgedehnte Paralysen als Nachkrankheiten beobachtet. Wahrscheinlich liegen denselben analoge Veränderungen von Seiten des Nervenapparates zu Grunde.

Cholera. Im Reconvalescenzstadium von epidemischer, asiatischer Cholera kommen ausser anderen Innervationsstörungen auch Lähmungen als Nachkrankheit vor, und zwar sowohl partielle Lähmungen einzelner Muskelgruppen, z. B. der Extensoren des Vorderarms, wie auch ausgedehntere Lähmungen der oberen und unteren Extremitäten. Die Lähmungen sind meist incomplet, die beobachteten Fälle endeten grösstentheils mit Genesung. In einzelnen Fällen dagegen gehen die Motilitätsstörungen von vornherein mit schweren Nutritionsstörungen der Muskeln einher, und der Verlauf ist dem entsprechend ungünstiger. Ich habe auch in der Berliner Universitäts-Poliklinik eine nach einem Cholera-Anfall zurückgebliebene rechtsseitige Hemiparese, mit gleichzeitiger Parese des linken Hypoglossus und leichter Anarthrie, beobachtet; die Lähmung war nach zweijährigem Bestehen noch wenig gebessert. Sectionsbefunde über die nach Cholera zurückbleibenden Lähmungen liegen bisher nicht vor. Da jedoch in den Leichen bald nach dem Anfall verstorbener Cholerakranken nicht selten im Gehirn mehr oder minder erhebliche Veränderungen gefunden werden (Hyperämie der Gehirnhäute, intermeningeale Blutergüsse, Ecchymosen an der äusseren Hirnoberfläche und am Ependym, auch capillare Blutergüsse in der Hirnsubstanz selbst), so dürfen wir entsprechende Befunde in manchen Fällen anscheinend cerebraler Lähmung nach Cholera vermuthen. Genauere Untersuchungen des Rückenmarks und der peripherischen Nerven fehlen noch gänzlich.

Dysenterie. Lähmungen nach Dysenterie, schon von Fabricius Hildanus (1641), dann von Zimmermann, P. Frank, neuerdings von Montard-Martin, Duroziez, Delioux de Savignac u. A. beschrieben, erscheinen in manchen Epidemien relativ häufig, während sie in anderen — z. B. in den schweren Ruhr-Epidemien während des deutsch-französischen Krieges — zu den Seltenheiten gehören. Sie treten vorzugsweise in paraplegischer Form auf; seltener sind gleichzeitig die oberen Extremitäten, Gesichts- und Zungenmuskeln betheiligt; noch seltener ist gekreuzte Extremitätenlähmung oder apoplectische Hemiplegie (Berger) vorhanden. Die Lähmung ist meist incomplet, zuweilen mit Hypästhesie oder Anästhesie der befallenen Theile verbunden; ihrem Auftreten können auch neuralgische Schmerzen, Hyperästhesie und erhöhte Reflexerregbarkeit und selbst leichte Fiebererscheinungen (Leyden) vorausgehen. In den meisten Fällen findet spontan oder unter geeigneter Behandlung eine allmälige Besserung statt. Diesem Verhalten und den angeblich negativen Befunden entsprechend haben englische Autoren die nach Dysenterie zurückbleibenden Lähmungen (ähnlich wie die Lähmung nach anderweitigen Reizzuständen des Verdauungsapparates, Wurmreiz u. s. w.) den Reflexlähmungen zugerechnet. Delioux de Savignac behauptet dagegen, in zwei Fällen Veränderungen im Rückenmark angetroffen zu haben, die einmal in verminderter Consistenz, einmal in deutlicher Erweichung der Hals- und Lumbalanschwellung bestanden. Diese Befunde würden mit der Auffassung Leyden's übereinstimmen, der auch hier, wie bei den sogenannten Reflexlähmungen, eine Neuritis migrans mit secundärer Meningomyelitis von der Eintrittstrittsstelle der betheiligten Nervenwurzeln aus annimmt.

Malaria. Nach Malaria-Intermittens sind Lähmungen, wenigstens in unseren Climaten, ausserordentlich selten. Einzelne Fälle, die erwähnt werden (Benedikt), traten theils in hemiplegischer, theils in paraplegischer Form auf, und verliefen günstig. Es mag sich dabei zum Theil vielleicht um Pigmentembolien in Gehirn- oder Rückenmarksgefässen handeln?

Den Krankheiten dieser Gruppe dürften auch die Puerperal-fieber anzuschliessen sein; doch lässt sich aus der vorliegenden Literatur nicht überall beurtheilen, wiefern manche als puerperale oder postpuerperale Lähmungen beschriebene Zustände mit voraufgegangenen fieberhaften Puerperalerkrankungen im Zusammenhang standen. Die sogenannten puerperalen Lähmungen treten gewöhnlich in paraplegischer Form auf und sind offenbar spinalen Ursprungs; in einzelnen Fällen wurden myelitische Veränderungen (Frommann), Rückenmarkserweichung (Smoler) gefunden.

Diphtherie. Die sogenannten diphtheritischen Lähmungen nehmen durch ihre Häufigkeit und ihr gewissermassen typisches Auftreten eine hervorragende Stellung ein. Obwohl schon aus dem vorigen Jahrhundert einzelne, wahrscheinlich hierhergehörige Beobachtungen von Chomel, Chisi, Fothergill, Bard u. s. w. vorliegen, so hat doch in neuerer Zeit erst Orillard (1837) auf Grund der in einer dreijährigen Epidemie gemachten Erfahrungen diese Lähmungen genauer beschrieben; weiterhin sind besonders die Arbeiten von Trousseau, Bretonneau, Maingault, Bouillon-Lagrange, Gubler und Sée, Donders, Littré, Roger, Jenner, H. Weber, Foerster, Hennig, Lewin u. s. w. auf diesem Felde zu nennen.

Die diphtheritischen Lähmungen treten gewöhnlich in der zweiten oder dritten Woche nach der Primärerkrankung, zuweilen aber auch erst mehrere Monate danach auf. Sie charakterisiren sich, wie dies schon den ersten Beobachtern allgemein auffiel, durch eine bestimmte, fast constant wiederkehrende Reihenfolge der ergriffenen Theile. Fast immer beginnt die Lähmung nämlich am Gaumensegel; sie markirt sich daher durch undeutliche, näselnde Sprache, namentlich der Gaumenlaute, und durch Schlingbeschwerden. Bei der Inspection hängt das Gaumensegel schlaff herab und wird auch bei kräftigen Exspirationen gar nicht oder wenig gehoben; auch auf electrischen Reiz zeigt sich zuweilen mangelnde Reaction (vgl. unten). Häufig ist die eine Seite des Gaumensegels stärker betheiligt, als die andere; bloss einseitige Lähmung scheint jedoch nicht vorzukommen. Selten werden mit dem Gaumensegel auch die Muskeln der hinteren Pharynxwand, die Zungen- und Kehlkopfmuskeln, noch seltener die äusseren Gesichtsmuskeln von Lähmung befallen. — Ziemlich regelmässig dagegen gesellen sich zu der primären Lähmung des Gaumensegels alsbald oder nach einigen Tagen Motilitätsstörungen am Auge. Die häufigsten der hierhergehörigen Phänomene sind die Lähmungen des Sphincter iridis und des Tensor chorioideae, die sich durch Mydriasis paralytica und durch Accommodationsstörung manifestiren. Die letztere ist das constanteste Symptom, welches neben der Gaumensegellähmung fast nie vermisst wird, so dass man es beim Eintritt der letzteren beinahe mit absoluter Sicherheit voraussagen kann. Immer klagen die Kranken daher nach einiger Zeit über undeutliches Sehen in der Nähe, während sie ferne Gegenstände meist gut wahrnehmen, namentlich über Unmöglichkeit, kleinere Schrift in der gewöhnlichen Entfernung oder überhaupt deutlich zu erkennen. Diese Functionsstörungen haben früher zu der verkehrten Bezeichnung diphtheritischer Amaurosen Anlass gegeben. Gewöhnlich entwickelt sich bei den Kranken nach Kurzem eine hyperopische Convergenz beim Fixiren und damit eine scheinbare partielle Herstellung der Accommodation. Mydriasis sowohl wie Accommodationsstörung habe ich niemals rein einseitig, wohl aber häufig auf beiden Seiten successiv auftretend und in ungleichen Dimensionen ausgebildet gefunden. Seltener als der Sphincter iridis und der Accommodationsmuskel werden einzelne der äusseren Augenmuskeln, entweder gleichzeitig oder später, von Lähmungen ergriffen. Am häufigsten leidet unter ihnen der Rectus internus, seltener der externus; mit dem ersteren zusammen öfters auch der Rectus und Obliquus inferior, die übrigen sehr selten. Gewöhnlich ist auch hier keine vollständige Paralyse, sondern nur ein höherer oder niederer Grad von Insufficienz der Muskeln vorhanden. Interessant ist die zuweilen auftretende, rasche Alternation der Augenmuskellähmung; es kann vorkommen, dass in 24—48 Stunden die Lähmung eines Muskels verschwindet und der eines anderen Muskels Platz macht. — Greift die Lähmung noch weiter, so werden fast niemals Gesichtsmuskeln, wohl aber die willkürlichen Muskeln der Extremitäten, in seltenen Fällen auch die Rumpfmuskeln befallen. Aeusserst selten kommt es auch zu Lähmung der Extremitäten ohne voraufgehende Velum-Lähmung. Die Extremitäten-Lähmung ist fast immer eine bilaterale, symmetrische; sie entwickelt sich sehr allmälig, bleibt in der Regel incomplet und ist oft mit Parästhesien und Anästhesien in den gelähmten Theilen verbunden. Mit der Velum-Lähmung geht übrigens häufig auch eine verminderte Sensibilität des Gaumensegels, sowie Geschmacks- und Geruchsstörung parallel. Sehr selten werden hemiplegische Formen der Lähmung beobachtet; wohl aber ist die eine Seite oft überwiegend betheiligt. Lähmungen der Blase und des Mastdarms (bei Männern auch der Erection) werden nur in seltenen und besonders schweren Fällen beobachtet. Der Ausgang der diphtheritischen Lähmungen ist gewöhnlich günstig. Bleibt die Lähmung auf Velum und Auge beschränkt, so verschwinden häufig die Motilitätsstörungen in Zeit von 1—2 Wochen; doch können auch 2, selbst 6 Monate darüber vergehen. Auch die Extremitätenlähmung kann sich bei geeigneter Behandlung in 3—4 Wochen fast vollständig zurückbilden. Zuweilen ist die Lähmung jedoch sehr resistent und verbindet sich mit rascher, stetig fortschreitender Atrophie der gelähmten Muskeln, so dass die Störung in solchen Fällen fast das Bild einer progressiven Muskelatrophie, jedoch mit ungewöhnlich acuter Entwickelung, darbietet. In einzelnen Fällen kann sogar durch Lähmung der Respirationsmuskeln oder des Herzens ein tödlicher Ausgang herbeigeführt werden.

Die electrische Exploration ergiebt in den meisten frischeren Fällen unveränderte Reaction, in älteren Fällen kann dagegen die faradische und galvanische Reaction gleichmässig herabgesetzt sein oder es kann, wie zuerst Ziemssen in einem Falle von diphtheritischer Pharynxlähmung beobachtete, excessive galvanische Reaction neben aufgehobener Contractilität für Inductionsströme bestehen. In einzelnen älteren Fällen sind qualitative Abweichungen vom Zuckungsgesetze (Ueberwiegen der Anodenschliessungszuckung über die Kathodenschliessungszuckung etc.) in den Muskeln vorhanden: Erscheinungen, die auf eine consecutive Ernährungsstörung in den gelähmten Muskeln hindeuten.

Die Häufigkeit der diphtheritischen Paralysen ist offenbar eine sehr wechselnde, je nach dem epidemischen Verhalten des Uebels. Die verschiedenen Autoren geben daher ganz verschiedene Zahlen an; so beobachtete z. B. Weber unter 190 Fällen von Diphtheritis 16mal Lähmung (8.4 pCt.); Bouillon-Lagrange unter 50 Fällen 4mal; Roger doppelt so oft, nämlich unter 210 Fällen 36mal (16 pCt.). Uebrigens kann die Häufigkeit des Vorkommens der Lähmung leicht zu gering angeschlagen werden, namentlich in Krankenhäusern, da sich das Leiden oft erst nach erfolgter Entlassung der Kranken entwickelt, zuweilen auch bei beschränkter Pharynxlähmung gar nicht Gegenstand ärztlicher Behandlung wird. Nach übereinstimmender Erfahrung kommen Lähmungen keineswegs gerade nach solchen Diphtheritisfällen vor, bei denen schwere Erscheinungen des Diphtheritisprocesses im Pharynx oder seinen Nachbartheilen bestanden. Eher lässt sich fast das Umgekehrte behaupten. In manchen Fällen wissen die Patienten kaum anzugeben, dass sie überhaupt diphtheritisch gewesen sind, haben höchstens kurze Zeit an Halsschmerzen gelitten (Lewin's „diphtheritis occulta"). Derartige Fälle scheinen namentlich bei Erwachsenen vorzukommen. Es widerlegt sich übrigens schon hierdurch die auch sonst unhaltbare Ansicht von Bretonneau, der die diphtheritische Gaumenlähmung für eine rein örtliche Affection, für eine Functionsstörung der Muskelfasern in Folge der vorausgegangenen Entzündung erklärte. Dieser Annahme widerspricht überdies der lange Zwischenraum zwischen der Primäraffection und der Lähmung, sowie die Thatsache, dass Gaumenlähmungen auch nach Diphtheritis der Haut oder anderer Organe (z. B. der Conjunctiva) in einzelnen Fällen auftreten.

Abgesehen von der entschieden unrichtigen Auffassung Bretonneau's sind über die Pathogenese der diphtheritischen Lähmungen sehr verschiedene Meinungen geltend gemacht worden. Trousseau und Andere sahen die Lähmungen bei Diphtheritis als Folgen einer Blutvergiftung an, wodurch jedoch die eigenthümliche Localisirung und Irradiation der Lähmung in keiner Weise erklärt wird. Eisenmann betrachtete die Lähmung als Folge einer Gerinnung in den Arterien. Gull nahm eine Fortsetzung der Entzündung vom Schlunde auf die anstossenden Wirbel und weiterhin auf die Portio cervicalis des Rückenmarks an. Remak leitete die diphtheritischen Lähmungen vom Hals-Sympathicus her, da dieser die Accommodation beherrsche, und glaubte eine Infiltration der Ganglia cervicalia superiora als Ursache annehmen zu müssen. Für letztere Annahme liegt jedoch kein haltbarer Grund vor; überdies ist die Accommodationsstörung Theilerscheinung anderer am Auge vorkommenden Lähmungen, die nicht mit dem Sympathicus zusammenhängen. Die Mydriasis würde, wenn sie vom Sympathicus abhinge, eine gesteigerte Erregung, nicht aber eine Lähmung desselben anzunehmen nöthigen; sie ist aber viel wahrscheinlicher, gleich der Accommodationsbeschränkung, der Insufficienz des Rectus internus u. s. w., aus einer Parese der betreffenden Oculomotoriusfasern zu erklären.

II. Weber nahm eine langsam fortschreitende Veränderung der Nerven von der peripherischen Aeusserungsstelle der Diphtheritis nach dem Rückenmark an, von welchem letzteren aus dann die Innervationsstörungen eingeleitet würden. Die Annahme einer mit dem Diphtheritis-Processe selbst zusammenhängenden, eine noch fortdauernde Activität derselben bekundenden Erkrankung des Nervensystems hat durch einzelne den letzten Jahren angehörige Sectionsbefunde (Buhl, Oertel) sehr an Boden gewonnen. Buhl fand in einem Falle von diphtheritischer Lähmung ausser zahlreichen capillaren Blutergüssen im Hirn, die aber wohl nicht als Ursache der Lähmung zu betrachten waren, die Vereinigungsstellen der vorderen und hinteren Spinalwurzeln, einschliesslich der Spinalganglien, fast bis auf's Doppelte verdickt, durch Blutaustritt dunkelroth gefärbt und zum Theil gelblich erweicht; ferner diphtherische Infiltration der Nervenscheiden und zum Theil auch des interstitiellen Bindegewebes. Die peripherischen Stämme wurden nicht untersucht. Buhl betrachtet das diphtherische Infiltrat als Ursache der Lähmung; je nachdem dasselbe entweder (durch fettige Degeneration) resorbirt wird, oder sich zu Bindegewebe entwickelt, schrumpft und circuläre Compression der Nerven herbeiführt, kann die Lähmung entweder temporär oder länger andauernd sein; doch kann auch im letzteren Falle durch allmälige Resorption und Lockerung der einschnürenden Bindegewebsnarbe ein Nachlass der Erscheinungen stattfinden. Der so wechselnde Verlauf der diphtherischen Lähmungen wird damit in befriedigender Weise erklärt. Noch hochgradiger und ausgedehnter waren die Veränderungen in einem von Oertel obducirten Falle, der jedoch streng genommen insofern nicht hierher gehört, als es sich dabei nicht um blosse Lähmung, sondern gleichzeitig um eine diphtherische Ataxie (Tabes diphtheritica) handelte. Hier fanden sich, ausser einer weit vorgeschrittenen Atrophie und Fettdegeneration der Muskeln, im Gehirn, Rückenmark und den austretenden Nerven an der Oberfläche zahlreiche, theils frische, theils ältere Hämorrhagien; die Gehirnmasse allenthalben von capillären und auch einzelnen grösseren Blutergüssen durchsetzt; in der grauen Substanz des Rückenmarks, namentlich in den Vorderhörnern, eine massenhafte Kerninfiltration mit reichlichen microscopischen Hämorrhagien und fettiger Degeneration der neugebildeten Kerne: also einer disseminirten Myelitis entsprechende Veränderungen, ähnlich wie sie nach Pocken von Westphal beobachtet wurden. Auf die sonstigen interessanten Details dieses Befundes kann hier nicht eingegangen werden; hervorgehoben sei nur noch die auffallende Menge von kleinstem Micrococcus, die sich in den Hämorrhagien der Gehirn- und Rückenmarkshäute, wie im Blute und den Geweben überhaupt vorfand. Die hochgradige Atrophie der Muskeln, welche in diesem Falle vorlag, findet in der ausgebreiteten Infiltration und Fettdegeneration der Vorderhörner, sowie in der hämorrhagischen Affection der Nervenwurzeln und Compression derselben durch die umhüllenden Fettmassen ihre ausreichende Begründung. Eine Untersuchung der peripherischen Stämme und des Sympathicus scheint auch in diesem Falle nicht stattgefunden zu haben.

3) Lähmungen nach anderweitigen acuten Krankheiten.

In dieser Richtung liegen, abgesehen von dem acuten Gelenkrheumatismus, nur vereinzelte Beobachtungen über Lähmungen nach entzündlichen Affectionen der Respirationsorgane (Pneumonie, Pleuritis etc.) vor. In den meisten bekannt gewordenen Fällen handelte es sich um Symptomencomplexe von offenbar spinalem Ursprung: Paraplegien nach Pneumonie (Huxham, Macario) oder nach Pleuritis (Duroziez); doch wurden auch einseitige Lähmungen (Macario), acute aufsteigende Lähmung (Landry) und allgemeine Lähmungen (Pidoux, Leudet, Camus) nach Pneumonien beobachtet. Der Verlauf war in der Mehrzahl der Fälle günstig. — Häufiger und genauer bekannt sind die mit acutem Gelenkrheumatismus zusammenhängenden Lähmungen, welche bald im Verlaufe der Grundkrankheit, bald erst kürzere oder längere Zeit nach dem Verschwinden der allgemeinen und Gelenksymptome auftreten. Im ersteren Falle entwickeln sie sich in der Regel rasch, oft ausserordentlich rapid — im letzteren Falle meist viel langsamer. Die Lähmung ist bald eine partielle, auf einzelne Muskeln (z. B. Deltoides) und Muskelgruppen beschränkte, bald tritt sie in hemiplegischer oder paraplegischer Form auf; sie kann in manchen Fällen spontan oder unter geeigneter Behandlung rasch wieder verschwinden, auch plötzlich auf andere Muskeln überspringen; in schwereren Fällen ist sie mit entschiedenen Symptomen eines Centralleidens verbunden und führt in der Regel zum tödtlichen Ausgang. Die Section hat in solchen sehr rapid und letal verlaufenden Fällen von rheumatischer Paraplegie eitrige Meningitis allein (Lebert) oder in Verbindung mit Erweichung und Destruction der weissen Vorderstränge (Jaccoud), in mehr chronischen Fällen chronische Spinal-Meningitis und Sclerose des Rückenmarks nachweisen können. Es erscheint daher nicht nothwendig, mit Eisenmann eine bloss functionelle Lähmung (rheumatische Neurose) für diejenigen Fälle anzunehmen, in denen nur vorübergehende oder partielle, rasch verschwindende, ihren Ort wechselnde Lähmungen bestehen. Auch diese beruhen vielmehr auf materiellen Läsionen in den peripherischen Nerven und Nervencentren, deren Sitz und Natur uns einstweilen allerdings noch unbekannt sind. Mit Wahrscheinlichkeit ist anzunehmen, dass die mehr partiellen, peripherischen Lähmungen öfters mit den schon von Froriep beschriebenen, von Vogel auch am Neurilem nachgewiesenen rheumatischen Nodositäten in causalem Zusammenhange stehen, während es sich bei den günstig verlaufenden rheumatischen Hemiplegien und Paraplegien wahrscheinlich um vorübergehende Congestivzustände in den Hirn- und Rückenmarkshäuten, vielleicht auch um seröse Ergüsse (die schon von Frank, auch von Trousseau angenommene Hydrorachis rheumatica) handelt.

Lähmungen bei chronischen constitutionellen Krankheiten und Kachexien.

Wie nach acuten infectiösen Krankheiten, so kommen auch im Gefolge gewisser constitutioneller und kachectischer Krankheiten Lähmungen von sehr verschiedener Form und Ausdehnung vor, deren Entstehungsbedingungen zum Theil noch wenig erforscht sind.

Es gehören dahin u. A. die bei Gicht, chronischem Rheumatismus, Syphilis, Tuberculose, Pellagra etc. auftretenden Lähmungen.

Lähmungen bei Gicht und verwandten Zuständen. Der Einfluss der Gicht, sowie des chronischen Gelenkrheumatismus etc. auf das Entstehen von Lähmungen ist im Grunde noch wenig bekannt. Vielleicht sind die sog. gichtischen Lähmungen zum Theil auf die von Garrod behauptete specifisch-gichtische Entzündung (mit Ablagerung von Uraten) in den Hirnhäuten zu beziehen. Manche Fälle von sog. „anomaler Gicht des Gehirns", die sich in apoplectischer Form äussern, scheinen auf cerebraler Hyperämie und Hämorrhagie zu beruhen. Unklarer sind die sogenannten Gichtmetastasen auf das Rückenmark. Graves fand bei zwei Gichtischen, die unter paraplegischen Erscheinungen starben, beträchtliche Erweichung des Rückenmarks. Ich zweifle, ob dies genügt, um die Paraplegien und die Rückenmarkserweichung als Folge der Gicht zu betrachten. Neuritis mit Schwellung und Exsudation längs der Nervenstämme ist ein bei Arthritischen nicht ganz seltener Befund, führt aber häufiger zu ausstrahlenden Schmerzen und dadurch bedingter Immobilität, als zu eigentlicher Lähmung. Erscheinungen einer Meningitis spinalis können zuweilen dem Ausbruche von Arthritis vorangehen, und paretische, namentlich paraplegische Zustände zurücklassen. In diesen Fällen ist der Zusammenhang ganz unklar: ist die Arthritis Folge des Spinalleidens? oder hat sich letzteres bereits unter dem Einflusse constitutioneller Arthritis entwickelt? Vielleicht liegt einzelnen Fällen die (übrigens sehr seltene) gichtische Form der Wirbelentzündung zu Grunde. Weit häufiger als diese sind bekanntlich die in der Regel unter dem Gesammtnamen der Spondylitis deformans zusammengefassten Processe, welche theils dem chronischen Gelenkrheumatismus, theils der Arthritis deformans in anderen Gelenken entsprechen, und zuweilen durch Verengerung des Wirbelcanals, Compression der austretenden Nervenwurzeln und des Rückenmarks selbst zu Lähmungen führen.

In zahlreichen Fällen sind die Functionsstörungen der Musculatur und die consecutiven Atrophien der letzteren, welche sich in der Umgebung gichtischer oder überhaupt entzündeter Gelenke entwickeln (z. B. in den Schultermuskeln bei Entzündung des Schultergelenks, in den Streckern des Oberschenkels bei Kniegelenksentzündung) überhaupt nicht als Lähmungen im engeren Sinne zu betrachten. Es handelt sich dabei theils um eine von den fibrösen Gelenktheilen auf Sehnen und Muskeln fortgepflanzte Entzündung, theils um eine, durch die längere Immobilität und abnorme Lage bedingte, passive Verkürzung und Dehnung gewisser Muskeln mit ihren Folgezuständen; vielleicht auch, wie Einige angenommen haben, um einen von den sensibeln Gelenknerven ausgeübten Reflex auf die vasomotorischen und trophischen Fasern der betreffenden Muskeln. Häufig werden derartige Zustände ohne genauere Differenzirung als gichtische oder rheumatische Lähmungen bezeichnet, und in Heilungsfällen bei thermaler oder sonstiger Behandlung als solche beschrieben.

Lähmungen bei constitutioneller Syphilis. Unter den so überaus mannichfaltigen syphilitischen Neuropathien gehören Lähmungen zu den allerhäufigsten. Dieselben betreffen oft nur einzelne Nervengebiete, und zwar mit Vorliebe bestimmte, namentlich cerebrale Nervenbahnen (Oculomotorius, Abducens, Trochlearis, Facialis); in anderen Fällen treten sie in Form progressiver Hirnnervenlähmung, seltener als apoplectische oder allmälig sich entwickelnde Hemiplegie, noch seltener als Paraplegie oder allgemeine Lähmung in acuter oder chronischer Gestalt auf. Bei den auf einzelne Nervenbahnen beschränkten Paralysen leiden zuweilen auch nur einzelne Zweige, z. B. der Oculomotorius-Zweig für den M. levator palpebrae superioris, dessen Lähmung die so häufige syphilitische Ptosis herbeiführt. — Die Lähmungen können in jedem Stadium des luetischen Processes zur Erscheinung gelangen. Nach einer von Györ (in Christiania) herrührenden Zusammenstellung trat Paralyse in 2 Fällen unmittelbar nach dem Ausbruche der constitutionellen Syphilis auf; in 11 Fällen nach einigen Monaten bis zu einem Jahre; in 8 Fällen bis zu acht Jahren; in den übrigen noch später, bis zu sechzehn Jahren! 10 Kranke wurden vor Beginn der Paralyse· wiederholt an Syphilis behandelt, die übrigen dagegen nur einmal, so dass der Einfluss recidivirender Erkrankungen zweifelhaft zu sein scheint. Auch bei congenitaler, hereditärer Lues werden Lähmungen, in Form von Parese einzelner (besonders der oberen) Extremitäten oder auch von Hemiplegie, nicht selten beobachtet.

Die Läsionen, welche den syphilitischen Lähmungen zu Grunde liegen, haben ihren Sitz zum Theil in den knöchernen und häutigen Umhüllungen des Gehirns und Rückenmarks, zum Theil in den Nervenapparaten selbst. Syphilitische Exostosen und Periostosen an der Schädelbasis sind eine ziemlich häufige Ursache von Hirnnervenlähmung; Exostosen im For. stylomastoides oder im Meatus auditorius int. können syphilitische Faciallähmung, Exostosen des Wirbelcanals syphilitische Paraplegie veranlassen, die ausserdem auch durch syphilitische Wirbelcaries entstehen kann; eine Exostose der Incisura ischiadica major kann, wie Zeissl beobachtete, Lähmung der betreffenden unteren Extremität herbeiführen. In anderen Fällen liegen den syphilitischen Lähmungen irritativ-entzündliche Zustände der Meningen, Verdickung und Synechie der weichen Häute unter einander, mit der Dura und mit dem Gehirn, Arachnitis chronica cerebralis und spinalis, vor Allem aber die neuerdings von Heubner, Baumgarten, Huguenin u. A. urgirten luetischen Erkrankungen der Hirnarterien zu Grunde. Eine dritte Entstehungsursache syphilitischer Lähmungen ist die Entwickelung specifisch-syphilitischer Producte (Gummata) in den Centren oder in peripherischen Nerven; man hat dieselben im Oculomotorius, Abducens, Facialis u. s. w., in den verschiedensten Stellen des Gehirns, namentlich auch in den motorischen Centralganglien, in der Cortical- und Markschicht der Hemisphären, angetroffen. Endlich scheint auch diffuse Sclerose im Gehirn und Rückenmark unter dem Einflusse der Syphilis zu entstehen. — Trotz des Vorhandenseins so zahlreicher und mannichfaltiger Läsionen haben einzelne Autoren dennoch eine davon unabhängige, functionelle oder rein dyscrasische Lähmung im Gefolge von Syphilis annehmen zu müssen geglaubt. Die angeblich negativen Sectionsbefunde, welche zur Stütze dieser Ansicht aufgeführt werden, sind jedoch viel zu lückenhaft, da man in der Regel nur

an die Möglichkeit syphilitischer Skeleterkrankungen dachte und
dem Verhalten der Meningen, der Gefässe und der Nervensubstanz
selbst keine genügende Beachtung schenkte. Einzelne haben auch
die syphilitischen Lähmungen, wie überhaupt die Neuropathien
Syphilitischer, dem Mercurgebrauch zuschreiben wollen; eine Behauptung, über welche, wie man wohl sagen kann, die Wissen-
schaft nachgerade zur Tagesordnung übergegangen ist.

Die Prognose der syphilitischen Lähmungen ist insofern eine
günstige, als die ihnen zu Grunde liegenden anatomischen Läsionen,
gleich anderen Producten der constitutionellen Syphilis, vielfach
einer Rückbildung bei geeigneter Behandlung fähig sind. Doch
scheinen mehr die syphilitischen Skeleterkrankungen (Exostosen,
Periostosen, Caries und Necrosen), als die specifischen Krankheiten
der Meningen, der Gefässe, und die eigentlichen Gummata der
Nervensubstanz einer verhältnissmässig schnellen und anhaltenden
Besserung fähig zu sein; auch sind Recidive syphilitischer Knochen-
und Hirnleiden bekanntlich nicht selten. —

Tuberculose kann in ihren Endstadien unter eigenthümlichen
paralytischen Erscheinungen verlaufen. Benedikt beobachtete in
drei Fällen eine ziemlich rasch fortschreitende Hemiplegie mit beginnenden Lähmungen in der anderen Seite, mit bedeutend verminderter electrischer Reaction in der gelähmten und ebenso verminderter Reaction in der anderen Seite. Die Section ergab einmal Hämorrhagie und Tuberculose in der Grosshirnhemisphäre, das
zweite Mal graue Degeneration der spinalen Hinterstränge, das
dritte Mal Tuberculose und Erweichung der Grosshirnrinde und der
umgebenden Markschicht. Diese Befunde sind jedoch, nach Benedikt, zur Erklärung der voraufgegangenen Erscheinungen ungenügend, zumal dieselben unter einander stark differiren und im
zweiten Falle sich das Gehirn ganz intact zeigte; die Lähmung
scheint vielmehr mit der Kachexie selbst in einem gewissen noch
unermittelten Causalnexus zu stehen.

Das besonders in Italien häufige Pellagra, dessen Entstehung
mit zweifelhaftem Rechte von einzelnen Autoren (Balardini,
Lombroso) auf den Genuss von verdorbenem Mais zurückgeführt
wird, ist zuweilen mit Lähmungen, besonders in paraplegischer
Form, verbunden. Bei der Autopsie solcher Kranken hat man in
einzelnen Fällen Oedem, beträchtliche Vermehrung der Cerebrospinal-
flüssigkeit (Gintrac) u. s. w. gefunden (vgl. Trophoneurosen).

Das in den Tropenländern (Ost- und Westindien, Brasilien)
epidemisch auftretende Beri-Beri ist die Ursache von Lähmungen,
namentlich Paraplegien, welche häufig auch mit Parästhesien und
Anästhesien der befallenen Theile einhergehen. Die Untersuchungen
von Fonssagrives, Leroy de Méricourt, Alvarenga u. A.
lassen die überaus starke ödematöse Durchtränkung aller Gewebe
als wahrscheinliches Substrat dieser Lähmungen ansehen.

Allgemeine Therapie der Lähmungen. Wie bei den verschiedenen Formen motorischer Reizzustände, ist auch bei Behandlung der Lähmungen in erster Reihe den vorhandenen Causalmomenten Rechnung zu tragen. Es bezieht sich dies in doppelter Weise einmal auf das eigentliche pathologisch-anatomische Substrat der Lähmnng (den in irgend einem Theile des Bewegungsapparates gelegenen Krankheitsheerd) — sodann auf die entfernteren ätiologischen Bedingungen und Anlässe, die im concreten Falle bei der Entstehung der Lähmung als mitwirkend angesehen werden müssen. Aus den vorhergehenden Abschnitten ist zu ersehen, dass uns bei einer grossen Reihe von Lähmungen die Kenntniss des pathologisch-anatomischen Substrats noch mehr oder weniger vollständig mangelt. Wir können den Sitz des Krankheitsheerdes z. B. bei vielen toxischen Lähmungen, bei den Lähmungen nach acuten und constitutionellen Krankheiten oft höchstens mit grösserer oder geringerer Wahrscheinlichkeit vermuthen; die Qualität der in der Nervensubstanz stattfindenden Veränderung entzieht sich in noch zahlreicheren Fällen unserer Kenntniss gänzlich. Unter solchen Umständen sind die mehr indirecten, entfernteren Bedingungen und Anlässe für die Causalbehandlung in erhöhter Weise maassgebend. Wo auch diese fehlen, oder wo wir aus anderen Gründen auf eine Erfüllung der Causalindicationen verzichten müssen, da stehen uns allerdings gerade für die empirisch-symptomatische Behandlung der Lähmungen noch Mittel zu Gebote, deren Leistungen zum Theil zu den glänzendsten auf dem gesammten Gebiete der Therapie gezählt werden dürfen.

Unter den hierhergehörigen, im engeren Sinne antiparalytischen Mitteln und Heilverfahren haben wir ausser einzelnen medicamentösen Substanzen die Balneotherapie, die Electrotherapie und die Gymnastik (Kinesiotherapie) in ihrer Anwendung bei Lähmungen besonders zu erörtern.

Von den medicamentösen Substanzen, welchen antiparalytische Wirkungen nachgerühmt zu werden pflegen, stehen die Strychnin-Präparate (resp. die, Strychnin und Brucin enthaltenden Präparate der Nux vomica u. s. w.) obenan. Das Strychnin galt ehedem als Specificum und als Hauptmittel gegen Lähmungen, namentlich cerebrale und spinale. Diesen Ruf verdankt es der seit langer Zeit bekannten Thatsache, dass bei Thieren und Menschen unter Einwirkung toxischer Strychnindosen allgemeine tetanische Krämpfe entstehen, die einer gesteigerten Erregbarkeit der medullären Reflexapparate ihren Ursprung verdanken. Man dachte sich, dass das Strychnin vom Rückenmark aus heilsame Erregungen in den gelähmten Muskeln hervorrufen könne — zumal da man öfters constatirte, dass die Strychninkrämpfe in gelähmten Muskeln und Gliedern zuerst oder vorzugsweise auftraten. Letztere Erscheinung habe ich wiederholt beobachtet; sie erklärt sich aber einfach aus dem Umstande, dass eine Combination von Lähmung und örtlicher

Erhöhung der Reflexerregbarkeit bestehen kann, und zwar, wie früher erörtert wurde, wenn die Lähmungsursache oberhalb der Abgangsstelle der Reflexbogen im Rückenmark gelegen und die centripetale Bahn bis zu letzteren gleichzeitig frei ist. In solchen Fällen ist der hemmende Einfluss des Gehirns auf das Zustandekommen von Reflexen in den gelähmten Theilen ausgeschlossen, und es können daher unter Anwendung von Giften, welche die Reflexerregbarkeit allgemein steigern, die Reflexe bei minimaler Reizstärke in den gelähmten Theilen leichter ausgelöst werden. Die Erregbarkeit der peripherischen Nerven und Muskeln gelähmter Theile wird durch Strychnin auch bei örtlicher Anwendung (subcutaner Injection), wie ich gezeigt habe, nicht merklich gesteigert. Die antiparalytischen Leistungen des Strychnin sind denn auch in Wahrheit äusserst zweifelhafter Natur. Den evidentesten Nutzen zeigt das Mittel bei gewissen Motilitätsstörungen der Blase und des Mastdarms (Enuresis, Incontinenz, Prolapsus recti u. s. w.), die jedoch nicht sowohl auf ursprünglicher Lähmung, als auf einem verminderten Reflextonus der genannten Organe beruhen. Auch ist vielleicht bei den eigentlichen Reflexlähmungen einiger Nutzen zu erwarten.

Was die Anwendungsweise bei Lähmungen betrifft, so sind die Nux vomica - Präparate ihres schwankenden Gehalts und der unsicheren Wirkung halber ganz zu verwerfen. Am zweckmässigsten ist das Strychninum purum, oder von den Salzen das S. nitricum und sulfuricum, alle drei zu 0,003—0,01, in Pillenform. Ehedem wurde das Mittel auch vielfach epidermatisch in Salben, öligen Einreibungen, und endermatisch durch Aufstreuen in Vesicatorflächen applicirt. Diese Verfahren sind ihrer Unsicherheit oder völligen Nutzlosigkeit wegen mit Recht verlassen; dagegen kann man der inneren Darreichung in manchen Fällen zweckmässig die hypodermatische Injection des Mittels substituiren. Zu letzterer dienen ausschliesslich die löslicheren Strychninsalze: S. nitricum, sulfuricum, aceticum, in wässeriger Lösung (1 : 200) und in kleinerer Dosis als für den inneren Gebrauch (0,0015—0,005). Man muss bei dieser Methode mit den kleinsten Dosen beginnen und sehr vorsichtig steigen, da bei Injectionen von 0,005—0,006 schon beachtenswerthe Erscheinungen von Strychnin-Intoxication auftreten können: Vibrationen in den Extremitäten wie beim Fieberfrost, Ziehen und Spannung in den Kaumuskeln, Parästhesien und erhöhte Empfindlichkeit gegen äussere Reize.

Ausser bei Blasenlähmung, Incontinenz, Enuresis, Prolapsus recti u. s. w., haben sich die Strychnininjectionen angeblich auch in einzelnen Fällen von Faciallähmung, Stimmbandlähmung, diphtheritischer Lähmung, selbst bei apoplectischen Hemiplegien, Paraplegien, traumatischen, spinalen und peripherischen Lähmungen u. s. w., erfolgreich bewiesen. Ich habe die Strychnininjectionen bei sehr mannigfaltigen Lähmungsformen benutzt, kann ihnen jedoch einen entschiedenen oder gar mit der Electricität vergleichbaren Heileffect nirgends nachrühmen, und halte ihre Anwendung bei Motilitätsneurosen, abgesehen von den oben statuirten Ausnahmen, für völlig entbehrlich.

238 Formen der Bewegungsstörung einzelner Organsysteme.

Als in gewissem Sinne antiparalytische Mittel, wenn auch nur
innerhalb eines beschränkten Anwendungskreises, sind die Calabar-
und Ergotinpräparate zu betrachten. Das Calabar wird bekanntlich vorzugsweise bei paralytischer Mydriasis, Accomodations-
lähmung, auch bei Lähmung der äusseren Augenmuskeln etc. benutzt; seine Wirkung beruht wahrscheinlich zum Theil auf einer
Reizung der peripherischen Oculomotorius-Enden. Ueberhaupt ist
das Calabar nach experimentellen Forschungen ein Mittel, welches
in einem gewissen Stadium seiner Wirkung sowohl die intramusculären Nervenenden, wie auch die Reflexapparate in gesteigerte Erregung versetzt, dadurch fibrilläre Zuckungen, selbst Tetanus u. s. w.
hervorruft. Diese primär excitirende Wirkung ist nach neueren
Untersuchungen (Harnack und Wittkowski) wahrscheinlich dem
einen Alcaloid der Calabarbohne (Calabarin) zuzuschreiben, während dem Hauptbestandtheil derselben, dem Physostigmin, eine derartige Wirkung nicht zukommt.

Das gewöhnlich sogenannte Ergotin (Bonjean), d. h. das
Extractum secalis cornuti aquosum, dessen eigentlich wirksamer Bestandtheil trotz vieler neueren Untersuchungen noch nicht
mit Sicherheit eruirt ist, erzeugt bekanntlich eine gesteigerte Erregung der mit glatter Musculatur versehenen Organe, des Uterus,
der Blase, vor Allem der Blutgefässe. Ob es sich dabei um eine
directe Einwirkung auf die Musculatur, oder auf die intramusculären Nervenenden, oder, wie sehr wahrscheinlich, zugleich auf gewisse centrale Theile des Nervenapparates handelt, ist unentschieden.
Empirisch hat sich das Ergotin, abgesehen von seiner Anwendung
bei paralytischen Angioneurosen und bei Wehenschwäche, als Antiparalyticum vor Allem in Fällen von Blasenlähmung bewährt;
entweder innerlich (0,1–0,6) in Pillen, oder in subcutaner Injection; hier das örtlich weniger irritirende Ergotinum bis purifi-
catum von Wernich, wovon ein Theil in Wasser und Glycerin
ana 3 gelöst, zu 0,06–0,15. — Das sogenannte Wiggers'sche
Ergotin (Extr. spir.), dessen Wirkung auf die Blutgefässe weit
unsicherer ist, soll nach Koehler die Erregbarkeit der peripheren
motorischen Nerven bei örtlicher Anwendung steigern. Therapeutische
Beobachtungen in dieser Richtung liegen bisher noch nicht vor.

Von einigen Seiten ist der Phosphor als antiparalytisches
Mittel gerühmt worden, so besonders von Delpech, neuerdings auch
von italienischen Autoren, namentlich bei Cerebrallähmungen. Eine
rationelle Erklärung dieser wohl sehr prekären Heilwirkungen ist
zur Zeit nicht möglich, man müsste denn etwa eine chemische Einwirkung des eingeführten Phosphors auf die Bildung von Glycerin-
phosphorsäure (Lecithin) als eines wesentlichen Bestandtheils der
Nervenmasse, zumal der Hirnsubstanz, annehmen.

Die früher und noch jetzt vielfach als örtliche Antiparalytica
benutzten Einreibungen reizender Substanzen (in Gestalt von
scharfen ätherischen Oelen, Linimenten, Salben, spirituösen Flüssig-

keiten u. s. w.) sind auch hier von ebenso zweifelhaftem Werthe
wie bei Behandlung der Anästhesien. Dahin kann man auch das
bei Zungenlähmungen u. s. w. empfohlene Kauen scharfer Substanzen
(Rad. Pyrethri u. dgl.) rechnen. Den örtlichen Reizmitteln schliessen
sich die warmen Localbäder mit Zusätzen von Salz, Soole u. s. w.
und die sogenannten Thierbäder insofern an, als auch bei ihnen
der beabsichtigte locale Heileffect mindestens zweifelhaft ist, und
jedenfalls mehr für Zustände passiver Immobilität der Gelenke,
Muskeln etc., als für wirkliche Lähmungen in Betracht kommt.
Von der örtlichen Application kalter und warmer Douchen an gelähmten Theilen ist dasselbe zu sagen.

Die der Balneotherapie im engeren Sinne angehörigen Verfahren nehmen in der Behandlung zahlreicher Lähmungsformen mit
Recht einen hervorragenden Platz ein. Leider ist die vergleichende
Beurtheilung ihrer antiparalytischen Leistungen einigermassen erschwert durch die literarische Behandlung, welche diesem Gegenstande bisher so vielfach zu Theil wurde. Ich spreche nicht sowohl davon, dass in einzelnen Fällen nicht die nöthige Unbe-
fangenheit in der Beurtheilung und Abwägung der Heileffecte stattgefunden hat, dass die Leistungen einzelner Kurorte und Kurmethoden hier und da in ungemessener Weise in den Vordergrund
gedrängt und überschätzt wurden. Im Allgemeinen zeigt sich nach
dieser Richtung hin neuerdings eine erfreuliche Mässigung. Allein
sehr beklagenswerth ist ein anderer Uebelstand, den ich wenigstens
bei Durchmusterung der balneologischen und freilich auch anderweitiger Literatur häufig empfunden habe. Es werden unter dem
Namen von Lähmungen die verschiedensten Motilitätsstörungen, nicht
bloss wirkliche Paralysen, sondern auch primäre Myopathien, Zustände passiver Immobilität aus osteopathischer oder arthropathi-
scher Veranlassung, Coordinationsstörungen (wie bei Tabes dorsualis)
u. s. w. bunt zusammengeworfen. Ich will nur an die häufige Auf-
führung der Tabes als „progressive Spinalparalyse" erinnern. Ein
derartiges Verfahren ist der Gewinnung zuverlässiger Indicationen
für die einzelnen Kurorte und Kurmethoden selbstverständlich nicht
günstig.

Die als Antiparalytica vorzugsweise geschätzten balneologischn
Heilmittel sind die indifferenten Thermalbäder (Gastein, Wild-
bad, Teplitz, Schlangenbad, Ragaz, Pfäffers, Leuk, Plombières), die
kochsalz- und schwefelhaltigen Thermalbäder (Wiesbaden,
Aachen, Warmbrunn, Bagnères, Barèges u. s. w.) und die Thermalsoolbäder (Oeynhausen-Rehme, Nauheim). Ihnen schliesst
sich ferner an die Verwendung der Stahlbäder und eisenhaltigen
Moorbäder, Fichtennadelbäder, Sandbäder, kalten Sool- und Seebäder und endlich der eigentlichen Kaltwasserkuren. Den wesentlichen Nutzen aller dieser Proceduren haben wir unzweifelhaft in
der durch sie herbeigeführten, specifisch verschiedenen Beeinflussung des Gesammtstoffwechsels zu suchen. Bekanntlich haben

Liebermeister und Gildemeister gezeigt, dass Abkühlung der
äusseren Haut durch kalte Bäder die Kohlensäureproduction erhöht;
Röhrig und Zuntz haben auch eine Vermehrung des Sauerstoff-
verbrauchs nachgewiesen. Dieselbe Wirkung haben kühle Sool-
und Seebäder, oder Bäder, welche anderweitige hautreizende Substanzen enthalten (Kohlensäure; Schwefelwasserstoff; Ameisensäure
und andere flüchtige Säuren der Fettsäurereihe etc. in den Moor-
bädern; Terpentin etc. in den Fichtennadelbädern). Es findet demnach bei diesen Proceduren eine Beschleunigung des Stoffwechsels
statt, und zwar beruht dieselbe auf reflectorischer Erregung Seitens
der centripetalleitenden Hautnerven, die durch den Hautreiz (Tem-
peraturwechsel, Kochsalz etc.) bedingt wird. Unter den genannten
Badeformen finden Unterschiede wesentlich gradueller Art statt,
welche die im gegebenen Falle zu treffende Auswahl bestimmen.
Umgekehrt wirken heisse Thermalbäder, Thermalsoolbäder, Dampfbäder u. s. w. in verschiedenem Grade verlangsamend auf den
Stoffwechsel. Je nachdem auch den heissen Bädern hautreizende
Substanzen hinzugefügt werden, muss eine Modification, resp. Abschwächung der ihnen eigenthümlichen Gesammtwirkung stattfinden.

Von diesen Gesichtspunkten aus werden uns wenigstens die mehr
oder minder zweckentsprechenden Wirkungen einzelner Badeformen
bei einer Reihe paralytischer Zustände einigermassen begreiflich.
So können z. B. Lähmungen, welche durch residuale Krankheitsproducte nach abgelaufenen acuten oder subacuten Processen, namentlich in den nervösen Centralorganen, bedingt oder unterhalten
werden, unter einer den Stoffwechsel beschleunigenden, die Resorption der Krankheitsproducte fördernden balneologischen Behandlung
sich rascher verlieren. Dahin gehören die Lähmungen nach exsu-
dativer, spinaler und cerebrospinaler Meningitis, nach Blutergüssen
im Gehirn und Rückenmark; ferner manche frische Fälle von
essentieller Kinderlähmung, von Lähmung nach acuten Krankheiten,
von toxischer und constitutionell-dyskrasischer (arthritischer, syphilitischer) Lähmung. In allen diesen Fällen passen demgemäss besonders die hautreizenden Methoden, Sool- und Seebäder, Stahlbäder, eisenhaltige Moorbäder, Fichtennadelbäder, Kaltwasserkur,
in entsprechender Auswahl und Graduirung, wobei auch die Dauer
der Reizung wesentlich in Betracht kommt. Die Erfahrung hat
damit übereinstimmend ergeben, dass z. B. bei apoplectischen
Hemiplegien und bei anderweitigen Lähmungen in Folge von cerebralen oder spinalen Heerderkrankungen Bäder von hoher Temperatur und von längerer Dauer meist nicht vertragen werden, selbst
unter Umständen verschlimmernd wirken, während kühle oder lauwarme kurzdauernde Bäder, kalte Soolbäder, Seebäder u. s. w. oft
einen entschieden günstigen Einfluss ausüben. Ebenso verhält es
sich bei den hysterischen Lähmungen. Ein weiterer, sehr zu beach-
tender Umstand ist der, dass die Anwendung von Bädern verschiedener Temperatur und von bestimmten Badeformen (Douchen etc.)

die Circulationen in den nervösen Centralorganen durch reflectorische Einwirkung auf die Blutgefässe derselben in ganz verschiedenem Sinne beeinflusst. So bewirken, wie Schüller gezeigt hat, kalte Vollbäder während der Application eine deutliche Erweiterung, nach derselben eine längere Zeit anhaltende Verengerung der Pia-Gefässe; warme Vollbäder bewirken umgekehrt eine kräftige Verengerung der letzteren, nach Schluss des Bades Erweiterung und allmälige Ausgleichung. Mit jenen ist eine Steigerung, mit diesen ein Sinken des Blutdrucks in der Carotis verbunden. Bei den mit mechanischem Reiz einhergehenden Badeformen (Douchen) wird die reflectorische Veränderung der Pia-Gefässe durch die Temperatur des benutzten Wassers in viel geringerem Grade bestimmt; vielmehr werden hier abwechselnde Erweiterungen und Veränderungen der Hirngefässe durch die thermische Hautnervenreizung hervorgerufen. Diese und ähnliche Thatsachen können für die Benutzung und geeignete Auswahl balneotherapeutischer Proceduren, namentlich bei Lähmungen cerebralen und spinalen Ursprungs, vielfach als werthvoller Fingerzeig dienen. Ihnen zufolge empfiehlt sich namentlich in den so häufigen Fällen, wo örtliche, intracranielle oder spinale Hyperämien, Exsudate u. s. w. der Lähmung zu Grunde liegen, die Anwendung derjenigen Badeformen, welche Verengerung und verminderten Blutgehalt der Pia-Gefässe bedingen; wie es während der Application warmer und ganz besonders als Nachwirkung kühler Vollbäder geschieht. Da die reflectorische Verengerung in letzterem Falle eine viel energischere und nachhaltigere ist, so werden wir schon aus diesem Grunde die Application kurzdauernder kühler Bäder (von höchstens 25°) im Allgemeinen bevorzugen. Dies Ergebniss experimenteller Untersuchung und daran geknüpfter theoretischer Reflexion stimmt wesentlich mit dem überein, was von Seiten einsichtiger und vorurtheilsloser Balneologen auf empirischem Wege als Resultat practischer Beobachtung längst erkannt und — oft genug allerdings nicht mit der wünschenswerthen Klarheit und Entschiedenheit — ausgesprochen wurde.

Ausser dem bekannten Lehrbuch von Braun, das nach so manchen Richtungen hin ein rationelleres Verständniss der Heilquellenwirkungen anbahnte, sind auf dem in Rede stehenden Gebiete besonders die Beobachtungen der Teplitzer Badeärzte (Schmelkes, Karmin, Eberle, Delhaes u. A.) rühmend hervorzuheben. Ihnen gebührt auch vorzugsweise das Verdienst, die gerade bei der Behandlung der Lähmungen vielfach so zweckmässige Combination von Bädern und Electricität zuerst in ausgedehnterem Maasse practisch verwerthet zu haben. Die dort gesammelten Erfahrungen beziehen sich namentlich auf gewisse Formen peripherischer Lähmungen (traumatische, rheumatische, Lähmungen nach acuten Krankheiten u. s. w.) und auf cerebrale Hemiplegien.

Die Electricität ist heutzutage wohl als das wichtigste, am allgemeinsten und erfolgreichsten benutzte Antiparalyticum zu betrachten. Zwar gehört ihre Anwendung in diesem Sinne schon dem vorigen Jahrhundert und den Anfängen des jetzigen (Versuche mit

Reibungs-Electricität von Kratzenstein, Nollet, Jallabert.
Cavallo; mit Galvanismus von Humboldt, Reil, Pfaff, Loder,
Grapengiesser, Hers, Hallé u. A.), — doch führte erst Fara-
day's glänzende Entdeckung der Inductions-Electricität (1831) zu
· einer systematischeren Verwerthung, und Duchenne erhob (seit
1847) den „faradischen" Strom in der von ihm mit Vorliebe ge-
pflegten Therapie der Lähmungen zum Range eines lange Zeit
fast unumschränkten localen Heilmittels. Ziemssen und Remak
haben durch die methodische Ausbildung der extramusculären Fara-
disationsweisen zur Ausbreitung des electrischen Heilverfahrens wesentlich beigetragen. Dann begannen seit 1855 die Bestrebungen
Remak's in Bezug auf den constanten Strom, welche dieses lange
vernachlässigte und fast vergessene Mittel obenan in der Reihe der
antiparalytischen Heilverfahren gestellt haben.

Wirkungsweise des electrischen Stroms bei Lähmun-
gen. So zahlreich die physiologischen Versuche über die Wirkungen
electrischer Ströme auf Bewegungsnerven, Muskeln und die Centraltheile des Nervensystems — so zahlreich ferner die therapeutischen
Beobachtungen am Menschen auch sind: so müssen wir doch ge-
stehen, dass hinsichtlich der Heilwirkungen der Electricität bei
Lähmungen noch grosse Unklarheit herrscht, und ein volles Verständniss weder für die antiparalytischen Leistungen der intermittirenden, noch der continuirlichen Ströme auch nur annähernd erzielt ist.

Die Inductionsströme rufen bekanntlich, bei intramusculärer
oder extramusculärer Reizung, klonische und (bei gehäuften Unterbrechungen) tetanische Zuckungen der gereizten Muskeln hervor.
Liegt in diesen klonischen oder tonischen Zuckungen selbst ein
wesentlicher Heilfactor? Man hat das in der Regel als selbstverständlich vorausgesetzt, von der Annahme ausgehend, dass ein gelähmter Muskel in secundäre Entartung und Atrophie verfalle, eben
weil er gelähmt, also der ihm physiologisch gebührenden Thätigkeit
beraubt sei, und dass die electrische Reizung hier gleichsam für
die fehlende Willenserregung vicariire. Wir wissen aber jetzt, dass
ein Muskel atrophirt, nicht sowohl weil er gelähmt, also unthätig
ist, sondern aus besonderen, von der Lähmung als solcher ganz
unabhängigen Anlässen: hauptsächlich wenn ausser der motorischen
auch seine trophische Innervation alienirt oder aufgehoben ist. Die
Atrophie wird daher durch die Faradisation keineswegs verhütet,
falls die ursächlichen Verhältnisse ihren Eintritt begünstigen. Man
mag z. B. bei einer Lähmung durch Continuitätstrennung, resp.
schwere Quetschung eines peripheren Nervenstammes oder in den
schweren Fällen von sogenannter rheumatischer Faciallähmung der
Muskeln vom ersten Tage an noch so eifrig faradisiren: man wird
dadurch die centrifugale Degeneration der Nerven, die consecutiven
Ernährungsstörungen im Muskel und den endlichen Verlust der
electromusculären Contractilität keineswegs ausschliessen. Anderer-

seits wird man bei einer apoplectischen Hemiplegie keine erhebliche
Atrophie eintreten sehen, mag man die Muskeln und Nerven faradisiren oder nicht: weil hier die trophische Innervation der Muskeln
meist ungestört ist. Dass der Inductionsstrom ferner den Blut-
zufluss zu den gereizten Theilen offenbar vermehrt; dass er durch
die ausgelösten Contractionen eine Temperatur- und Volumszunahme
in den gereizten Muskeln hervorruft (Ziemssen)*), und zwar durch
Steigerung der im contrahirten Muskel stattfindenden Oxydationsvorgänge (Heidenhain), vielleicht auch durch die von Ludwig
und Hafiz beobachtete Erweiterung der Muskelgefässe: dies Alles
liefert uns doch im Ganzen nur vage und unbestimmte Anhaltspunkte zum Verständniss der antiparalytischen Wirkungen des
Stromes. Ganz unbrauchbar sind dieselben zumal in den so häufigen
Fällen, wo angeblich trotz aufgehobener Nervenleitung oder gänzlich geschwundener electromusculärer Contractilität der inducirte
Strom dennoch Besserungen oder Heilungen bewirkte! Wir werden uns dabei zum Theil mit dem von v. Bezold und Engelmann
geführten Nachweise zu behelfen haben, dass schwache Inductionsströme die gesunkene Erregbarkeit der Nerven während des Durch-
fliessens verbessern; zum Theil auch mit der Annahme centripetaler,
reflectorischer Wirkungen auf den Stoffwechsel, auf Herzaction und
Gefässtonus, wie sie bei Besprechung des therapeutischen Einflusses
der Hautreize auf Neuralgien und Anästhesien schon mehrfach erwähnt wurden.

Bei den antiparalytischen Leistungen des constanten Stromes
sehen wir ebenfalls ab von dem zweifelhaften Heileffecte der Zuckungen, welche durch Schliessung, Oeffnung, Stromwendung, oder durch
geringere Dichtigkeitsschwankungen bei geschlossener Kette (galvanotonische, labile Zuckungen) hervorgebracht werden. Dagegen
kommen die erregenden polaren Wirkungen des Stromes auf motorische Nerven wesentlich in Betracht. Bekanntlich entsteht am
isolirten Froschnerven der Erregungsvorgang beim Schliessen und
bei geschlossener Kette nur an der Kathode, beim Oeffnen dagegen
an der Anode. Dies gilt der jetzt vorherrschenden Anschauung gemäss auch für die menschlichen Bewegungsnerven bei percutaner
Galvanisation insofern, als die normal auftretenden Schliessungszuckungen und Zuckungen bei geschlossener Kette als Wirkungen
der Kathode, die Oeffnungszuckungen als Wirkungen der Anode
aufgefasst werden (KaSz, KaDz, AnOz). Dabei wird jedoch angenommen, dass im Bereiche jeder einzelnen Electrode die dieser zukommenden Wirkungen nicht ausschliesslich zur Geltung gelangen;
dass vielmehr im Bereiche der einen auch die Wirkungen der anderen Electrode bis zu einem gewissen Grade Platz finden. Die

---

*) Röhrig und Zuntz fanden auch, dass electrische (oder willkürliche)
Contraction der Vorderarmmuskeln eine geringe Steigerung in der Achseltempe-
ratur derselben Seite hervorbringt.

an der Anode auftretende Schliessungszuckung (AnSz) wird demnach einem Uebergreifen der Kathodenwirkung — die an der Kathode bei sehr verstärkten Strömen auftretende Oeffnungszuckung
(KaOz) einem Uebergreifen der Anodenwirkung zugeschrieben. Wahrscheinlich ist übrigens dabei unter Umständen neben der rein polaren Wirkung auch das Verhältniss der beiden Applicationsstellen
zur Richtung des Faserverlaufs im gereizten Nerven nicht ohne
Bedeutung, da Ziemssen und Burckhardt die Möglichkeit, auch
bei percutaner Galvanisation **Ströme** in **bestimmter Richtung
durch die Nerven zu schicken,** experimentell nachwiesen.

Den zuckungerregenden Wirkungen würden sich die von Remak sogenannten centripetalen Stromwirkungen (galvanotonische und antagonistische galvanotonische Zuckungen, centrale Alternativen) und die diplegischen Zuckungen anreihen, welchen Remak einen besonderen therapeutischen Nutzeffect
für Verbesserung der Leitungsfähigkeit motorischer Nerven oder der Muskelernährung vindicirte. Es handelt sich jedoch dabei um sehr complicirte, theils
überhaupt unsichere, theils einer exacteren Deutung vorläufig noch entzogene
Phänomene, deren antiparalytischer Werth überdies mehr als zweifelhafter
Natur ist.

Dagegen sind ausser den zuckungerregenden auch die electro-
tonisirenden Wirkungen constanter Ströme hier zu erwähnen.
Bekanntlich macht sich im polarisirten Froschnerven in der Umgebung der Kathode ein Zustand erhöhter Erregbarkeit (intra- und
extrapolarer Katelectrotonus) geltend, der beim Verschwinden des
Katelectrotonus in eine allmälig abklingende negative Modification
übergeht. Diese am isolirten Froschnerven erhaltenen Resultate
sind jedoch einer unmittelbaren Uebertragung auf die Verhältnisse
bei percutaner Galvanisation am Menschen nicht fähig, weil wegen
der allseitigen Einbettung des gereizten Nerven in gut leitende
Massen die Stromdichtigkeit schon in geringer Entfernung von den
Applicationsstellen so rasch absinkt, dass von einer Polarisation
des Nerven die Rede nicht sein kann. Die von mir, Erb, Samt,
Burckhardt, Brückner, Runge und neuerdings von Remak jun.
über diesen Gegenstand angestellten Versuche haben zweifelhafte
und zum Theil widersprechende Resultate geliefert. Sicher ist nur,
dass, während unter Umständen die Erregbarkeit auch an der Kathode vermindert sein kann (Brückner), im Allgemeinen ein positiver Erregbarkeitszuwachs während der Stromdauer und noch längere
oder kürzere Zeit darüber hinaus an beiden Polen, sowohl an der
Kathode wie an der Anode, an jener jedoch vorzugsweise, herbeigeführt wird. Es geschieht dies sowohl durch das Fliessen des
Stromes in constanter Höhe, durch wiederholtes Schliessen und
Oeffnen der Kette (secundäre Erregbarkeit; EII) — wie auch
in noch stärkerem Maasse durch Stromwendung (tertiäre Erregbarkeit; EIII). Prüft man den erhaltenen Erregbarkeitszuwachs
durch Schliessen und Oeffnen der Kette, so zeigt sich dabei, dass
die Schliessungszuckungen durch eine vorhergehende Schliessung der
Kette in entgegengesetzter Richtung verstärkt werden, und dass die

Oeffnungszuckungen der Länge der voraufgegangenen Stromdauer proportional anwachsen. Diese Erscheinungen stimmen überein mit dem von J. Rosenthal gefundenen Gesetze, wonach durch jede Stromesrichtung die Erregbarkeit für Schliessung des entgegengesetzten und Oeffnung des gleichgerichteten Stromes erhöht wird. Von besonderer Wichtigkeit sind für das Verständniss der antiparalytischen Wirkung die Modificationen der Erregbarkeit in ermüdeten Nerven und Muskeln: die zuerst von Heidenhain nachgewiesenen erfrischenden Wirkungen des Stromes. Die durch Misshandlung oder Ermüdung gesunkene Erregbarkeit kann restituirt werden, wenn ein Muskel längere Zeit von einem constanten Strome durchflossen wird, wobei der aufsteigende Strom sich wirksamer erweist als der absteigende, und die Erregbarkeit zuerst für Oeffnung des gleichgerichteten und Schliessung des entgegengesetzt gerichteten Stromes wiederhergestellt wird. — Endlich kommen gerade hier vielfach die sogenannten katalytischen Wirkungen des Stromes in Betracht, von denen bereits in früheren Abschnitten die Rede gewesen ist. Wir müssen dahin grossentheils die schwer definirbaren, aber empirisch feststehenden Heilwirkungen rechnen, welche bei spinalen und cerebralen Lähmungen durch die Galvanisation an der Wirbelsäule, am Kopfe und am Hals-Sympathicus ausgelöst werden. Aber auch die antiparalytischen Effecte der peripherischen Galvanisationsmethoden beruhen wohl grösstentheils auf örtlichen katalytischen Wirkungen, die theils in molecularen Gewebsveränderungen, in der Steigerung der endosmotischen Vorgänge und des Flüssigkeitstransports (kataphorische Wirkung), theils in einem durch die Gefässnerven direct oder reflectorisch vermittelten Einflusse auf die localen Blut- und Lymphgefässbahnen bestehen. Zu diesen katalytischen Wirkungen muss auch die von Remak beschriebene Verdickung der Muskeln durch constante Ströme gezählt werden. Diese wurde von ihm auch experimentell an Fröschen durch Anwendung labiler Ströme auf die Nervenstämme des Beins an den Oberschenkelmuskeln hervorgerufen und hat ihren Grund in einer vorübergehenden Hyperämie, welche durch Erschlaffung der Blutgefässe in den Muskeln bedingt ist. Auch manche bei der sogenannten Galvanisation des Hals-Sympathicus beobachtete Erscheinungen gehören unzweifelhaft hierher. Neuerdings hat auf meine Veranlassung Przewoski die Einwirkung beider Pole auf die localen Circulations- und Temperaturverhältnisse am Menschen mittelst thermoelectrischer Messung genau geprüft, und dabei stets als Folge der Kathodenschliessung eine Temperaturabnahme, während der Anodendauer dagegen eine Temperatursteigerung im Bereiche des gereizten Nervenstammes nachweisen können. Dies gilt nicht bloss für die gemischten Nervenstämme der Extremitäten (Ulnaris, Peronaeus), sondern auch für den Hals-Sympathicus, und zwar erstreckt sich

die Einwirkung des letzteren auf Gesichtshälfte und Arm der betreffenden Seite.*)
     Hinsichtlich der speciell verwendeten antiparalytischen Me-
thoden kann hier nur das Wichtigste angeführt werden (Näheres
lehren die citirten Werke über Elektrotherapie). Die Methoden
der faradischen Behandlung bestehen in der directen und indirecten
Faradisation, d. h. der Strom wird mittelst angefeuchteter Rheophoren
entweder auf die gelähmten Muskeln selbst, oder auf die eintretenden
Nervenzweige, die peripherischen Nervenstämme und Plexus geleitet. Der Modus der Anwendung muss im Allgemeinen durch
den Sitz der Erkrankungsursache bestimmt werden; die directe
Faradisation verdient also bei primären Myopathien, die indirecte
bei peripherischen Lähmungen der einzelnen Muskeläste, Stämme
und Plexus im Ganzen den Vorzug. Bei Affectionen der Wurzeln,
bei spinalen und cerebralen Lähmungen, wo die Faradisation den
Sitz der Lähmungsursache selbst nicht erreichen kann, ist die indirecte Faradisation ebenfalls vorzuziehen. Die Anwendung schnell-
schlägiger, abwechselnd gerichteter Ströme der äusseren Spirale
vertritt alle dem Inductionsstrom überhaupt zukommenden antiparalytischen Wirkungen in kräftigster und vollkommen ausreichen-
der Weise. Duchenne's ursprüngliche Vorliebe für den Extracurrent und für langsamschlägige Ströme bei Motilitätsstörungen ist
daher weder aus physiologischen, noch aus empirisch-therapeutischen
Gründen genügend gerechtfertigt; und wenn einzelne Autoren noch
neuerdings bei manchen Lähmungsformen dem Extracurrent und den
selteneren Unterbrechungen besondere Vorzüge vindiciren, so gehört
dies zu den Illusionen, an welchen die Literatur der Elektrotherapie
bekanntlich so reich ist.' Eins kann dagegen nicht dringend genug
hervorgehoben werden: dass nämlich überall, wo es sich um wirkliche, complete oder incomplete Lähmungen und nicht etwa um
Zustände passiver Immobilität handelt, bei directer wie bei indirecter
Faradisation nur eine sehr mässige Stromstärke in Anwendung
gebracht werden darf. Das Hervorrufen kräftiger tetanischer
Zuckungen, welches so vielen Aerzten als das beglückende Haupt-
ziel faradischer Bestrebungen erscheint, ist eine völlig untergeordnete,
nebensächliche, unter Umständen sogar positiv schädliche Neben-
erscheinung. Wir sehen, dass der Inductionsstrom auch in solchen
Fällen hülfreiche Dienste leistet, wo es in Folge degenerativer Ernährungsstörungen (wie bei Bleilähmung, bei schwerer rheumatischer
Faciallähmung u. s. w.) gar nicht zur Auslösung von Zuckungen
kommt; dass ferner die willkürliche Motilität hergestellt werden
kann, ehe noch die electromusculäre Contractilität und die peripherische Nervenreizbarkeit überhaupt wiedergekehrt sind. Aber auch wo
der faradische Reiz Zuckungen hervorruft, braucht derselbe nur in

---

*) Przewoski, Ueber den Einfluss des inducirten und constanten Stromes
auf vasomotorische Nerven etc. Diss. Greifswald 1876.

solcher Intensität zur Verwendung zu kommen, dass minimale Contractionen, nicht aber erschöpfende tetanische Zuckungen dadurch ausgelöst werden. In vielen Fällen sind die letzteren allerdings nur überflüssig, nicht gerade (wie Remak mit Uebertreibung für alle Zuckungen durch Inductionsströme behauptet) positiv nachtheilig; in manchen Fällen schaden die starken Zuckungen direct, indem sie die Ausbildung secundärer Contracturen in den gelähmten Muskeln begünstigen. Auch eine zu lange Dauer der Sitzungen und zu häufige Wiederholung sind aus demselben Grunde verwerflich. Tägliche einmalige Faradisationen von durchschnittlich 5 bis höchstens 10 Minuten genügen.

Für die galvanische Behandlung der Lähmungen kommen zunächst in Betracht: die peripherische Galvanisation der Muskeln, der Nervenstämme und Plexus, die entweder den Grundsätzen der polaren Methode gemäss mit einer Electrode (Kathode) oder mittelst Application beider Electroden an mehr oder weniger differenten Stellen ausgeführt wird. Die Verfahren letzterer Art werden je nach den Localisationsstellen der Electroden als Nerv-Muskelströme, Plexus-Nervenströme, Plexus-Muskelströme (NM, PlN, PlM) u. s. w. bezeichnet. Die Anordnung der Electroden entspricht dabei in der Regel der „aufsteigenden" Stromrichtung, d. h. der negative Pol befindet sich dem Centrum näher; diese Anordnung erhält, trotz des nur untergeordneten Werthes der Stromrichtung (vgl oben) dadurch ihre Berechtigung, dass bei Application beider Electroden auf einen motorischen Nervenstamm nur die Wirkung des dem Centrum näheren Poles zur Geltung kommt; wenigstens für schwächere und mittlere Ströme (Brenner, Filehne). Die erregende Wirkung dieser Applicationen wird erhöht, wenn wir bei geschlossener Kette Dichtigkeitsschwankungen einführen. Dies geschieht entweder durch Einschaltung variabler Widerstände, z. B. durch Streichen mit der Electrode über die äussere Hautoberfläche (die von Remak vorzugsweise benutzten labilen Ströme); oder durch die Abstufungen in der Intensität und Quantität der Stromquellen selbst (Frommhold's schwellende Ströme). Stärkere Erregungen durch gehäufte Unterbrechungen, Stromwendung u. s. w. sind therapeutisch im Allgemeinen zu vermeiden, können aber freilich zu diagnostischen Zwecken Anwendung finden. — Ausser diesen peripherischen Methoden kommen ferner zur Anwendung: für spinale Lähmungen die Galvanisation längs der Wirbelsäule, die Anwendung sogenannter Rückenmarkswurzelströme (RW), Rückenmarksnervenströme (RN) u. s. w. — für cerebrale Lähmungen die Galvanisation durch den Kopf und am Sympathicus. Als empirische Regel müssen wir hinsichtlich der Auswahl unter den verschiedenen Methoden festhalten, dass die Behandlung im Allgemeinen möglichst in loco morbi stattfinden soll; dass aber bei spinalen und cerebralen Lähmungen die Galvanisation längs der Wirbelsäule, am Kopfe oder am Sympathicus allein oft nicht genügt, sondern durch die gleichzeitige peripherische Galvanisation wirksam unterstützt wird. — Auch der galvanische Strom darf nicht in übertriebener Stärke und Dauer angewandt werden. Im Allgemeinen können bei peripherischen Methoden stärkere Ströme benutzt werden, als bei den centralen, bei der Galvanisation an der Wirbelsäule stärkere, als bei Galvanisation am Kopfe und am Sympathicus. Was die Dauer der Sitzungen betrifft, so sind 5–10 Minuten in der Regel ausreichend. Die Galvanisation am Kopfe erfordert kürzere Dauer als die übrigen Verfahren und ausserdem oft die schon früher erwähnten Cautelen (Einschaltung einer graduirten Nebenschliessung: Ein- und Ausschleichen des Stromes).

Häufig sind die antiparalytischen Leistungen des inducirten und des constanten Stromes gegeneinander abgewogen und in Vergleich gestellt worden. Gewöhnlich ist man davon ausgegangen, den Heileffect der einen Stromart auf Kosten der andern herabzusetzen oder einseitig zu erheben. Die unerquicklichen Controversen zwischen Remak und Duchenne, die unberechtigten Angriffe Remak's gegen Ziemssen u. s. w. sind bekannt genug, und bedürfen keiner Auffrischung. Die vielfach behauptete Superiorität in den antiparalytischen Leistungen des constanten Stromes stützt sich theoretisch wesentlich auf die modificirenden erfrischenden und katalytischen Wirkungen desselben, und ferner auf die Möglichkeit einer directen Galvanisation der nervösen Centraltheile. Doch ist, wie wir gesehen haben, von diesen Wirkungen Manches so wenig festgestellt, Anderes so räthselhaft, dass es zur Basirung genauer und rationeller therapeutischer Indicationen noch bei Weitem nicht ausreicht. Uebrigens sind auch dem Inductionsstrom in gewissem Sinne modificirende und selbst schwache katalytische Wirkungen nicht abzusprechen. Die erregbarkeitsverbessernden Wirkungen schwacher faradischer Ströme wurden bereits erwähnt. Die electrolytischen Leistungen der voltaelectrischen Inductionsapparate stehen allerdings weit zurück hinter denen einer constanten Batterie. Es ist aber doch ein etwas willkürlich gewählter Standpunkt, wenn man, wie Remak es that, ausschliesslich die electrolytischen Leistungen zum Massstabe des therapeutischen Werthes electrischer Vorrichtungen erheben will — so lange nicht festgestellt ist, dass gerade diese electrolytischen Leistungen es sind, welche den therapeutischen Effect electrischer Ströme vermitteln. Die directen und reflectorischen Einwirkungen auf die Blutgefässe dagegen fallen intermittirenden Strömen in ähnlicher Weise zu wie den continuirlichen. Was endlich die Application auf die Centralorgane betrifft, so kann man eigentlich nur sagen, dass der constante Strom durch Remak's glückliche Initiative dieses ganze Gebiet als eine ihm ausschliesslich angehörige Domaine occupirt hat. Es lässt sich aber kein einigermassen haltbarer Grund angeben, um intermittirenden Strömen jede therapeutische Einwirkung

auf die Centralorgane des Nervensystems abzusprechen, oder ihre
Anwendung auf dieselben absolut zu verbieten.

Es ist ehedem von anderen Autoren und auch von mir selbst
die Ansicht vertheidigt worden, dass bei ungleicher Reaction der
Muskeln gegen beide Stromarten derjenige Strom therapeutisch der
wirksamere sei, für welchen der Muskel allein oder vorzugsweise
noch Reaction zeige. Diese Ansicht ist, wie ich mich später überzeugt habe, nicht unbedingt richtig. Ich habe wiederholt Fälle von
peripherischen, traumatischen und rheumatischen, sowie auch von
saturninen Lähmungen beobachtet, in welchen die faradische Contractilität herabgesetzt oder erloschen, die galvanische Muskel-
erregbarkeit intact oder sogar abnorm erhöht war, und welche dennoch unter ausschliesslich faradischer Behandlung günstig verliefen;
ja sogar Fälle, in denen überhaupt nur noch eine sehr gesunkene
galvanische Reizbarkeit vorhanden war, der faradische Strom sich
aber dennoch therapeutisch unverkennbar als wirksamer heraus-
stellte. Man darf also im einzelnen Falle aus der Integrität der
galvanischen Reaction bei aufgehobener faradischer keine absolute
Indication für die ausschliessliche Anwendung des constanten
Stromes herleiten. Häufig ist die combinirte, alternirende Anwendung der peripherischen Faradisation und Galvanisation zweckmässig, oder es wird mit der centralen Galvanisation die peripherische Faradisation der gelähmten Nerven und Muskeln verbunden.

Die gymnastische Behandlung besteht in der methodischen
Anwendung activer und passiver Bewegungen im Gebiete der
Lähmung. Die Verwerthung solcher Bewegungen bei mancherlei
Motilitätsstörungen ist gewissermassen instinctiv geboten und findet
sich daher auch bereits in den ältesten uns überkommenen medi-
cinischen Ueberlieferungen. In neuerer Zeit hat man mehr und
mehr, besonders aber auf dem Gebiete der mit den Lähmungen so
eng zusammenhängenden orthopädischen Krankheitszustände, die
localisirte Gymnastik als ein wesentliches Heilmittel anerkannt,
und die auf derartige pathologische Fälle berechneten Uebungs-
formen zum Unterschiede von den pädagogischen und hygienischen
Muskelübungen, dem „Turnen", als medicinische Gymnastik,
Heilgymnastik, bezeichnet.

Seit den letzten 40 Jahren hat von Schweden aus diese medicinische Gymnastik eine wesentliche Reform und systematische
Ausbildung erhalten. H. P. Ling in Stockholm (gest. 1839), der
Erfinder dieses neuen Systems, legte der Gymnastik und besonders
der zu Heilzwecken benutzbaren die Anatomie und Physiologie des
willkürlichen Muskelapparates zu Grunde. Es handelt sich daher
bei ihm in der Heilgymnastik nicht mehr, wie bei unserem Turnen,
um Reck-, Barren-, Stütz-, Hantel-, Sprung-, Schwing-
oder dgl. begrenzte und allgemeine Körperübungen, sondern darum,
diesen oder jenen Muskel, diese oder jene Muskelgruppe behufs
eines vorschwebenden Heilzweckes in übende Thätigkeit zu ver-

setzen. Um dies überall thun zu können, um überall die wünschenswerthe örtliche Begrenzung und eine dem Heilzwecke entsprechende graduelle Intensität der Uebungen zu erzielen, waren die bis dahin bekannten activen Uebungen nicht ausreichend. Ling hatte den glücklichen Gedanken, zu diesem Zwecke eine neue Bewegungsform einzuführen, die s. g. duplicirte oder Widerstandsbewegung. Mittelst dieser ist man nämlich im Stande, die meisten willkürlichen Muskeln in isolirte Action zu versetzen, bei gänzlich ausgeschlossener Mitwirkung ihrer Antagonisten.

Die Wichtigkeit dieser duplicirten Bewegungen für die Therapie der Paralysen leuchtet sofort ein, wenn man daran denkt, dass besonders an den Extremitäten häufig gewisse functionell zusammengehörige Muskelgruppen gelähmt, ihre Antagonisten dagegen völlig intact sind. Aber auch von den Muskeln der Scapula und der Wirbelsäule finden sich oft einzelne gelähmt bei völliger Integrität ihrer Antagonisten. So z. B. ist der Serratus anticus major oft allein gelähmt, während seine Antagonisten, Mm. rhomboidei und levator anguli scapulae, normal fungiren. Ausser der Gebrauchsstörung, welche die betreffenden Theile durch diese isolirte Paralyse einzelner Muskeln oder Muskelgruppen erleiden, liegt in der dadurch gesetzten Störung des Antagonismus zwischen den gelähmten und den gesunden Muskeln die primäre Ursache zur Entstehung der mannichfachsten Deformitäten. Ich erinnere nur an die verschiedenen Formen des paralytischen Pes varus, an die Deviationen der Scapula, an die musculären Kyphosen und Scoliosen u. s. w. Zur Herstellung des normalen Muskel-Antagonismus sind nun aber die rein activen Uebungen nicht geeignet. Wir wissen, dass überall, wo einzelne Muskelgruppen z. B. die Extensoren eines Gliedes in Thätigkeit gesetzt werden sollen, selbst bei der exactesten Intention die betreffenden Antagonisten, also die Beuger, mit fungiren müssen. Die Einen verhalten sich bei jeder rein activen Bewegung als die Regulatoren der Kraft und Geschwindigkeit der Anderen. Ohne diese regulirende Mitwirkung der Antagonisten würde die Bewegung nur stossweise vollzogen werden können. Auch der Gesunde ist nicht im Stande, durch eine rein active Uebung einen einzelnen Muskel oder eine einzelne Muskelgruppe für sich allein mit Ausschluss der Antagonisten in Thätigkeit zu setzen. Wo einzelne Muskeln gelähmt sind, folgt der Intention des Kranken, auf die gelähmten Muskeln einzuwirken, stets eine vorzugsweise oder gar ausschliessliche Einwirkung auf die gesunden Muskeln; darin liegt sogar das wesentlichste Moment für die Steigerung derartiger Deformitäten.

Dieser Uebelstand wird nun mittelst der duplicirten oder Widerstandsbewegungen vermieden. Durch den seitens eines technisch geschulten Individuums angebrachten Widerstand wird die regulirende Mitwirkung der Antagonisten ausgeschlossen. Hinsichtlich der Technik dieser Bewegungen muss ich auf die speciellen Schriften über Heilgymnastik verweisen, da ihre Detail-Erörterung hier so wenig Raum finden kann, wie die der pharmaceutischen Heilmittel.

Die Benutzung der duplicirten Bewegungen findet selbstverständlich ihre Grenze bei vollständiger Paralyse. Ihr eigentliches Terrain sind die paretischen Zustände einzelner Muskelgruppen, bei denen eine mehr oder weniger bedeutende Verminderung, aber keine gänzliche Aufhebung der willkürlichen Innervation stattfindet.

Dagegen können in jenen Fällen, wo die gesammte Musculatur eines Gliedes eine gleichmässige Abnahme der Energie, nicht deren gänzlichen Verlust erfahren hat, auch die rein activen Bewegungen mit Erfolg benutzt werden. Ja, sie verdienen unter Umständen wegen ihrer Einfachheit und wegen der Entbehrlichkeit fremden

Beistandes in solchen Fällen den Vorzug vor den duplicirten. So ist z. B. bei gleichmässiger Energieverminderung der Musculatur der Unter-Extremitäten das Gehen selbst die nützlichste Heilgymnastik. Das sind die Fälle, wo die sog. Zimmergymnastik erfolgreich verwerthet werden kann, während sie bei den musculären Difformitäten nur schaden muss, aus den oben angeführten Gründen. Für jede Art der beiden Bewegungsformen, der activen und duplicirten, muss es leitender Grundsatz sein, dass dabei Rücksicht zu nehmen ist auf das ursächliche Wesen der Krankheit, auf die pathologisch-anatomischen Verhältnisse, auf die Leistungsfähigkeit der kranken Muskeln, auf die Verhütung von Ueberanstrengung. Kurz, es muss dabei sachverständig methodisch verfahren werden, wenn man Erfolge erzielen will.

Wir haben noch der passiven Bewegungen zu gedenken. Sie finden vorzugsweise Anwendung bei jenen accessorischen und consecutiven Bewegungsstörungen, welche früher oder später sich zu vielen Paralysen hinzugesellen, z. B. den sogenannten Contracturen und Pseudo-Ankylosen der Gelenke. In Folge der Paralyse einzelner Muskeln oder Muskelgruppen tritt nothwendig secundär eine Verkürzung der antagonistischen gesunden Muskeln ein. Ja die längere Immobilität veranlasst an sich consecutive Veränderungen in den das betheiligte Gelenk constituirenden Knochen, Knorpeln, Synovialhäuten, Fascien und Ligamenten. In Folge der mangelhaften Functionirung des Gelenkes werden die Knochen und Knorpel der Epiphysen an der contracten Seite durch Druck-Usur atrophisch, an der entgegengesetzten theils hypertrophisch, theils anderweitig verändert. Die Synovialhäute büssen einen Theil ihrer secretorischen Function ein, die Fascien und Ligamente werden rigid u. s. w. Hier muss erst durch methodisch und sachgemäss angewendete passive Beugungen, Streckungen, Rotationen, Supinationen und Pronationen, Adductionen und Abductionen u. s. w. die oft schon bis zur Ankylosis spuria vorgeschrittene Immobilität der betreffenden Gelenke beseitigt werden, bevor man zur erfolgreichen Behandlung der paralysirten Muskeln mit Electricität und duplicirten oder rein activen Uebungen fortschreiten kann. Durch geduldige und stufenweise Anwendung dieser Mittel ist oft selbst in veralteten und äusserst schweren Fällen noch ein überraschender Erfolg zu erzielen, wie dies u. A. die neuesten Leistungen der „Massage" in den Händen von Metzger und seinen Nachahmern beweisen.

Die Anwendung passiver Bewegungen geschieht entweder vermittelst mechanischer Apparate, wie sie für fast sämmtliche Gelenke von Bonnet erfunden und in seinem „Traité de thérapeutique des maladies articulaires. Paris 1853" beschrieben und abgebildet sind; oder mittelst der Hände technisch geschulter Gymnasten. Welche von diesen beiden Methoden im einzelnen Falle den Vorzug verdient, das hängt theils von der Oertlichkeit, theils von der anatomischen Beschaffenheit, theils auch von dem Umfange der Gelenkmetamorphose ab. Bisweilen wird man sich selbst wegen Ermangelung geschickter Gymnasten für Benutzung der Apparate entscheiden müssen. Es genützt in schwierigen Fällen nicht, dass man dem Kranken kurzweg den Gebrauch der Heilgymnastik empfiehlt. Der Erfolg hängt vielmehr hier, wie überall in der Therapie, nicht nur von der richtig gestellten Indication, sondern auch von der richtigen Ausführung ab. Unzweckmässig ausgeführte Bewegungen der Heilgymnastik, seien diese passive oder active, gleichen in ihrem Werthe ganz den unrichtig zubereiteten pharmaceutischen Präparaten.

Die Wirkungsweise der activen Bewegungen (auch die sogenannten duplicirten gehören zu diesen, denn sie sind nichts Anderes, als durch exacte Localisation potenzirte active Muskelübungen) fällt zum Theil mit der der localisirten Faradisation und Galvanisation zusammen. Sie steigern zunächst auf centrifugalem Wege die Innervation und können ferner durch die örtlichen Veränderungen der Circulation und Ernährung, welche mit der gesteigerten Muskelthätigkeit verbunden sind, einen günstigen Einfluss auf peripherische Krankheitsursachen entwickeln. Auch das mechanische Bearbeiten erschlaffter Muskeln durch Drücken, Kneten, Massiren u. s. w. bewirkt gleich der activen Contraction eine beschleunigte Blut- und Säftebewegung innerhalb des Muskels, indem es eine abwechselnde Compression und Wiederausdehnung der Blut- und Lymphgefässe herbeiführt. Den Nutzen einer solchen beschleunigten Blut- und Säfteströmung im Muskelgewebe kennen wir aus den neueren Arbeiten von Ranke, Heidenhain, Kühne, Nawrocki, Szelkow und Anderen; er beruht wesentlich darauf, dass einmal gewisse ermüdende saure Oxydationsproducte (Fleischmilchsäure, Kreatin) vor ihrer Anhäufung durch die alkalische Blut- und Lymphflüssigkeit ausgewaschen oder neutralisirt werden, andererseits durch eine gesteigerte Zufuhr von Nährmaterial und von Sauerstoff die Leistungsfähigkeit der Muskeln auch direct erhöht wird. — Die activen wie die passiven Bewegungen müssen demnach, wenn auch in verschiedenen Graden, die Fähigkeit zur Muskelaction steigern, und die daraus entspringenden Rückwirkungen auf den Gesammtstoffwechsel u. s. w. hervorrufen. Möglich ist auch, dass sie gleich gewissen galvanischen Applicationsweisen auf centripetalem Wege einen alterirenden Einfluss bei centralen Lähmungsursachen ansüben. Das günstigste Feld bieten der heilgymnastischen Behandlung jedenfalls diejenigen Lähmungen, welche als Residuen abgelaufener peripherischer oder centraler Processe fortbestehen, wie es z. B. bei vielen rheumatischen oder traumatischen Lähmungen, bei Paraplegien nach acuter und subacuter Meningitis spinalis, bei apoplectischen Hemiplegien, bei Lähmungen nach acuten Krankheiten und den sogenannten essentiellen Lähmungen der Fall ist. Ferner sind ein sehr dankbares Behandlungsobject die hysterischen Lähmungen, bei denen neben der örtlichen Regulirung der motorischen Nervenleitung wohl die allgemeine Rückwirkung auf den Stoffwechsel wesentlich in Betracht kommt. Unersetzlich vor Allem ist die heilgymnastische Behandlung bei den aus partieller Lähmung hervorgegangenen paralytischen Deformitäten, namentlich des Kindesalters; sie ist hier neben der unterstützenden Anwendung mechanischer, prothetischer Hülfsmittel das wichtigste und zur Herstellung der normalen Muskelenergie erfolgreichste Agens, welches für derartige Fälle selbst durch die elektrotherapeutischen Verfahren oft nur sehr unvollkommen ersetzt wird.

C. Coordinationsstörungen.

Eine eigenthümliche, bisher noch nicht im Zusammenhange erörterte Form von Motilitätsstörungen der willkürlichen Muskeln bilden die Störungen der Coordination, d. h. des gruppenweisen, gleichzeitigen oder successiven Zusammenwirkens behufs zweckmässiger Ausführung complicirter Bewegungsacte. Die letzteren können entweder dem Gebiete der Willkürbewegungen angehören, wie bei den Coordinationen des Stehens, Gehens, Greifens, der Stimme und Sprache — oder dem Gebiete unwillkürlicher, angepasster und reflectorischer Bewegungen, wie bei den Coordinationen des Athmens, Hustens, Schluckens, Erbrechens und der associirten Augenbewegung; auch in jenem Falle sind aber die Details der betreffenden Bewegungsacte, die zweckentsprechende Gruppirung und Innervationsstärke der einzelnen Muskeln etc. dem controlirenden Willen im Allgemeinen entzogen, und es können die gleichen Coordinationen auch bei aufgehobenem Willenseinflusse in zweckentsprechender Weise stattfinden. Dieselben sind demnach das Ergebniss besonderer, theils angeborener, theils durch Uebung u. s. w. erworbener Verknüpfungen der zu bestimmten Zwecken zusammenwirkenden Muskeln, und als solche an specifische complicirte Vorrichtungen (Coordinationsmechanismen) gebunden, welche freilich nicht selbstthätig — automatisch — fungiren, sondern entweder von der Peripherie, reflectorisch, oder vom Centrum her, durch den Willen oder durch vom Willen unabhängige psychische Strömungen, zeitweise angeregt werden.

Diese Erwägungen und die bestätigenden experimentellen und pathologischen Befunde nöthigen uns von vornherein, den Sitz jener Coordinationsmechanismen ausschliesslich in die Centraltheile des Nervensystems, und zwar, da den Anforderungen nur durch Gruppen sowohl unter einander, wie mit der Peripherie und mit höheren Centren verbundener Nervenzellen entsprochen werden kann, in die graue Masse des Rückenmarks und Gehirns zu verlegen (spinale und cerebrale Coordinationscentren). Die von den betreffenden Apparaten, namentlich der Medulla oblongata und der aufwärts gelegenen Hirntheile ausgehenden Störungen lassen sich daher als centrale Coordinationsstörungen bezeichnen. Ob das Rückenmark, wenigstens beim Menschen, wirklich coordinatorische Centren enthält, ob also centrale Coordinationsstörungen von demselben ausgehen können, ist mindestens sehr fraglich. Wahrscheinlich bestehen im Rückenmark der höheren Thiere zwar Reflexcentren oder Sammelplätze functionell zusammen-

gehöriger Muskelgruppen (Beuger, Strecker einer Extremität etc.)
— aber keine eigentlichen Coordinationscentren, welche eine zweckentsprechende Auswahl und Zusammenlegung functionell verschiedener Muskeln erfordern. Dies schliesst jedoch nicht aus, dass
unzweifelhafte Coordinationsstörungen durch Läsionen des Rückenmarks zu Stande kommen — wie auch andererseits keineswegs
alle, von Medulla oblongata und anderen Hirntheilen ausgehenden
Coordinationsstörungen centraler Natur sind. Es können vielmehr
ausser den Läsionen der coordinirenden Centren auch die Läsionen
ihrer zuleitenden und ableitenden Bahnen Coordinationsstörungen
zur Folge haben, welche wir im Gegensatze zu den centralen als
Störungen der Coordinationsleitung bezeichnen dürfen. Die
Bahnen dieser Coordinationsleitung, welche in der weissen und
grauen Substanz des Rückenmarks und Gehirns verlaufen, können
selbstverständlich in ihrem centrifugalen Theile nicht mit denen
der motorischen Willensleitung zu den einzelnen Muskeln, in ihrem
centripetalen Theile nicht vollständig mit der Leitung der bewussten
Empfindungseindrücke zusammenfallen; sie erheischen, was den letzteren Theil ihres Verlaufs betrifft, wenigstens besondere Abzwei-
gungen für die unbewusste, reflectorische Auslösung der betreffenden
coordinatorischen Actionen.

Als die beim Zustandekommen der wichtigsten, auch pathologisch bedeutsamsten Coordinationen vorwiegend betheiligten Bahnen
haben wir die spinalen Hinterstränge (resp. einen Theil der Seitenstränge) mit ihren virtuellen Fortsetzungen, durch die Funiculi
cuneati und graciles zum Kleinhirn einerseits — durch die äusseren
Pyramidenbündel, Pons und die Haube des Hirnschenkelfusses zu
den grossen Hemisphären andererseits zu betrachten. Die entsprechenden Coordinationscentren haben wir auf verschiedenen Etappen
dieses Weges, in der Medulla oblongata, im Kleinhirn, in den
Haubenganglien (Thalamus, Vierhügel) — vielleicht auch in einzelnen Abschnitten der Pedunculusganglien (Streifenhügel, Grosshirnrinde) zu suchen.

Benedikt will die centralcerebralen Coordinationsheerde, im Gegensatze
zu den spinalen und cerebellaren, als Associationscentren bezeichnen, und
unterscheidet die Störungen derselben, wohin z. B. die Aphasie gehört, als
Associationsstörungen von den Coordinationsstörungen im engeren Sinne.

Die spinalen Hinterstränge dienen, wie bekannt, der Leitung von Bewegungen nicht, stehen überhaupt zu motorischen Elementen unseres Wissens in keiner unmittelbaren Beziehung. Dennoch sehen wir bei der isolirten, strangweisen Erkrankung (Sclerose)
dieses Fasersystems äusserst häufig Coordinationsstörungen von sehr
charakteristischer Art (spinale Ataxien) zur Erscheinung gelangen. Es handelt sich dabei entweder allein um Störung der für
die aufrechte Haltung und Ortsbewegung erforderlichen coordinirten
Muskelbewegungen des Rumpfes und der Unterextremitäten (Ataxia
locomotoria) — oder, bei höherem Krankheitssitze, zugleich um

Störungen des zum Fassen und Greifen etc. dienenden Muskelspiels der oberen Gliedmaassen (Ataxie der Greifbewegungen). — Diese spinalen Ataxien beruhen offenbar wesentlich auf Leitungshindernissen der betreffenden centripetalen Bahnen, namentlich derjenigen, welche den eigentlichen Muskelsinn, sowie das davon zum Theil unabhängige Gefühl für Stellung und Bewegung der Glieder vermitteln. Möglicherweise kommen auch Störungen des, beim Menschen allerdings sehr zweifelhaften Reflextonus der willkürlichen Muskeln dabei in Betracht; ferner Störungen der von Harless, Cyon und Guttmann nachgewiesenen regulirenden Hülfsinnervation, welche in den hinteren Wurzeln und deren intraspinalen Fortsetzungen verläuft und einen die Erregbarkeit steigernden Einfluss auf die vorderen, motorischen Wurzelfasern entfaltet. Im Lumbalmark und in einem Theile des Cervicalmarks scheinen, nach den früher citirten Versuchen, die obigen Functionen von den Hintersträngen auf die Seitenstränge grossentheils überzugehen. — Inwiefern die Verknüpfung von hinteren Wurzelfasern mit Nervenzellen der Hinterhörner (Clarke'schen Säulen) und die Commissurenverbindungen der letzteren unter einander, oder die Auflösung des lateralen Theils der Hinterwurzeln in ein feinstes Fasernetz (Gerlach) beim Zustandekommen gewisser diffuser oder allgemeiner coordinatorischer Krampfformen, choreatischer, saltatorischer Krämpfe etc. mitwirkt, ist noch eine offene Frage.

Die Medulla oblongata ist nach älteren und neueren Thierversuchen offenbar der Ausgangspunkt allgemeiner coordinirter Reflexe in den willkürlichen Muskeln, sowie ausserdem der Heerd der für die gewöhnliche Respiration und ihre Nebenformen (Husten, Niesen etc.), sowie für die Schlingacte erforderlichen Coordinationen. Die Lage der einzelnen bulbären Coordinationscentren ist noch ziemlich unsicher; das allgemeine Reflexcentrum scheint neueren Versuchen von Owsjannikow zufolge bei Kaninchen näher am Calamus scriptorius, das Respirationscentrum weiter entfernt von demselben zu liegen. Vielfach hat man in die Medulla oblongata noch andere specielle Coordinationscentren, namentlich der auf die Stimme und Sprache bezüglichen Muskelcombinationen, verlegt, wozu allerdings die anatomischen Einrichtungen der Medulla oblongata eine zum Theil geeignete Handhabe darbieten. Die ältere Annahme eines articulatorischen Sprachcentrums in den Oliven (Schroeder van der Kolk) ist freilich schon aus dem Grunde unzulässig, weil ein einheitliches Centrum dieser Art überhaupt nicht existirt; höchstens ist von einem Coordinationscentrum der Lautbildung, einem „basalen Lautcentrum" innerhalb der Oblongata die Rede (vgl. Sprachstörungen).

Die vorausgesetzte Beziehung der Oliven zu den Coordinationsvorgängen findet ebenfalls eine anatomische Stütze in dem Nachweise eines nahen Zusammenhanges derselben mit den Fibrae arcuatae, den gekreuzten Fortsetzungen der zum Kleinhirn aufsteigenden Fasern der Hinterstränge. Aus den Untersuchungen von Deiters, Clarke, Meynert scheint wenigstens so viel hervorzugehen, dass sowohl die obere wie die untere Olive als Mittelglieder zwischen Fasern der Corpora restiformia einer Seite und der Funiculi graciles und cuneati entgegengesetzter Seite eingeschaltet sind; dass somit centripetale (coordinationsleitende?) Fasern der Hinterstränge in den gegenüberliegenden Pedunculus cerebelli und die damit zusammenhängende Kleinhirnhälfte gelangen. Ob dabei freilich eine Insertion von Hinterstrangfasern in Zellen der Oliven stattfindet, und ob letzteren die Rolle selbstständiger coordinatorischer Centralapparate gebührt, ist, wie so vieles Andere auf diesem Gebiete, überaus fraglich.

Abgesehen von den später zu erörternden bulbären Formen der Sprachstörung und von gewissen, meist reflectorisch ausgelösten respiratorischen Krampfformen (dem Krampfhusten, Schluchzen, Gähnen, Niesekrampf u. s. w.) können auch der spinalen Ataxie locomotrice entsprechende Symptombilder von der Medulla oblongata — als Leitungsorgan der betreffenden centripetalen Bahnen oder als primärem Coordinationscentrum derselben — ausgehen. Manche nach acuten Krankheiten (Pocken, Typhus, Diphtheritis) zurückbleibende, zuweilen auch mit dysarthrischer Sprachstörung gepaarte Ataxien scheinen hierher zu gehören. Zweifelhaft ist die Beziehung der Oblongata zu den diffusen oder allgemeinen Coordinationskrämpfen, zur Chorea, zum coordinirten Tremor und ähnlichen Formen.

Das Kleinhirn und seine Adnexe sind bei Entstehung der locomotorischen, normalen und pathologischen Coordinationsformen in hervorragender Weise betheiligt. Das anatomische Substrat dafür bieten uns die oben geschilderten centripetalen Bahnen (Fortsetzungen der spinalen Hinterstrangfaserung) einerseits, die vom Kleinhirn ausgehenden centrifugalen Bahnen und Verknüpfungen mit psychischen Systemen der Grosshirnrinde andererseits; endlich die innerhalb des Kleinhirns selbst stattfindende schlingenförmige Verknüpfung der zu- und ableitenden Bahnen. In letzterer Hinsicht sei nur an die Untersuchungen von Hadlich und Boll über die Fortsätze der sogenannten Purkinje'schen Zellen der Kleinhirnrinde, deren Umbiegen in der Nähe des freien Rindenrandes und Auflösung in ein Netz feinster, die ganze graue Rindenschicht erfüllender Fibrillen erinnert.

Die physiologischen Thatsachen, welche für eine hervorragende Betheiligung des Kleinhirns und seiner Adnexe namentlich beim Zustandekommen der locomotorischen Coordinationen sprechen, sind seit langer Zeit bekannt. Schon Flourens bezeichnete, auf Zerstörungsversuche (Abtragung des Cerebellum) gestützt, diesen Hirntheil als allgemeinen Coordinator der Körperbewegungen — Henle einschränkender als Organ zur Regelung der Ortsbewegungen. Wundt *) hat diese coordinatorische Action des Kleinhirns neuerdings dahin präcisirt, dass dasselbe zu der unmittelbaren Regulation der Willkürbewegungen durch die Empfindungseindrücke bestimmt sei. Die coordinirende Thätigkeit des Klein-

hirns ist demnach gewissermaassen eine reflectorische; und zwar
wird sie besonders angeregt durch die von den bewegten Theilen
selbst herrührenden Empfindungseindrücke — die schon früher be-
sprochenen Bewegungsempfindungen —, die im Verein mit anderen
Sinnesempfindungen die Bildung von Vorstellungen über Lage,
Stellung und Bewegung der Theile beständig vermitteln. Neuere
Experimentatoren haben auch die nach Zerstörung ausgedehnter
Abschnitte der Kleinhirnhemisphären oder des Wurms bei Warmblütern auftretenden Bewegungsanomalien, welche namentlich die
Form von Rotationen um die sagittale Axe (Rollbewegungen oder Reitbahnbewegungen) darbieten, auf Störungen des
Gleichgewichts verschiedener im Kleinhirn belegener Bewegungs-
centren, sei es durch partielle Reizung oder Lähmung derselben,
bezogen; Einzelne haben das Kleinhirn, wohl mit Unrecht, als Organ
des eigentlichen Muskelsinns (Lussana) oder selbst als Ausgangspunkt tonischer Muskelinnervation (Onimus) betrachtet. — Mit
den erörterten experimentellen Ergebnissen stehen jedenfalls zahlreiche, gut beobachtete pathologische Thatsachen über isolirte
Kleinhirn-Affection beim Menschen im Einklange. Vielfach wurde
schon von älteren Autoren die Schwierigkeit der Erhaltung des
Gleichgewichts bei Erkrankungen oder Degenerationen des Kleinhirns, die durch Schwindel oder Benommenheit erzeugte Ataxie
(cerebellare Ataxie Duchenne's), die Unfähigkeit zur Erhebung aus der horizontalen Rückenlage (Griesinger) mit Recht
hervorgehoben. Aehnliche Symptome (Unfähigkeit der Aequilibri-
rung, unsichere schwankende Locomotion, Schwierigkeit zur Erhebung aus der horizontalen Rückenlage) constatirte Huppert in
einem Falle hochgradiger, durch Wachsthumshemmung bedingter
Kleinheit des Cerebellum. Ferber bezeichnet als Hauptsymptome
von Kleinhirntumoren die Coordinationsstörungen beim Mangel an
eigentlich motorischen und sensibeln Lähmungen, neben gleichzeitigem Occipitalschmerz und Erbrechen. Den cerebellaren Ataxien
müssen vielleicht auch die Erscheinungen des Alcoholrausches zugezählt werden, welche sich durch das fortdauernd vorhandene
Schwindelgefühl von der spinalen Ataxie locomotrice wesentlich
unterscheiden.

　Aehnliche Gleichgewichts- und Locomotionsstörungen, wie bei
Kleinhirnerkrankung, werden allerdings auch bei isolirten Affectionen des Pons und der Crura cerebelli ad pontem nicht selten
beobachtet. Indessen sind die genannten Hirntheile schwerlich, wie
es von manchen Seiten geschehen ist, als Sitz coordinatorischer
Centren aufzufassen, — sondern als Organe, welche Leitungsbahnen
der in anderen Hirntheilen (Kleinhirn, Vierhügel, Grosshirnhemisphären) belegenen Coordinationscentren in sich enthalten. Besonders scheinen die Crura cerebelli als Leiter jener coordinatorischen
Impulse gelten zu müssen, welche gewisse Combinationsbewegungen
der äusseren Augenmuskeln und der Kopf-Nackenmuscu-

latur (Drehbewegungen des Kopfes) vermitteln. Nach Verletzung eines Crus cerebelli stellen sich, wie schon Magendie fand, die Augen derartig, dass das Auge der verletzten Seite nach unten und innen (nasalwärts) — das der unverletzten Seite nach oben und aussen abweicht. Die Centren, durch deren Beeinträchtigung diese Anomalien der associirten Augenbewegung zu Stande kommen, glaubte man theils im vorderen Vierhügelpaar (Adamük), theils auch im Kleinhirn, vielleicht in der Gegend des Flockenstiels (Hitzig) suchen zu müssen. Neuerdings hat Cyon gezeigt, dass sehr ähnliche Dissociationen der Augenbewegung auch durch Reizung oder Durchschneidung der halbcirkelförmigen Kanäle, sowie durch Reizung oder Durchschneidung der Nervi acustici hervorgebracht werden. Reizung eines Acusticus soll stürmische Rollbewegungen beider Augen — Durchschneidung eines Acusticus soll Abweichung des operirten Auges nach unten, des nicht-operirten nach oben zur Folge haben. Cyon glaubt diesen Versuchen gemäss die nach Kleinhirnverletzung auftretenden Gleichgewichtsstörungen auf Mitverletzung der das Kleinhirn durchziehenden Acusticus-Fasern zurückführen zu dürfen.

Eine andere Reihe von Coordinationsstörungen, welche namentlich durch die mittleren Kleinhirnschenkel vermittelt zu werden scheint, bezieht sich auf den zur Fixirung des Kopfes und der Wirbelsäule dienenden Apparat symmetrischer Muskeln. Nach einseitiger Verletzung des mittleren Kleinhirnschenkels wird das Gleichgewicht zwischen den beiderseitigen Fixatoren des Kopfes und der Wirbelsäule gestört; die Folge davon ist, dass bei den unwillkürlichen coordinirten Muskelactionen, namentlich bei den Locomotionsbewegungen, eine überwiegende Rotation nach der einen oder anderen Seite hin stattfindet. Bei einseitiger Reizung des mittleren Kleinhirnschenkels findet die Rotation nach der unverletzten, bei einseitiger Zerstörung nach der verletzten Seite hin statt; bei einseitiger Verletzung des Kleinhirns scheint dagegen der umgekehrte Erfolg einzutreten, — was auf eine, anatomisch bisher noch nicht erwiesene Kreuzung der mittleren Kleinhirnschenkel hindeuten würde.

Zu den vom Kleinhirn und seinen Adnexen ausgehenden Gleichgewichtsstörungen müssen wahrscheinlich auch die in letzter Zeit genauer untersuchten Folgezustände von Verletzung der halbcirkelförmigen Kanäle des Labyrinthes gerechnet werden. Bekanntlich führt die partielle Reizung oder Zerstörung dieser Kanäle zu eigenthümlichen unzweckmässigen Bewegungsformen (Zwangs- und Schwindelbewegungen), die zuerst von Flourens, neuerdings von Goltz, Breuer, Loewenberg, Curschmann, Böttcher, Cyon und Anderen genauer untersucht wurden. Die von Goltz herrührende Hypothese, wonach die Ampullennerven als Vermittler für das Gleichgewicht des Kopfes und des davon abhängigen Gleichgewichts des gesammten Körpers fungiren, indem sie zur Orientirung über die momentan vorhandene Kopfstellung beitragen, wird allerdings von Curschmann, Böttcher und Anderen insofern bestritten, als dieselben eine Abhängigkeit der Gleichgewichtsstörung des Rumpfes von der abnormen Kopfhaltung nicht zugeben. Sicher und unbestritten dagegen ist, dass die von den Ampullennerven centripetal fortgepflanzten Erregungen zur Herstellung der unbewussten Gleichgewichtsinnervation wesentlich mitwirken. Bei der Uebertragung dieser Erregungen auf die motorischen Bahnen ist nach Einigen (Loewenberg) der Thalamus opticus — nach Flourens und den meisten neueren Autoren das Kleinhirn wesentlich betheiligt. Schon Flourens glaubte die Nerven der Bogengänge als directe Fortsätze der Kleinhirnschenkel auffassen zu müssen. Böttcher nimmt an, dass die mechanische Erregung der in der Endolymphe schwimmenden Ampullennerven sich auf den N. vestibuli und weiter bis in's Hirn (auf die Crura cerebelli) fortpflanze. Nach Cyon müssen wir die auf Durchschneidung der halbcirkelförmigen Kanäle eintretenden Bewegungsstörungen, zu welchen auch die oben geschilderten Anomalien der Augenbewegung gehören, auf Verletzung der das Kleinhirn durchziehenden Acusticus-Fasern zurückführen. Die Annahme einer, wie auch immer bedingten Betheiligung des Kleinhirns bei den nach Verletzung der Bogengänge sichtbaren Gleichgewichtsstörungen ist jedenfalls in hohem Grade plausibel; sie findet eine Stütze theils in dem Character der nach Durchschneidung der Bogengänge auftretenden Störungen selbst (Zwangsbewegungen, besonders Reitbahnbewegung nach der verletzten Seite, coordinatorischer Schwindel) — theils in dem dieselben häufig begleitenden Erbrechen, auf welches Czermak, Böttcher und letzthin Michalski*) aufmerksam machten.

Als eine zweite, für die Entstehung von Coordinationsstörungen vielleicht kaum minder wichtige motorische Bahn muss diejenige angesehen werden, welche durch die Pyramide und die Haube des Pedunculus zu den Hirnganglien, und weiter (oder auch vielleicht mit theilweiser Umgehung der letztgenannten) durch die Stabkranzfaserung zu gewissen Gebieten der Grosshirnrinde hindurchführt. Freilich herrscht über fast alle einzelnen Theile dieses Weges noch ein von wenigen anatomischen und physiologischen Streiflichtern sparsam erhelltes Dunkel. Was die Pyramiden betrifft, so werden dieselben neuerdings auf Grund experimenteller Befunde (Schiff) als Leiter einer Gleichgewichtsinnervation für die Fixation der Gelenke betrachtet. Die Bahnen dieser Gleichgewichtsinnervation scheinen in der Haube des Pedunculus und vielleicht in einem Theile des Thalamus opticus zu verlaufen. Die Durchschneidung des Pedunculus und nach Einigen auch die Zerstörung des hinteren Drittels des Thalamus opticus hat Rollbe-

---

*) Diss. Greifswald, 1876.

wegung oder Reitbahnbewegung nach der unverletzten Seite zur
Folge; die Zerstörung des mittleren Drittels des Thalamus soll
nach Schiff den entgegengesetzten Erfolg haben. Diese Erscheinungen sind offenbar zurückzuführen auf die partiellen Gleichgewichtsstörungen antagonistischer Muskelgruppen der Extremitäten,
wodurch z. B. in einem Falle die Einwärtsroller und Adductoren,
im anderen die Auswärtsroller und Abductoren einer Extremität bei
der Locomotion das Uebergewicht erlangen. Dem Thalamus opticus
schreibt auch Meynert einen Einfluss zu auf das Zustandekommen
der unbewussten reflectorischen Coordinationen, welche durch die zur
Haube hinablaufenden, theils gekreuzten, theils ungekreuzten (also
vielleicht auf die Musculatur beider Körperhälften wirkenden) Bündel
vermittelt wird. Dagegen konnte Nothnagel nur eine geringe
Abnahme des Muskelgefühls in den gegenüberliegenden Extremitäten
nach isolirter vollständiger Zerstörung des Thalamus nachweisen.

Sehr dunkel und unaufgeklärt ist bisher noch der Zusammenhang von Coordinationsvorgängen mit dem Corpus striatum,
welches allerdings nach den Befunden von Magendie, Schiff und
Anderen zum Theil auch als ein dem Zustandekommen coordinirter
Bewegungen (associatorischer Reflexe und willkürlicher Muskelcombinationen) dienendes Organ aufgefasst werden müsste. Nach Magendie
sollte Zerstörung der Streifenhügel eigenthümliche Veränderungen
der Laufbewegung (Vorwärtslaufen) — Zerstörung des Kleinhirns
umgekehrt Rückwärtslaufen der Thiere zur Folge haben. Auch
hier handelt es sich demnach anscheinend um Gleichgewichtsstörungen antagonistischer Muskelgruppen, vermöge deren beim
Laufen die Tendenz obwaltet, den Schwerpunkt des Körpers weiter
nach vorn oder nach hinten zu verlegen. Die Uebertragung dieser
und anderer, von höchst eingreifenden Experimenten an Thieren
herstammenden Anschauungen auf die pathologischen Zustände bei
Menschen muss jedoch äusserst gewagt erscheinen; was wir über
das Corpus striatum auf Grund pathologischer Beobachtungen wissen,
berechtigt im Ganzen mehr dazu, dasselbe — nebst den angränzenden Bezirken der Capsula int. und des Nucleus lentiformis —
vorwiegend als Ausgangspunkt von Contracturen und Lähmungen
der gegenüberliegenden Körperhälfte zu betrachten. Neuerdings
glaubt Benedikt den Ausgangspunkt der Catalepsie im Corpus
striatum suchen zu dürfen. Meynert will eine im Kopfe des
Streifenhügels belegene, auch geweblich von anderen Theilen unter-
schiedene Region, welche angeblich mit Olfactorius-Wurzeln sowie
mit den vom Pedunculus zur Haube übertretenden Bündeln zusammenhängen soll, als ein reflectorisches Gebiet von den übrigen,
nur der Willkürbewegung dienenden Abschnitten dieses Hirntheils
sondern.

Die Corpora quadrigemina — und zwar vorzugsweise das
vordere Vierhügelpaar — sind beim Zustandekommen von Coordinationsstörungen augenscheinlich in doppelter Weise betheiligt. Ein-

mal können sie beim Zustandekommen allgemeiner locomotorischer
Ataxie mitwirken, und zwar vermöge ihres Zusammenhanges mit
der Opticus-Faserung, insofern der Gesichtseindruck im Normalzustande einen stetigen controlirenden und regulirenden Einfluss auf
die Gleichgewichtsinnervation beim Stehen und bei den Ortsbewegungen ausübt. Sodann speciell, vermöge der Verbindungen mit
dem Opticus einerseits, mit den Kernen der motorischen Augennerven andererseits, als Entstehungsort der reflectorischen, combinirten Seitenblickbewegungen der Bulbi (Centren der associatorischen Augenbewegung). Nach den Versuchen von Ada-
müek scheint der rechte vordere Vierhügel das Centrum für die
Drehung beider Augen nach links — der linke für die Drehung
nach rechts in sich zu enthalten. Verletzungen der Corpora
quadrigemina und ihrer Adnexe können dem entsprechend Schwindelerscheinungen und associatorische Bewegungsstörungen der Bulbi
zur Folge haben. Die nach percutaner Galvanisation am Kopfe,
besonders bei querer Durchleitung von beiden Fossae mastoideae aus,
häufig eintretenden Schwindelerscheinungen und Nystagmus-ähnlichen
Rollbewegungen der Bulbi (Hitzig) sind wahrscheinlich zum Theil
auf eine galvanische Beeinflussung der Corpora quadrigemina, vielleicht auch angränzender Theile des Pons, Kleinhirns u. s. w.
zurückzuführen.

Was endlich die weissen und grauen Schichten des Grosshirnmantels betrifft, so müssen wir auch diese — ganz abgesehen
von den an bestimmte Rindenbezirke des Menschen geknüpften
höheren sprachlichen Centren — auf Grund neuerer experimenteller
Thatsachen als unmittelbar betheiligt bei dem Zustandekommen
von Gleichgewichtsstörungen und locomotorischen Ataxien betrachten (cerebrale Ataxie, im engeren Sinne). Es muss hier nochmals an die von Hitzig und Fritsch nachgewiesenen, zum Theil
mit Verlust des Muskelgefühls zusammenhängenden Motilitätsstörungen der gegenüberliegenden Körperhälfte nach circumscripten
Rindenverletzungen bei Hunden erinnert werden, die ungeschickten
Bewegungen der Pfoten in den Gelenken, das Auftreten mit dem
Fussrücken, das Ausrutschen und Einknicken beim Gehen, die
aufgehobene Fähigkeit zur Darreichung der Pfote. Diese Störungen
sind freilich nach einseitiger Oberflächenverletzung der Hirnrinde
meist vorübergehender Art, und einzelne Autoren, namentlich Goltz,
haben daher Veranlassung genommen, ihre Abhängigkeit von der
localen Rindenverletzung überhaupt in Abrede zu stellen. Es ist
mir jedoch bei neueren, im Verein mit Landois unternommenen Versuchen fast regelmässig gelungen, eine hochgradige und bleibende
Ataxie bei Hunden hervorzurufen, indem die für die Extremitäten
wirksamen Rindenabschnitte rasch hintereinander auf beiden Seiten
durch Glühhitze oder durch Chromsäurebepinselung zerstört wurden.
Der Erfolg war unmittelbar nach der Operation in beiden Fällen

derselbe. Durch die Autopsie konnten wir uns mehrfach überzeugen, dass es sich dabei um völlig localisirte, weder flächenhaft ausgebreitete, noch tief eindringende Zerstörungen der Rindenoberfläche handelte, bei denen höchstens die unmittelbar unterliegenden Schichten weisser Substanz in geringem Grade mitbetheiligt erschienen. Bei einzelnen Hunden war der ataktische Gang noch drei Monate nach der Operation sehr deutlich ausgesprochen. Diese Versuche (wie auch die damit übereinstimmenden von Soltmann) scheinen darauf hinzudeuten, dass bei einseitiger Rindenverletzung der partielle Defect des Muskelgefühls durch vicariirende Thätigkeit der anderen Hemisphäre allmälig ausgeglichen wird und aus diesem Grunde die anfängliche Motilitätsstörung schwindet — während bei bilateraler Verletzung natürlich ein solcher Ausgleich nicht möglich ist. Auch das bei Kaninchen nach einseitigen Verletzungen der Grosshirnrinde von mir häufig beobachtete Auftreten von Zwangsbewegungen (Zeigerbewegungen nach der verletzten Seite) scheint für eine directe Betheiligung der Grosshirnrinde an dem Zustandekommen ataktischer Locomotionsstörungen zu sprechen, welche überdies durch einzelne pathologische Beobachtungen — aus neuester Zeit von Friedreich*) — sehr wahrscheinlich gemacht wird. Vielleicht sind u. A. die oft nur transitorischen, mit Aufhebung des Muskelgefühls zusammenhängenden Ataxien Hysterischer hierher zu beziehen. Die verhältnissmässige Seltenheit der cerebralen Ataxien dürfte sich eben aus der Nothwendigkeit einer doppelseitigen symmetrischen Rindenerkrankung genügend erklären.

Es bleibt uns noch übrig, gewisse, ihrem Ursprunge nach zweifelhafte, theils diffuse, theils circumscripte Formen coordinatorischer Reizung und Lähmung kurz zu betrachten.

Diffuse oder allgemeine coordinatorische Reizerscheinungen cerebralen und spinalen Ursprungs begegnen uns u. A. bei den sogenannten statischen Krämpfen, bei einem grossen Theile der choreatischen und der kataleptischen Krampfformen. Diese Zustände werden gewöhnlich, wie schon die Benennung es ausdrückt, den Krämpfen zugerechnet; die Störung des Coordinationsmechanismus tritt dabei oft mehr bei der intendirten Action, oft vorzugsweise oder ausschliesslich bei reflectorischen Impulsen hervor. Jenes ist namentlich der Fall bei den choreatischen Krämpfen, und zwar sowohl bei der gewöhnlichen Chorea (minor) infantum, wie bei den selteneren Chorea-Formen Erwachsener, der Chorea senilis, der Chorea Hysterischer, Geisteskranker u. s. w. deren Ausgangspunkt unzweifelhaft grösstentheils im Gehirn, bei einseitiger Chorea vielleicht in der hinteren Partie der Capsula interna (Charcot) gelegen ist. Die von einzelnen Autoren, z. B. neuerdings von Legros und Onimus auf Grund von Versuchen behauptete Betheiligung des Rückenmarks, speciell der Hinterhörner, bei Entstehung der Chorea

---

*) Virchow's Archiv 1876. Band 68.

ist jedenfalls noch sehr problematisch. — Bei den sogenannten kataleptischen Krämpfen sind es vorwiegend reflectorische Impulse, passive Bewegungen und Lageveränderungen, welche zu den ungewöhnlichen oder selbst unnatürlichen, mit Starre und Flexibilitas cerea verbundenen Gliederstellungen Veranlassung geben; sei es, dass diese Impulse auf die noch unbekannten und zweifelhaften Centren des Muskeltonus, oder auf die coordinatorischen Mechanismen im verlängerten Mark (?) und in höher gelegenen Hirntheilen einwirken. Wir können demnach die kataleptischen Zustände im Allgemeinen als reflectorische Coordinationsneurosen, oder als eine coordinatorische Form von Reflexkrämpfen betrachten.

Unter statischen Krämpfen hat man bald die beim Menschen beobachteten Formen sogenannter Zwangsbewegungen (Schwindelbewegungen, Motus vertiginosi, nach Romberg) — bald andere, beim Stehen oder Gehen in den Muskeln des Rumpfes und der Unterextremitäten auftretende abnorme Bewegungserscheinungen verstanden. Die eigentlichen Zwangsbewegungen, bei denen man solche mit Impuls nach der Längenaxe (Vorwärts- und Rückwärtslaufen) und nach der Queraxe (rotatorische, Zeiger- und Manègebewegungen) unterscheidet, sind ausschliesslich ein Symptom mannichfaltiger, meist schwerer Gehirnkrankheiten, und werden u. A. nach apoplektischen Hemiplegien, bei Hirntumor, Paralysis agitans, Epilepsie u. s. w. nicht selten beobachtet. Eine sichere Localisation ist den pathologischen Befunden am Menschen zufolge noch weniger möglich als auf Grund der oben erwähnten Experimente.

Andere Formen statischen Krampfes äussern sich in dem regellosen Auftreten tonischer und clonischer Zuckungen in den Unterextremitäten und Rumpfmuskeln, welche die Versuche zur Aufrechthaltung und Locomotion begleiten. Eine bestimmt ausgeprägte Form statischer Krämpfe besteht bald in einem Vornüberfallen, bald in einem Rückwärts- oder Seitwärtsfallen des Rumpfes, welche namentlich auftreten, wenn die Kranken sich vom Sitzen aufrichten und zu gehen versuchen, oder sobald sie einige Schritte gegangen sind. Von einem Schwindelgefühl ist dabei keine Rede. Derartige Zustände sind gewöhnlich mit abnormer Reflexerregbarkeit complicirt, und fallen ihrem ganzen Habitus gemäss unter die Categorie der spinalen Reflexkrämpfe. Zu den eigenthümlichsten dieser Formen gehört diejenige, welche man als saltatorischen Reflexkrampf beschrieben hat, wobei nach jedem Aufsetzen des Fusses der Körper sofort in die Höhe geschnellt, und dieser Act bei aufrechtem Stehen der Kranken unaufhörlich wiederholt wird, so dass mehr oder weniger intensive Sprungbewegungen ausgeführt werden. Derartige Fälle haben v. Bamberger, Frey, Guttmann mitgetheilt. Der von Hammond kürzlich unter dem Namen der Athetose geschilderte, meist halbseitige Zustand eigenthümlicher Zwangsbewegung, besonders in Fingern und Zehen, ist wahrscheinlich cerebralen Ur-

sprungs, und steht jedenfalls den cerebralen statischen und choreatischen Krampfformen sehr nahe.*)

Gleich den eigentlichen Zwangsbewegungen sind auch verschiedene Formen krankhafter Mitbewegung als coordinatorische Reizerscheinungen zu deuten. Dahin gehört z. B. der von Nothnagel
bei einer posttyphösen Lähmung beobachtete und als „centrale
Irradiation des Willensimpulses" bezeichnete Zustand. Er
besteht darin, dass bei der willkürlichen Innervation einer Muskelgruppe, z. B. der Flexoren des Vorderarms, auch gleichzeitige Contractionen der Antagonisten (Triceps) eintreten, welche der intendirten Bewegung einen beträchtlichen Widerstand entgegensetzen
und das Zustandekommen derselben erschweren und verlangsamen.
Bei Deutung dieses Phänomens, das übrigens als Theilerscheinung
auch bei den choreatischen und kataleptischen Krampfformen vorkommt, ist zunächst zu berücksichtigen, dass es sich dabei offenbar nur um krankhafte Steigerung eines physiologischen Verhält-
nisses handelt, da eine geringe Mitinnervation der Antagonisten
bei jeder willkürlichen Bewegung stattfindet und bekanntlich zur
Regulirung der letztern nothwendig ist; ohne dieses natürliche
Gegengewicht wäre ein sicheres Abwägen des gewollten Bewegungs-
effectes in den meisten Fällen kaum möglich, die Bewegung würde
vielmehr einen über das Ziel hinausschiessenden, planlos schleudern-
den Charakter annehmen. Wir müssen demnach voraussetzen, dass
natürliche Verbindungen zwischen den functionell zusammengehörigen Muskelgruppen und den Antagonisten derselben vorhanden
sind, und dass diese Verbindungsbahnen im Normalzustand einen
ziemlich beträchtlichen Widerstand darbieten, daher nur bei
erhöhtem Willensimpulse als Nebenschliessung betreten werden, während unter gewissen pathologischen Bedingungen dieser
Widerstand herabgesetzt ist und der Willensimpuls zugleich auf
die antagonistischen Muskeln mit abnormer Intensität einwirkt.
Ich möchte dabei an eine schon von Remak gemachte Beobachtung
erinnern, die, wie so viele andere Aperçus dieses genialen Forschers
wenig beachtet oder auch bestritten worden ist, nämlich an die
sogenannten antagonistischen galvanotonischen Zuckungen oder centralen Alternativen, die unter pathologischen Verhältnissen bei
peripherischer Galvanisation der Nervenstämme des Arms etc. auftreten können. Diese Zuckungen, die Remak mit Recht einer
centripetalen Wirkung des Stromes zuschrieb, sind nur durch
eine von der Peripherie ausgehende Erregung der antagonistischen
Muskelgruppen auf reflectorischem Wege zu erklären, welche ebenfalls einen verminderten Widerstand in den betreffenden Verbindungsbahnen voraussetzt.

Theilweise ähnliche Verhältnisse begegnen uns bei einer grossen
Reihe krankhafter Zustände, die man früher als functionelle

---

*) Vgl. die Abschnitte über Chorea, Catalepsie, Athetose.

Krämpfe (Spasmes fonctionnels, nach Duchenne), neuerdings mit einem von Benedikt herrührenden Ausdrucke sehr zutreffend als coordinatorische Beschäftigungsneurosen zusammengefasst hat. Es handelt sich dabei im Wesentlichen um Coordinationsstörungen, welche bald den Character der Reizung, bald mehr den der Lähmung an sich tragen, so dass man von Beschäftigungskrämpfen und Beschäftigungslähmungen — nach Benedikt's Eintheilung von einer paralytischen, einer tremorartigen und einer spastischen Form der Beschäftigungsneurose — sprechen kann. Die Zusammengehörigkeit aller dieser im Einzelnen so verschiedenartigen Zustände und ihre Benennung wird dadurch bedingt, dass die obwaltenden Störungen in der Regel nur bei gewissen, häufig wiederkehrenden, mit der Beschäftigung der Kranken zusammenhängenden Thätigkeiten, also unter dem Einflusse technischer professioneller Schädlichkeiten, auftreten. Gewisse constant wiederkehrende Thätigkeitsreize scheinen, zuweilen unter dem Einflusse begünstigender Diathesen, einen Zustand abnormer Reizbarkeit, resp. herabgesetzten Widerstands — weiterhin abnormer Erschöpfbarkeit und Ermüdbarkeit von Seiten der ins Spiel kommenden Coordinationsmechanismen allmälig zu bewirken. Die Unterscheidung spastischer und paralytischer Formen entspricht im Ganzen häufiger verschiedenen aufeinander folgenden Erkrankungsstadien. Bei der spastischen Form treten Disproportionen in der Contraction der einzelnen coordinirten Muskeln, oder auch Mitbewegungen anderer, nicht zu den betreffenden Coordinationssystemen gehöriger, selbst antagonistischer Muskeln auf, welche den intendirten Bewegungseffect trüben oder gänzlich vereiteln. Bei der paralytischen Form, die häufig mit Muskelzittern, Spannungsgefühl, Schmerz verbunden ist, kann wegen der sofort eintretenden Ermüdung des Coordinationsapparates die Bewegung nicht mit der erforderlichen Sicherheit und Kraft, oder während der beanspruchten Zeitdauer ausgeführt werden. Oft sind übrigens beide Formen von Anfang an parallel, zuweilen auch während der ganzen Dauer des Leidens die eine oder die andere ausschliesslich vorhanden.

Da bei der grossen Mehrzahl technischer Beschäftigungen die oberen Extremitäten überwiegend betheiligt sind, so ist es natürlich, dass die meisten und häufigsten Formen der Beschäftigungsneurosen an den oberen Extremitäten ausschliesslich angetroffen werden. Die als Schreibekrampf, Schneiderkrampf, Schusterkrampf, Schmiedekrampf, als Clavierspielerkrampf, Telegraphistenkrampf u. s. w. bezeichneten Formen können als die bekanntesten Repräsentanten dieser Zustände gelten. Uebrigens sind andere Bezirke der Körpermusculatur, die bei bestimmten Beschäftigungen herangezogen werden, keineswegs immun, wie z. B. die an den Unterextremitäten sich abspielenden, selteneren Formen von Scheerenschleiferkrampf, Tänzerinnenkrampf u. s. w. beweisen.

Den eigentlichen Beschäftigungsneurosen stehen gewisse Coordinationsstörungen sehr nahe, die bei anderen, nicht gerade professionellen, aber häufig wiederkehrenden Thätigkeiten, z. B. beim Lesen, vorkommen, und gleichfalls besonders in der Form krankhafter Mitbewegungen auftreten. Es sind Fälle beobachtet, in denen ein solcher „Lesekrampf", der in gewissen abnormen Seitenbewegungen des Kopfes bestand, mit Schreibekrampf combinirt war; andere Fälle, in denen beim Lesen ausgedehnte Krampfzustände der Gesichtsmusculatur eintraten (vgl. Neurosen des Accessorius, des Facialis). Es würde leicht sein, die Zahl derartiger Beispiele beträchtlich zu vermehren, und den Kreis derselben auf die verschiedensten, alltäglichen und habituellen Thätigkeiten, z. B. auf die Respirations- und Kaubewegungen, auszudehnen. Im weitesten Sinne könnte man selbst die statischen Krämpfe und die Ataxie locomotrice hierher ziehen, insofern es sich dabei um Coordinationsstörungen handelt, die auf ganz bestimmte habituelle Bewegungsanlässe (Stehen und Gehen) hervortreten. Ebenso könnten gewisse Störungen der combinirten Augenbewegung hier subsumirt werden, z. B. die Störungen der associatorischen Bewegungen (der Seitenblickrichtungen) beider Bulbi bei völlig unveränderter Fortdauer der accommodativen (Convergenz-) Bewegungen; auch der mangelnde Consensus zwischen Lidbewegung und Hebung oder Senkung der Visirebene bei Morbus Basedowii. Analoge Erscheinungen bieten sich uns ferner ausserordentlich häufig auf dem Gebiete des der Stimme und Sprache dienenden Muskelapparates. Dahin gehören gewisse Formen sogenannter phonischer Stimmbandlähmung und spastischer Aphonie, von denen bei den Neurosen im Gebiete des Vago-Accessorius die Rede sein wird, so wie ferner gewisse Störungen der coordinatorischen Sprachmechanik (dysarthrische Sprachstörung), die jedoch eine eingehendere Würdigung im Zusammenhange mit den sehr verschiedenartigen und complicirten Formen sprachlicher Bewegungsstörung erheischen.

Schwindel (Vertigo).

Im Anschlusse an die Coordinationsstörungen mögen einige Bemerkungen über den Zusammenhang derselben mit den als Schwindel, Schwindelgefühl bezeichneten Zuständen hier eingeschaltet werden, obgleich eine genauere Betrachtung der letzteren erst in der speciellen Symptomatologie der Gehirnkrankheiten am Orte sein dürfte.

Das eigentliche Schwindelgefühl gehört unstreitig zu den Bewegungsempfindungen, und zwar handelt es sich dabei meist um eine krankhafte Form von Bewegungsgemeingefühl, welche, obgleich durch innere organische Ursachen erzeugt, dennoch wie bei äusseren Entstehungsanlässen nach aussen projicirt und als Drehbewe-

gung der Gegenstände um uns mehr oder weniger deutlich im
Bewusstsein empfunden wird. Bereits in einem früheren Abschnitte
wurde auf den von Vierordt behaupteten reinen Empfindungs-
charakter. der von anderer Seite auf Sinnestäuschungen, falsche
Urtheile bezogenen sogenannten subjectiven Bewegungsempfindungen
oder Bewegungstäuschungen hingewiesen. Es wurde hervorgehoben,
dass nicht bloss bewegte äussere Objecte Bewegungsempfindungen
unseres ruhenden Körpers veranlassen, sondern dass auch der bewegte Körper das äussere Ruhende als bewegt auffasst. Der die
krankhafte Empfindung veranlassende Reiz wirkt in beiden Fällen
von den sensibeln Nervenenden der bewegten Körpertheile (Tastnerven, sensible Nerven der Muskeln, der Knochen und Gelenke)
aus, um eine Verlegung der Empfindung in der Richtung der wirklich vorhandenen Muskelaction hervorzurufen. Der zweite Fall, also
die gewissermassen subjective Entstehung von Bewegungsempfindungen im Gegensatze zu der durch äussere Gegenstände bedingten
objectiven, ist nun offenbar beim Schwindel vorhanden, welchen wir
insofern den krankhaften, durch innere Reize bewirkten Gemeingefühlen (Paralgien) zurechnen könnten. Es handelt sich nämlich
beim Schwindel wesentlich um den adäquaten psychischen Ausdruck einer gleichzeitig bestehenden, nicht durch willkürliche Impulse, sondern durch krankhafte unbewusste Bewegungsreize vermittelten Eigenbewegung des Körpers oder einzelner Körpertheile.
Hier eben liegt auch der innige Zusammenhang des Schwindel-
gefühls mit Coordinationsstörungen. einerseits mit allgemeinen Störungen der Gleichgewichtsinnervation, andererseits mit Störungen
der combinirten (associatorischen) Augenbewegungen, welche wir
als abhängig von besonderen, in den Vierhügeln und im Kleinhirn
angeordneten Centren kennen gelernt haben.

Ein sehr charakteristisches Bild dieser Zusammengehörigkeit liefern uns die experimentell, durch percutane, quere Galvanisation am Kopfe hervorgebrachten Schwindelempfindungen, mit
deren Studium sich Purkinje, Brenner und neuerdings besonders
Hitzig*) eingehend beschäftigt haben. Schon Purkinje wies
nach, dass es sich dabei um Kreisbewegungen handle, deren Richtung aufwärts nach der dem Zinkpol (der Kathode) entsprechenden
Seite gekehrt sei. Hitzig bestätigte, dass bei stärkeren Strömen
Scheinbewegungen eintreten, deren Richtung durch die Wahl der
Einströmungsstellen bedingt wird; und zwar scheinen während der
Stromdauer die Gesichtsobjecte wie ein dem Gesichte paralleles auf-
rechtes Rad von der Seite der Anode nach der Seite der Kathode
zu kreisen, während im Momente der Oeffnung das Umgekehrte
der Fall ist. Dabei schwankt die Versuchsperson bei der
Kettenschliessung mit dem Kopfe oder dem ganzen Kör-
per nach der Seite der Anode, bei der Kettenöffnung

---

*) Reichert's und du Bois-Reymond's Archiv 1871, Heft 5 u. 6.

nach der Seite der Kathode. Die Frage, ob das Schwanken
des Körpers nach der einen Seite und die Scheinbewegung der
Gesichtsobjecte nach der anderen Seite durchgängig im Verhältnisse von Ursache und Wirkung zu einander stehen, lässt sich
allerdings, wie Hitzig nachwies, nicht mit Bestimmtheit bejahen.
Hier kommen ferner die eigenthümlichen unbewussten Rollbewegungen der Bulbi hinzu, welche in Verbindung mit stärkeren
Graden des Schwindels und unter den gleichen Bedingungen, besonders also bei transversaler Galvanisation durch den Hinterkopf,
auftreten, und zwar sowohl während der Stromdauer, wie auch
(mit umgekehrter Richtung) nach der Stromöffnung. Dieselben
bestehen beim normalen Auge niemals in Convergenzbewegungen,
sondern in gleichnamigen Seitenwendungen und Rotationen. Wie
Hitzig in überzeugender Weise dargethan hat, sind die Schwindelempfindungen in ihrem optischen Theile, d. h. die Scheinbewegungen der Gesichtsobjecte, wesentlich Folge dieser
unwillkürlichen Augenbewegungen, des „galvanischen Nystagmus". Es handelt sich bei dem letzteren um ein Hin- und
Herschwingen des Auges, also um entgegengesetzte Richtungen, von
denen die eine mit der Richtung der Scheinbewegung zusammen-
trifft und durch den Galvanismus selbst hervorgebracht wird —
während die andere, durch sensorielle (unbewusste) Impulse gebildet, eine Folge der durch die erste bewirkten abnormen Muskel-
zustände zu sein scheint. Eine unbedingte Abhängigkeit der
Schwindelempfindungen von den durch Galvanismus hervorgebrachten abnormen Augenstellungen besteht allerdings nicht, da auch
bei Ausfall aller optischen Eindrücke (Schliessung des Auges) bestimmten Gesetzen folgende Schwindelempfindungen auftreten. Die
Versuchspersonen fallen nämlich alsdann bei geschlossener Kette
nach der Anodenseite, und zwar ist letztere Bewegung eine willkürliche, zur Aufrechthaltung des Gleichgewichtes bestimmte, hervorgerufen durch die Empfindung, als wenn der Kopf oder Körper
nach der Kathodenseite geneigt wäre. Die bei offenem Auge eintretenden Scheinbewegungen der Gesichtsobjecte lassen sich sicher
auf die galvanischen Zwangsbewegungen des Bulbus zurückführen
— während dagegen die andere Hälfte der Schwindelempfindungen,
soweit sie den eigenen Körper betreffen, von einer directen Beeinflussung des Gleichgewichtsorganes abhängt.
    Ohne auf diese nach verschiedenen Seiten hin so interessanten
und wichtigen Untersuchungen näher einzugehen, hebe ich hier
nur hervor, dass dieselben ein mehrfaches Verhältniss des Schwindel-
gefühle zu bestimmten Formen von Coordinationsstörung ergeben.
Einmal sind es Störungen der äquilibrirten Kopf- und Körper-
haltung, sodann Störungen der combinirten associatorischen Augenbewegungen, welche als veranlassende Momente auf Entstehung von
Schwindelempfindungen und von Scheinbewegungen der äusseren
Objecte hinwirken. Endlich können umgekehrt die Schwindel-

empfindungen ihrerseits indirect sowohl zu Störungen der Gleichgewichts-Coordination (Hinsinken bei geschlossenen Augen), wie zu Anomalien der combinirten Augenbewegung (sensorielle Impulse beim galvanischen Nystagmus) förderlich beitragen.

Das Schwanken, welches bei spinaler Ataxie nach dem Schlusse der Augenlider in Begleitung von Schwindelgefühl auftritt, ist unzweifelhaft nicht Ursache, sondern Folge des letzteren. Die vom Auge nicht mehr compensirten Störungen des Muskelgefühls etc. erzeugen hier die Schwindelempfindung; das Hinsinken ist, wie bei der percutanen Galvanisation mit geschlossenen Augen, aus dem mehr oder minder bewussten und willkürlichen Bestreben zur Aufrechterhaltung des vermeintlich gefährdeten Körpergleichgewichts zu erklären.

Das Schwindelgefühl bei offenen Augen, welches bei Motilitätsstörungen (Krämpfen, Paralysen) eines Theils der äusseren Bulbus-Musculatur, namentlich in Verbindung mit Diplopie und Strabismus beobachtet wird, ist offenbar abhängig von den Zwangsstellungen und anomalen associatorischen Bewegungen der Bulbi, welchen letzteren die Scheinbewegung der äusseren Gegenstände entspricht; es ist häufig mit pathologischen Kopfhaltungen zur Vermeidung der Doppelbilder verbunden, und verschwindet, wenn es gelingt, das Bild des erkrankten Auges gänzlich zu unterdrücken.

Die Schwindelempfindungen, welche bei Erkrankungen des Kleinhirns und seiner Adnexe, sowie auch der Corpora quadrigemina auftreten, sind unzweifelhaft vorzugsweise die Folge, nicht die Ursache der den Schwindel begleitenden anomalen Eigenbewegungen des Körpers — der schon besprochenen Zwangs- oder Schwindelbewegungen, welche aus partiellen Verletzungen jener Hirntheile resultiren. Diese Schwindelbewegungen ihrerseits beruhen, wie wir sahen, auf partiellen Störungen der Gleichgewichts-Coordination, an deren Erhaltung und normalen Bethätigung verschiedene Sinnesnerven (Tastnerven und sensible Nerven der Muskeln, Knochen, Gelenke; Opticus; endlich auch, nach den Versuchen von Cyon u. A., der Acusticus vermöge seiner ampullären Endigungen) participiren. Daraus ergiebt sich, dass sowohl Erkrankungen und Verletzungen der spinalen Hinterstrangbahn und ihrer Fortsetzungen zum Kleinhirn -- wie solche der Opticus-Bahn (Thalamus, vorderes Vierhügelpaar) und der cerebellaren Acusticus-Bahn (halbcirkelförmige Kanäle, Crura cerebelli) von Zwangsbewegungen und Schwindelgefühl in verschiedenem Grade begleitet sein können. Nicht alle Formen von Zwangsbewegung scheinen in gleicher Weise zur Entstehung von Schwindelgefühlen zu disponiren, sondern vorzugsweise diejenigen, welche in Form von Rotationsbewegungen um die sagittale Axe (Reitbahnbewegungen, Rollbewegungen) auftreten — also dieselben, welche bei partiellen Verletzungen der meisten oben genannten Hirntheile, des Kleinhirns

und seiner Adnexe, des Thalamus, der halbcirkelförmigen Kanäle,
zur Beobachtung kommen.

Vielleicht hängt hiermit auch diejenige Form von Schwindel
zusammen, welche durch passive Dreh- und Rollbewegungen, wie
z. B. durch Schaukeln, vor Allem in der Seekrankheit durch
die mitgetheilten Rollbewegungen des Schiffes hervorgebracht wird.
Ein cerebellarer Ausgangspunkt ist hier wenigstens auf Grund der
begleitenden Erscheinungen, namentlich des bei Kleinhirnaffectionen
so häufigen Erbrechens und der Unfähigkeit zur normalen Aequili-
brirung, in hohem Grade wahrscheinlich.

Der Schwindel ist ein sehr häufiges Symptom von Cerebral-
erkrankungen der verschiedensten Art und des verschiedensten
Sitzes. Die vergleichende Statistik der cerebralen Heerderkrankungen hat allerdings längst den Nachweis geliefert, dass vorzugsweise Krankheitsprocesse der hinteren Schädelgrube es sind, welche
von Schwindelempfindungen begleitet erscheinen (Immermann,
v. Niemeyer), und dass namentlich bei isolirten Kleinhirnerkran-
kungen Schwindel ein verhältnissmässig sehr häufiges Symptom ist.
Indessen lässt sich die Möglichkeit einer Entstehung von Schwindel
bei Heerderkrankungen auch anderweitiger, zum Theil räumlich
entfernter Bezirke des Centralorgans keineswegs ableugnen, auch
wenn man das Meiste von dem abrechnet, was als epileptischer
Schwindel (Vertigo epileptica) mit Unrecht diese Bezeichnung
trägt, und wobei es sich ausschliesslich um psychische Alterationen,
um vorübergehende Trübungen oder momentane Aufhebungen des Bewusstseins (leichte Benommenheit, kleine Ohnmachtsanfälle) epileptischer Individuen handelt. Dagegen dürfte der bei Ohraffectionen
und der sogenannten Menière'schen Krankheit vorkommende
Schwindel auf einer Läsion der in den Nn. acustici enthaltenen, zuleitenden Bahnen der cerebellaren Gleichgewichtsorgane beruhen.

Als das verbindende Mittelglied zwischen den Schwindelgefühlen und den Heerdaffectionen entfernter Hirntheile, z. B. der
Grosshirnhemisphären, haben wir wahrscheinlich Circulationsstörungen zu betrachten, welche, sei es durch collaterale Fluxion und
Anämie, oder durch vasomotorische Innervationsstörungen, secundär
zu Hyperämien und Anämien der in der hinteren Schädelgrube belegenen Organe Veranlassung geben.

Eine analoge Entstehungsweise haben wir wahrscheinlich bei
jenen, nicht seltenen Krankheitszuständen anzunehmen, bei welchen
der Schwindel nicht Symptom eines primären Gehirnleidens oder
Leidens der regulirenden Sinnesorgane, sondern von Functionsstörungen entfernter Organe, namentlich des Digestionstractus abhängig zu sein scheint. Dass es sich dabei um wirkliches Schwindelgefühl handelt, geht u. a. daraus hervor, dass Nystagmus-
ähnliche Bewegungen der Bulbi, gerade wie bei der percutanen Galvanisation, mit der Scheinbewegung der Objecte zugleich auftreten können (man vergleiche z. B. die von

Piorry*) zu anderem Zwecke genau angeführte Selbstbeobachtung eines Arztes). — Nach Trousseau, der auf das Vorkommen von Schwindelerscheinungen in Verbindung mit chronischem Magenkatarrh besonders aufmerksam machte, hat man diese Complication als Magenschwindel (Vertige stomacale, Vertigo stomachica) beschrieben; doch sind in den betreffenden Fällen ausser chronischem Magen- und Darmkatarrh nicht selten auch allerlei, dem Bilde der sogenannten Spinalirritation und der Hysterie angehörige Krankheitserscheinungen vorhanden. Wahrscheinlich haben wir es in diesen Fällen meist mit Circulationsstörungen im Rückenmark und Gehirn, Schwankungen im Blutgehalt dieser Organe, rasch wechselnden Hyperämien und Anämien zu thun, welche theils durch rein mechanische Momente (z. B. gleichzeitig vorhandene Stauungen im Pfortadergebiete, Hämorrhoidalblutungen), theils durch reflectorische Einwirkungen auf den Gefässtonus von der Magen- und Darmschleimhaut aus bedingt werden mögen. Aehnliche Verhältnisse sind zum Theil auch bei Krankheitszuständen anderer Organe, z. B. bei chronischen Lungenkatarrhen, Lungenemphysem gegeben, welche ebenfalls zuweilen von Schwindel, nicht selten mit deutlich ausgesprochenen Congestiverscheinungen des Gesichts und Kopfs, begleitet werden. Unter geeigneter, auf das Grundleiden gerichteter Therapie sieht man hier den Schwindel und anderweitige Cerebralsymptome nicht selten schwinden. Jedoch ist davor zu warnen, das Symptom des Schwindels, namentlich wo derselbe von Brechreizung begleitet ist, zu leicht zu nehmen, da schon manche vermeintliche Vertige stomacale sich später als Kleinhirntumor u. s. w. entpuppte! —

Schliesslich noch einige Worte über die dem Schwindel im engeren Sinne sich anreihenden Zustände, welche Benedikt sehr treffend als „Raumschwindel" zusammengefasst hat, da die scheinbare Endlosigkeit des unerfüllten Raumes dabei eine, bisher noch nicht genügend erklärte Beeinflussung des Muskelgefühls übt, und unbewusste, auf Herstellung des Gleichgewichts abzielende Eigenbewegungen hervorruft. Der Schwindel kann dabei entweder entstehen, indem die Blicke den Raum rasch in verticaler Richtung durchfliegen („Höhenschwindel"), oder indem sie denselben in horizontaler Ausdehnung durchmessen („Platzschwindel"; Westphal's „Agoraphobie"). Der Höhenschwindel ist eine sehr verbreitete und bis zu einem gewissen Grade physiologische Eigenthümlichkeit, während Platzschwindel durchaus selten ist, und vorzugsweise bei neuropathischen Individuen, zuweilen hereditär oder in Verbindung mit epileptischen Zuständen, Hemikranie, Katalepsie und anderweitigen „constitutionellen Neurosen" beobachtet wird. Die pathognomonische Erscheinung des Platzschwindels besteht darin, dass das Schwindelgefühl sich der Kranken bei plötzlichem

*) Bull. de l'acad. de méd., 21. u. 28. Sept. 1875.

Hinausgelangen auf einen weiten, freien Raum (z. B. aus engen Strassen auf einen grösseren Platz) und beim Anblick des letzteren augenblicklich bemächtigt — während sie zuweilen durch Fixirung eines bestimmten Punktes im Stande sind, dem Schwindel zu entgehen. In einzelnen Fällen von Platzschwindel, in welchen eine hereditäre oder neuropathische Anlage daneben bestand, haben Stellwag und Benedikt Störungen der associatorischen Augenbewegungen (durch Strabismus oder Lähmung einzelner Augenmuskeln) als occasionelles Moment nachweisen können; die Galvanisation der geraden Augenmuskeln bewirkte in einem dieser Fälle dauernde Heilung.

Sprachliche Bewegungsstörungen (Laloneurosen).

Die Störungen der Sprache reihen sich den Coordinationsstörungen insofern an, als auch den normalen Sprachbewegungen des heutigen Menschen Thätigkeiten präformirter cerebraler Coordinationsapparate (functionell mit einander verbundener Ganglienzellengruppen) theilweise zu Grunde liegen. Freilich erhebt sich die menschliche Sprache einerseits weit über den Bereich einfacher Coordinationsvorgänge hinaus, durch ihre freie Verknüpfung mit den höheren Seelenthätigkeiten, als Ausdruck des denkenden Geistes — während sie andererseits als ein reflectorischer Act bei Menschen und Thieren weit unter dem Niveau complicirter und cerebraler Coordinationen zurückbleibt.

Um zu einem Verständniss der menschlichen Sprachbewegungen und ihrer pathologischen Störungsformen zu gelangen, müssen wir auf die Entstehungshergänge der Sprache beim menschlichen Individuum, gewissermassen auf die Ontogenesis der Sprache zurückgehen. Die schwierige, von Philosophen und Sprachforschern ersten Ranges in verschiedenem Sinne beantwortete Frage nach den Ursprüngen der menschlichen Sprache überhaupt darf dabei füglich ausser Acht gelassen werden. Für das heutige Individuum handelt es sich bei den ersten kindlichen Sprachbewegungen vielleicht auch noch, wie bei den ersten, in Interjection und Onomatopoëse bestehenden Sprachäusserungen des in Gesellschaft lebenden Wilden, wesentlich um Reflexvorgänge, um unwillkürliche Nachahmungen der gehörten Laute und Klänge. Indessen rasch durchläuft das Individuum diese Embryonalstadien der Sprachentwickelung. Vermöge der im Laufe zahlreicher Generationen erworbenen und vererbten sprachlichen Fähigkeiten und dem Dienste derselben angepassten cerebralen Vorrichtungen wird das anfängliche reflectorische Lallen des Kindes zur willkürlichen Nachbildung articulirter Laute und Silben, zur articulirten Sprache des Erwachsenen. Als solche wird sie endlich zum Ausdruck des Gedankens, zur begrifflichen Sprache, indem sich ein Schatz von acustischen Erinnerungsbildern der gehörten und gesprochenen Worte allmälig anhäuft, welche nun bei der Rede mit bewusster Auswahl willkürlich reproducirt werden. Demnach ist eine ununterbrochene Verbindung erforderlich zwischen dem Depositionsorte des Klangbildes, und dem der entsprechenden Bewegungsvorstellungen, von welchen letzteren der Anstoss zu den einzelnen sprachlichen Bewegungsarten ausgeht. Es müssen ferner Bahnen von den verschiedenen Sinnesnerven zu den Centren der Begriffe hinführen, welche die Aufnahme der von Andern gesprochenen oder geschriebenen Worte, auf denen das Erlernen und Ausüben der Umgangssprache und Schriftsprache beruht, vermitteln. Umgekehrt müssen Bahnen, welche den sprachlichen Ausdruck, die Wort-, Silben- und Lautbildung vermitteln, von den Begriffcentren bis zu den an der Articulation betheiligten äusseren Sprachwerkzeugen herabführen.

Von vornherein unterliegt es demnach schwerlich einem Zweifel, dass von einem einfachen sogenannten „Sprachcentrum" als von einer anatomisch und functionell untrennbaren Einheit im menschlichen Gehirn überhaupt nicht die Rede sein kann. Es handelt sich hier vielmehr um einen überaus complicirten, aus functionell sehr verschiedenen und ungleichwerthigen Elementen zusammengesetztem Apparaten-Complex, gewissermassen um einen Organismus der Sprache, der auch anatomisch sich über ein verhältnissmässig weites Terrain ausdehnt, und mit seinen zuleitenden.und ableitenden (Kussmaul's „impressiven" und „expressiven") Bahnen über beträchtliche Abschnitte grauer Centralmassen und damit zusammenhängender Projectionsfaserung ausbreitet.

Dieser gesammte Sprachorganismus ordnet sich in seinen centralsten Theilen offenbar vorwiegend um die der Fossa Sylvii angränzenden Abschnitte vom Stirnschläfentheile des Grosshirns. Daneben bestehen jedoch möglicherweise noch mehrfache, der sprachlichen Lautmechanik (Buchstaben-Coordination) und der Zusammensetzung von Silben und Worten dienende coordinatorische Mechanismen unterhalb der Grosshirnhemisphären, ja vielleicht selbst zum Theil ausserhalb des Gehirns. Der bekannte Goltzsche Quakversuch, wonach ein oder seines Gehirns oberhalb der Vierhügel beraubter Frosch durch jedes Streichen des Rückens etc. zu einer Stimmgebung incitirt wird, lässt sich dahin deuten, dass wenigstens beim Frosche ein Reflexcentrum der Stimme sich unterhalb der Grosshirnhemisphären befindet, und vielleicht von letztern aus in seiner reflectorischen Thätigkeit gehemmt wird. Manche Beobachtungen bei Menschen, z. B. angebliche Stimmäusserungen von Anencephalen, lassen sich in ähnlichem Sinne verwerthen. Kussmaul bezeichnet dieses ins Rückenmark hinabreichende Reflexcentrum für die Bildung der unarticulirten und auch der articulirten Laute als basales Lautcentrum — ein Ausdruck, der jedoch nicht als identisch mit „Articulationscentrum" überhaupt gelten darf, weil die Coordination der Muskelbewegungen zu ganzen Silben und Worten wahrscheinlich an ganz andere centrale Apparate gebunden ist, als die coordinatorische Lautmechanik. — Bekanntlich hat man längere Zeit, nach dem Vorgange von Schröder van der Kolk, das sogenannte articulatorische Spracheentrum in die Oliven verlegt; eine Annahme, die jedoch neueren anatomischen Untersuchungen gegenüber unhaltbar erscheint. Auch die Beziehungen anderer Abschnitte der Medulla oblangata, sowie des Pons, des Kleinhirns und seiner Adnexe, zur Entstehung der articulatorischen Sprachbewegungen bedürfen im Einzelnen noch einer genaueren Klärung. Schwerlich kann auch hier von eigentlichen articulatorischen Centren die Rede sein. Dass die Medulla oblongata wegen der in ihr enthaltenen Nervenkerne des Facialis, Acusticus, Accessorius, Hypoglossus, die Brücke wegen ihrer leitenden Längsfasern für den Sprachact, speciell für die Ausführung und Verbindung der einzelnen Lautbewegungen (Aussprechen der Buchstaben) von grosser Wichtigkeit sind, versteht sich von selbst. Dagegen muss eine Betheiligung des Kleinhirns an der Entstehung der Klangbilder und damit zusammenhängender sprachlicher Bewegungsimpulse, welche Einzelne auf Grund der Acusticus-Verbindungen des Kleinhirns hypostasirten, als höchst unwahrscheinlich gelten. Die Bahnen, welche das „basale Lautcentrum", resp. die bei der Sprache betheiligten Nervenkerne der Oblongata und das peripherische Projectionssystem derselben, mit dem schon erwähnten umfangreichen Windungsgebiete der Grosshirnrinde verknüpfen — also die zuleitenden und ableitenden Bahnen jenes complicirten psychophysischen Mechanismus — sind offenbar im Fusse des Hirnschenkels und in der Capsula interna zu suchen. Dies folgt besonders aus den später zu erörternden pathologischen Thatsachen, namentlich aus der Verbindung articulatorischer Sprachstörungen mit apoplectischen Hemiplegien. Zweifelhafter ist dagegen die Rolle, welche die mit der Faserung des Hirnschenkelfusses zusammenhängenden motorischen Ganglien (Streifenhügel, Linsenkern) bei der Entstehung der coordinirten Sprachbewegungen spielen. Einzelne Autoren (Broadbent) wollen die Wortbildung in den Streifenhügel verlegen, wofür jedoch keine genügenden Anhaltspunkte vorliegen. Dagegen glaubt Kussmaul, dass die Streifenhügel bei der Mechanik der literalen Lautbildung und der Silbenbildung in irgend einer Weise unterstützend mitwirken. Der linke Streifenhügel scheint dabei, wie überhaupt die gesammte linke Hirnhälfte, von grösserer Wichtigkeit zu sein, als der rechte — eine Thatsache, für die wir zwar allerlei geistreiche Umschreibungen und interessante Verknüpfungen (z. B. mit dem vorwiegenden Gebrauche der rechten Körperhälfte), aber keineswegs eine wirklich befriedigende Erklärung besitzen.

Während in der inneren Capsel die zuleitenden und ableitenden (sensorischen und psychomotorischen) Bahnen neben einander liegen, und zwar jene ausschliesslich im hintern, diese vorzugsweise im vordern Theile der Capsel, findet weiter aufwärts eine Divergenz dieser verschiedenen Projectionsbahnen statt, indem jene in die hinteren, diese — vielleicht unter partieller Einschaltung des Streifenhügels — in die vorderen Regionen der Stabkranzfaserung einstrahlen. Die sensorischen Bahnen treten vielleicht in der Vormauer (oder auch in Theilen des Linsenkerns?) zuerst mit grauen Massen in Verbindung. In der Vormauer vermuthete man eine Zeit lang den Sitz der Klangbilder, gestützt auf den von Meynert behaupteten Verlauf der inneren Acusticusbündel durch die Haube zur Vormauer und weiter zur Inselrinde; eine Annahme, welche jedoch von Meynert selbst späterhin widerrufen wurde. Was nun die corticalen Endigungen der in Rede stehenden zuleitenden und ableitenden Bahnen betrifft, so neigt sich gegenwärtig die Meinung, auf Grund zahlreicher pathologischer Thatsachen, ziemlich allgemein dahin, dass wir die sogenannte Broca'sche Stelle, d. h. das hintere Drittel der dritten Stirnwindung — besonders der linken Seite — nebst der darunter liegenden Schicht weisser Substanz als den eigentlich motorischen (psycho-motorischen) Sprachbezirk ansehen. Diese Annahme ist zuerst von Broca 1861 aufgestellt und 1863 bestimmter formulirt worden, wobei Broca zugleich den Vorrang der linken Grosshirnhälfte auf die Rechtshändigkeit der grossen Mehrzahl der Menschen zurückführte. Bei den seltenen Linkshäudigen scheint die entsprechende Region der rechten Hirnhälfte eine gleiche Rolle zu spielen. Ausser den betreffenden Regionen der Stirnlappen ist offenbar die Insel, und zwar ebenfalls auf der linken Seite, bei den Sprachfunctionen wesentlich betheiligt. Nur ist das Wie? und Wo? ihrer Bedeutung noch ziemlich unklar; ebenso die Bedeutung der an die Sylvische Spalte angränzenden Abschnitte des Schläfenlappens (erste Schläfenwindung). Einige wollen hier den sensorischen Sprachbezirk, resp. den Aufbewahrungsort der zur Auslösung sprachlicher Willensimpulse nothwendigen Klangbilder vermuthen. Es würde demnach der Schläfentheil der ersten Urwindung sensorische, der Stirntheil derselben Urwindung motorische Sprachfunction haben (Wernicke), und müsste eine Verknüpfung dieser functionell verschiedenen Rindengebiete durch Associationssysteme bewerkstelligt werden; ferner ist auch eine Verknüpfung der betreffenden symmetrischen Regionen beider Hemisphären durch Commissurensysteme anzunehmen, da man sich den Innervationsstrom beim Sprechen zwar vorzugsweise, aber nicht ausschliesslich durch eine Hirnhälfte hinabgehend vorstellen kann. Jene Verknüpfungen verschiedener Windungsgebiete derselben Seite sucht man in den die weisse Substanz longitudinal durchsetzenden, associatorischen Faserzügen Meynert's oder speciell für die Stirn- und Schläfentheile der ersten Urwindung in den nach der Inselrinde radiär convergirenden Fasern (Wernicke). Die commissuralen Verbindungen sind wahrscheinlich in den Fasermassen des Balkens enthalten, obwohl einzelne Forscher (Broadbent) wenigstens für die Inselwindungen jede directe Verknüpfung mit Balkenfasern, wie auch mit der Faserung des Hirnschenkelfusses, in Abrede stellen! — Wir sehen aus diesen Andeutungen, wie viele und schwierige Probleme auf diesem Gebiete noch ihrer Lösung harren, zu welchen leider die experimentell physiologische Forschung kaum etwas beitragen konnte. Doch ist in letzterer Hinsicht immerhin die Nähe der Broca'schen Stelle zu der von Hitzig und Fritsch als motorisches Facialis-Centrum erkannten Rindenregion von grossem Interesse.

Formen der Sprachstörung.

Die pathologischen Störungen der Sprachbewegungen haben zu sehr verschiedenartigen Eintheilungen, und dem entsprechend zu einer ziemlich verworrenen Nomenclatur Anlass gegeben. Die am meisten gangbaren Ausdrücke „Anarthrie" und „Aphasie" nebst ihren Synonymen halten wenigstens ein wichtiges Unterscheidungsprincip fest. Während man die durch Nerveneinfluss bedingte Beeinträchtigung oder Aufhebung der sprachlichen Articulation als „Anarthrie" (Leyden), auch wohl als Alalie bezeichnet, versteht man unter Aphasie (Trousseau) — oder ursprünglich Aphemie (Broca) — die gemischten, nicht rein articulatorischen, andererseits nicht rein intellectuellen Formen der Sprachstörung. Genauer und consequenter können wir, mit Kussmaul*), unter den auf die Sprache bezüglichen Innervationsstörungen (Lalopathien) zwei Hauptgruppen unterscheiden: Störungen der articulatorischen Sprachmechanik (Dysarthrien, dysarthrische Sprachstörungen), und Störungen im Gebrauche der Sprache als sinnlichen, formalen Ausdrucksmittels der Denkbewegung (Dysphasien, dysphatische Störungen). Während es sich bei den Dysarthrien um das grosse Gebiet sprachlicher Coordinationsstörungen im engeren Sinne handelt, besteht bei den Dysphasien eine Beeinträchtigung oder Hemmung des sensorischen und psychomotorischen Mechanismus der Sprache; diese Formen bilden somit den Uebergang zu denjenigen, bei welchen der in der Sprache zum Ausdruck kommende Denkprocess selbst anomal, verkehrt vor sich geht (Dyslogien, oder Logoneurosen). Wir können letztere, soweit sie sich in Trübungen des sprachlichen Ausdrucks unmittelbar kundgeben, als Dysphrasien, dysphrasische Störungen bezeichnen.

Hiermit ist ein Rahmen von genügender Weite gegeben, in welchen sich die einzelnen Störungsformen theils nach ihrem symptomatischen Verhalten, theils nach ihrer bekannten oder doch vermutheten anatomischen Localisation leichter einordnen lassen.

---

*) Vgl. dessen ausgezeichnete Monographie „die Störungen der Sprache". in Ziemssen's spec. Path. und Th., XII. (Anhang), 1877.

Die dysarthrischen Störungen können in Beeinträchtigung und Vernichtung der Lautmechanik und dadurch bedingter theilweiser oder völliger Aufhebung des Sprachvermögens (Hyparthrie und Anarthrie) bestehen, wobei es sich bald mehr um Störungen der zu Buchstaben coordinirten Muskelbewegungen (Anarthria literalis) — bald um solche der auf Silben und Worte bezüglichen Coordinationen (Anarthria syllabaris) handelt. Ganz besonders gehören hierher die als Lallen, Stammeln, Stottern und als Aphthongie bezeichneten Formen coordinatorischer Sprachstörung, von denen man die beiden letzteren gewöhnlich als sprachliche Krampfformen (spasmodische Laloneurosen) auffasst.

Lallen und Stammeln sind nur gradweise von einander verschieden; bei beiden besteht ein mehr oder minder erhebliches Unvermögen zur Bildung articulirter Laute („Dysarthria literalis" Kussmaul's, oder Dyslalie). Während beim eigentlichen Lallen (Lallatio) mancher Gehirnkranken, Blödsinnigen u. s. w. die Sprache ganz unverständlich wird, gewissermassen ein Zurücksinken auf das vorbereitende Stadium der Sprache, auf die ersten reflectorischen Gefühlsäusserungen des Wilden und des Kindes stattfindet, ist dagegen bei den verschiedenen Arten und Graden des Stammelns nur eine durch mangelhaftes Buchstabensprechen bedingte partielle Undeutlichkeit und Unverständlichkeit der Sprache vorhanden. Das Stammeln kommt seltener angeboren, häufiger acquirirt, durch Erkrankungen der nervösen Leitungsbahnen und Lautcentren bedingt vor; noch häufiger jedoch ist es die Folge schlechter Erziehung und mangelhafter Uebung, oder fehlerhafter Beschaffenheit der äusseren Articulationsorgane (Mundtheile, Nase und Gaumen, Zunge, selbst Zähne und Lippen), die also mit Erkrankungen des Nervensystems überhaupt nicht im Zusammenhang stehen. Man kann derartige Zustände als mechanische Dyslalien (Kussmaul) oder als Dyslalien im engeren Sinne von den nervösen Formen der literalen Dysarthrie unterscheiden.

Diesen Störungen der literalen Lautbildung gegenüber handelt es sich beim Stottern um eine meist angeborene, weit seltener erworbene Unfähigkeit, die einzelnen Laute zu Silben zu vereinigen („Dysarthria syllabaris"). Diese Unfähigkeit ist namentlich durch die Schwierigkeit characterisirt, die am Anfange der Silben befindlichen Consonanten, besonders die sogenannten Explosivae (b, d, g, p, t, k) mit den nachfolgenden Vocalen zu verbinden, das Tönendmachen oder das Vocalisiren der Laute (Merkel) zu bewirken. Zu letzterem Behufe nämlich muss ein harmonisches Zusammenwirken der exspiratorischen mit den zum Aussprechen der Vocale einerseits, der Consonanten andererseits dienenden Muskelkräfte stattfinden; eine Coordination höherer Ordnung, welche eben bei dem Stotternden, wenigstens zeitweise, in mehr oder minder erheblichem Grade gestört ist. Das Stottern ist also jedenfalls eine Coordinationsneurose, und zwar wahrscheinlich eine solche krampfhafter Art, indem die Schwierigkeit des Silbensprechens entweder durch Glottis-Krampf, oder durch clonisch-tonische Contractionen der Lippen- und Zungenmuskeln bedingt zu sein scheint (gutturotetanisches und labiochoreisches Stottern, nach Colombat). Das Leiden ist bei Männern weit häufiger als bei Frauen, kann vorübergehend in der Periode des Zahnens, der Pubertät, oder nach acuten Krankheiten, grossen Anstrengungen u. s. w., ferner vorübergehend oder dauernd auf Grund cerebrospinaler Reizzustände acquirirt auftreten, ist aber in der Regel angeboren, oft hereditär übertragen; in anderen Fällen wird seine Entwicklung durch schlechte Erziehung oder Nachahmung (psychisches Contagium), auch wohl durch Temperaments- oder Character-Eigenthümlichkeiten, grosse Schüchternheit oder sanguinische Lebhaftigkeit und Erregtheit, begünstigt. Bei der Schwierigkeit, Art und Ausgangspunkt der Bewegungsstörung in jedem einzelnen Falle von Stottern zu eruiren, bei dem gänzlichen Mangel anatomischer Befunde kann man sich über die vielen verfehlten Theorien und nicht minder verfehlten Behandlungsversuche des Stotterns nicht wundern. Die empirisch am meisten bewährte und auch rationellste Art der Behandlung besteht bekanntlich in einer methodischen Gymnastik, wobei anfangs regelmässige Athemübungen, dann Stimmübungen, schliesslich Uebungen im Vocalisiren und taktmässigen Sprechen die Hauptrolle spielen. Ich habe von diesen Verfahren öfters selbst in den Händen ganz roher Routiniers wahrhaft überraschende Erfolge beobachtet.

Dem Stottern reiht sich als eine viel seltenere coordinatorische Form der Sprachstörung der als Aphthongie bezeichnete Zustand an, wo bei jedem Sprachversuche krampfhafte Erscheinungen im Muskelgebiete des Hypoglossus auftreten. Es handelt sich hier ganz offenbar um eine Form der coordinatorischen Beschäftigungsneurose, die sich in der beim articulirten Sprechen betheiligten Musculatur abspielt. Auch hier lässt sich, wie beim Schreibekrampf und verwandten Zuständen, neben der krampfhaften spasmodischen Form („Beschäftigungskrampf“) eine paretische oder paralytische Form („Beschäftigungslähmung“) unterscheiden, welche letztere wir als articulatorische Glossoplegie bezeichnen. Genaueres hierüber vgl. bei den Neurosen des Hypoglossus.

Den Dysarthrien reiht sich auch das sogenannte Scandiren der Silben an, wobei dieselben zwar richtig coordinirt, aber durch Pausen von einander getrennt werden. Dieser Vorgang ist von dem besonders bei paralytischen Irren vorkommenden Durcheinanderwerfen der Laute und Silben („Silbenstolpern“) zu unterscheiden.

Die dysarthrischen Formen der Sprachstörung können auf dem ganzen Verlaufe von den peripherischen Projectionssystemen der zum Sprechact betheiligten motorischen Nervenbahnen bis zur Rinde entstehen; freilich auf den einzelnen Etappen dieser ausgedehnten Gesammtstrecke in sehr verschiedenartiger Erscheinungs- und Verlaufsweise, und ferner über eine gewisse Grenze (Corpus striatum?) hinaus fast immer in Complication mit anderweitigen, dysphatischen Störungen. Jenem ausgedehnten Entstehungsbezirke gemäss kann es sich bei den Dysarthrien theils um reine Leitungsstörungen, theils um Centralstörungen handeln; doch ist diese Eintheilung schwer durchzuführen, da wir den anatomischen Sitz der betreffenden Centren (basales Lautcentrum? — specifische Coordinationscentren für Aussprechen der Buchstaben und ganzer Silben) keineswegs genau kennen. Zu den Leitungsstörungen rechne ich, abgesehen von Innervationsanomalien einzelner auf die Sprachmuskeln einwirkender peripherischer Projectionsgebiete (Facialis, Glossopharyngeus, Hypoglossus etc.), vor Allem auch diejenigen Articulationsstörungen, welche bei der sogenannten progressiven Bulbärparalyse beobachtet werden. Es handelt sich dabei bekanntlich um allmälig und successiv auftretende Störungen im Aussprechen der einzelnen Buchstaben, zunächst besonders der Lippenlaute, Zungenlaute u. s. w., welche durch einen die Nervenkerne der Medulla oblongata ergreifenden chronisch-entzündlichen Process bedingt werden (bulbonucleäres Stammeln, Anarthria literalis bulbo-nuclearis nach Kussmaul). Uebereinstimmend mit der Annahme eines „basalen Lautcentrums" in den betreffenden Abschnitten der Medulla oblongata kann man allerdings auch diese Dysarthrie, im Gegensatze zu den durch Läsionen der peripherischen Sprachnerven bedingten extracerebralen (wenn auch theilweise noch intercraniellen) als centrale, intracerebrale bezeichnen. Das Gleiche gilt von den symptomatisch verwandten Störungen bei anderweitigen chronischen und acuten Processen der Medulla oblongata und Brücke (Kussmaul's „basale kinesodische Dysarthrien").

Zweifelhaft sind die Beziehungen der Haube und ihrer Ganglien (Vierhügel, Thalamus) zur Entstehung dysarthrischer Sprachstörungen — weit sicherer dagegen diejenigen des Hirnschenkelfusses und seiner virtuellen Fortsetzungen in der inneren Capsel, sowie der damit zusammenhängenden Ganglien („centro-hemisphärische Leitungs-Dysarthrie" Kussmaul's). Vor Allem sehen wir dysarthrische Störungen äusserst häufig entstehen durch Verletzungen, welche die Capsula interna direct oder indirect treffen — besonders also bei Blutergüssen, in der Substanz der Capsel, die Zerreissung ihrer Faserung herbeiführen, oder in ihrer Umgebung (Corpus striatum, Nucleus lentiformis, Thalamus, Capsula externa), die durch Compression auf die Capselfaserung einwirken. Hierauf beruht die so häufige Verbindung theils bleibender, theils transitorischer Dysarthrien mit den gewöhnlichen apoplectischen Hemiplegien und mit Hemianästhesien. Wie wir schon früher gesehen, hat Verletzung der vordern Capselabschnitte ausschliesslich Hemiplegie, Verletzung der hintern Capselabschnitte gleichzeitig Hemianästhesie der gegenüberliegenden Seite zur Folge. In beiden

Fällen kann, wie es scheint, dysarthrische Sprachstörung daneben bestehen, und zwar meist transitorisch bei einfacher Compression, bleibend dagegen bei der durch Blutextravasate etc. bedingten Zerstörung der Capsel. Die von der Capsula interna ausgehenden Dysarthrien lassen sich demnach clinisch kaum in bestimmter Weise von denen der benachbarten motorischen Ganglien, Streifenhügel, Linsenkern unterscheiden; in der Mehrzahl der Fälle, namentlich bei den Hämorrhagien dieser Theile, ist die Dysarthrie wahrscheinlich gemischten Ursprungs (strio - capsuläre und strio-nucleäre Dysarthrien Kussmaul's). Sehr bemerkenswerth ist, dass linksseitige Läsionen dieser Hirnabschnitte erfahrungsgemäss schwerere und oft hartnäckigere Sprachstörungen herbeiführen, als Läsionen der rechten Seite — was mit dem gewöhnlich linksseitigen Ursprunge der aphatischen Sprachstörungen durchaus übereinstimmt.

Oberhalb der Streifenhügel beginnt, wie es scheint, das Gebiet, von welchem nicht mehr die articulatorische, sondern die gemischten, dysphatischen Formen der Sprachstörung ihren Ausgangspunkt nehmen. Auch bei diesen kann die Störung des complicirten psychophysischen Mechanismus der Sprache in symptomatisch sehr verschiedenartiger Weise zur Erscheinung gelangen, wobei freilich in letzter Instanz immer die Verwendung der Sprache zum formalen sinnlichen Ausdruck der Denkprocesse eingeschränkt oder gänzlich ausgeschlossen wird: Zustände, die wir demnach als Hypophasie und Aphasie zusammenfassen können. Bei genauerer Analyse müssen wir jedoch hier mindestens zweierlei ganz verschiedenartige Entstehungshergänge unterscheiden, die mit den vielfach aufgestellten Formen amnestischer und ataktischer Aphasie im Ganzen übereinstimmen. Unter jener sollte der Verlust der Erinnerung der Worte als acustischer Lautcomplexe — unter dieser der Verlust der coordinatorischen Wortbildung (verbale Anarthrie) verstanden werden. Allerdings hebt Kussmaul das Unzulängliche dieser Eintheilung mit Recht hervor, da die amnestische Aphasie stets nothwendig zur Ataxie führt, die ataktische Aphasie immer auch amnestischer Natur ist. — Sehen wir also von den gewählten Bezeichnungen ab, so kann bei einem Theile der Dysphasien die veranlassende Läsion vorzugsweise oder ausschliesslich in dem sensoriellen Gebiete des Sprachorganismus, an dem Aufbewahrungsorte der Klangbilder, ihren Angriffspunkt haben. Die Folge davon kann in Verwechslungen, partiellen Defecten oder gänzlichem Ausfall der Klangbilder bestehen. Es werden die gesprochenen oder zu sprechenden Worte nicht richtig oder überhaupt nicht wiedererkannt, dem Kranken fehlt daher mehr oder weniger das sinngemässe Auffassen und Verstehen der vernommenen Rede, sowie die Fähigkeit sinngemässen Antwortens. Entweder verwechselt er beim Sprechen die Worte, auch wenn die Möglichkeit der verschiedensten Wortbildungen bei ihm vorhanden ist — ein Zu-

stand, den Benedikt als Paraphasie bezeichnet; oder es fehlt
ihm überhaupt das Wortgedächtniss bald in grösserem, bald in geringerem Umfange (Amnemie; totale und partielle Amnesie).
Bei einer zweiten Gruppe der Dysphasien kann die veranlassende
Läsion mehr in dem psychomotorischen Theile des sprachlichen
Apparaten-Complexes, an dem Sitze der sprachlichen Bewegungsvorstellungen, dem Ausgangspunkte der motorischen Sprachbewegungen, einwirken. Dabei werden die vernommenen Worte zwar
normal aufgefasst und gedeutet, auch der zu Gebote stehende Vorrath von Klangbildern, der vorhandene Wortschatz ist ein unbe-
schränkter. Aber indem der Kranke über diesen Wortvorrath
schalten, indem er diese oder jene sprachliche Bewegungsvorstel-
lung realisiren will, widerfährt es ihm, dass er entweder eine ganz
falsche Combination zu Tage fördert, sich gleichsam auf der offen-
liegenden Claviatur der Sprachbewegungen vergreift — oder überhaupt an der Unmöglichkeit des beabsichtigten Zugreifens scheitert.
Auch hier kann es demnach, obgleich aus ganz anderem Grunde,
zu Fälschungen der intendirten Sprachäusserungen in Form von
Wortverwechselung, zur „Paraphasie", oder zu gänzlichem Ausbleiben von Sprachäusserungen, zur Aphasie in engerem Sinne,
kommen. Ein mittlerer, nicht selten vorübergehend beobachteter
krankhafter Zustand ist der, dass die Production und Fortpflanzung
sprachlicher Bewegungsimpulse nur in ganz vereinzelten Richtungen
noch möglich ist oder jede Erregung auf diese Richtungen ausschliesslich übertragen wird, so dass beim Versuche irgend welcher
gedanklichen Aeusserung stets die nämlichen Silben und Worte in
mehr oder minder beschränkter Auswahl hervorgebracht werden
(gleichsam sprachliche Formen von Zwangsbewegung). In der
Praxis werden nicht nur die Zustände von amnestischer und ataktischer Aphasie, Paraphasie u. s. w., sondern auch andere in das
Gebiet der Dyslogien hinübergreifende Störungsformen, wie Agram-
matismus und Akataphasie u. s. w. unter dem Collectivnamen
„Aphasie" meist zusammengeworfen.

Den eigentlichen dysphatischen Störungsformen reihen sich die
oft damit parallel gehenden Störungen in der Auffassung und Wiedergabe geschriebener und gedruckter Lautzeichen, beim Lesen
und Schreiben, an, welche denselben inneren Zusammenhang, dieselben characteristischen Typen und Variationen darbieten. Man
hat die der Aphasie und Paraphasie entsprechenden Störungen des Lesens als Alexie und Paralexie, die des Schreibens
als Agraphie und Paragraphie, auch wohl die der natürlichen
Geberdensprache als Amimie und Paramimie bezeichnet. Einer
besondern Erklärung bedürfen diese Ausdrücke schwerlich. Man
kann alle diese und noch manche verwandte Störungen (z. B. der
Auffassung und Wiedergabe von Tonzeichen) unter dem Collectiv-
begriffe der Asymbolie (Finkelnburg) oder Asemie (Steinthal) zusammenfassen, insofern das allen Gemeinsame und Cha-

racteristische darin besteht, dass der Zusammenhang zwischen einem idealen Vorstellungsinhalte und der denselben äusserlich repräsentirenden sinnlichen Form (Symbol) in irgend einer Weise erschwert, durchbrochen oder verwirrt ist. Freilich wurden als eigentliche Asymbolie ursprünglich mehr die nach der intellectuellen Sphäre hinüberspielenden Störungsformen unterschieden. Doch ist es von vornherein einleuchtend, wie leicht Fälschungen des Symbols, einmal befestigt, auch auf den zu Grunde liegenden idealen Vorstellungsinhalt zurückwirken, und secundäre Fälschungen des letztern selbst nach sich ziehen können; es liegt daher allenthalben der Uebergang in eigentliche Geistesstörung, wenigstens bei den bleibenden Formen von Dysphasie und Asymbolie, sehr nahe,

Zu den Uebergangsformen von den dysphatischen zu den rein intellectuellen Sprachstörungen lassen sich die als Worttaubheit (Surditas verbalis) bezeichneten, gewöhnlich auch mit der Aphasie zusammengeworfenen Zustände rechnen, wobei das Verständniss für Wörter oder auch wohl für einzelne Wörterclassen gelitten hat, während die eigentliche Worterinnerung und ebenso die coordinatorische Wortbildung intact sind. Der gleiche Zustand, auf das Gebiet der Schrift übertragen, bildet die Wortblindheit (Coecitas verbalis). — Eine andere, wichtige Uebergangsform zu den Dyslogien bilden die von Steinthal als „Akataphasie" unterschiedenen Zustände. Im Gegensatze zu den eigentlichen Aphasien, wobei nur die Wortbildung gelitten hat, besteht bei der Akataphasie eine Störung der die Worte zu Sätzen vereinigenden Processe, der Wortbeugung und Wortstellung, also eine syntaktische Sprachstörung. Aphasie und Paraphasie sind Dictionsstörungen der Worte; die Akataphasie ist wesentlich eine Dictionsstörung des Satzbaues, und sie erscheint als ein viel schwereres Leiden gegenüber der einfachen Aphasie, weil sie Störungen automatisch nach natürlichen Gesetzen wirkender geistiger Thätigkeiten nothwendig voraussetzt. — Die eigentlichen Dyslogien, zu denen namentlich viele Sprachstörungen der Geisteskranken gehören, können in sehr mannichfaltigen, theils leichteren, theils schwereren Formen je nach Art und Grad der zu Grunde liegenden Intelligenzstörung selbst auftreten. Es gehören dahin die öfters noch innerhalb der physiologischen Breite liegenden Zustände abnorm verlangsamter oder stockender Sprache (Bradylogie, Bradyphrasie) und umgekehrt überhasteter, polternder und verwirrter Sprache (Battarismus, Tumultus sermonis). Wenn in Folge fehlerhaft ablaufender oder abspringender Gedankenverbindungen unbewusst etwas ganz Anderes geäussert wird, als der ursprünglichen Absicht und der Situation angemessen ist, kann man den Zustand als Paralogie oder Paraphrasie (Kussmaul) bezeichnen.

Die Sprachstörungen der Idioten und Microcephalen sind nur zum Theil dyslogischer Art; zum Theil handelt es sich dabei auch um dysarthrische Störungen, die auf einer mangelhaften Entwicke-

lung der centralen Articulations-Mechanik beruhen. Bei erworbe-
nem Idiotismus und bei Blödsinnigen kommen unter anderen Dyslogien auch das sprachwidrige Durcheinanderwerfen der einzelnen
wortbildenden Lauttheile (Silbenstolpern), ferner echoartiges
Wiederholen gehörter Worte (Echosprache) und beständiges sinn-
loses Schwatzen (Logorrhoe) vor.

Während der Ausgangspunkt der dysphrasischen (dyslogischen)
Sprachstörungen wohl ausschliesslich ein corticaler ist, kann dagegen der Ursprung der dysphatischen Störungen in grauen und
weissen Schichten des Hirnmantels, nur oberhalb der Stammgang-
lien und der Capsula interna, gesucht werden. Bekanntlich ist es
überwiegend die dritte Stirnwindung der linken Seite, besonders
das hintere Drittel derselben, oder die unmittelbar darunter liegende Schicht weisser Substanz, welche wir bei den dysphatischen
Störungen — der „Aphasie" im allgemeineren clinischen Sinne —
vorzugsweise erkrankt finden. Diese Thatsache ist von Broca
zuerst bestimmt ausgesprochen und durch eine grosse Reihe von
Sectionen unwiderleglich festgestellt worden, nachdem allerdings
früher bereits Bouillaud den wesentlichen Einfluss der Vorder-
lappen, Dax (1836) die überwiegende Betheiligung der linken
Hirnhälfte bei Sprachstörungen richtig erkannt hatten. Völlige
Zerstörungen beider Vorderlappen scheinen stets Sprachverlust zur
Folge zu haben, wogegen Defecte selbst bedeutender Art bei Inte-
grität der dritten Stirnwindung nicht nothwendig zu dysphatischen
Sprachstörungen führen. Ganz isolirte Erkrankungsheerde, z. B.
Erweichung im hintern Drittel der dritten Stirnwindung, können
Aphasie ohne anderweitige Lähmungserscheinungen zur Folge haben.
In anderen Fällen von eigentlicher Aphasie erstreckt sich die Er-
krankung mehr oder weniger auf die gesammte Inselgegend und
auf die, der Fossa Sylvii benachbarten Theile des Stirn- und
Schläfenlappens, auch auf Windungen des Scheitellappens, wogegen
Läsionen der Hinterhautslappen als alleinige Befunde bei Aphasie
bisher nicht bekannt sind. Was das Verhältniss beider Hirnhälften
zur Entstehung dysphatischer Störungen betrifft, so sollen nach
Séguin auf 243 Fälle linksseitiger nur 17 rechtsseitiger Hemis-
phären-Erkrankungen kommen; wobei festzuhalten ist, dass im
Allgemeinen Erkrankungen beider Hemisphären etwa gleich häufig
vorkommen (nach Charcot und Vulpian sogar 58 Fälle von
Hemiplegie durch Erkrankung der rechten Hemisphäre auf 52 der
linken). Die Ursache kann also nicht, wie man zeitweise geglaubt
hat, in dem häufigeren Erkranken der linken Hemisphäre überhaupt liegen. Auch Erweichungsprocesse, die verhältnissmässig am
meisten zu eigentlicher Aphasie führen, sind auf der linken Hirnhälfte keineswegs häufiger als auf der rechten; höchstens gilt dies
von einer speciellen Form necrotischer Erweichung, der durch
Embolie und Thrombose der Art. fossae Sylvii bedingten, welche
allerdings überwiegend linksseitig auftritt (nach Meissner kommen

26 Fälle linksseitiger Embolie auf 12 rechtsseitige). Indessen letzterer Umstand ist keineswegs ausreichend, um den so weitaus überwiegenden Befund isolirter linksseitiger Hemisphärenerkrankung bei Aphasie zu erklären. Wir müssen vielmehr darauf zurückkommen, dass eben entsprechende regionäre Veränderungen der rechten Hirnhälfte nur ausnahmsweise dysphatische Störungen erheblichen Grades zur Folge haben, während dies bei den Veränderungen der linken Hirnhälfte fast regelmässig der Fall ist. Genauer kann auf diese Verhältnisse erst bei der speciellen Erörterung derjenigen Gehirnkrankheiten, welche am häufigsten mit dysphatischen Störungen einhergehen (Thrombose und Embolie, Encephalitis mit ihren Ausgängen, Hirnabscess, Tumoren, Hämorrhagien etc.), eingegangen werden.

2. Bewegungsstörungen innerer Organe. (Viscerale Kinesioneurosen.)

Die Bewegungsstörungen der inneren Organe — unter denen die Blutgefässe vorläufig von der Betrachtung ausgeschlossen bleiben — bieten im Vergleiche mit denen der willkürlichen Muskeln manche Eigenthümlichkeiten und Abweichungen dar, die sich wesentlich auf gewisse Besonderheiten des anatomisch-physiologischen Verhaltens zurückführen lassen. Zu letzteren gehört der Umstand, dass der Muskelapparat der Eingeweide grösstentheils aus glatten Muskelfasern (contratilen Faserzellen) besteht, deren Contractionsmodus von den quergestreiften Muskeln wesentlich differirt; ferner, dass ein grosser Theil des hierhergehörigen Muskelapparates unter den Einfluss einer continuirlichen mittleren Innervation, eines von den Centraltheilen des Nervensystems ausgehenden Tonus — oder eines in regelmässigen Pausen unterbrochenen und erneuten, demnach rhythmisch wirkenden Actionsmechanismus gestellt ist. Der Contractionsmodus der glatten Muskelfaser weicht von dem des quergestreiften Muskels insofern ab, als jene bekanntlich auf direct einwirkende Reize (namentlich mechanische oder electrische) mit langsam eintretender, protrahirter, d. h. den veranlassenden Reiz selbst überdauernder und allmälig abnehmender Zuckung antwortet. Es handelt sich demnach um eine Art physiologischer Contractur — um einen ähnlichen Zuckungsmodus, wie ihn der quergestreifte Muskel bei absterbenden Nerven oder bei Lähmung der intramusculären Nervenenden (durch Curare, Coniin) unter dem Einflusse von Muskelgiften, Veratrin u. s. w. darbietet. Wir dürfen diesen abweichenden Zuckungsmodus der glatten Muskelfasern wohl zum Theil als Ursache ansehen, wesshalb die Formen oscillatorischen und rein clonischen Krampfes im Gebiete der mit glatten

Muskeln versehenen Organe verhältnissmässiger seltener zur Beobachtung kommen, als die clonisch-tonischen und rein tonischen
Krampfformen. Flüchtige, wenn auch in raschen Abständen wiederkehrende Reize, die am quergestreiften Muskel zu ruck- und stossweisen Gesammtzuckungen oder flimmernden Vibrationen der Muskelbündel führen, müssen an den glatten Muskeln bald mit anscheinend gleicher Intensität contracturartig verharrende, bald langsam in der Contiguität (peristaltisch) fortkriechende Formen anomaler Bewegung hervorrufen. Die Formen des Tremor, des Schüttel-
krampfs u. s. w. können daher an den mit glatten Muskelzellen
ausgestatteten Organen nicht vorkommen. Mit grösserem Rechte
lässt sich von einem „Tremor cordis" reden, insofern das Herz
quergestreifte, wenn auch der willkürlichen Bewegung entzogene
Muskelfasern darbietet.

Ein weiteres, für den specifischen Character und die Entstehung
vieler visceralen Bewegungsstörungen wichtiges Moment liegt in der
tonischen oder rhythmischen Innervation einzelner (mit glatten
oder quergestreiften Muskelfasern ausgestatteten) Organe. Sehen
wir auch hier von den Blutgefässen einstweilen ab, so sind es vor
Allem gewisse Abschnitte des Digestionstractus und des Urogenitaltractus, ferner die Herzmusculatur und die innere Musculatur
des Auges (Iris, Accommodationsapparat), die in dieser Hinsicht
ein specielles Interesse beanspruchen. Bekanntlich sind die meisten
hierhergehörigen Organe auch mit gangliösen, in die betreffenden
Parenchyme selbst eingebetteten Apparaten versehen, welche wir
zum grössten Theile als excitomotorische bezeichnen, insofern ihre
— sei es automatische oder reflectorische — Erregung einen Con-
tractionszustand der innervirten glatten Muskelfasern zur Folge hat.
Dahin gehören die sowohl bei höheren Säugethieren wie beim Menschen nachgewiesenen Ganglien der Herzmusculatur (Ventrikel und
Atrien); der submucöse Ganglien-Plexus und der Plexus myentericus
des Darmkanals; die Nervenknötchen innerhalb des Urogenitalapparates (Blase, Uterus, Submucosa der Scheide); endlich die
gangliösen Plexus musculöser Drüsenausführungsgänge, sowie im
Ciliarmuskel des Auges. Den meisten dieser parenchymatösen
Ganglien werden nachweisbar mittelst besonderer Nervenbahnen von
den Centraltheilen des Nervensystems oder von höher gelegenen
Sympathicus-Ganglien aus Einflüsse zugeleitet, durch welche sie in
einem stetigen mittleren Erregungsgrade (Tonus) erhalten, oder
zu gesteigerter und beschleunigter Thätigkeit angeregt, oder umgekehrt in ihrer Thätigkeit zeitweise unterbrochen, gehemmt werden. Nerven letzterer Art, Hemmungsnerven, wie sie u. A.
dem Dünndarm in der Bahn des Splanchnicus, dem Herzen in der
Bahn des Vagus zugeführt werden, können im Erregungszustande entweder der excitomotorischen Thätigkeit der parenchymatösen Localganglien oder der entsprechenden Thätigkeit excitirender beschleunigender Nerven entgegenwirken, und dadurch die sonst continuir-

liche Bewegung in eine intermittirende, rhythmische umwandeln, oder zeitweise gänzlich sistiren. Es können aber neben den excitomotorischen Localganglien auch andere mit entgegengesetzter, bewegungshemmender Action vorkommen, wie wir solche im Herzen anzunehmen genöthigt sind. Ferner kann eine Beschleunigung oder Hemmung der in den Eingeweiden stattfindenden Bewegungsvorgänge auch durch vorübergehende oder dauernde Functionsstörungen jener im Rückenmark, resp. Gehirn belegenen centralen Innervationsheerde zu Stande kommen. Wir kennen solche centrale Innervationsheerde u. A. für die Bewegungen der Blase (Harnentleerung), des Rectum, und für die Erection im Lumbalmark, für die Gefässbewegung im ganzen Rückenmark und verlängerten Mark. Diese Centren sind grösstentheils reflectorische; ihre Thätigkeit wird durch peripherische, centripetal fortgeleitete Reize provocirt, oder kann unter Umständen durch periphcrische Erregungen auch gehemmt werden, wie wir z. B. für die Erection aus den Versuchen von Loven und Anderen, für die Blutgefässe aus den bekannten Versuchen von Goltz wissen. Ferner stehen diese Innervationsheerde auch grossentheils durch excitirende oder hemmende Nerven mit dem Gehirn in Verbindung, welches letztere seinerseits auch wahrscheinlich höhere (coordinatorische) Centren, z. B. für die Darmbewegung, die Uterusbewegung u. s. w. enthält. So kann die Contraction der Blase durch cerebrale, centrifugale Leitungsbahnen, welche auf das Centrum der Blasenmusculatur im Lumbalmark einwirken, hervorgerufen oder gehemmt, der zur Harnentleerung dienende Bewegungsapparat durch Willenseinfluss in Action gesetzt oder suspendirt werden. Aehnlich verhält es sich mit den cerebralen, theils willkürlichen, theils vom Willen unabhängigen Einflüssen, welche auf die spinalen Centren der Erection (und Ejaculation) und der Rectalperistaltik einwirken.

Diese Vorbemerkungen dürften bereits zur Orientirung darüber genügen, dass die einfachen Begriffe von Krampf und Lähmung in dem Sinne, wie sie bei den Motilitätsstörungen der äusseren Skeletmuskeln zur Anwendung kommen, für die complicirten und vielgestaltigen Verhältnisse der visceralen Kinesioneurosen in keiner Weise genügen. Die motorischen Reizzustände dieser Organe müssen häufig in einer Steigerung der von den Centralorganen ausgehenden tonischen Innervation, Hypertonie, — die Zustände motorischer Schwäche umgekehrt in einer Verminderung oder Aufhebung des Tonus, Hypotonie oder Atonie, ihre Ursache finden. Diese Veränderungen der Tonicität sind entweder directen oder reflectorischen Ursprungs. Ferner können pathologische Anomalien im Gebiete der Hemmungsnerven oder der mit ihnen functionell zusammengehörigen Centraltheile zu entsprechenden Bewegungsstörungen der abhängigen Eingeweide (Hemmungsneurosen), im Sinne krankhaft gesteigerter oder geschwächter Hemmungsthätigkeit (irritative und depressive Hemmungsneurosen) führen. Sodann können die paren

chymatösen, excitomotorischen Localganglien selbst functionellen
Störungen nach beiden Richtungen hin unterliegen und dadurch zu
motorischen Reizzuständen oder Schwächezuständen der betreffenden
Organe Veranlassung geben. Für die in letzterer Weise entstandenen
Bewegungsstörungen — sofern eine local-diagnostische Trennung
überhaupt mit Sicherheit ausführbar ist — würde sich noch am
meisten die Bezeichnung „Krampf" (Spasmus, Tetanus) und „Lähmung" mit den graduellen Unterschieden von Parese und Paralyse, oder incompleter und completer Lähmung empfehlen. —
Endlich können auch von einzelnen Centraltheilen Coordinationsstörungen gewisser, sich mit Hülfe der Eingeweidemuskeln voll-
ziehender Bewegungsakte, z. B. der Erection und Ejaculation, des
Mechanismus der Harnexcretion und der Defäcation, analog den
Coordinationsstörungen der äusseren Skeletmuskulatur, ausgehen.

Es ergeben sich hieraus für die Pathogenese der visceralen
Bewegungsstörungen zum Theil höchst verwickelte und schwer zu
entwirrende Verhältnisse. Wir müssten einen grossen Theil der
speciellen Nervenphysiologie recapituliren, um alle sich anknüpfenden
Detailfragen zu erledigen, wozu überdies in späteren Abschnitten
noch vielfach Gelegenheit sein wird. Hier mögen daher nur einzelne besonders instructive Beispiele hervorgehoben werden, wie sie
vor Allem der so complicirte Bewegungsmechanismus des Herzens
darbietet.

Was unter einer Lähmung des M. serratus anticus oder irgend
eines anderen willkürlichen Muskels zu verstehen, ist selbstverständlich; was aber als Herzlähmung, Paralysis cordis, aufzufassen sei, darüber herrscht keineswegs die wünschenswerthe
Klarheit und Verständigung. Der gewöhnliche Sprachgebrauch identificirt nur zu leicht die Begriffe „Herzlähmung" und „Herzstillstand" — woraus, von der theoretischen Verworrenheit abgesehen,
auch am Krankenbette die bedenklichsten diagnostischen und
therapeutischen Irrthümer hervorgehen können. Ein „Stillstand des
Herzens" kann bekanntlich entweder in Diastole oder in Systole
der Ventrikel erfolgen. In beiden Fällen liegen ganz verschiedene
Ursachen zu Grunde. Der diastolische Herzstillstand, wie
ihn u. a. die sogenannten muskelermüdenden Substanzen (Kalisalze,
Gallensäure, Milchsäure und ihre Salze u. s. w.) herbeiführen, beruht auf einer Erschöpfung des Herzmuskels, welcher durch die
genannten und die ihnen ähnlich wirkenden Stoffe in der nämlichen Weise herbeigeführt wird, in welcher dieselben als „Muskelgifte" die Contractilität der willkürlichen quergestreiften Muskeln
vernichten. Wir haben bereits gesehen, dass bei manchen dieser
Substanzen dem Stadium aufgehobener Contractilität ein Stadium
erhöhter und verlängerter Contraction (Verlängerung der Muskelcurve) vorangeht; das Gleiche lässt sich auch am Herzmuskel beobachten: hierauf beruht z. B. die durch Veratrin herbeigeführte Verlangsamung der Herzaction, wobei die Dauer jeder einzelnen Systole

gleichzeitig vergrössert ist. In ähnlicher Weise scheinen nach neueren Untersuchungen u. a. Physostigmin, Campher, Monobromcampher, Cumarin, Ol. arnicae cryst. und schwefelsaures Anilin auf den Herzmuskel zu wirken. — Kann man nun bei dem diastolischen Herzstillstande von einer Lähmung des Herzens sprechen? Genau genommen nicht, da die Zustände aufgehobener Contractilität nicht als Lähmung bezeichnet werden dürfen. Indessen ist für uns thatsächlich die Aufhebung der gangliösen, excitomotorischen Innervation seitens des im Herzen selbst belegenen Nervenapparates von der aufgehobenen Contractilität des Herzmuskels untrennbar, da mit dem Eintritt des letzteren Zustandes die Möglichkeit einer Erregbarkeitsprüfung der excitomotorischen Herzganglien selbstverständlich schwindet. Wir werden also im gegebenen Falle nicht zu unterscheiden vermögen, welcher Antheil an dem eingetretenen diastolischen Herzstillstande der aufgehobenen Thätigkeit der intracardialen excitomotorischen Ganglien und der aufgehobenen Contractilität des Herzmuskels selbst zukommt. In der That haben auch die Experimentatoren diesen Punkt mehr oder weniger im Unklaren gelassen, und sich über denselben geflissentlich nicht mit Bestimmtheit geäussert. Es ist also nicht gerade verwerflich, einen durch die genannten Substanzen oder durch analog wirkende Agentien herbeigeführten diastolischen Herzstillstand als Paralyse des Herzens zu bezeichnen; besser freilich würde die letztere Bezeichnung auf die Wirkung solcher Agentien passen, von denen es feststände, dass sie die Thätigkeit der intracardialen excitomotorischen Ganglien direct und ausschliesslich vernichten.

Der systolische Herzstillstand dagegen beruht, wie wir wissen, auf einer Reizung des cardialen regulatorischen oder Hemmungsnervensystems; und zwar kann diese Reizung sowohl von dem centralen Theile des Hemmungssystems (Vagus-Centrum), wie von den Leitungsbahnen (N. vagus) und von den peripherischen Endapparaten (intracardiale Vagus-Endigungen) ausgehen. Die Reizung kann ferner entweder eine unmittelbare sein, oder auf dem Wege des Reflexes von sehr mannichfaltigen peripherischen Regionen aus angeregt werden. Hierauf beruht die Möglichkeit zahlreicher, in pathogenetischer und clinischer Hinsicht äusserst verschiedenartiger Zustände, auf deren verwickelte Beziehungen wir u. A. bei einer Neurose des Herzens, der sogenannten Angina pectoris, zurückkommen werden. — Zu denjenigen toxischen Substanzen, welche systolischen Herzstillstand hervorrufen, und zwar durch Reizung der peripherischen Vagus-Endigungen des Herzens, gehören die im engeren Sinne (Pelikan) sogenannten „Herzgifte", wie Digitalin und Digitalein, Helleborein, Convallamarin, Muscarin und verschiedene andere. Umgekehrt giebt es eine Anzahl von Substanzen, welche lähmend auf die peripherischen Vagus-Endigungen wirken, wie z. B. das Atropin (nach v. Bezold und Bloebaum) und das von Binz neuerdings untersuchte Chloroxaläthylin; ferner in einem

gewissen Stadium der Vergiftung auch das Curarin und die ihm
ähnlich wirkenden Körper. — Dieselben Gifte, welche schliesslich
systolischen Herzstillstand hervorrufen, bedingen, wie z. B. von der
Digitalis bekannt ist, vorher zunächst eine Verminderung der Puls-
zahl, aber in ganz anderer Weise, wie jene oben erwähnten Substanzen (Veratrin, Physostigmin etc.), die den Herzmuskel zu erhöhter und gleichzeitig verlängerter Contraction anregen. Bei dieser Pulsverlangsamung und bei dem endlichen systolischen Herzstillstande in Folge von Vagus-Reizung haben wir es demnach
nicht mit einer Parese und Paralyse des Herzens, überhaupt nicht
mit einer Lähmung, sondern mit einer Hemmungsneurose, und
zwar mit einer solchen irritativen Charakters im Bereiche der
regulatorischen Herznerven zu thun. Wenn bei den oben genannten
Giften der Angriffspunkt an den peripherischen Enden der Vagus-
Faserung (cardialer Theil des regulatorischen Herznervensystems)
zu suchen ist, so kann derselbe Zustand doch auch, wie die experimentelle Forschung ergiebt, durch Reizung des Vagus-Stammes,
z. B. auf electrischem, mechanischem Wege, oder durch Erregung
des regulatorischen Herznervencentrums in der Medulla oblongata
herbeigeführt werden. Letzteres kann auch reflectorisch durch
centripetalleitende Nerven der Haut, der Eingeweide u. s. w. erregt werden, wofür der bekannte Goltz'sche Klopfversuch ein experimentelles Beispiel darbietet. Auf pathologischem Gebiete gehören hierher manche Fälle von sogenanntem neuroparalytischen
Shok bei Operationen, sowie Fälle, in welchen Pulsverlangsamung
oder Herzstillstand bei schmerzhaften Affectionen innerer Organe,
besonders der Baucheingeweide, z. B. des Darms, des Uterus, beobachtet wurde; die centripetalen Vermittler dieser Reflexwirkung verlaufen grösstentheils in den Bahnen sympathischer Nerven (vgl.
Angina pectoris). Hier haben wir es demnach mit einer irritativen reflectorischen Hemmungsneurose, einer Reflexhem-
mung zu thun. — Andererseits sind manche Formen von krankhafter Beschleunigung des Herzschlages als Symptome einer herabgesetzten Thätigkeit des regulatorischen Herznervensystems, als
depressive Hemmungsneurosen des Herzens aufzufassen.
Auch hier kann das gleiche Resultat erzielt werden: 1) durch
Agentien, welche auf die intracardialen Vagus-Endigungen, vielleicht auch auf die in der Substanz des Herzens gelegenen Hem-
mungsganglien lähmend einwirken, z. B. Atropin; 2) durch Einflüsse, welche auf den Stamm des Vagus einwirken und die Leitungsfähigkeit der darin enthaltenen Hemmungsfasern beeinträchtigen oder aufheben, wie es bei experimenteller Durchschneidung
und anderweitigen Traumen, mechanischer Compression durch Geschwülste u. s. w. der Fall ist (Leitungslähmungen des Hem-
mungs-Vagus); endlich 3) durch lähmende Einwirkungen auf das
medulläre Vagus-Centrum. Einflüsse letzterer Art sind namentlich
im Verlaufe gewisser acuter und chronischer Krankheitszustände an

der Gehirnbasis zu beobachten. Wenn wir z. B. bei der Meningitis tuberculosa anfänglich eine Pulsverlangsamung, weiterhin eine beträchtliche Vermehrung der Pulzfrequenz mit schliesslicher Erschöpfung (diastolischem Herzstillstand) finden, so müssen wir diese Erscheinungen wohl von einer initialen Erregung und darauf folgenden Lähmung des centralen Theiles des regulatorischen Herznervensystems ableiten. Auch die verschiedenen Stadien der Kohlenoxydvergiftung bieten nach Traube einen ähnlichen Verlauf dar.

Es ist ferner bei den Anomalien der Herzthätigkeit noch Rücksicht zu nehmen auf die Impulse, welche durch die accelerirenden Herznerven (grösstentheils in der Bahn des Sympathicus) auf das Herz übertragen werden; sowie endlich auf die vasomotorischen und die den Blutdruck regulirenden (pressorischen, depressorischen) Nerven. Die Abhängigkeit der Herzaction von den Störungen der vasomotorischen Innervation und des Blutdrucks wird später in Betracht gezogen werden; hier sei nur bemerkt, dass die anderweitig zu Stande kommende Erhöhung des arteriellen und des intracardialen Blutdruckes eine Verlangsamung der Herzcontractionen zur Folge haben kann, die anscheinend durch reflectorische Erregung des Vagus-Centrums bedingt, somit als eine Form irritativer reflectorischer Hemmungsneurose des Herzens aufzufassen ist. Was die accelerirenden sympathischen Herznerven betrifft, so kann die krankhaft gesteigerte Thätigkeit derselben begreiflicherweise eine Beschleunigung, die Thätigkeitsabnahme eine Verlangsamung der Herzaction zur Folge haben; auch bei gänzlicher Aufhebung dieses Einflusses wird es aber nicht zu einem Zustande kommen, den man als Lähmung des Herzens bezeichnen dürfte, so lange noch die Thätigkeit der endocardialen excitomotorischen Herzganglien ungeschwächt fortdauert. Vielmehr wird in diesen wie in anderen Fällen, wobei es sich um prävalirende Störungen einzelner Nervenbahnen des Herzens handelt, wobei also die sich gegenseitig balancirenden Einwirkungen in unvortheilhafter Weise gestört sind, leicht die Ausbildung von Zuständen erfolgen, welche man als Coordinationsneurosen des Herzens bezeichnen könnte. Es handelt sich dabei um Formen von Unregelmässigkeit, von anomalem Rhythmus der Herzaction (Arhythmia cordis), wohin u. A. die als Pulsus bigeminus, alternans u. s. w. bezeichneten, zum Theil auch als Begleiterscheinungen von Centralerkrankungen nachgewiesenen Symptombilder gehören. —

Es würde viel zu weit führen, die Motilitätsstörungen anderer Eingeweide, z. B. der verschiedenen Abschnitte des Darmcanals, der Blase und Harnröhre, des Uterus mit seinen Adnexen, einer ähnlichen Analyse zu unterziehen. Ueberall treffen wir hier auf sehr mannichfaltige und in pathogenetischer Hinsicht höchst complicirte Störungsformen, denen anscheinend bald Alterationen der parenchymatösen Localganglien und der mit ihnen zusammenhängenden intramusculären Nervenendigungen (resp. der Musculatur

selbst) — bald Alterationen beschleunigender oder bewegungshemmender Nerven zu Grunde liegen; Störungsformen, deren Ursprung bald ein directer, bald ein reflectorischer ist; die bald als
Krampf oder Lähmung im engeren Sinne, bald als Hypertonie oder
Hypotonie, als Hemmungsneurose, oder als coordinatorische Störung, Arhythmie, aufgefasst zu werden verdienen. So sehen wir
Ischurie und Verstopfung häufig als Symptom schwerer Cerebral-
und Spinalerkrankungen auftreten, in Folge von Leitungshindernissen oder aufgehobener Function derjenigen cerebralen Bahnen,
welche erregend auf den Detrusor vesicae und die Muskeln der
unteren Darmabschnitte einwirken. Dieselben Erscheinungen können aber durch eine reflectorisch gesteigerte tonische Erregung der
Sphincteren der Urethra und des Rectum von den betreffenden
lumbalen Reflexcentren aus entstehen. Umgekehrt verhält es sich
mit den als Incontinentia urinae et alvi bezeichneten Zuständen.
Erectionen können als Lähmungserscheinungen nach schweren Traumen des Halsmarks neben Pupillenverengerung etc. auftreten, andererseits als Reizerscheinungen, bei abnormer directer oder reflectorischer Reizung des lumbalen Centrum genito-spinale. Aehnliches gilt von den Motilitätsstörungen des Darms, des Uterus
u. s. w. — Die Wirkungen gewisser, auf experimentellem Wege
geprüfter medicamentöser und toxischer Substanzen gewähren in
dieser Hinsicht mannichfache Aufschlüsse. Wir wissen z. B., dass
Atropin und vorzüglich Nicotin die Hemmungsfasern des N. splanchnicus lähmen und dadurch eine Vermehrung der Darmperistaltik
hervorrufen. Hier handelt es sich demnach um eine depressive
Hemmungsneurose des Darms, womit sich aber bei dem
Atropin zugleich eine herabgesetzte Erregbarkeit der excitomotorischen Darmganglien, also eine wirkliche Parese der Darm-
Muscularis verbindet, während bei der Nicotinwirkung umgekehrt
eine Art von Tetanus der letzteren beobachtet wird. Andere
Gifte (Opium, Curare) scheinen nur die Reizbarkeit der excitomotorischen Darmganglien und zwar auf reflectorischem Wege zu
steigern (Nasse). Wie auf die Hemmungsnerven und Ganglien
des Darms, wirkt das Atropin auch lähmend auf die im Urogenitalapparat (Blase, Uterus u. s. w.) belegenen Ganglien. Atropin
kann daher die Erscheinung der Harnverhaltung, der Ischurie, hervorrufen, indem es die Thätigkeit der eigentlichen Blasenmusculatur
(des M. detrusor vesicae) aufhebt. Dieselbe Erscheinung kann aber
auch durch Gifte hervorgebracht werden, welche in ganz verschiedenartiger Weise wirken, wie Strychnin und Brucin, indem sie auf
reflectorischem Wege die vom Rückenmark aus erfolgende tonische
Innervation des Schliessmuskels, des M. sphincter urethralis, ver-
stärken. Im ersteren Falle handelt es sich demnach um eine wirkliche Parese oder Paralyse der Blase — im letzteren um
einen Reflexkrampf oder richtiger um eine Hypertonie des
M. sphincter urethrae. Analoge Verhältnisse treten uns bei

der erregenden Action des Strychnin auf den Sphincter ani, des
Secale cornutum auf die Musculatur des Uterus entgegen, obgleich
hier die Angriffspunkte der Wirkung innerhalb des Nervensystems
noch nicht mit genügender Sicherheit festgestellt sind (Centren für
die Defäcation und für die Uterus-Bewegungen im Lumbalmark?).
Die Wirkung zahlreicher Heilmittel aus der Gruppe der sogenannten Eccoprotica, der wehenbefördernden Mittel, der Aphrodisiaca
und Antaphrodisiaca u. s. w. dürfte wesentlich in Einflüssen
auf peripherische oder centrale Theile der visceralen Bewegungsbahnen ihre Ursache finden. Das Gleiche gilt von den neuerdings
vielfach untersuchten Milzmitteln (Chinin, Eucalyptus, Piperin
u. s. w.), welche auf noch unbekanntem Wege Contractionen der
Milz hervorrufen; endlich von den sogenannten myotischen und
mydriatischen Mitteln, welche erregend oder lähmend auf verschiedene Theile des Innervationsapparates der Iris und meist auch auf
den Accommodationsapparat einwirken.

---

3. Bewegungsstörungen der Blutgefässe. (Vasculäre Kinesioneurosen. Angioneurosen.)

Die Bewegungsstörungen der Blutgefässe bilden zwar nur einen
integrirenden Theil der im vorstehenden Abschnitte charakterisirten
visceralen Kinesioneurosen: sie erheischen jedoch schon wegen ihrer
grossen Häufigkeit und practischen Wichtigkeit eine abgesonderte
Besprechung. Ueberdies sind die zu Grunde liegenden physiologischen Verhältnisse hier grossentheils durchsichtiger, als es bei der
Mehrzahl der übrigen visceralen Kinesioneurosen der Fall ist, wenn
auch einzelne Punkte immerhin noch der wünschenswerthen Klarheit ermangeln. Die Bezeichnung „vasculäre Kinesioneurosen“ oder „Angioneurosen“ verdient als Collectivbegriff vor der
gewöhnlich angewandten Bezeichnung „vasomotorische Neurosen“ (névroses vasomotrices) den Vorzug. Letztere kann streng
genommen nur auf die Functionsstörungen gefässverengernder
(vasomotorischer, vasoconstrictorischer) Nerven — nicht
aber auf die, neuerdings aufgestellten Functionsstörungen gefässerweiternder (vasodilatatorischer) oder gefässhemmender
(vasoregulatorischer) Nerven bezogen werden.

Bekanntlich ist ein grosser Theil der Blutgefässe, namentlich der kleineren
Arterien, mit glatten Muskelfasern ausgestattet, die an den feinsten Stämmchen
eine zwischen der bindegewebigen Aussenschicht und der Intima befindliche
Lage quergestellter, mit queroyalen Kernen versehener contractiler Faserzellen
darstellen. An etwas grösseren Arterien erscheint diese Mittelschicht auch
häufig zu einer mehrfachen Lage contractiler Faserzellen entwickelt, welche
übrigens dieselbe quergestellte, auf dem Querschnitt kreisförmige Anordnung
zeigen. Ob nebenbei in einzelnen Arteriengebieten auch longitudinale
Muskelzüge in grösserer Mächtigkeit vorkommen, wie es Strawinsky z. B.

für die Nabelarterie, Benedikt für die Art. thyreoidea nach Möller's Untersuchungen annimmt, ist leider noch zweifelhaft; die positive Entscheidung dieser Frage würde in physiologischer und pathologischer Hinsicht von grossem
Interesse sein, da mit ihr für die Annahme direct gefässerweiternder Nerven
eine sicherere histologische Basis gewonnen würde. — Die grossen Arterienstämme enthalten wenigstens beim Menschen nur ausnahmsweise eine musculäre Media. Die eigentlichen Capillaren lassen keine musculären Elemente
entdecken; ebenso die kleinsten Venen, wogegen die mittleren Venen bekanntlich sehr reich an glatten Muskelzellen sein können, und solche nicht bloss in
der Media, sondern auch in der Intima und stellenweise selbst in der äusseren
Gefässhaut mehr oder weniger reichlich angeordnet enthalten. In den grossen
Venenstämmen sind die musculösen Elemente sehr ungleich vorhanden, zuweilen ganz fehlend; hier und da scheinen auch in den Venenwandungen longitudinal angeordnete Muskelelemente eine beträchtliche Entwickelung zu finden.
Die Wandungen der Arterien und ebenso auch die der Venen sind nach
den neueren Untersuchungen ziemlich reich an Nerven, die wir jedoch keineswegs sämmtlich als motorische auffassen dürfen. Es geht dies schon aus dem
Umstande hervor, dass auch die mit gar keiner oder sehr unbedeutender Musculatur versehenen Gefässe oft in der äusseren und mittleren Schicht zahlreiche
Nervenfasern enthalten. Wahrscheinlich sind letztere theilweise sensibler (oder
wenigstens centripetaler, reflexvermittelnder), theilweise auch trophischer Natur.
— Was das Verhältniss der Nervenfasern zu den glatten Muskelzellen der Ge-
fässwände und ihre Endigung in den letzteren betrifft, so sollen bekanntlich
nach Beale und Arnold die eintretenden Nervenfasern vielfach zunächst ein
weitmaschiges, mit Ganglienzellen versehenes Geflecht (Grundplexus) bilden.
Aus diesem gehen markhaltige, sich allmälig verschmälernde Nervenfasern hervor, die ein zweites, den Muskelschichten unmittelbar anliegendes oder zwischen
denselben eingelagertes, intermediäres Netz bilden. Dieses entsendet wiederum
feine Fäserchen, die zwischen den contractilen Faserzellen ein drittes, eng-
maschiges, intramusculäres Netz bilden; aus letzterem endlich stammen äusserst
feine Fibrillen, die nach Frankenhäuser in dem Nucleolus der Muskelzellen
endigen — nach Arnold dagegen nur durch denselben hindurchgehen und
sich dem intramusculären Netz wiederum anschliessen! Andere Forscher bestreiten fast alle diese Angaben. Sehr fraglich ist auch noch die Beziehung
des im vorigen Abschnitte erwähnten submucösen Ganglienplexus des Darms
zu den Blutgefässen, welche Reichert u. A. annehmen.

Die physiologischen Thatsachen berechtigen uns im Allgemeinen zu der Annahme, dass die motorische Innervation der Blutgefässe nach einem ähnlichen Schema vor sich geht, wie es im
vorigen Abschnitte für andere mit glatten Muskelfasern versehene
Organe als Norm hingestellt wurde. Abgesehen von der zweifelhaften, sporadischen Existenz und Wirkung longitudinaler Muskelelemente, dienen die sämmtlichen circulär angeordneten Muskelzellen der Arterien- und Venenwandungen offenbar einer örtlichen
Verengerung des Gefässlumens. Die in dem Grundplexus der Gefässwandungen eingestreuten gangliösen Elemente sind höchst wahrscheinlich als excitomotorische anzusehen; die von ihnen zur Peripherie verlaufenden Fasern — welche man als Projectionssystem dritter Ordnung der Blutgefässe bezeichnen könnte —
vermitteln die Contraction der glatten Muskelzellen, in welchen sie
ihre Endigung erreichen. Die Fasern dagegen, welche vom Centrum
her in jenen Grundplexus gelangen und deren gesammter Verlauf in den
Bahnen cerebrospinaler und sympathischer Nerven noch nicht überall
mit wünschenswerther Präcision und Uebersichtlichkeit festgestellt

ist, können den gangliösen Elementen der Gefässwandungen Einflüsse von entgegengesetzter Art zuführen. Einmal können jene
Einflüsse derartig sein, dass sie einen gewissen mittleren Contractionsgrad (Tonus) der Blutgefässe continuirlich herbeiführen und
durch zeitweise gesteigerte Erregung eine Verstärkung dieses continuirlichen mittleren Contractionsgrades bewirken. Andrerseits
können die centrifugal zugeleiteten Einflüsse dahin tendiren, die
excitomotorischen Thätigkeiten der gangliösen Plexus herbzusetzen
oder zeitweise zu beseitigen, und somit eine mehr oder weniger
beträchtliche Erweiterung der Gefässlumina zu veranlassen. Die in
cerebrospinalen und sympathischen Bahnen verlaufenden Träger
dieser entgegengesetzten Einflüsse bilden gewissermassen ein Projectionssystem zweiter Ordnung der Blutgefässe. Sie entstammen den vorzüglich im verlängerten Mark, theilweise aber
auch im Rückenmark angeordneten Centren, welche wir den
obigen Anschauungen gemäss bald als gefässverengernde (vaso-
constrictorische) — bald als gefässerweiternde (vaso-
dilatatorische) anzusehen haben. Die Annahme getrennter,
vasoconstrictorischer und dilatatorischer Bahnen in den peripherischen Nervenstämmen findet in neuester Zeit von experimenteller
Seite mehr und mehr Unterstützung. Abgesehen von den ältern,
verschiedenartig gedeuteten Versuchen über gefässerweiternde Fasern
der Chorda tympani (Bernard) und der Nn. erigentes penis (Loven)
scheinen auch die gemischten Nervenstämme der Extremitäten, nach
den neuern Versuchen von Goltz, Putzeys und Tarchanoff.
Ostrumoff und Andern, grossentheils gefässverengernde und er-
weiternde Nerven neben einander zu enthalten. Die zu den willkürlichen Muskeln tretenden Gefässnerven sind, wie Versuche von
Gaskell[*]) am M. mylohyoides des Frosches, am N. cruralis des
Hundes ergaben, theils verengernde, theils erschlaffende. Das Gleiche
scheint, nach neueren Versuchen von Basch, für die im Plexus
hypogastricus verlaufenden Nerven der Uterus-Gefässe zu gelten;
und zwar sind sowohl die verengernden wie die erweiternden Nerven
reflectorisch erregbar.

Die herkömmliche, auf experimenteller Basis beruhende Annahme geht bekanntlich dahin, dass die Medulla oblongata das
„vasomotorische Centrum" für alle oder doch die meisten
(arteriellen) Gefässe des Körpers enthalte. Von hier sollen die
Vasomotoren der einzelnen Körperprovinzen theils durch die Rami
communicantes zum sympathischen Gränzstrange ziehen und innerhalb desselben aufwärts oder abwärts nach ihren verschiedenen
Enddistricten verlaufen; oder es sollen dieselben auch theilweise in
den Vorderseitensträngen des Rückenmarks hinabsteigen, um mit
den vordern Wurzeln der Spinalnerven direct in die Bahnen der
gemischten Rückenmarksnerven überzutreten. Letzteres betonte

---

*) Arbeiten aus der physiologischen Anstalt zu Leipzig. 1876.

besonders Schiff, im Gegensatze zu Claude Bernard, für die Gefässnerven der Extremitäten. Nach neueren, unter Ludwig angestellten Versuchen von Dittmar sollen die Vasomotoren von der Medulla oblongata bis zu den vordern Wurzeln hinab ausschliesslich in den Bahnen der Seitenstränge verlaufen, während v. Bezold ihnen eine Lage nahe der Mittellinie der grauen Substanz vindicirte. Eine Kreuzung aller oder der meisten Vasomotoren im Rückenmark, wie sie Brown-Séquard, Schiff und Andere behaupteten, ist bisher keineswegs mit genügender Bestimmtheit erwiesen.

Von dem „vasomotorischen Centrum" in der Medulla oblongata, dessen genauere Localisation übrigens bisher noch nicht gelungen ist (Dittmar verlegt dasselbe neuerdings in die Gegend der oberen Olive), wird angenommen, dass sich dasselbe in ununterbrochener (tonischer) Erregung befinde; und zwar ist diese Erregung theils eine directe, durch den Kohlensäuregehalt des Blutes bedingte, theils eine reflectorische. Mannichfaltige Einflüsse können von der Peripherie der verschiedensten Körperorgane her auf jenes Centrum einwirken, und die Thätigkeit desselben, resp. den arteriellen Blutdruck theils in steigernder, theils in schwächender Richtung beeinflussen. So wirkt u. A. Reizung der im Sympathicus verlaufenden „pressorischen" Fasern auf centripetalem Wege steigernd auf den arteriellen Tonus und damit druckerhöhend; Reizung des von Cyon entdeckten N. depressor wirkt umgekehrt druckvermindernd. Schwächere Reize, welche die sensibeln Nervenausbreitungen an der Peripherie, namentlich an der Hautoberfläche treffen, bedingen eine Zunahme — stärkere und prolongirte Reize eine Abnahme bis zu völliger Aufhebung des arteriellen Tonus (Wirkung der Hautreize). Da viele derartigen Einflüsse unter den habituellen Lebensbedingungen zusammenwirken und sich bis zu einem gewissen Grade gegenseitig compensiren, so ist der normale mittlere Arterientonus zum grossen Theil als das Resultat reflectorischer Vorgänge zu betrachten. Auch die centripetalen Vermittler dieser Reflexwirkungen verlaufen anscheinend in den Seitensträngen des Markes: wenigstens gilt dies nach Miescher und Nawroski für die im Lumbalmark (bei Kaninchen) enthaltenen Reflexfasern der hinteren Extremitäten.

Diese im Wesentlichen schon aus älteren Versuchen geschöpften Anschauungen erfuhren neuerdings nach mehreren Seiten eine ergänzende Fortbildung. Um nur die wichtigsten Punkte zu berühren, so finden sich, wie schon früher Legallois und neuerdings Goltz gezeigt haben, reflectorische Centren der Gefässbewegung nicht bloss im verlängerten Mark, sondern mit entsprechender regionärer Beschränkung im ganzen Rückenmark; für die unteren Extremitäten namentlich im Lumbalmark. Es mag jedoch dahingestellt bleiben, ob es sich dabei, wie Goltz annimmt, um gefässerweiternde Centren handelt; ich wenigstens habe bei Wiederholung der Goltz'schen Versuche (im Vereine mit Landois) diese Ueberzeugung nicht gewinnen können. Sehr merkwürdig sind auch die neueren Angaben von Stricker[*]), wonach in den hintern Wurzeln gefässerweiternde Nerven der Extremitäten verlaufen sollen. Mechanische Reizung des peripherischen Endes der durchschnittenen Wurzeln mittelst Ligatur soll eine beträchtliche Temperatursteigerung in der betreffenden Pfote zur Folge haben.

---

[*]) Wiener med. Wochenschr. 1876. No. 45.

Weiter haben neuere Forschungen die Wahrscheinlichkeit dargethan, dass jenes „vasomotorische Centrum" in der Medulla oblongata durch virtuelle Fortsetzungen innerhalb des Gehirns (Haubenbahn?) mit vasomotorisch wirksamen Hirntheilen, selbst mit bestimmten Bezirken der Grosshirnrinde verknüpft ist. Wir haben hier also ein Projectionssystem erster Ordnung der Blutgefässe, dessen detaillirter Verlauf allerdings noch auf weite Strecken in Dunkel gehüllt ist. Zwar hatte schon Budge gefunden, dass Reizung der Pedunculi die Blutgefässe zur Contraction bringe; auch lagen über die Beziehungen verschiedener basaler Hirntheile, Vermis, Pons u. s. w. zu den Gefässnerven der Eingeweide interessante experimentelle und pathologische Beobachtungen vor (vgl. viscerale Angioneurosen). Dagegen wurden localisirte Beziehungen höher gelegener Hirntheile zur Innervation einzelner Gefässgebiete bisher nicht nachgewiesen. Die von mir und Landois*) an Hunden neuerdings angestellten Versuche haben wenigstens hinsichtlich der Extremitäten den Nachweis geliefert, dass sich an bestimmten Stellen der Grosshirnoberfläche, welche der vordern Centralwindung des Menschen entsprechen, räumlich getrennte vasomotorische Apparate der gegenüberliegenden Körperhälfte befinden, und zwar in unmittelbarer Nachbarschaft der corrrespondirenden motorischen Bezirke (Vorderbein- und Hinterbeincentren bei Hunden). Die localisirte einseitige Zerstörung der betreffenden Rindenbezirke durch Glühhitze hat ein bedeutendes, mehr oder weniger anhaltendes Steigen der Temperatur in den gegenüberliegenden Extremitäten zur Folge; ebenso auch chemische und mechanische Zerstörung. Hitzig hat diese Thatsachen bestätigt. Die Vermuthung liegt nahe, dass diese vasomotorisch wirksamen Partien der Grosshirnrinde mit den in der Pedunculus-Bahn verlaufenden Gefässnerven in directem oder indirectem Zusammenhang stehen, und vielleicht einerseits der Uebertragung physischer Einflüsse auf die vasomotorischen Bahnen, andererseits dem Bewusstwerden localer Circulations- und Temperaturveränderungen (durch Vermittelung associatorischer Rindensysteme) zu dienen bestimmt sind.

Aus diesen, nur die allgemeinsten anatomisch-physiologischen Grundzüge andeutenden Vorbemerkungen ist zunächst ersichtlich, dass pathologische Störungen der Gefässbewegung sowohl von peripherischen, wie von spinalen und cerebralen Theilen des Gefässnervenapparates ausgehen können (peripherische, spinale und cerebrale Angioneurosen).

Die vom sympathischen Grenzstrang, den sympathischen Plexus und Ganglien ausgehenden Störungen der Gefässbewegung, welche wesentlich die inneren Organe des Körpers betreffen, scheinen nach den noch nicht ganz überwundenen Vorstellungen von einer relativen Selbständigkeit des sympathischen

_____

*) Virchow's Archiv 68. II. (1876).

Nervensystems die Aufstellung einer besonderen Categorie sympathischer Angioneurosen zu erfordern. Indessen kann ich dieselben nur als Störungen vasomotorischer oder vasodilatatorischer, aus der Cerebrospinalaxe in den Grenzstrang übergetretener Projectionsbahnen, somit als Angioneurosen peripherischen Ursprungs betrachten.

Als directe Anhaltspunkte für das Vorhandensein von Störungen der Gefässbewegung haben wir, den experimentellen Thatsachen gemäss, die örtlichen Veränderungen der Gefässlumina und der damit zusammenhängenden Veränderungen der Blutfülle, des Blutdrucks, der Blutgeschwindigkeit, sowie der Temperatur in den afficirten Theilen vorwiegend zu betrachten. Zahlreiche anderweitige Anomalien, welche man ebenfalls auf Innervationsstörungen der Blutgefässe zurückgeführt hat (örtliche Atrophien und Hypertrophien, Oedeme, Extravasate, Entzündungen, Secretionsveränderungen u. s. w.) sind jedenfalls erst secundärer Natur und überdies, wie wir sehen werden, wahrscheinlich mitbedingt oder selbst ausschliesslich bedingt durch Innervationstörungen specifischer, trophischer und secretorischer Nerven, sowie durch concurrirende mechanische Factoren. Ganz besonders gilt dies für eine Reihe von Zuständen, welche man früher als Folgen vasomotorischer Paralyse auffassen zu müssen glaubte, bei denen sich aber neuerdings mehr und mehr die Anschauung Bahn bricht, dass es sich theils um Reizzustände trophischer Nerven, theils um Ergebnisse ganz anderer, mit der Innervationsstörung höchstens in einem losen Zusammenhang stehender Agentien handelt. Es sind dies die sogenannten neuroparalytischen Entzündungen, zu denen u. A. die Ophthalmien nach Trigeminus-Verletzung, die Pneumonien nach experimenteller Durchschneidung beider Vagi bei Thieren, die Erscheinungen der „Glanzhaut“ und manche exanthematische Affectionen nach Verletzungen der Nervenstämme bei Menschen, auch gewisse Gelenkaffectionen der Tabiker, Hemiplegiker u. s. w. gehören. Wir werden auf die meisten Zustände dieser Art bei Besprechung der Trophoneurosen einzelner Organsysteme genauer eingehen; hier sei nur im Allgemeinen bemerkt, dass uns einstweilen jeder sichere Anhaltspunkt dafür mangelt, die örtliche Lähmung vasomotorischer Nerven als directe Ursache von Entzündungen der betreffenden Gewebe und Organe oder auch nur als Ursache einer „grösseren Vulnerabilität“ der Theile, einer gesteigerten Neigung zu Entzündungen, eines schweren Ablaufs der letzteren zu betrachten. Im Gegentheil lehren die Ergebnisse hervorragender Experimentatoren (Donders und Snellen) sogar ausdrücklich, dass künstlich erzeugte Entzündungen am Kaninchenohr nach Durchschneidung der zugehörigen Vasomotoren, resp. des Hals-Sympathicus, günstiger verlaufen. Damit stehen auch die interessanten Versuche von Sinitzin im Einklange, wonach bei vorgängiger Exstirpation des obersten Hals-Ganglion die Cornea der operirten Seite eine bedeutend grössere Resistenz darbietet und Trigeminus-Durchschneidung auf dieser Seite keine Ophthalmie zur Folge hat, oder bei schon vorhandener Ophthalmie die nachträgliche Ausreissung des Ganglion ein rasches Verschwinden der neuroparalytischen Erscheinungen am Auge herbeiführt.

Die peripherischen sowohl wie die spinalen und cerebralen Angioneurosen liefern uns Symptome, welche theils einer regionären Gefässverengerung, theils einer regionären Gefässerweiterung entsprechen, deren specielle Deutung aber oft schwieriger und complicirter Natur ist. Besonders characteristisch sind in dieser Hinsicht die Circulations- und Temperatur-Anomalien, welche in gelähmten Theilen, bei Lähmungen peripherischen, spinalen und cerebralen Ursprungs, aufzutreten pflegen.

Die Erscheinungen, welche man neben vollständiger Muskellähmung und Anästhesie als unmittelbare Folgen nach Leitungsunterbrechungen, besonders nach totalen Continuitätstrennungen grosser Extremitätennerven bei Thieren und Menschen beobachtet — Röthung und bedeutende Temperaturerhöhung (zuweilen um 10—12° C.) in dem entsprechenden Bezirke — sind unzweifelhaft abhängig von der aufgehobenen Function der in den Nervenstämmen enthaltenen Gefässnerven; und zwar handelt es sich dabei zunächst jedenfalls um eine Lähmung gefässverengernder, vasomotorischer Nerven. Es kann nicht davon die Rede sein, diese Erscheinungen, wie neuerdings versucht worden ist, auf eine Reizung gefässerweiternder Fasern durch den Schnitt etc. zu beziehen. Die bei letzteren stattfindende Reizung ist vielmehr nur eine momentane, und spricht sich, wie die thermoelectrischen Messungen von Landois und mir*) ergeben haben, in einer der andauernden Erhöhung voraufgehenden örtlichen Temperaturherabsetzung scharf aus. Damit ist nicht die nach längerer Zeit allmälig eintretende secundäre Temperaturabnahme des verletzten Gliedes zu verwechseln, welche mit den Degenerationsvorgängen im peripherischen Nervenstück und den davon abhängigen trophischen Störungen gleichzeitig erfolgt, und einerseits durch die Verlangsamung der örtlichen Circulation, andererseits durch die schwere Beeinträchtigung des localen Stoffwechsels, die verminderte Wärmeproduction, vielleicht auch die gesteigerte Wärmeabgabe in Folge der paralytischen Erweiterung der Hautgefässe ihre Erklärung findet.

Auch traumatische Verletzungen oder Erkrankungen des Rückenmarks, welche Paraplegie zur Folge haben, sind nicht selten mit primärer Temperaturerhöhung in den gelähmten Theilen verbunden. Dieselbe geht später, aus denselben Gründen wie bei peripherischen Lähmungen, in Temperaturerniedrigung über. Traumen oder acute Erkrankungen des Rückenmarks, welche einseitige Lähmung (spinale Hemiplegie, oder auch nur Lähmung einer Extremität) nach sich ziehen, haben ebenfalls oft eine primäre Temperaturerhöhung der gelähmten Seite zur Folge. Namentlich ist dies der Fall bei

*) Virchow's Archiv Bd. 66. Hft. 4.

Verletzungen, welche im Halstheil ihren Sitz haben (Luxationen
und Fracturen der Halswirbel, Blutergüsse im Halsmark u. s. w.).
Später kann es auch hier zu einer örtlichen Temperaturverminderung
kommen. Bei Läsionen, welche im obersten Theile des Halsmarks,
in der Nähe der Medulla oblongata ihren Sitz haben und mit Lähmung sämmtlicher Extremitäten einhergehen, z. B. Fracturen und
Luxationen der obersten Halswirbel, wird nicht selten eine bedeutende initiale Steigerung der Körpertemperatur und ein späteres
(präagonistisches) Sinken derselben beobachtet. Auch bei Thieren
haben Verletzungen des Halsmarks oder selbst tiefer gelegener
Rückenmarksabschnitte häufig, jedoch keineswegs constant Temperaturabnahme zur Folge; ob es sich dabei um Einwirkungen auf
das vasomotorische Nervensystem oder auf das von Tseschichin
angenommene, von anderer Seite jedoch bestrittene wärmeregulirende
Centrum im Halsmark handelt, ist noch unentschieden. — In einzelnen Fällen kann es übrigens beim Menschen statt der gewöhnlichen präagonistischen Temperaturabnahme zu präagonistischer,
und selbst zu bedeutender postmortaler Temperatursteigerung kommen
(wie ich eine solche einmal bis zu 43,6° C. beobachtete!), deren
Entstehung und Zusammenhang mit dem centralen Nervensystem
noch nicht in befriedigender Weise eruirt ist. Wahrscheinlich handelt es sich in einzelnen Fällen um eine nach intensiver Reizung
plötzlich eintretende Erlahmung des vasomotorischen Nervensystems;
vielleicht ist auch das erwähnte wärmeregulirende Centrum nicht
unbetheiligt; in anderen Fällen (Tetanus) dagegen scheint eine bedeutende Vermehrung der Wärmeproduction durch die gesteigerte
Muskelarbeit zu Grunde zu liegen. Sehr merkwürdig und noch
unerklärt ist die von Cl. Bernard neuerdings gemachte Entdeckung,
dass das Absinken der Temperatur nach Halsmarkdurchschneidung
mit einer längeren Erhaltung der Muskelirritabilität bei Warmblütern
verbunden ist. Auch die Intoxication mit Alcohol scheint, nach
den Versuchen von Schiff, eine analoge Doppelwirkung zur Folge
zu haben.

Lähmungen cerebralen Ursprungs, namentlich apoplectische
Hemiplegien, gehen sehr häufig mit anfänglicher Temperaturerhöhung
in der gelähmten Seite einher, die in der Regel weniger, fast niemals mehr als 1° C. beträgt. Selten bleibt die Temperatur vollkommen gleich, noch seltener ist eine Erniedrigung wahrzunehmen.
Nach erfolgter Heilung der Hemiplegie stellt sich das Gleichgewicht
in der Temperatur wieder her; persistirt dagegen die Lähmung,
so kann auch die Temperaturdifferenz unverändert bleiben, kann
aber auch — namentlich bei langsam entstandenen Hemiplegien —
nach einiger Zeit vollständig verschwinden. Bei sehr langer Dauer
der Hemiplegie kommt es immer zur Ausgleichung, oder die Temperatur der gelähmten Seite kann sogar unter die der anderen
herabsinken. Beim Herannahen des Exitus letalis findet in der
Regel eine Ausgleichung der Temperatur statt; nach dem Tode soll

die gelähmte Seite zuweilen rascher erkalten. In älteren Fällen finden wir oft den Puls an den gelähmten Gliedern kleiner, die Blutwelle und Spannung geringer, die Haut, namentlich an Hand und Fuss, blasser und kühler, als auf der gesunden Seite: Differenzen, welche offenbar durch die schon erwähnten Momente, die secundäre Verlangsamung des Kreislaufs, die Beschränkung der Oxydationsvorgänge in Folge der fehlenden Muskelthätigkeit u. s. w. bedingt sind. Uebrigens kommen einzelne Fälle cerebraler Hemiplegien vor, in welchen eine unverhältnissmässig lange Persistenz der Temperaturerhöhung auf der gelähmten Seite nachweisbar ist. Einen solchen Fall konnte ich vor einiger Zeit auf der Abtheilung meines Collegen Hueter beobachten; es handelte sich dabei um eine linksseitige Schädelverletzung, die Temperatur der gelähmten rechten Seite war nach einem Monate noch constant um ein bis zwei Grad C. höher als die der gesunden. Ich stehe nicht an, derartige Fälle auf eine Lähmung der von Landois und mir nachgewiesenen, thermisch wirksamen Bezirke der Grosshirnrinde oder der mit ihnen zusammenhängenden (vasomotorischen?) Faserung zu beziehen.

Formen vasculärer Bewegungsstörung.

Wie auf anderen Gebieten, können wir auch bei den vasculären Motilitätsstörungen im Allgemeinen Zustände abnorm gesteigerter und verminderter, resp. aufgehobener motorischer Innervation — also Hyperkinesen und Hypokinesen, resp. Akinesen der Blutgefässe — unterscheiden. Die ersteren werden, soweit es sich dabei um eine gesteigerte Contraction der Gefässe handelt, in der Regel als Gefässkrampf (Angiospasmus, an den Arterien Arteriospasmus) oder Gefässtetanus — die letzteren als Gefässlähmung, Angioparese und Angioparalyse, bezeichnet. Man pflegt daher von angiospastischen und angioparalytischen (vasoparalytischen) Formen der Circulationsstörung, sei es bei allgemeinen oder örtlich abgegrenzten Anomalien zu reden.

Es liegt jedoch auf der Hand, dass Zustände gesteigerter und verminderter Contraction der Blutgefässe unter sehr verschiedenen Bedingungen zu Stande kommen können, denen die gewöhnlichen Begriffe des Krampfes und der Lähmung keineswegs vollständig entsprechen. Wenn wir ganz absehen von den Anomalien der Contractilität, welche in den glatten Muskelzellen der Gefässe wie in allen contractilen Elementen überhaupt auftreten können und ferner von der hypothetischen Existenz gefässerweiternder Nerven welche also im Erregungszustande ein der „Gefässlähmung" analoges Resultat herbeiführen würden, so können auch die von den gefässverengernden, vasomotorischen Nerven allein herrührenden Bewegungsstörungen dreifach verschiedener Art sein, je nachdem sie den drei oben geschilderten Projectionssystemen der Blutgefässe entstammen:

1) Störungen, die von den in den Gefässen eingelagerten gangliösen Grundplexus und den weiteren peripherischen Fortsetzungen und Ausbreitungen derselben ausgehen. Diese Störungen würden, wie es bei den analogen Formen visceraler Bewegungsstörungen ausgeführt wurde, relativ am meisten den Begriffen von Krampf und Lähmung im engeren Sinne entsprechen. Sie können sowohl directen wie reflectorischen Ursprungs sein, wobei der Reflex wahrscheinlich von den in den Gefässwandungen selbst enthaltenen centripetalen (resp. sensibeln) Nerven oder auch von andern sensibeln Nerven der betreffenden Organe etc. ausgeht, und entweder die gangliösen Elemente der Gefässe selbst, oder höher aufwärts gelegene Ganglien der peripherischen Aeste des Grenzstrangs das Zustandekommen der Reflexe vermitteln. Wir haben also hier Reflexkrämpfe und Reflexlähmungen der Blutgefässe. Häufig können diese Zustände in entsprechender localer Begrenzung bei Erkrankungen der betreffenden Organe, z. B. der Darmwandungen, als Theilerscheinungen des bezüglichen Symptomencomplexes auftreten — sowie sie andererseits wieder durch die consecutiven Störungen der Circulation und Ernährung zur Entstehung örtlicher Organopathien Veranlassung geben oder die schon vorhandenen ihrerseits steigern.

2) Störungen, die von den bulbären und spinalen Gefässcentren und von den zugehörigen centrifugalen, sympathischen und cerebrospinalen Leitungsbahnen ausgehen. Bei diesen handelt es sich wesentlich um Alienationen der vom verlängerten Mark und Rückenmark ausgehenden tonischen Innervationen, somit um Hypertonien oder um Hypotonien, resp. Atonien der Blutgefässe. Auch hier können sowohl directe, wie auch reflectorische, von den verschiedensten Theilen der Peripherie, namentlich von den Projectionsgebieten der cutanen und visceralen Gefühlsnerven ausgehende Einflüsse zur Geltung kommen und jenen Tonus bald für alle, bald für einzelne Gefässgebiete steigern oder vermindern. Wir werden demnach Hypertonien und Hypotonien der Blutgefässe, sei es diffus, sei es in angionärer Begrenzung, nicht bloss als Theilerscheinung von Erkrankungen des verlängerten Marks und Rückenmarks, der Wurzeln, Rami communicantes, des Grenzstrangs und seiner peripherischen Aeste, sowie der gemischten Cerebrospinalnerven — sondern auch als secundäres Symptom bei Läsionen der Haut, der parenchymatösen Eingeweide u. s. w. vielfach antreffen. Ob die Störungen der Gefässbewegung dabei auf grössere oder kleinere Gefässprovinzen beschränkt, oder diffus, selbst allgemein über das ganze Gefässsystem verbreitet auftreten, wird sich nach dem ursprünglichen Sitze der Läsion, resp. des veranlassenden Reflexreizes, und ferner auch nach der Intensität und Dauer des letzteren richten. Ebenso ist auch die Qualität der Störung zum Theil von letzteren Momenten abhängig. Wir wissen z. B., dass schwache und begrenzte Hautreize nur eine momentane örtliche Gefässverengerung

mit Temperaturabnahme und secundäre örtliche Gefässerweiterung mit entsprechender Temperaturzunahme zur Folge haben. Stärkere und auf eine grössere Oberfläche einwirkende Hautreize rufen dagegen sofort eine beträchtliche Abnahme nicht bloss der Haut-, sondern auch der Rectaltemperatur hervor, welche auf einer allgemeinen reflectorischen Verengerung der Gefässe von Rückenmark und verlängerten Mark aus beruht. Diese, demnach als reflectorische Hypertonie der Gefässe aufzufassende Verengerung kann, wie neuere Experimente ergeben, zu den schwersten Folgeerscheinungen, mangelhafter Entleerung des linken Ventrikels, Blutanhäufung in den Lungen und vermehrten Widerständen des rechten Ventrikels, Albuminurie und Hydrops, Dyspnoe mit Cheyne-Stokesschem Respirationstypus, schliesslich zu allgemeinen Convulsionen und Lähmungen Veranlassung geben.*) Wiederum lehren uns andere Versuche, dass die reflectorische Wirkung der Hautreize auf die oberflächlichen und auf die tieferen Blutgefässe sich in entgegengesetzter Art geltend machen kann; es sei hier nur an die (schon bei den Neuralgien erwähnten) Versuche von Zülzer erinnert, wonach locale Hyperämien in der Haut und den oberflächlichen Muskeln neben starker Anämie der nächstliegenden inneren Organe, z. B. der Pleura und Lunge bei Application von Vesicantien auf die Brust- und Rückenhaut, eintreten.

3) Störungen, die von den höher gelegenen (corticalen?) Gefässcentren und ihren Verbindungsbahnen mit der Medulla oblongata, also vom Projectionssystem erster Ordnung ausgehen. Es handelt sich hier ausschliesslich um cerebrale Angioneurosen, vorzugsweise um Symptome von Erkrankungen der Grosshirnsphäre und des Hirnstamms mit Ausschluss der Medulla oblongata. Ob die hierhergehörigen Motilitätsstörungen der Blutgefässe auch reflectorisch im gewöhnlichen Sinne ausgelöst werden können, vielleicht von einzelnen Sinnesnerven (z. B. dem Opticus) aus, ist noch fraglich: sicher dagegen entstehen sie in sehr zahlreichen Fällen auf dem Wege des psychomotorischen Reflexes, d. h. durch den Anstoss psychischer Affecte und Emotionen, aber ohne die Theilnahme der bewussten Willensthätigkeit. Hierher gehören zahlreiche Fälle von krankhaftem Rubor und Pallor; besonders aber das auf die obere Körperhälfte oder das Gesicht beschränkte, anfallsweise Erröthen, von dem bei den cutanen Angioneurosen ausführlicher die Rede sein wird. Vielleicht müssen auch manche Fälle von (besonders einseitiger) Haematidrosis und Ephidrosis, sowie gewisse Circulationsstörungen bei Hemikranie, Morbus Basedowii, Epilepsie, Hysterie, Geisteskrankheiten als direct oder reflectorisch zu Stande kommende psychomotorische Angioneurosen aufgefasst werden.

---

*) Ausser der früheren Literatur der Hautreize vgl. Feinberg, Centralbl f. d. med. Wissensch. 1876, No. 39.

Bei zahlreichen Formen pathologischer Bewegungsstörung der Blutgefässe bleibt es, wie bei so vielen anderweitigen Innervationsstörungen, unbestimmbar, an welchen Stellen des nervösen Apparates der Angriffspunkt einer einwirkenden Noxe, der Sitz der veranlassenden Läsion gesucht werden muss. Dies gilt z. B. von den verschiedenartigen, durch Malariaeinflüsse bedingten vasomotorischen Neurosen, die meist typisch in der Form larvirter Intermittenten zum Ausdruck kommen (intermittirende Ophthalmie, Otitis, Epilepsie, intermittirender Diabetes mellitus). Hierher gehören besonders auch gewisse durch pharmaceutische und toxische Substanzen hervorgerufenen Alterationen der Gefässbewegung. Zu den in hervorragender Weise die Gefässcontraction beeinflussenden Medicamenten und Giften gehören u. A. das sogenannte Ergotin (d. h. der wirksame Bestandtheil des Secale cornutum) und das Amylnitrit; ferner manche sogenannte Adstringentien (Gerbsäure, harzige Substanzen und Balsame, viele Narcotica und Anaesthetica, und einzelne toxische Gase, z. B. das Kohlenoxyd). Bei allen diesen Substanzen ist der Angriffspunkt der Wirkung mehr oder weniger unsicher. Von dem Hauptbestandtheile des Mutterkorns wissen wir, dass es die Contraction der Blutgefässe selbst bis zu theilweisem Verschlusse derselben zu steigern vermag; ob diese Contractionszunahme aber von einer Einwirkung auf die glatten Muskelzellen selbst, auf die vasomotorischen Nervenenden, auf das bulbäre Gefässcentrum u. s. w., oder von mehreren dieser Factoren gleichzeitig resultirt, muss dahin gestellt bleiben. Aehnlich verhält es sich mit dem Amylnitrit, das bekanntlich Erweiterungen der Blutgefässe hervorruft, welche von Einzelnen einer Einwirkung auf die glatte Musculatur, von Anderen einer Einwirkung auf periphere oder centrale Theile des vasomotorischen Nervensystems zugeschrieben werden. Gewisse Narcotica und Anaesthetica (u. A. Chloralhydrat, Morphium, und ein anderes Opium-Alcaloid, das neuerdings von Falck jun. untersuchte Laudanosin) scheinen durch Einwirkung auf die vasomotorischen Nervencentren in kleiner Dosis den arteriellen Tonus und den Blutdruck zu erhöhen — in grösserer denselben herabzusetzen; Kohlenoxydgas bewirkt wahrscheinlich vom Centrum aus eine Herabsetzung des arteriellen Tonus, worin die bei Kohlenoxydvergiftung beobachtete Erweiterung mit Verlängerung und geschlängeltem Verlauf der Gefässe, besonders in der Schädelhöhle, ihre Ursache findet. Das Atropin wirkt nach den Versuchen von v. Bezold und Bloebaum wenigstens in grösserer Dosis lähmend auf die Gefässnervenenden sowohl wie auf die Centren der Blutgefässnerven. Gerbsäuren und harzige Säuren (die wirksamen Bestandtheile des Copaivbalsams, der Cubeben u. s. w.) scheinen eine Erhöhung des Gefässtonus zur Folge haben, worüber jedoch nähere Beobachtungen fehlen. Manche hier erwähnte und nicht erwähnte Substanzen scheinen wenigstens in medicamentöser

oder leichter toxischer Dosis beim Menschen vorzüglich auf bestimmte Abschnitte des Gefässapparates, sei es in der Haut, oder
in inneren Organen (Darm, Leber, Nieren u. s. w.) zu influiren,
und circumscripte Gefässerweiterungen, regionäre Hyperämien der
betreffenden Organe hervorzurufen. Diese Wirkungsweise hängt
wahrscheinlich mit einer localen Abscheidung der in Rede stehenden Substanzen durch drüsige Apparate, z. B. die Hautdrüsen, zusammen, ist also wohl eine örtlich bedingte, peripherische. Derartige circumscripte Gefässerweiterungen scheinen u. A. manchen
medicamentösen und toxischen Exanthemen, der Roseola nach
Jodgebrauch, dem scharlachähnlichen Ausschlag nach Belladonna, der
Urticaria nach Copaivbalsam und Cubeben, der Pupura nach Chinin,
Digitalis u. s. w. zu Grunde zu liegen.

Da alle Organe des Körpers mit Blutgefässen mehr oder minder
ausgestattet sind, so können sich die Folgen von pathologischen
Innervationsstörungen der Blutgefässe in sämmtlichen Organsystemen
des Körpers geltend machen. Die Aufstellung von Angioneurosen
der verschiedensten Organsysteme ist also theoretisch berechtigt;
sie verliert aber practisch dadurch an Werth, dass bei den in Betracht kommenden Krankheitsformen vielfach die Concurrenz anderweitiger Factoren, namentlich trophischer Innervationsstörungen
nicht ausgeschlossen werden könnte.

Verhältnissmässig am besten lässt sich eine Trennung der
vasomotorischen und trophischen Functionsstörungen sowie ihrer
Folgezustände noch bei der Haut und bei einem Theile der Eingeweide des Körpers durchführen. Die hierhergehörigen, örtlich
localisirten Störungen der Blutbewegung bilden das Gebiet der cutanen und der visceralen Angioneurosen.

Cutane Angioneurosen.

Diffuses Erblassen und Erröthen der Hautdecken
(Pallor und Rubor), jenes durch gesteigerte, dieses durch verminderte oder aufgehobene tonische Innervation der kleineren arteriellen Hautgefässe, kommen sowohl unter physiologischen wie unter
pathologischen Verhältnissen im Zusammenhange mit Alterationen
der centralen Nerventhätigkeit vor. Hierher gehören die Erscheinungen des Erblassens und Erröthens unter der Einwirkung bestimmter Affecte (Furcht, Schreck, Scham, Schuldgefühl u. s. w.),
das plötzliche Erblassen bei der Ohnmacht, ferner die patholo-
schen, häufigen und gewissermassen habituellen Erscheinungen plötzlicher Blässe und Röthe, welche man beim Vorhandensein sogenannter reizbarer Schwäche des Nervensystems (Neurasthenie) oder
ausgesprochener neuropathischer Anlage, Hysterie, Epilepsie u. s. w.
beobachtet. Es handelt sich dabei um rasch wechselnde Schwankungen
im Füllungszustande der Blutgefässe der Haut, wobei die einzelnen

Körpertheile in Bezug auf Temperatur und Secretion ein äusserst ungleiches Verhalten darbieten können. Namentlich sind die Extremitäten oft blass und kalt, während das Gesicht gleichzeitig heiss und geröthet erscheint und eine reichliche Schweisssecretion darbietet. Diese Erscheinungen können auch auf eine Körperhälfte beschränkt sein, wie in manchen Fällen epileptischer Aura, und sind nicht selten mit entsprechenden Veränderungen und Schwankungen in der Pulsation der äusserlich fühlbaren grösseren Arterien verbunden. Die errötheten Theile können dabei sehr rasch erblassen, während die vorher blassen sich röthen. Letzteres geschieht auch unter dem Einflusse örtlicher Reize, Electricität, activer oder passiver Bewegungen u. s. w. auffallend rasch, z. B. an den Händen bei jeder Art von Handarbeit, noch mehr aber im Verlaufe hysterischer und epileptischer Krämpfe oder anderweitiger, mit schweren Circulationsstörungen einhergehender Anfälle, Hemikranie, Angina pectoris und ähnlicher Zustände. Von diesen, wesentlich auf Schwankungen des Gefässtonus zurückführenden Anomalien sind übrigens die sehr ähnlichen Erscheinungen fliegender Hitze und Blässe zu unterscheiden, wie man sie wohl mehr unter dem Einflusse anomaler oder ungleicher Herzthätigkeit, besonders bei chlorotischen und anämischen Personen, bei Schwächezuständen, fieberhaften Krankheiten u. s. w. beobachtet.

Eine Erscheinung muss hier noch besonders unsere Aufmerksamkeit fesseln. Wir sehen bekanntlich das unter dem Einflusse psychischer Affecte eintretende Erröthen und Erblassen der Haut vorzugsweise oder ausschliesslich in den oberen Körperprovinzen, meist nur im Gesichte (einschliesslich der Ohren), bei stärkeren Affecten auch wohl am Halse, Nacken und dem oberen Theile der Brust auftreten. Namentlich gilt dies von dem durch Erregung des Schamgefühls hervorgebrachten Erröthen, besonders beim weiblichen Geschlechte*) und bei Kindern, wo auch die Beschaffenheit der Haut der Beobachtung dieser Vorgänge an sich günstiger ist. Eine ganz analoge Begrenzung lässt sich bei Inhalationen von Amylnitrit wahrnehmen, wobei gewöhnlich nur das Gesicht, zuweilen auch Hals und obere Brustpartie heiss und geröthet erscheinen. Auch die ausschliessliche Röthung des Gesichtes durch Gluthhitze scheint theilweise auf einer regionären Erschlaffung der Blutgefässe zu beruhen. Diese und andere Thatsachen sprechen dafür, dass sich im menschlichen Gehirn präformirte, coordinatorische Centren der äusseren Blutgefässe des Kopfes befinden, welche besonders vom Sensorium aus durch die erwähnten psychischen Vor-

---

*) Einzelne Beobachter (Dieffenbach, Paget, Moreau) wollen bei intensiver Verletzung des Schamgefühls durch Entblössung ein Erröthen auch an anderen, mehr oder weniger ausgedehnten Theilen der Körperoberfläche wahrgenommen haben. Die Hände, obgleich gewöhnlich unbedeckt, scheinen nur in Ausnahmefällen bei Affecten mitzuerröthen.

gänge, aber auch direct (durch Amylnitrit) oder reflectorisch (durch
Gluthhitze) etc. in irritativem oder depressivem Sinne beeinflusst
werden. Darwin*) bezeichnet das vorzugsweise Erröthen des Gesichtes bei den gebildeten Racen als eine vererbte, durch häufige
Wiederholung während zahlloser Generationen erworbene Association,
insofern das Gesicht den hauptsächlichsten Gegenstand der Aufmerksamkeit bildet. In Folge dieser vererbten Association erröthen
auch blindgeborene Personen, während bei Racen, welche nackt
gehen, sich die ganze Körperoberfläche mehr oder weniger am Erröthen betheiligt. Wie dem auch sei, so liegt eine auf congenitale Disposition beruhende erhöhte Reizbarkeit oder reizbare
Schwäche jener cerebralen Coordinationscentren, gewissermassen ein
labiles Gleichgewicht derselben offenbar gewissen, noch wenig gewürdigten und beschriebenen pathologischen Zuständen zu Grunde, welche
ich unter der Bezeichnung „essentielles Erröthen" (Rubor
essentialis seu angioneuroticus) zusammenfassen möchte.

Ich habe eine ganze Reihe derartiger Fälle beobachtet, die alle
in ihren Erscheinungen die merkwürdigste, fast bis zur Identität
gehende Uebereinstimmung zeigten. Das wesentliche, pathognomonische Symptom derselben ist die anfallsweise und mit grosser
Acuität auftretende, meist symmetrische, intensive Röthung des Gesichtes, womit sich in schweren Fällen ein eigenthümliches Angstgefühl und noch anderweitige Innervationsstörungen verbinden. Die
Affection zeigte sich mir vorzugsweise bei noch jugendlichen männ-
lichen, den gebildeten Ständen angehörigen, übrigens sonst völlig
gesunden Personen, und zwar in Fällen, wo von einer auf Charac-
teranlage beruhenden übertriebenen Schüchternheit oder Bescheiden-
heit nicht die Rede sein konnte. Dennoch ist das Leiden offenbar
auf eine congenitale, zuweilen hereditäre Anlage zurückzuführen.
In einem sehr schweren Falle, den ich jedoch nur aus brieflicher
Mittheilung des Patienten kenne, zeigten der Vater desselben, sowie mehrere unverheirathete Schwestern des Vaters, und mit einer
einzigen Ausnahme die sämmtlichen Geschwister des Patienten,
vom sechsjährigen jüngsten Bruder bis zur 27jährigen ältesten, längst
verheiratheten Schwester die gleiche Affection. Einen ähnlichen
Fall erwähnt übrigens schon Burgess in seiner Physiology or
mechanism of blushing (1839). Das Leiden kann in solchen Fällen, wie manche andere auf congenitale Disposition beruhende Neurosen, schon im Kindesalter hervortreten, indem die betreffenden
Personen bei dem geringsten Anlasse, bei jeder Anrede, beim An-
rufen ihres Namens, namentlich aber beim Fixirtwerden durch Andere, über das ganze Gesicht erröthen. Diese Neigung entwickelt
sich mit den Jahren mehr und mehr, und wird für die damit Behafteten zu einer Quelle unausgesetzter Unannehmlichkeiten, indem

---

*) Der Ausdruck der Gemüthsbewegungen bei den Menschen und den
Thieren, übersetzt von Carus (Stuttgart, 1872.) p. 352.

besonders der gesellige Verkehr dadurch in der peinlichsten Weise berührt und erschwert wird. Der Verdruss, die Verlegenheit, die namentlich unter Männern leicht heraufbeschworene Verspottung oder auch nur die Furcht vor einer solchen begünstigen einerseits die fortwährende Steigerung des Leidens und bewirken andererseits mit der Zeit eine andauernde psychische Verstimmung und Verbitterung, die sogar bis zu Selbstmordideen fortschreiten kann. Eigenthümlich ist bei diesem Leiden, dass Affecte, welche für gewöhnlich Erblassen hervorrufen, z. B. plötzlicher Schreck, bei den in Rede stehenden Kranken oft ebenfalls Erröthen zur Folge haben. Diese Thatsache deutet offenbar darauf hin, dass jene Centren, welche für gewöhnlich durch bestimmte Affecte in den Reizzustand versetzt werden, hier in Folge excessiver Reizbarkeit und Erschöpfbarkeit durch dieselben Affecte bereits in lähmendem Sinne beeinflusst werden. Ausserdem pflegt das Erröthen nach körperlichen Anstrengungen, raschem Gehen, Nahrungsaufnahme, bei erhitzender Kleidung, hoher Temperatur der Umgebung, greller Beleuchtung u. s. w. besonders hervorzutreten, und kann unter solchen Umständen selbst stundenlang mit geringen Schwankungen fortdauern. Erhöhte geistige Anstrengung dagegen wirkt keineswegs immer verschlimmernd, im Gegentheil kann dieselbe einen zeitweisen Nachlass oder Verschwinden der Erscheinungen herbeiführen. Die Röthung ist übrigens meist eine sehr gleichmässige, tiefe, fast scharlachfarbige, und mit objectiv nachweisbarer Temperatursteigerung der Wangen und Ohren, zuweilen auch mit Schweisssecretion der geröthetn Theile verbunden. Kopfschmerz, Eingenommenheit des Kopfes sind dabei nicht nothwendig vorhanden. Das Angstgefühl, welches sich in einzelnen schweren Fällen dazugesellt, ist öfters von einer Beschleunigung und Verstärkung der Herzaction, zuweilen auch von Arhythmie des Pulses begleitet, ohne dass die sonstigen objectiven Befunde am Herzen irgend welche Anhaltspunkte ergeben. An eine Identificirung derartiger Fälle mit gewissen Formen der Angina pectoris vasomotoria ist übrigens bei dem Fehlen der characteristischen Erscheinungen des stenocardischen Anfalls, des eigentlichen Herzschmerzes, der ausstrahlenden Schmerzen und der Dyspnoe, in keiner Weise zu denken.

Therapeutisch habe ich in derartigen Fällen Bromkalium, Ergotin (Extr. Secalis cornuti aq.) innerlich oder subcutan, Digitalis, sowie das fortgesetzte Tragen des Chapman'schen Beutels auf der Wirbelsäule in Anwendung gezogen. Der Gebrauch grosser Dosen Bromkalium, in anderen Fällen der alternirende Gebrauch kleiner Digitalis-Dosen und subcutaner Ergotin-Injectionen zeigte zuweilen einen unverkennbaren palliativen Nutzen, indem die Neigung zum Erröthen kürzere oder längere Zeit hindurch merklich abnahm und die mit schwereren Erscheinungen verbundenen Anfälle

zeitweise gänzlich ausblieben. Auch kalte Bäder, Seebäder, Kaltwasserbehandlung zeigten eine vorübergehend günstige Wirkung.
Uebrigens kann den Leidenden der Umstand zum Troste gereichen,
dass anscheinend im späteren Lebensalter meist eine Abnahme oder
ein allmäliges Verschwinden des belästigenden Zustandes eintritt.

Eine schwierige und noch keineswegs mit befriedigender Sicherheit gelöste Frage ist die nach dem Verhalten der Hautgefässinner-
vation bei fieberhaften Zuständen. Während wir die allgemeine
fieberhafte Temperatursteigerung bekanntlich wesentlich auf Anomalien der Wärmeregulirung, ausgehend von noch nicht näher bekannten Centraltheilen des Nervensystems, zurückführen müssen,
zeigen dagegen die Hautgefässe neben der febrilen Temperatursteigerung ein sehr verschiedenartiges, einem raschen Wechsel un-
terworfenes Verhalten. Die successiv aufeinanderfolgenden Erscheinungen, wie wir sie am ausgeprägtesten während eines Wechsel-
fieberanfalls oder bei dem initialen Frostanfall mancher acuten
Krankheiten beobachten, scheinen auf eine zeitweise tetanische Zusammenziehung und darauf folgende Erschlaffung aller oder der
meisten (arteriellen) Hautgefässe des Körpers hinzudeuten. Das
Frost- und Hitzestadium, auch das häufig nachfolgende Schweiss-
stadium des Wechselfiebers entsprechen dieser Succession von Tetanus und Paralyse der Gefässe, die aller Wahrscheinlichkeit nach
von dem in der Medulla oblongata belegenen Centrum tonischer
Gefässinnervation ausgehen. Die Fieberröthung und ebenso die
Kälteröthung der Haut wird von einzelnen Autoren (Traube) auf
die verlangsamte Blutbewegung bei tetanisch verengten Hautarterien
und die dadurch bedingte grössere Venosität des durchströmenden
Blutes zurückgeführt. Neuere Untersuchungen (Senator, Jacob-
son, Bernard) haben es mehr und mehr wahrscheinlich gemacht,
dass sich beim Fieber die vasomotorischen Nerven der Haut meist
in einem Zustande excessiv gesteigerter Erregbarkeit oder abnormer
Reizung befinden; und zwar ist dieser Zustand nicht in allen Hautbezirken nothwendig derselbe. Es kann daher die Temperatur
verschiedener Hautgegenden bei Fiebernden viel beträchtlichere Differenzen darbieten, wie sie bei Gesunden an denselben Hautstellen
vorkommen (z. B. zwischen den Zehen 10—13° C.). Manche interessante Erscheinungen in der Pathologie und Therapie des Fiebers, auf welche hier jedoch nicht näher eingegangen werden kann,
wie z. B. die das Fieber so häufig begleitenden Exantheme, die
therapeutischen Wirkungen der Hautreize u. s. w. hängen offenbar
mit diesen abnormen Zuständen der vasomotorischen Hautnerven
auf das Engste zusammen.

Oertliche Anämien und Hyperämien der Haut können
als Folgezustände localer peripherischer, auf die Gefässnerven direct

oder reflectorisch einwirkender Agentien zur Erscheinung gelangen. Dahin gehört die Wirkungsweise atmosphärischer Schädlichkeiten, die schon besprochene Wirkung wärmeentziehender Mittel (localisirte Kälteapplication), und überhaupt die Wirkung zahlreicher, sowohl thermischer, wie mechanischer und chemischer Hautreize, vor Allem auch der Electricität.

Von pathologischem Interesse sind besonders gewisse Formen circumscripter Anämie der Haut durch Krampf der kleinsten Arterien (cutaner Arteriospasmus), welche bald primär, bald secundär, allein oder in Verbindung mit anderweitigen Innervationsstörungen auftreten. Ausser manchen Fällen von circumscripter vasomotorischer Aura bei Epilepsie u. s. w. gehören u. A. hierher die von Nothnagel[*]) beschriebenen Affectionen an den Extremitäten, besonders an Händen und Vorderarmen weiblicher Personen, die mit Waschen in kaltem Wasser etc. zu thun hatten, wobei in Form krampfartiger Paroxysmen plötzliches Erblassen des erkrankten Theils unter Temperaturabnahme und gleichzeitigen Sensibilitätsstörungen auftrat. Der constante Strom bewirkte in allen Fällen Heilung. Ich habe diese Form des Arterienkrampfes mehrfach auf neuritischer Grundlage, bloss im Gebiete einzelner Armnervenstämme, z. B. des Medianus, auch in Verbindung mit trophischen Störungen, Exanthemen (Roseola, Urticaria) beobachtet; zweimal sah ich dieselbe Affection auch bei mit Waschen beschäftigten Männern, sowie bei einem Anatomiediener.

Nicht bloss die Arterien, sondern auch die mit Muscularis versehenen Venen der Haut scheinen von krampfhaften Contractionszuständen ergriffen zu werden. Ein Beispiel davon giebt folgende, von Mauthner[**]) mitgetheilte Beobachtung. Bei einem 19jährigen chlorotischen Mädchen traten wiederholt bald an den Händen, bald an den Füssen schmerzhafte Röthung und Anschwellung auf, der alsbald blau-schwarze Färbung mit Kälte, Anästhesie und Lähmung folgte. Einige Male erschien hierauf Collapsus der afficirten Theile und Runzelung der Haut. Die Anfälle dauerten jedesmal nur drei Stunden und verschwanden mit Hinterlassung eines leichten Oedems, wiederholten sich aber zehn Wochen hindurch, bis sie nach erfolgloser Anwendung von Chinin mit der Chlorose zusammen unter Eisengebrauch schwanden. Nach Mauthner handelte es sich dabei um einen Krampf der kleinsten und grösseren Venen, wozu sich bisweilen auch krampfhafte Contractionen der Arterien gesellten; der Ausgangspunkt des Krampfes war, nach der Betheiligung sämmtlicher Extremitäten zu schliessen, ein centraler.

Auf einer vom Nervensystem ausgehenden, circumscripten Erweiterung der Hautgefässe dürften (ausser verschiedenen, später zu

---

[*]) Deutsches Archiv f. clin. Med. II. 2.
[**]) Oesterr. Zeitschr. f. pract. Heilk. XI. 12—14. 1864.

besprechenden Exanthemformen) u. A. die sogenannten cerebralen
Flecken („tâches cérébrales") von Trousseau beruhen,
welche besonders bei Epileptikern, auch bei morbus Basedowii und
anderen Neurosen vorkommen. Es finden sich in derartigen Fällen
nicht selten auf der Haut zerstreute oder landkartenartig ausgebreitete rothe Flecke und Zeichnungen, die noch schärfer bei Rei-
bung oder selbst bei leichtem Berühren der Hautoberfläche, durch
den Druck der Kleidung u. s. w. hervortreten und mehrere Minuten
hindurch mit grosser Intensität anhalten. Der Uebergang von
diesen Flecken zu gewissen Formen von Erythem, Urticaria u. s. w.
ist, wie es scheint, nur ein gradueller (vgl. cutane Trophoneurosen).
Uebrigens erinnern diese cerebralen Flecken an den interessanten
Umstand, dass bei manchen neuropathisch prädisponirten Personen
auch das normale, unter den Einflüssen von Gemüthsaffecten auftretende Erröthen nur in disseminirten Flecken zur Erscheinung
kommt. Diese eigenthümliche Form des Erröthens kann sogar ver-
erbt werden, wovon Paget einen merkwürdigen Fall mittheilt.

Viscerale Angioneurosen.

Die Gefässnerven der Brust- und Baucheingeweide sind grösstentheils in den sympathischen Plexus der Brust- und Bauchhöhle
enthalten. Von den Nerven der Unterleibsgefässe wissen wir, dass
dieselben streckenweise im Dorsaltheile des Rückenmarks verlaufen,
und dasselbe — wie v. Bezold gezeigt hat — in der Höhe des
3. bis 11. Dorsalwirbels verlassen, um in die Bahnen der Nn. splanchnici überzutreten. Durchschneidung dieser letzteren erzeugt, nach
v. Bezold, eine sehr bedeutende Erniedrigung des arteriellen
Druckes, bedingt durch die enorme Blutüberfüllung sämmtlicher
Unterleibsorgane und Anämie der übrigen Körpergefässe.

Nach neueren Versuchen von Rossbach und Quellhorst[*])
müssen wir annehmen, dass ein Theil der Gefässnerven des Unter-
leibes streckenweise in der Bahn des N. vagus verläuft, da peripherische Reizung des durchschnittenen Vagus auch bei atropini-
schen Thieren, somit nach Lähmung der intracardialen Vagus-
Endigungen, den intraabdominellen Druck bedeutend steigert.

Ein Beispiel von Verletzung der visceralen Gefässnerven auf ihrem intraspinalen Verlaufe gewährt die folgende, von Vogt[**]) mitgetheilte Beobachtung.

Ein 22jähriger Mann erhielt einen Stich in den Rücken, worauf er zu-
sammensank und nach Hause getragen werden musste. Heftige Unterleibs-
schmerzen, Lähmung des Unterkörpers, Pulsbeschleunigung; Tod nach 3 Tagen.
Bei der Section fand sich eine Messerklinge in der Tiefe der Rückenwunde,
welche am Querfortsatze des 7. Brustwirbels eingedrungen war, mit der beinahe
10 Lin. betragenden Breitseite der Klinge den Rückenmarkscanal gänzlich ab-

---

[*]) Centralblatt 1876, No. 42.
[**]) Würzb. med. Zeitschr. VII. 4. p. 248.

schloss und das Rückenmark vollständig entzweigeschnitten hatte; die Spitze des Messers stak im 8. Wirbel. Hochgradige Hyperämie sämmtlicher Unterleibsorgane, vorgeschrittene cadaveröse Zersetzung derselben (obwohl die Section bei strenger Winterkälte am 3. Tage p. m. stattfand); sämmtliche Gefässe der Baucheingeweide erweitert und injicirt, sowie von einem breiten dunkelrothen Streifen transsudirten Blutrothes umgeben.

Das Auftreten congestiver Hyperämien und Ecchymosen in einzelnen Brust- und Bauchorganen ist wahrscheinlich in manchen Fällen von Functionsstörungen der visceralen Gefässnerven, sei es in ihrem centralen oder peripherischen Verlaufe abhängig. Experimentelle Verletzungen im Lumbaltheile des Rückenmarkes können, wie Brown-Séquard gezeigt hat, bei Meerschweinchen zuweilen Blutergüsse in den Nierencapseln hervorrufen. In einem von Bouchard auf Béhier's Abtheilung beobachteten Falle von acuter particller Myelitis wurden ausser den von letzterer herrührenden Veränderungen frische hämorrhagische Heerde in der Dicke der Nierencapseln gefunden.

Schiff, Brown-Séquard und andere Experimentatoren fanden bei Verletzungen der basalen Hirntheile (Pons, Corpus striatum, Thalamus opticus u. s. w.) ganz besonders häufig das Auftreten von Hyperämien und Ecchymosen in den Lungen, Pleuralblättern, auf der Magen- und Darmschleimhaut und in den Nieren. Quetschung oder Durchschneidung einer Pons-Hälfte hat nach Brown-Séquard besonders Blutungen in der gegenüberliegenden Lunge zur Folge. Die Bahnen, welche diesen Einfluss vermitteln, verlaufen nicht im Vagus, sondern im Sympathicus und seinen spinalen Wurzeln. Von demselben Autor wurden Magenblutungen besonders bei Pons-Verletzungen im Niveau der Insertion der Kleinhirnstiele beobachtet. Ich habe Darmblutungen einmal bei einem Hunde nach oberflächlicher Verbrennung der hintern Abschnitte der Grosshirnrinde auftreten sehen, möchte jedoch den unmittelbaren Zusammenhang bezweifeln. — Beim Menschen werden zuweilen congestive und hämorrhagische Veränderungen innerer Organe in Verbindung mit apoplectischer Hemiplegie, sowohl bei Erweichung wie in Folge cerebralen Blutergusses beobachtet (Ollivier, Calmeil, Dumontpallier u. A.). Charcot erwähnt einen Fall von linksseitiger apoplectischer Hemiplegie durch Bluterguss im rechten Corpus striatum, wobei Ecchymosen in der Dicke der Pleuren, im Endocardium und in der Magenschleimhaut angetroffen wurden, und ausserdem die Galea aponeurotica auf der linken (gelähmten) Seite eine weinrothe Färbung und einzelne Ecchymosen zeigte *).

Auf Functionsstörungen der Gefässnerven in verschiedenen Theilen ihres Verlaufes müssen wahrscheinlich manche, mit Ge-

---

*) Jehn (allg. Zeitschr. f. Psych. XXXI. 1374. p. 594) hat in 6 Fällen von Geisteskrankheit, die meist Paralytiker betrafen, mehr oder minder ausgebreitete Blutergüsse in den Lungen beobachtet.

müthserschütterungen, allgemeinen Nervenleiden (besonders Hysterie u. s. w.) zusammenhängende Anomalien der Menstruation sowohl in Form profuser, gesteigerter und gehäufter, wie auch abnorm seltener und verminderter Blutungen — zurückgeführt werden. Namentlich ist in manchen Fällen von sogenannter nervöser Amenorrhoe, wie auch bei manchen sogenannten vicariirenden Blutungen der Magen- und Darmschleimhaut, der Lungen, der Nase, Haut, Brustdrüse u. s. w. die Annahme einer vasomotorischen Innervationsstörung in hohem Grade wahrscheinlich.

Ferner stehen gewisse Veränderungen der Harnbeschaffenheit — quantitative Vermehrung oder Verminderung der Harnmenge, Gehalt des Harns an abnormen Bestandtheilen, Eiweiss, Blutfarbstoff u. s. w. — nicht selten in einem deutlichen Zusammenhange mit Verletzungen visceraler Gefässnerven (vasomotorischer Nerven der Nieren). Nach Bernard ist das Centrum der vasomotorischen Nierennerven im obersten Theile der Rautengrube zu suchen; Verletzungen daselbst (zwischen den Ursprüngen der Vagi und Acustici) haben durch Lähmung der vasomotorischen Nierennerven Albuminurie und Polyurie — im untern Theile der Rautengrube dagegen Glycosurie vorübergehend zur Folge. Hiermit im Zusammenhange steht vielleicht die Beobachtung, dass nach cerebralen Hämorrhagien nicht selten Anomalien der Harnbeschaffenheit, vorübergehender Eiweiss- und Zuckergehalt, auch Vermehrung der Harnmenge vorkommen. Besonders scheinen Hämorrhagien des Pons Varoli stärkern Eiweiss- und Zuckergehalt des Harns hervorrufen zu können. Ob auch die vorübergehend unmittelbar nach den Anfällen auftretende Albuminurie der Epileptiker, die Albuminurie bei Delirium tremens (Weinberg), bei Tetanie (Kussmaul), bei chronischer Morphiumvergiftung, Morphiumsucht (Lewinstein), die eigenthümlichen Anomalien der Harnsecretion bei Hysterischen, besonders das Auftreten eines klaren, blassen, salzarmen Harns von geringem specifischem Gewichte, der sogenannten Urina spastica, einfach als Functionsstörungen der vasomotorischen Nierennerven aufzufassen sind, ist wohl zu bezweifeln. Sicherer dürfte ein solcher Ursprung für einzelne Fälle sogenannter nervöser Hämoglobinurie in Anspruch genommen werden, welche zuweilen auch intermittirend (unter Malaria-Einwirkung?) vorkommt.

Von ganz besonderem pathologischen Interesse ist der Zusammenhang gewisser Formen des Diabetes mellitus und insipidus mit Functionsstörungen vasomotorischer Nerven, speciell der Lebergefässe (angioneurotischer Diabetes). Diese Functionsstörungen können durch Verletzungen in dem cerebralen, spinalen und peripherischen Verlaufe jener Nerven entstehen. Wir können demnach eine cerebrale, spinale und peripherische Form des angioneurotischen Diabetes unterscheiden.

Bekanntlich hat zuerst Schiff das von Bernard beobachtete

Auftreten von Zucker im Harn nach Verletzung einer umschriebenen Stelle am Boden des vierten Ventrikels auf die consecutive Lähmung des vasomotorischen Nervencentrums bezogen. Neuere Untersuchungen haben das Entstehungsgebiet des cerebralen Diabetes mellitus noch erweitert; namentlich fand Eckhard, dass auch Verletzung des Vermis cerebelli bei Kaninchen Diabetes mellitus hervorruft, der jedoch in der Regel nicht von Blutdruckveränderungen begleitet ist und dessen Zusammenhang mit Kreislaufsstörungen daher fraglich erscheint. Reizung des Vermis nach voraufgegangener Durchschneidung der vasomotorischen Lebernerven soll nur Hydrämie hervorrufen. Die von Schiff ausgesprochene Ansicht erhält weiter ihre Bestätigung dadurch, dass jede Verletzung derjenigen Bahnen, in welchen die vasomotorischen Nerven von der Medulla oblongata abwärts verlaufen, den Diabetes erzeugt. So entsteht derselbe nach Rückenmarksdurchschneidungen bis zur Höhe der Lumbalwirbel abwärts (Schiff, Eckhard), nach Verletzung des obersten Halsganglion (Pavy), des untersten Halsganglion und der obersten Brustganglien des Sympathicus (Eckhard) oder nach Exstirpation dieser Ganglien (Cyon und Aladoff), ja selbst nach Durchschneidung grosser peripherischer Nerven, welche zahlreiche Gefässnerven enthalten, z. B. der Ischiadici (Schiff). — Die Frage, ob eine bei diesen Versuchen stattfindende Reizung der Gefässnerven, wie Eckhard und zum Theil auch Schiff annahm, oder ausschliesslich eine Lähmung derselben den Diabetes hervorruft, ist wohl vorwiegend in letzterem Sinne zu beantworten. Bei Versuchen, welche auf meine Veranlassung kürzlich von Niediek über das Eintreten von Diabetes mellitus nach Ischiadicus-Verletzungen am Kaninchen angestellt wurden, ergab sich, dass eine örtliche Application chemischer Reize oder Caustica (Arg. nitr., Chromsäure u. s. w.) zwar sehr constant Polyurie und Melliturie hervorruft, dass aber diese Erscheinungen parallel gehen mit dem Auftreten vasomotorischer Lähmungssymptome im Gebiete des Ischiadicus, der Temperaturerhöhung der Pfote etc., und diesen proportional zu- oder abnehmen. Da übrigens die durch chemische Reizung bewirkten Veränderungen eine aufsteigende Neuritis und secundäre Veränderungen im Rückenmark, namentlich circumscripte Erweichungsheerde im Lumbaltheile, zuweilen auch höher aufwärts gelegene Heerde zur Folge haben, so könnte der Diabetes mellitus in diesen Fällen auch als abhängig von der consecutiven Rückenmarksaffection aufgefasst werden. Gegen diese Auffassung würde allerdings sprechen, dass der Diabetes meist schon sehr früh (einige Stunden nach der Operation) begann, bevor irgend welche Symptome von Spinalerkrankung sich zeigten.

Auch andere, nicht von den Gefässnerven ausgehende Formen bedeutender Kreislaufsstörung, Unterbindung grösserer Gefässstämme u. s. w. sollen, nach Schiff, bei Thieren vorübergehenden Diabetes zur Folge haben.

Da eine Umwandlung des Leber-Glycogens in Zucker · nach
den bekannten Versuchen in der normalen Leber während des Lebens nicht stattfindet, wohl aber beim Vorhandensein hyperämischer
Stauung, so erscheint die Annahme sehr berechtigt, dass es sich
bei dem angioneurotischen Diabetes um eine abnorme vitale Zuckerbildung in der Leber durch paralytische Erweiterung der Lebergefässe und vermehrte Blutzufuhr, im Stromgebiete der art. hepatica,
handle. Eine hyperämische Beschaffenheit der Leber wurde schon
von älteren Beobachtern in Diabetes-Fällen bei Menschen, sowie
auch bei Thierversuchen häufig angetroffen. Die Annahme einer
Abhängigkeit des angioneurotischen Diabetes mellitus von einer
Lähmung der Lebergefässe erfährt durch die wichtigen experimentellen Untersuchungen von Cyon und Aladoff eine Bestätigung
und theilweise Ergänzung. Diese Forscher wiesen nach, dass diejenigen Nerven, deren Lähmung bei Hunden vorzugsweise Diabetes
erzeugt, mit den letzten Hals- und ersten Brustganglien in Zusammenhang stehen; es sind dies die Nerven, welche die Art. subclavia
ringförmig umschliessen und den sogenannten Annulus Vieussenii
bilden. Die Reizung des letzteren macht an der Oberfläche der
Leber weissliche, den Grenzen der Acini entsprechende Flecken
sichtbar, die von der Contraction den kleinsten Ramificationen der
Art. hepatica herrühren; der Blutdruck in der Art. hepatica erfährt
zugleich eine unverhältnissmässig bedeutende Zunahme. Es handelt
sich also um gefässverengernde Nerven. Vom Ganglion stellatum
abwärts verlaufen diese Nerven im Grenzstrang und in den Splanchnici
zur Leber. Durchschneidung der Splanchnici ruft allerdings, wie
schon frühere Experimentatoren (Eckhard, Pavy und Andere —
gegenüber Graefe und Ploch) gefunden hatten, keinen Diabetes
hervor, kann sogar nach Cyon und Aladoff den schon vorhandenen, durch die Bernard'sche Piqûre bewirkten Diabetes aufheben. Dieser anscheinende Widerspruch ist offenbar dadurch zu
erklären, dass die Durchschneidung der Splanchnici (resp. des
Gränzstrangs) neben der Erweiterung der Lebergefässe auch durch
Lähmung sämmtlicher Gefässnerven des Unterleibs eine bedeutende
Blutanhäufung in den andern Organen zur Folge hat, wodurch die
Blutvermehrung in der Leber auf ein Minimum reducirt wird.
Wird die Splanchnicus-Durchschneidung erst vorgenommen, nachdem durch vorausgegangene Piqûre oder Verletzung des Ganglion
cervicale inf. und stellatum Melliturie erzeugt ist, so dauert letztere
noch einige Zeit fort — während umgekehrt die Piqûre nach voraufgegangener Durchschneidung der Splanchnici ihre Wirkung ein-
büsst. Durchschneidung der Splanchnici allein kann dagegen Hydrurie
durch Lähmung der vasomotorischen Nierennerven hervorrufen
(Knoll); bei einseitiger Splanchnicus-Durchschneidung zeigt sich
die Harnvermehrung nur auf der operirten Seite.

Endlich scheinen auch Verletzungen der sympathischen Bauchganglien auf die Entstehung von Diabetes mellitus zu influiren.

wie die Versuche von Klebs und Munk beweisen, die bei Hunden
nach partieller Exstirpation des Ganglion solare eine längere Zeit
anhaltende Melilurie auftreten sahen. Bei Obduction eines Diabetischen wurde von den genannten Autoren neben Atrophie des
Pancreas auch eine Atrophie des Ganglion solare beobachtet, während die an der Art. hepatica verlaufenden Nervi hepatici vollkommen intact waren. —

Dem angioneurotischen Diabetes bei Menschen müssen demnach
unzweifelhaft zunächst die schon erwähnten Fälle zugerechnet werden, in denen bei hämorrhagischen Heerden im Gehirn das Auftreten von Melilurie mit oder ohne Polyurie und auch von letzterer
allein beobachtet wird, sowie die Fälle, in welchen Diabetes bei
anderweitigen Heerderkrankungen in der Nähe des vierten Ventrikels,
bei Traumen (Fall auf die Hinterhauptsgegend u. s. w.) vorübergehend oder anhaltend auftritt. Hierher gehören ferner wahrscheinlich die meisten Fälle von toxischem Diabetes mellitus. Eine
grosse Anzahl toxischer Substanzen, namentlich solcher, welche
lähmend auf centrale oder peripherische Theile des Nervenapparates
einwirken (Chloroform, Chloral, Aether, Amylnitrit, Schwefelkohlenstoff, Chlorkohlenstoff, Kohlenoxyd, Curare, Morphium, auch Sublimat) kann nach Thierversuchen vorübergehende Zuckerausscheidung
zur Folge haben. Zum Theil tritt dieselbe nur bei hochgradiger
oder selbst letaler Vergiftung ein (Amylnitrit, Morphium; nach
meinen Versuchen*) auch Aether und Chlorkohlenstoff). In letzteren Fällen wird neben dem Diabetes eine Zuckerbildung in der
Leber beobachtet, welche wahrscheinlich durch Paralyse der vasomotorischen Lebernerven bedingt ist. Von mehreren der obigen
Substanzen, und gerade von solchen, die auch beim Menschen in
Vergiftungsfällen Zuckergehalt des Harns herbeiführen können,
wissen wir, dass sie in toxischer Dosis lähmend auf das vasomotorische Nervencentrum einwirken (Kohlenoxyd, Chloroform, Chloral,
Amylnitrit, Morphium u. s. w.). Bei dem nach Sublimatvergiftung
an Thieren eintretenden Diabetes konnte Saikowsky bedeutende
Gefässerweiterung in der Leber, sowie in Nieren, Magen und Darm-
kanal nachweisen.

Dem angioneurotischen, und zwar dem toxischen Diabetes mellitus dürften ferner die Fälle von intermittirendem, durch Malaria-
Einfluss bedingten Diabetes zuzurechnen sein, wie sie z. B. Frerichs (im Tertiantypus) beobachtete. In derartigen Fällen handelt es sich wahrscheinlich um eine Larvata in Form vasomotorischer Neurosen im Gebiete der Lebernerven, die unter Chiningebrauch
vorübergehend oder dauernd verschwindet.

Auch gewisse Complicationen des Diabetes, z. B. die mehrfach
beobachtete Coincidenz mit Ephidrosis unilateralis (Koch und

*) Berl. clin. Wochenschrift. 1867. No 41.

Nitzelnadel, Külz) scheinen für einen angioneurotischen Ursprung in derartigen Fällen zu sprechen.

Endlich sei noch auf den Zusammenhang von Diabetes mellitus mit Ischias hingewiesen, auf den zuerst Braun (1868) aufmerksam machte und welchen auch meine und neuerdings Rosenstein's Beobachtungen bestätigten. Auch in diesen Fällen ist die Melliturie, den schon erwähnten Experimental-Ergebnissen zufolge, höchst wahrscheinlich als von vasomotorischen Functionsstörungen abhängig zu deuten.

Wie in der Pathogenese, so ist auch in der Therapie mancher Formen von Diabetes mellitus und insipidus offenbar eine entsprechende Beeinflussung der vasomotorischen Nerven durch einzelne erfolgreiche Medicamente anzunehmen. So z. B. bei der Verwendung secretionsbeschränkender, styptischer Mittel, des Tannin, auch des Opium, welches neben der Durstverminderung so häufig eine Beschränkung der täglichen Harnmenge und des ausgeschiedenen Zuckers, selbst bis zum Verschwinden des letzteren, hervorruft. Wir wissen, dass Opium (resp. Morphium) in grösseren Dosen durch Einwirkung auf die vasomotorischen Nerven eine beträchtliche Abnahme der Harnsecretion, sogar vorübergehende Anurie zur Folge haben kann. Auch bei der Ipecacuanha, welche nach Pécholier's Versuchen die Zuckerbildung in der Leber aufheben soll, sind es wahrscheinlich die vasomotorischen Nerven, welche diese Wirkung vermitteln.

Schliesslich mag noch auf den muthmasslichen Zusammenhang einzelner Formen von Milzanschwellungen und Leberanschwellungen mit einer Lähmung der vasomotorischen Milznerven und Lebernerven hingewiesen werden. Die Milznerven, welche im Plexus semilunaris und lienalis enthalten sind und die Blutgefässe der Milz begleiten, sind nach neueren Untersuchungen doppelter Art: theils centrifugale, theils centripetale. Durchschneidung der ersteren (der vasomotorischen) ruft Volumszunahme und dunklere, bläuliche Färbung des Milzgewebes hervor, während bei Reizung dieser Nerven das Organ an Volumen abnimmt, consistenter wird, und eine graue anämische Färbung darbietet. Die Zahl der in der Milzvene exportirten weissen Blutkörperchen ist in beiden Fällen gegen die Norm vermindert, am meisten jedoch bei der vasoparalytischen Milzanschwellung. Contraction der vorher angeschwollenen Milz bewirkt daher eine beträchtliche Zunahme der weissen Blutkörperchen in der Milzvene. — Die centripetal leitenden Nerven der Milz wirken reflectorisch auf die Blutgefässe und die übrigen contractilen Elemente der Milz; sie verlaufen ausschliesslich in Splanchnicus major und haben ihr Reflexcentrum (nach Bulgak)*) im Rückenmark zwischen erstem und viertem

---

Halswirbel. Auch starke Reizung des centralen Vagus- und Sympathicus-Endes am Halse bewirkt reflectorisch eine Verengerung der Milzgefässe, welche jedoch nur die Folge der eintretenden asphyktischen Erscheinungen zu sein scheint.

Ob, wie von verschiedenen Seiten angenommen worden ist, die unter Malaria-Einfluss auftretenden Milztumoren, ob selbst einzelne Fälle von leukämischem Milztumor zum Theil auf Lähmung der vasomotorischen Milznerven beruhen, muss dahingestellt bleiben. Die günstigen Erfolge, welche die locale Faradisation in einzelnen derartigen Fällen gehabt haben soll (Botkin, Skorczewsky), scheinen zu Gunsten einer derartigen Ansicht zu sprechen. Jedenfalls kommen dabei ausser den Gefässmuskeln auch die übrigen contractilen Elemente der Milz, die glatten Muskelmassen der Milzcapsel, die longitudinalen Faserzellen der Trabekeln wesentlich mit in Betracht. Auch bei der örtlichen Action der sogenannten milzverkleinernden Mittel (Chinin, Eucalyptusöl, Tannin, Piperin u. s. w.) lässt sich die specifische Action auf die Blutgefässe nicht von der auf die übrige Milzmusculatur scheiden. Merkwürdig ist übrigens, dass ein in eminenter Weise gefässverengerndes Mittel, das Secale cornutum, selbst in grossen Dosen, keine Milzcontractionen hervorruft.

Was die Leber betrifft, so wurde experimentell nach Zerstörung oder Exstirpation des Plexus coeliacus und mesentericus neben anderweitigen Erscheinungen auch Blutüberfüllung und Vergrösserung des Organs beobachtet. Auf die mit Diabetes mellitus zusammenhängenden Hyperämien durch Lähmung der vasomotorischen Lebernerven in ihrem cerebrospinalen und peripherischen Verlaufe wurde bereits oben hingewiesen. Jedenfalls scheint aus diesen Versuchen hervorzugehen, dass eine pathologische Volumszunahme der Leber durch vasomotorische Einflüsse bedingt werden kann. Ob manche Fälle von Leberanschwellung bei Menschen, z. B. diejenigen, welche sich im Zusammenhange mit veralteter und häufig wiederkehrender Migraine entwickeln sollen, oder bei traumatischen Gehirnaffectionen, bei Diabetes mellitus, vielleicht — wenigstens in ihren Anfangsstadien — auf vasomotorischer Lähmung beruhen, ist einstweilen nicht zu entscheiden.

III. Störungen der Ernährung. (Neurosen des Ernährungsapparates. Trophoneurosen.)

Elementare Formen der nervösen Nutritionsstörung.

Wie schon in der allgemeinen Einleitung ausgesprochen wurde, kann es heutigentags kaum noch erheblichen Zweifeln unterliegen, dass es eine von den motorischen Nerven functionell zu unterscheidende Classe centrifugal leitender Nerven giebt, die wir diesen ihren Functionen gemäss am besten unter der Bezeichnung trophischer Nerven zusammenfassen. Die Pathologie hat jedenfalls am wenigsten Ursache, an der Aufstellung dieser Nerven-Categorie Anstoss zu nehmen, da wesentlich pathologische Thatsachen und Beobachtungen es waren, welche die ersten experimentellen Studien über diesen Gegenstand anregten, und analoge, neuerdings mehr und mehr erweiterte Beobachtungen gegenwärtig die Existenz gesonderter trophischer Innervationsstörungen zu einem fast unabweisbaren Postulat machen. Mit dieser functionellen Differenzirung ist übrigens keineswegs die anatomische Selbständigkeit und Unabhängigkeit der trophischen Nerven nothwendig behauptet. Im Gegentheil lassen es gerade manche pathologische Thatsachen nicht undenkbar erscheinen, dass die trophischen Nerven anatomisch zum grossen Theile mit den sensibeln Nerven identisch sind, indem letztere durch centrifugale Fortpflanzung der empfangenen Erregungen die normale An- und Rückbildung befördern, bei pathologischer Reizung aber gewisse typische Formen localer Nutritionsstörung in ihren peripherischen Projectionsbezirken hervorrufen — vielleicht, wie neuerdings u. A. Charcot vermuthet, durch direct oder indirect hervorgebrachte Veränderungen im Lumen der Blut- und Lymphcapillaren, deren Innervationsverhältnisse allerdings noch völlig unaufgeklärter Natur sind.

Näher betrachtet ergeben sich uns verschiedene, den trophischen Nerven im weiteren Sinne zugeschriebene oder zugehörige Functionen, und zwar vorzugsweise: 1) Einwirkung auf die Formation, Erhaltung und Erneuerung der einzelnen Gewebe und Organe des Körpers (nutritive oder trophische Nerven im engeren Sinne). Diese Einwirkung kann sich auf die verschiedensten Organe und Organsysteme des Körpers erstrecken, auf die Haut mit ihren Appendiculargebilden, auf die Eingeweide, den Knochenapparat, Muskelapparat, ja den Nervenapparat selbst (‚nervi nervorum‘). 2) Einwirkung auf die Absonderung drüsiger Organe (glanduläre Nerven, Secretionsnerven). Diese Einwirkung kann entweder in einer quantitativen Steigerung der Secretion bei erregtem Zustande der Nerven bestehen (secretorische Nerven) oder umgekehrt in einer quantitativen Verminderung (secretionshemmende Nerven), beides mit oder ohne gleichzeitige qualitative Veränderung des Secretes; oder es können auch Einflüsse von beiderlei Art antagonistisch auf drüsige Organe einwirken, wie dies namentlich die neueren Untersuchungen über die Innervation der grossen Mundspeicheldrüsen bei Säugern sehr wahrscheinlich gemacht haben. Dass diese Secretionsnerven nicht, wie früher vielfach angenommen wurde, mit den vasomotorischen identisch sind, lehren die wichtigen Versuche von Ludwig, v. Wittich, Heidenhain, Jolyet über die Secretion der Parotis und der Submaxillardrüse. Ludwig zeigte, dass die Speichelsecretion vom Blutdruck unabhängig ist, da der manometrische Druck im Canalis Whartonianus bei Reizung der Speichelnerven höher steigt als der Blutdruck in der Carotis, und auch die Temperatur innerhalb der Drüse höher sein kann als die arterielle Bluttemperatur; v. Wittich fand Reizung des Hals-Sympathicus für die Drüsensecretion auch dann noch in gleicher Weise erfolgreich, wenn zuvor durch Carotis-Unterbindung eine arterielle Anämie der Drüse herbeigeführt war. An der Submaxillardrüse wies Heidenhain nach, dass gewisse Gifte, welche die Secretionsnerven lähmen (schwefelsaures Atropin), die Circulation der Drüse völlig ungestört lassen können. Wenn man bei curarisirten und atropinisirten Thieren eine Canüle in den Ductus Whartonianus einführt und die Chorda tympani reizt, so fliesst kein Tropfen Speichel heraus, trotzdem die Einwirkung auf die Drüsengefässe dieselbe ist wie unter normalen Umständen. Das Gleiche zeigte kürzlich Jolyet für Cicutin, Jodäthyl-strychnin etc., welche ebenfalls die Gefässnerven der Drüse intact lassen. An vielen anderen Drüsen ist allerdings ein analoges Verhalten bisher nicht beobachtet; an der Brustdrüse scheint z. B. nach neueren Untersuchungen von Roehrig[*]) (bei Ziegen) die Quantität der Absonderung lediglich zu der Stärke des arteriellen Druckes in einem direct proportionalen Verhältnisse zu stehen und die Thätigkeit der „Drüsennerven" nur eine motorische zu sein (Innervation der glatten Muskelfasern der Milchcanäle). — In welcher Weise wir uns die Thätigkeit der eigentlichen Secretionsnerven vorzustellen haben, ist überdies noch vollständig unklar. Dass es sich dabei zum Theil um directe Einwirkungen auf die Drüsenzellen handelt, wird allerdings durch den von Pflüger geführten Nachweis von Nervenendigungen in den Secretionszellen der Speicheldrüsen, der Leber, des Pancreas u. s. w. in hohem Grade wahrscheinlich; aber das Wie? dieser Einwirkung entzieht sich einstweilen noch jeder genaueren Bestimmung. Vielleicht handelt es sich dabei zunächst um eine gesteigerte An- und Rückbildung der intervasculären, zelligen Elemente, welche durch

---

*) Virchow's Archiv Bd. 67. S. 119.

die alienirte Beschaffenheit der intervasculären Gewebe eine secundäre Veränderung der Gefässlumina (passive Erweiterung) zur
Folge hat. Von diesem Gesichtspunkte aus sind vielleicht auch
die nachgewiesenen Einwirkungen der Nerven auf die Resorption
zu beurtheilen. Dass letztere nämlich bis zu einem gewissen Grade
von den Gefässnerven und vom Kreislauf überhaupt unabhängig ist,
lehren einige an Fröschen angestellte Versuche von Goltz. Wenn
man bei Fröschen, deren Gehirn und Rückenmark intact ist, nach
Ausschluss des Kreislaufs (Unterbindung des Herzens) Wasser
oder Kochsalzlösung in die Lymphsäcke einspritzt, so wird die
Flüssigkeit noch fast vollständig resorbirt, während dagegen nach
Zerstörung des Gehirns und Rückenmarks die Resorption ausbleibt.
Bei Säugethieren und beim Menschen ist diese Einwirkung bisher
noch nicht weiter verfolgt. — Die angeführten experimentellen
Thatsachen mögen genügen, um einstweilen die Annahme trophischer,
resp. secretorischer Nerven vom physiologischen Standpunkte aus
im Allgemeinen zu motiviren; weiter werden wir auf diesen Gegenstand bei den Trophoneurosen der einzelnen Organe zurückkommen
und auch die damit zusammenhängenden Ergebnisse neuerer histologischer Untersuchungen berücksichtigen müssen.

Als Elementarformen der nervösen Nutritionsstörung können wir, entsprechend den Elementarformen der Sen-
sibilitäts- und der Motilitätsstörung, Zustände krankhaft gesteigerter und krankhaft herabgesetzter Ernährung, Hypertrophie einerseits, Hypotrophie und Atrophie andererseits unterscheiden.

Als „Ueberernährung", als (neurotische) Hypertrophie würden wir diejenigen Zustände zu bezeichnen haben, bei welchen unter
veränderter trophischer Innervation eine krankhaft gesteigerte Formation, eine Vermehrung der Masse, Farbe, Consistenz u. s. w.
einzelner Gewebe, Organe, Organsysteme beobachtet wird. Auch die
Formen krankhaft gesteigerter Absonderung [Hypersecretion]*)
vom Nerven aus würden im weiteren Sinne hierher gehören; vielleicht auch manche unter alienirtem Nerveneinflusse zu Stande
kommenden Vorgänge, die in der Regel als entzündliche aufgefasst
zu werden pflegen. — Es ist dabei zu bemerken, dass derartige
Zustände vermehrter Bildung von Gewebselementen, Massenzunahme,
gesteigerte Secretion u. s. w. keineswegs von vornherein mit Nothwendigkeit als Folgen einer gesteigerten Thätigkeit trophischer
Nerven anzusprechen sind; es kann die „Ueberernährung" vielmehr
sehr häufig einer abnorm verminderten Thätigkeit der auf die Ernährung der Theile influirenden Nerven entsprechen. Nicht bloss
Reizung, sondern auch Durchschneidung, vollständige oder unvollständige Continuitätstrennung trophischer Nerven kann Proliferation

*) Hyperekkrisie, Hyperrhoe.

der Gewebselemente, Hyperplasie, Volumszunahme zur Folge haben;
ja anscheinend identische Ursachen können in einzelnen Geweben
hyperplastische Processe, in anderen Hypoplasie, Schwund — in
einzelnen Organen Volumszunahme, in anderen Volumsabnahme bedingen. Es sei hier nur an die Versuche von Mantegazza erinnert, der nach experimentellen Nervendurchschneidungen u. A.
Hypertrophie des Bindegewebes, Periosts, der Knochen, Lymph-
drüsen u. s. w. bei Thieren beobachtete. Ganz übereinstimmend
damit sehen wir nach Continuitätstrennungen grösserer gemischter
Nervenstämme beim Menschen, besonders an den Extremitäten, nicht
selten regionäre hyperplastische Erscheinungen in einzelnen Theilen
(Haut, Nägel, Haare, auch Knochen, Gelenkenden) neben Schwund
der Muskeln, des subcutanen Gewebes u. s. w. auftreten. Das
Gleiche wird auch bei destructiven Processen in den Nervencentren
beobachtet; so kommt z. B. bei chronischer degenerativer Myelitis
Verdickung der Haut, vermehrtes Haar- und Nagelwachsthum etc.
neben Muskelatrophie vor, und bei der hämorrhagischen Zerstörung
der Gehirnsubstanz, welche von apoplectischer Hemiplegie begleitet
ist, wird in den gelähmten Theilen zuweilen vermehrtes Nagelwachsthum, kolbige Anschwellung der Gelenkenden, Hyperostose etc.
beobachtet. Auch Fälle von einseitiger Gesichtshypertrophie nach
Nervenverletzung (Stilling) wurden beschrieben. Dass Secretions-
vermehrung der Speicheldrüsen nach Durchschneidung des Halssympathicus auftreten kann und zwar unabhängig von vasomotorischen
Einflüssen (der sogenannte paralytische Speichel), lehren die Versuche von Claude Bernard und Anderen. Vielleicht haben wir
es bei diesen experimentellen und pathologischen Erscheinungen
vielfach mit Nerven zu thun, welche vom Centrum her (automatisch oder reflectorisch) die Ernährung und Secretion der Theile in
regulirender, moderirender Weise beeinflussen, deren Durchschneidung oder anderweitige Functionsaufhebung daher diesen regulatorischen Einfluss vorübergehend oder dauernd beseitigen. Dagegen
lassen sich anderweitige hyperplastische Phänomene, die bei degenerativen Vorgängen in den Nervencentren auftreten, auch als
Reizerscheinungen deuten, wie z. B. die interstitielle Fettent-
wickelung bei der Pseudohypertrophie der Muskeln, wobei es
sich wahrscheinlich um chronische irritative Processe in centralen
Nervenzellen (Ganglienzellen der Vorderhörner des Rückenmarks)
handelt.

Als Ernährungsmangel, als (neurotische) Hypotrophie und
Atrophie sind diejenigen Zustände anzufassen, bei denen in Folge
krankhaft veränderter trophischer Innervation eine verminderte
Formation, eine Volumsabnahme, Entfärbung, Schwund u. s. w.
einzelner Gewebe, Organe, Organsysteme beobachtet wird. Auch
die unter alienirtem Nerveneinflusse auftretenden Formen von Hem-
mungsbildung (Agenesie), von Wachthumshemmung, oder von Rückbildung, regressiver Metamorphose gehören hierher, ferner die Zu-

stände krankhaft verminderter Secretion*), mögen dieselben durch
eine Lähmung secretorischer, oder durch einen Reizzustand regula-
torischer, secretionshemmender Drüsennerven bedingt werden. —
Das auch abgesehen von den Secretionsanomalien die Reizung
trophischer Nerven einen verminderten Ernährungszustand der Theile
nach sich ziehen kann, dafür spricht u. A. der Umstand, dass
wir solchen Zuständen verminderter Ernährung sehr häufig bei
Neuralgien im Gebiete der neuralgisch afficirten Nerven begegnen.
So finden wir z. B. bei Trigeminus-Neuralgien nicht selten Atrophie
und Decolorirung der Kopfhaare, der Cilien und Supercilien, Atrophie der Haut und der übrigen weichen oder knöchernen Gesichtstheile. Manche Fälle von sogenannter einseitiger Gesichtsatrophie
scheinen auf einem fortdauernden Reizzustande in einzelnen Aesten
oder damit zusammenhängenden Ganglien des Trigeminus zu beruhen. Daneben stossen wir dann auf den schon hervorgehobenen
Widerspruch: bei denselben oder ähnlichen Reizzuständen begegnen
uns auch partielle Hyperplasien, entzündliche Vorgänge, Exantheme
u. s. w. oder Secretionszunahme. Ein ähnlicher Widerspruch besteht
scheinbar für gewisse Trophoneurosen der Muskeln, bei denen
als Endresultat ein hochgradiger Schwund der Muskelsubstanz auftritt, wie bei der sogenannten progressiven Muskelatrophie. Indessen
wissen wir, dass bei diesem Processe der schliesslichen Atrophie
ein Stadium lentescirender Entzündung (chronischer interstitieller
Myositis) voraufgeht, welches mit den chronischen irritativen Processen in der vorderen Ganglienzellensäule des Rückenmarks parallel
verläuft und wahrscheinlich durch letztere selbst unmittelbar bedingt ist.
     Wir sehen also, dass wir die Begriffe der Hypertrophie und
Hypotrophie, resp. Atrophie nur als äquivalenten Ausdruck der
sich darbietenden symptomatischen Veränderungen, der pathologischen Folgezustände trophischer Innervationsstörung — nicht
aber als Correlat der vorhandenen Störungsform selbst anwenden
können. Neurotische Hypertrophie und Hypersecretion setzen nicht
nothwendig einen Zustand gesteigerter Erregbarkeit trophischer
Nervenapparate voraus, wie es z. B. bei der Hyperästhesie hinsichtlich des sensiblen Nervenapparates der Fall ist.   Die Functionen
der centrifugal leitenden Nerven sind in dieser Beziehung weit complicirter und schwieriger, und wir haben bereits bei den Motilitätsneurosen vielfach analoge Zustände gefunden, in welchen einer krankhaft gesteigerten Innervation eine verminderte Motilität, und umgekehrt entsprachen: Zustände, welche sich als Neurosen motorischer
Hemmungsnerven, als „Hemmungsneurosen“ im engeren Sinne auffassen liessen. Es würde keine Schwierigkeit haben, in analoger
Weise auch den Begriff von Hemmungsneurosen der Ernährung, der
Secretion etc. (trophische und secretorische Hemmungs-

— — — —

*) Anekkrisie, Arrhoe (ἄρροια).

neurosen) theoretisch zu fixiren und an einer Reihe von Beispielen
aus verschiedenen Organsystemen zu erläutern, obgleich uns hier
mit Ausnahme vereinzelter Absonderungsprocesse, besonders der
Speicheldrüsen, genügende experimentelle Grundlagen noch fast
vollständig mangeln.

Ausser den Zuständen krankhaft gesteigerter und verminderter
Nutrition können wir endlich noch solche unterscheiden, bei welchen,
als Folge eines alienirten trophischen Nerveneinflusses sich gewisse,
weder der einen noch der andern Richtung bestimmt zugehörige,
zum Theil mehr qualitative als quantitative örtliche Ernährungs-
Anomalien kundgeben. Wir können für diese Formen die symptomatische Bezeichnung „Paratrophien" (oder Dystrophien) in
Anwendung bringen. Es lassen sich hierher die noch so dunkeln
Beziehungen des Nervensystems zur Entstehung heterogener und
heterotopischer Neubildungen rechnen; ferner gewisse, unter Nerveneinfluss erfolgende qualitative Veränderungen der Secretionen (Pa-
rekkrisie), und gewisse Zustände, die man gewöhnlich als neuro-
paralytische Entzündungen bezeichnet oder auf die erhöhte Vulnerabilität, gesteigerte Reizung zu Entzündungen in gelähmten,
anästhetischen Theilen u. s. w. zurückgeführt hat. Hier wie auf
verwandten Gebieten ist es einstweilen noch sehr schwierig, die
Functionen vasomotorischer und trophischer Nerven, und die aus
ihrer jeweilen Verletzung entspringenden Symptome scharf von
einander zu sondern. Einige Beispiele mögen jedoch andeuten,
was unter Paratrophien meiner Ansicht nach zu verstehen ist. Von
manchen Exanthemen, so vom Herpes Zoster, ist es in hohem
Grade wahrscheinlich, dass dieselben auf Störungen der trophischen
Innervation der Haut (namentlich in Folge von Neuritis oder
Gangliitis) zurückgeführt werden müssen. Von der nach Trige-
minus-Verletzungen (sowohl mit wie ohne Anästhesie) eintretenden,
als Ophthalmia neuroparalytica bezeichneten Augenaffection geht
ebenfalls die wahrscheinlichste, den experimentellen Befunden am
meisten entsprechende Erklärung dahin, dass dieselbe von einer Läsion trophischer, dem Ganglion Gasseri entstammender oder unterhalb desselben dem Trigeminus beigesellter Fasern herrühre. Die
sogenannten Arthropathien der Tabiker, die in ähnlicher Weise jedoch auch bei anderen chronischen Rückenmarks- und Gehirnerkran-
kungen vorkommen, die Tenosynitis apoplektischer Hemiplegiker,
die nach Verletzung der Extremitätennerven auftretenden circumscripten Erysipele und sogenannten Glanzfinger („glossy fingers")
müssen ebenfalls als pseudo-entzündliche Zustände in Folge trophischer Innervationsstörung angesprochen werden; und zwar kann
man alle diese Zustände weder als hypertrophische, noch als hypo-
trophische dem wahren Sinne dieser Bezeichnungen gemäss auffassen. Auch hier kann es sich anscheinend bald um Reizzustände,
bald um Depressionszustände in trophischen Nervengebieten handeln;
so kommt Zoster vorzugsweise mit Reizzuständen sensibler Nerven

verbunden vor; so findet sich Ophthalmia neuroparalytica zuweilen
bei Trigeminus-Neuralgien, häufiger in Verbindung mit sensiblen
Leitungsstörungen (Anästhesie); so werden die Glossy fingers zusammen mit den schon erwähnten partiellen Hypertrophien und
partiellen Atrophien der verschiedenen Gewebe beobachtet — Die
in einer Reihe von Beispielen bereits hervorgehobene, so überaus
häufige Coincidenz sensibler und trophischer Störungen in den afficirten Bezirken, die anscheinende Conformität und Proportionalität
beider können auf einer, durch den gemeinsamen Verlauf bedingten,
gleichzeitigen und gleichartigen Läsion der sensiblen und trophischen Fasern beruhen. Unzweifelhaft ist diese Erklärung für zahlreiche und vielleicht für die meisten Fälle auch wirklich zutreffend. Bei der dem Zoster facialis und intercostalis zu Grunde
liegenden Neuritis des Trigeminus und der Intercostalnerven werden
trophische und sensible Fasern dieser Nerven gleichzeitig afficirt;
oder es kann eine, an der Peripherie beginnende Affection der sensibeln Fasern (Neuritis ascendens) durch successives Befallenwerden der in der Nervenbahn eingeschalteten Ganglien den Zoster
hervorrufen. Auch der umgekehrte Verlauf ist denkbar. — Es
ist endlich auch die Möglichkeit nicht abzuweisen, dass von den
sensibeln Nerven eines Körpertheils auf die trophischen Nerven derselben Region im Normalzustand ein andauernder Einfluss geübt
wird, der durch die gewöhnlichen habituellen Reize auf einer gewissen mittleren Höhe, ähnlich dem Tonus der Gefässe und anderer
musculöser Organe, erhalten wird. Als Vermittler dieses reflectorischen „Ernährungstonus" könnten theils die im Verlaufe cerebrospinaler Nerven eingeschalteten Ganglien (Trigeminus-, Interverte-
bral-Ganglien), theils höher gelegene Apparate des Centralnervensystems angesprochen werden. Alsdann müssten krankhafte Steigerungen oder Verminderungen jener normalen Erregungsvorgänge in
den sensibeln Bahnen auch von Störung der Ernährung begleitet
sein, die sich in der Form der Hypertrophie, Hypotrophie (Atrophie)
und Paratrophie geltend machen, indem entweder mit abnormen
sensibeln Reizzuständen eine adäquate Steigerung der trophischen
Innervation — oder mit dem Wegfall der habituellen sensibeln
Erregungen eine entsprechende Verminderung jenes reflectorischen
Ernährungstonus einhergeht. Wir könnten derartige Ernährungsstörungen als trophische Reflexneurosen (reflectorische
Trophoneurosen) bezeichnen, und, wie bei den reflectorischen
Motilitätsstörungen, Reflexneurosen irritativen und depressiven Charakters unterscheiden. Indessen die Unsicherheit und Lückenhaftigkeit unserer physiologischen Kenntnisse steht gerade auf diesem
Gebiete einer concreten Auffassung des pathologischen Materiales
noch vielfach entgegen. Da es uns oft schon schwer, ja unmöglich
ist, bei einer gegebenen Functionsstörung zu entscheiden, ob dieselbe
vasomotorischen oder trophischen Ursprungs ist, so verhält es sich
noch misslicher mit der Beantwortung der Frage, in welchem

Theile des trophischen Nervensystems der Ausgangspunkt der Störung zu suchen ist, und ob es sich um eine Trophoneurose directen oder reflectorischen Ursprungs handelt? Nur auf dem verhältnissmässig einfacheren, einer experimentellen Bearbeitung zugänglicheren Gebiete der Secretionen liegen klare und einer pathologischen Verwerthung fähige Thatsachen vor, welche die Annahme secretorischer Reflexneurosen, z. B. an den Speicheldrüsen, der Thränendrüse u. s. w. physiologisch in zureichender Weise begründen (vgl. glanduläre Neurosen).

Den wichtigsten der hier in Betracht kommenden Organsysteme des Körpers folgend, können wir unterscheiden:

1. Nutritionsstörungen der Haut und Epidermoidalgebilde. (Cutane Trophoneurosen.)

2. Nutritionsstörungen der willkürlichen Muskeln. (Musculäre Trophoneurosen.)

3. Nutritionsstörungen der Gelenke und Knochen. (Articuläre und ossäre Trophoneurosen.)

4. Nutritions- und Secretionsstörungen drüsiger Apparate. (Glanduläre Neurosen. Secretionsneurosen.)

5. Nutritionsstörungen der Eingeweide. (Viscerale Trophoneurosen.)

Formen der Nutritionsstörung einzelner Organsysteme.

1. Nutritionsstörungen der Haut und Epidermoidalgebilde. (Cutane Trophoneurosen.)

Ueber den Verlauf der im engeren Sinne trophischen (und secretorischen) Hautnerven können wir uns — wesentlich auf Grundlage pathologischer Thatsachen — folgende Vorstellung bilden: Die trophischen Hautnerven verlaufen an der Peripherie unterhalb der gemischten Nervenstämme zusammen mit den sensibeln Fasern, welche sich zur Haut begeben, also in den grösseren Hautästen und ihren Verzweigungen. (In Folge dessen kann z. B. Neuralgie oder Anästhesie, resp. Neuritis eines Hautnervenastes von trophischen Störungen, Exanthembildung u. s. w. genau in dem entsprechenden Projectionsbezirke begleitet werden.) Die specifischen Endigungen der trophischen Hautnerven sind noch wenig bekannt, oder gestatten wenigstens keine functionelle Sonderung von den mit den sensibeln Nerven zusammenhängenden Terminalgebilden; vielleicht mögen die von Langerhans in der menschlichen Haut entdeckten, mit ovalen Zellen des Rete Malpighii zusammenhängenden

marklosen Endfäden, die vielfach bei Säugethieren und Fröschen
beschriebenen Endnetze blasser markloser Fasern, sowie das von
Hensen und Eberth beobachtete Eindringen feinster Endzweige
in die Kernkörperchen der Epithelialzellen am Schwanze der Frosch-
larven hierher gehören. Die Nerven welche bei Säugethieren in die
Tasthaare eindringen oder die Ausmündungen der Talgdrüsen umgeben, beim Menschen in der äusseren Schicht des Haarbalges und
der äusseren Wurzelscheide endigen, sind wahrscheinlich vorwiegend
sensibler Natur; wenigstens spricht dafür das behauptete Vorkommen
von Tastzellen und Langerhans'schen Terminalkörperchen. Auch
über die Secretionsnerven der Schweissdrüsen und Talgdrüsen ist
noch wenig bekannt; nach Tomsa soll ein reichliches Nervennetz
die Schweissdrüsencapillaren umspinnen; an den Talgdrüsen sollen
nach Colosanti feine markhaltige Nervenfasern ein Geflecht um
die Drüsenbläschen bilden und ein blasses Endnetz zwischen den
Zellen der letzteren herstellen.

Was den centralen Verlauf der trophischen Hautnerven betrifft, so durchsetzen dieselben allem Anschein nach die Intervertebralganglien (ohne jedoch, wie früher vielfach angenommen wurde,
sämmtlich aus Zellen derselben zu entspringen) und treten mit
den hinteren Wurzeln in das Rückenmark ein; sie sind in den
inneren Wurzelbündeln (.mediale Fasermassen der hinteren Wurzeln – Kölliker's) enthalten, welche eine Strecke lang die Hinterstränge passiren und in die Hinterhörner der grauen Substanz eindringen. Die centrale und hintere graue Substanz scheinen zur
Ernährung der Haut in einem analogen Verhältnisse zu stehen, wie
die Vorderhörner zur Ernährung der Muskeln (und Gelenke). Diese
noch manchen Bedenken unterliegenden Annahmen sind gewissermassen die Quintessenz einer Reihe von pathologischen Beobachtungen der letzten Jahre, als deren Urheber namentlich Charcot
in erster Reihe hervorragt. Entsprechende Befunde ergeben auch
einen unzweifelhaften Einfluss des Gehirns auf die Ernährungsverhältnisse der Haut; doch entzieht sich der intracerebrale Verlauf der trophischen Hautnerven bis jetzt noch jeder genaueren
Localisirung. Trotz dieser Lückenhaftigkeit unserer Kenntnisse geht
aus den betreffenden Beobachtungen wenigstens so viel mit Sicherheit hervor, dass die trophischen Hautnerven nicht als identisch
mit den vasomotorischen Nerven angesehen werden dürfen, da
letztere in den vorderen Rückenmarkswurzeln enthalten sind, und
zum Theil in den Vorderseitensträngen verlaufen, zum grösseren
Theile durch die Rami communicantes in die Bahn des Sympathicus
eintreten.

Eine grosse Anzahl acuter und chronischer Dermopathien sind
mit mehr oder minder Wahrscheinlichkeit auf primäre Läsionen,
sei es in den peripherischen oder centralen Theilen des trophischen
Nervenapparates zurückzuführen. Zu denjenigen Hautaffectionen,

bei welchen wenigstens in zahlreichen Fällen ein nervöser Ursprung mit verhältnissmässiger Sicherheit behauptet werden kann, gehören eine Reihe maculöser, vesiculöser, nodulös-pustulöser, squamöser, bullöser Exantheme (Erythem, Urticaria, Herpes, Eczem, Lichen, Acne, Psoriasis, Pemphigus, Elephantiasis Arabum), ferner gewisse Formen von Hautblutungen (Purpura), von circumscripter Gangrän (Decubitus acutus), von Pigmentanomalien, von Störungen des Haar- und Nagelwachsthums und der Hautsecretionen. Freilich ist bei vielen der genannten Hautaffectionen und auch noch bei manchen anderen eine Zurückführung auf bestimmte, anatomisch präcisirbare und localisirbare Veränderungen im Nervenapparate einstweilen unmöglich, während bei anderen wenigstens einzelne Anhaltspunkte in dieser Richtung vorliegen. Doch lässt sich auch bei den der letzteren Categorie angehörigen Affectionen oft das Verhältniss der relativen Betheiligung vasomotorischer und specifisch trophischer, resp. secretorischer Hautnerven nicht mit wünschenswerther Klarheit feststellen, wie denn überhaupt eine sichere Abgrenzung dieser Störungsformen gegen einander aus den früher besprochenen Gründen zur Zeit unthunlich ist. Die Frage, ob diese oder jene neuropathische Hautaffection den Angioneurosen oder Trophoneurosen der Haut zugezählt werden muss, ist daher in den meisten Fällen noch offen.

Eine andere, ebenso wichtige und vorläufig unlösbare Frage ist die, ob die mit den Nervenaffectionen zusammenhängenden Ernährungsstörungen der Haut auf einen Lähmungszustand oder auf einen Reizzustand der trophischen (resp. vasomotorischen) Fasern, und ihrer virtuellen Fortsetzungen im Rückenmark und Gehirn zurückgeführt werden müssen. Die Beobachtung scheint insofern zu Gunsten eines Lähmungszustandes oder Depressionszustandes in den betreffenden Nervenfasern zu sprechen, als wir hierhergehörige Ernährungsstörungen, namentlich gewisse Exantheme (Herpes, Eczem, Pemphigus u. s. w.), die Erscheinungen des Glossy skin, gewisse Deformationen der Nägel und Haare u. s. w. besonders häufig nach Traumen, Schussverletzungen peripherischer Nervenstämme und anderweitigen schweren Läsionen derselben wahrnehmen. Andererseits sehen wir jedoch dieselben Symptome vielfach im Verlaufe nicht-traumatischer Neuritiden oder im Zusammenhange mit sensibeln Reizerscheinungen, mit Paralgien und Neuralgien auftreten, und es ist von den um die Kenntniss dieser Zustände hochverdienten amerikanischen Kriegschirurgen Weir Mitchell, Morehouse und Keen auf Grund zahlreicher Befunde sogar die Ansicht ausgesprochen worden, dass die genannten Ernährungsstörungen nur auf solche Traumen der peripherischen Nervenstämme folgen, welche einen Reizzustand oder eine Entzündung in letzteren hervorrufen. Sie entwickeln sich, den genannten Chirurgen zufolge, besonders nach Contusionen, Stichwunden, unvollständigen Durchtrennungen — während sie bei vollständiger Continuitätstrennung der Nervenstämme ausbleiben, und sind gewöhnlich mit hyperalgischen oder paralgischen Zuständen, selten mit completer Anästhesie und Lähmung verbunden. Zu Gunsten eines primären Reizzustandes oder entzündlichen Zustandes spricht überdies die interessante Thatsache, dass die consecutiven Nutritionsstörungen nach peripheren Traumen (z. B. Schussverletzungen) nicht bloss unterhalb, sondern auch oberhalb der Verletzungsstelle auftreten können. Endlich spricht dafür das oft überraschend schnelle Kommen und Verschwinden, sowie das nicht minder häufige Recidiviren der hierhergehörigen Hautstörungen, wie man es u. A. bei manchen Herpes- und Pemphigus-Eruptionen (Pemphigus recurrens) beobachtet. Das Gleiche gilt auch für die vom Rückenmark und Gehirn ausgehenden, traumatischen und nicht-traumatischen Formen von Erythem, Zoster, Eczem, Pemphigus und anderen Exanthemen, und von Decubitus acutus. Insbesondere hat Charcot neuerdings mit grossem Scharfsinn die in solcher Allgemeinheit vielleicht etwas zu weit gehende Tendenz verfolgt, die der obigen Gruppe angehörigen Hautstörungen ausschliesslich auf irritative, entzündliche Veränderungen in den peripherischen oder centralen Theilen des Nervensystems zurückzuführen. Zahlreichen, diese Theorie theils unterstützenden, theils ergänzenden Thatsachen werden wir bei den einzelnen hier zu besprechenden Affectionen begegnen. Hier möchte ich im Voraus nur einen Umstand hervorheben. Wenn die früher genannten amerikanischen Chirurgen und ebenso auch Charcot behaupten, dass die von ihnen so treffend characterisirten Nutritionsstörungen der Haut, der Nägel, sowie der Muskeln, Gelenke und Knochen niemals bei Traumen mit vollständiger Anästhesie und Paralyse verbunden vorkommen, so ist diese Behauptung allerdings etwas zu weit gehend. Die vollständige Aufhebung der Sensibilität und Motilität bei traumatischen Nervenverletzungen liefert aber keineswegs den Beweis, dass eine gänzliche Unterbrechung der Leitung in den lädirten Nerven stattgehabt haben muss; es kann vielmehr eine beschränkte Leitungsfähigkeit trotzdem fortdauern, wie sich dies in geeigneten Fällen durch die electrische Exploration oberhalb der Verletzungsstelle constatiren lässt. Derartige Fälle stehen also mit der Charcot'schen Theorie keineswegs in unversöhnlichem Widerspruche. Ich will einen solchen Fall aus eigener Beobachtung kurz anführen, zumal derselbe die irritativen Formen der Nutritionsstörung in grosser Vollständigkeit darbietet.

Ein 61jähriger Maurer wurde am 6. Januar 1872 von einem vorüberfahrenden Rollwagen umgeworfen und auf das glatteisige Strassenpflaster geschleudert, wobei er sich durch Fall auf den Ellbogen eine Verrenkung des linken Humerus zuzog. Diese wurde erst drei Tage später reponirt. Am 6. Tage fand ich bei der Untersuchung eine complete Aufhebung der Motilität in sämmtlichen Armnervenstämmen (Axillaris, Musculocutaneus, Radialis, Medianus, Ulnaris). Da mit war eine ebenso complete, totale Anästhesie der Hand und des Vorderarms verbunden. Die Temperatur an der Hand und im unteren Theile des Vorderarms war stark herabgesetzt (stellenweise um 7,5°C.): die Haut zeigte eine eigenthümlich glänzende, glatte, papierartige Beschaffenheit und war äusserst trocken; die Schweisssecretion fehlte vollständig. Die Farbe der Haut war an der Hand vorwiegend livid; an der Dorsalseite des Vorderarms zeigten sich unregelmässig entfärbte, vollkommen weissliche, zugleich etwas eingezogene Streifen und Flecken, die auf der gesunden Seite wie auch an anderen Körpertheilen fehlten. Die Nägel sämmtlicher Finger zeigten mehr oder minder ausgesprochene Deformität; sie waren verlängert, convex aufgetrieben, nach vorn gekrümmt, rissig und von abnorm dunkler Färbung. Die Phalangen verschmälert, die Gelenkenden kolbig angeschwollen, die letzten Fingerglieder keilförmig gestaltet. Die Finger standen in Beugecontractur, besonders in den mittleren und vorderen Phalangengelenken, sowie in der Art. metacarpo-phalangea des Daumens. Die faradische Nervenreizbarkeit war in sämmtlichen Armnerven bereits am 7. Tage gänzlich erloschen; dagegen konnte man leicht Zuckungen in den gelähmten Muskeln hervorrufen, wenn man den Plexus brachialis oberhalb der Verletzungsstelle, am Halse, mit schwachen Inductionsströmen reizte. Dieser Umstand bewies evident, dass ein absolutes Leitungshinderniss in den Stämmen des Plexus brachialis nicht eingetreten war, und gestaltete die Prognose relativ günstig. Der weitere Verlauf entsprach dieser Annahme, indem es zwar zu einem mässigen Grade von Muskelatrophie und zu den Anfängen der „Entartungsreaction" in den Muskeln — der von Erb sogenannten Mittelform — kam, die Muskelaffection und die electrischen Anomalien jedoch nicht bis zu ihren höheren Graden fortschritten, und nach mehrmonatlicher Behandlung eine allmälige Wiederkehr der Sensibilität und Motilität, sowie Ausgleichung der vorhandenen Nutritionsstörungen eintrat.

Erythem und verwandte Zustände.

Die maculösen Exantheme mit bald unbedeutender, bald erheblicher Infiltration des Papillarkörpers sind wahrscheinlich in manchen Fällen als Ausdruck von Funktionsstörungen vasomotorischer oder zugleich trophischer Hautnerven zu betrachten. Direct ausgesprochen ist ein solcher Zusammenhang bei den nach traumatischer Nervenverletzung, besonders an den Extremitäten auftretenden Formen circumscripter dunkler Hautröthung, welche an die Erscheinung von Frostbeulen erinnern, zuweilen auch mit pseudophlegmonösen Schwellungen der Haut und des Unterhautzellgewebes einhergehen. Aber auch manche nicht-traumatische Formen erythatöser Röthung und Infiltration verrathen durch ihre Beziehung zu cutanen Sensibilitätsstörungen (Neuralgien, Anästhesien) oder durch anderweitige Complicationen einen neurotischen Ursprung. Dahin gehören namentlich die rasch kommenden und verschwindenden, intermittirenden Erytheme, welche in Verbindung mit neuralgischen Anfällen, in den von der Neuralgie heimgesuchten Theilen beobachtet werden. Derartige intermittirende, zuweilen auch von ödematöser Schwellung begleitete Erytheme kommen vorzugsweise bei Neuralgien des Trigeminus (z. B. in der Stirngegend und Nasenwurzel bei Neuralgien des ersten Trigeminus-Astes), seltener bei Arm-Neuralgien, an der Hand etc. zur Beobachtung. Ich habe ein intermittirendes Erythem an der Hand bei der mit Gefässkrampf und Anästhesie einher-

gehenden Neurose der Wäscherinnen auftreten sehen. Auch die von
Veiel als „Maculae anaestheticae seu paralysis cutis circumscripta
multiplex" beschriebene Affection scheint hierherzugehören (vgl. cutane Anästhesien); ebenso die schon früher erwähnten, besonders bei
Epilepsie und Morbus Basedowii vorkommenden Tâches cérébrales
von Trousseau. In allen diesen Fällen handelt es sich vorwiegend
um circumscripte, paralytische Gefässerweiterungen der Haut, welche
wohl theils direct, theils auf reflectorischem Wege, durch Reizung
oder Lähmung sensibler Hautnerven herbeigeführt werden.

Ein reflectorischer Ursprung scheint besonders gewissen, mit
stärkerer Infiltration verbundenen Formen (Erythema exsudativum) zuzukommen, auf deren eigenthümliche Entstehung und Zusammenhang mit Gelenk- und Herzaffectionen neuerdings Lewin*)
aufmerksam gemacht hat.

Es entwickeln sich dabei in verschiedener Ausbreitung, und zwar symmetrisch auf beiden Körperhälften, eine Anzahl rundlicher, mit subcutanen
Infiltrationen verbundener rother Flecken, welche je nach dem Grade der Infiltration als Erythema tuberculatum, papulatum, nodosum — nach der Blutvertheilung und dadurch bedingten Färbung der Flecken selbst als E. marga-
tum, annulare, iris aufgeführt werden können. Während die Mehrzahl der
Fälle gutartig verläuft, bilden sich dagegen zuweilen unter Fiebererscheinungen
und rheumatoiden Schmerzen pustelartige Efflorescenzen, die selbst zur Ver-
wechselung mit ächten Pocken Veranlassung geben. Weiterhin können entzündliche Processe mit seröser Transsudation oder eiterigem Exsudat an den
verschiedensten Gelenken hinzutreten, die entweder Resorption oder Ausgang
in Ankylose zur Folge haben. Der Zustand kann somit zeitweise die entschie-
denste Aehnlichkeit mit acutem Gelenkrheumatismus darbieten. Endlich können sogar, wie bei letzterem, die Erscheinungen vasculärer Endocarditis, besonders an der Mitralis, das Symptombild vervollständigen. Die auf secundären
Hautembolien beruhenden Flecken sind dabei von den primären Erythemflecken
scharf zu unterscheiden. — Das Leiden wurde von Lewin meist bei Frauen
beobachtet; bald lag demselben Erkältung, bald aber eine Entzündung oder
Ulceration der Urethra, besonders blennorrhoischer Art, zu Grunde. Bei
einer Kranken erschien das schon abgeheilte Erythem bei recidivirender Ure-
thritis von Neuem; bei einer Anderen konnte dasselbe sogar durch mechanische
oder chemische Reizung der Harnröhre künstlich hervorgebracht werden! Lewin
glaubt daher das Erythem auf einen, die vasomotorischen Hautnerven reflectorisch betheiligenden Reizzustand der Urethralschleimhaut zurückführen zu
müssen, und findet in dem Leiden gewissermassen ein Analogon des sogen.
Tripper-Rheumatismus bei gonorrhoischer Entzündung der Urethra virilis.

Reflectorischen Ursprungs sind vielleicht auch diejenigen roseolösen oder erythematösen Exanthemformen, welche unter dem Gebrauche gewisser medicamentöser und toxischer Substanzen (Jod,
Chloralhydrat, Belladonna etc.) besonders am Kopfe und am Halse
auftreten, und übrigens nicht selten mit anderweitigen, papulösen,
nodulös-pustulösen, selbst bullösen Eruptionen abwechseln.

Diesen toxischen Erythemformen lassen sich vielleicht zwei, endemisch
oder epidemisch vorkommende Allgemeinkrankheiten anreihen, welche mit exanthematischen Hautaffectionen in Form von Erythemen und mit schweren Inner-

*) Berliner clinische Wochenschrift. 1876. No. 23.

vationsstörungen verschiedener Art verbunden sind — das Pellagra und die
Aerodynie. Das erstere ist bekanntlich nach der vorherrschenden, wenn auch
vielfach bestrittenen Annahme dem Genusse von verdorbenem Mais zuzuschreiben, in welchem neuerdings Lombroso ein dem Strychnin ähnlich wirkendes
Alcaloid und einen zweiten, paralysirenden Körper nachgewiesen haben will.
In den unter Lähmungen und schweren Cerebralerscheinungen (Geisteskrankheit) letal endigenden Fällen ergab die Section vorzugsweise Anämie und
Oedem des Gehirns. Die speciellen Ursachen der Aerodynie, als deren Haupt-
erscheinungen neben dem Exanthem cutane Hyperästhesien und Convulsionen
in den Vordergrund treten, sind noch völlig dunkel. — Nach Touchet soll
das pellagröse Erythem durch Insolation bedingt sein (Erythema solare), und
zwar sollen die chemischen, ultravioletten Strahlen die intensive Hautreizung
vermitteln!

Urticaria.

Bei der Urticaria handelt es sich, wie bekannt, wesentlich um
eine seröse Infiltration der obersten Schichten des Papillarkörpers
und der Schleimschicht der Epidermis, wobei sich die Gefässe des
Papillarkörpers bald im Zustande der Hyperämie befinden (Urticaria rubra) bald in dem der Anämie (Urticaria alba porcellanea);
im letzteren Falle gewöhnlich von einem hyperämischen rothen
Hofe umgeben. Dass ein Nerveneinfluss der Urticaria zu Grunde
liegt, hat schon Hebra als wahrscheinlich gegenüber der Annahme
eines dyskrasischen Ursprungs hervorgehoben. Offenbar haben wir
es bei der Urticaria rubra mit einer circumscripten paralytischen
Gefässerweiterung, bei der Urticaria alba mit einem primären Gefässkrampf — vielleicht unter gleichzeitigem Krampfe anderweitiger
glatter Muskelfasern der Haut (Dermatospasmus, nach Velten) —
zu thun. Eine nähere Betrachtung der specifischen Ursachen und
Entstehungsbedingungen der Urticaria spricht in hohem Grade zu
Gunsten dieser Auffassung und weist zugleich darauf hin, dass die
veranlassenden Schädlichkeiten bald durch directe örtliche, bald
durch reflectorische Einwirkung von entfernten Organen aus die
vasomotorische Hautaffection hervorrufen können.

Die Gelegenheitsursachen der Urticaria sind bekanntlich sehr
zahlreich und verschiedenartig. Gewisse medicamentöse Substanzen,
Copaivbalsam, Cubeben, zuweilen Jod, auch verdorbener Leberthran
(Boens) und als Nahrungsmittel in den Magen gelangende Ingesta, wie Erdbeeren, Fische, Krebse, Radischen — auch, wie ich
einmal gesehen habe, das Trinken von Champagner — können bei
dazu „disponirten" Personen Urticaria hervorrufen. Welche Stoffe
in Fällen der letzteren Art in das Blut gelangen und ob dieselben
durch Abscheidung auf der Haut örtlich, oder reflectorisch von
der Schleimhaut des Digestionstractus oder des Urogenitaltractus
aus auf die Hautgefässe einwirken, bleibt freilich zur Zeit unentschieden. Bei den genannten diätetischen und medicamentösen
Substanzen ist zum Theil eine örtliche Abscheidung reizender Zer-
fallsproducte durch die Haut und damit eine directe Einwirkung

330   Formen der Nutritionsstörung einzelner Organsysteme.

anzunehmen. Das Gleiche gilt von manchen traumatischen, z. B.
durch Nesseln, Insectenstich u. dgl. hervorgerufenen Formen der
Urticaria. Dass letztere durch örtlich und peripherisch einwirkende
Reize entstehen kann, ergiebt sich mit Sicherheit aus der bei fortgesetzter electrischer Reizung einer Hautstelle zuweilen daselbst
auftretenden Quaddelbildung; noch mehr aus dem Umstande, dass
ein einfacher Druck an beliebigen Hautstellen in einzelnen Fällen
hinreicht, um sofort das Hervortreten von Quaddeln daselbst hervorzurufen. Einen sehr merkwürdigen Fall dieser Art hat Heu-
singer*) mitgetheilt. Aehnlicher Art ist das Auftreten von Urtica-
caria bei subcutanen Injectionen in der Umgebung der Stichstelle.
Es bedarf hierzu keineswegs immer des Eindringens einer reizenden
Flüssigkeit; ich habe Urticaria vielmehr auch bei blossem Einstich
der Nadel, vor der Injection, mit blitzartiger Schnelligkeit auftreten
sehen. Ebenso wirkt bei manchen Individuen die Kälte. Bei hier
giebt von sich selbst an, dass er beim Eintauchen in ein kaltes
Bad jedesmal von einer mit Ohnmacht verbundenen Urticaria befallen werde. Münchmeyer berichtet von einem Soldaten, der
jedesmal von Urticaria heimgesucht wurde, wenn er sein Gesicht
einem scharfen Winde aussetzte. Eine vorhandene Urticaria wird
durch kalte Waschungen nicht selten gesteigert.

Haben wir es in diesen Fällen vielleicht durchgängig oder
wenigstens zum grossen Theile mit örtlich wirkenden Schädlichkeiten
zu thun, so liegt in anderen Fällen offenbar der Ausgangspunkt in
entfernteren Theilen des peripherischen oder centralen Nervensystems.
Dahin gehört das von Neumann und Anderen erwähnte Vorkommen
Urticaria-ähnlicher, ödematöser Schwellungen im Verlaufe der Base-
dow'schen Krankheit. Neuerdings hat Bulkley**) zwei solche
Fälle ausführlich mitgetheilt. Auch die Urticaria-ähnlichen Erytheme
mit ödematöser Schwellung bei Trigeminus-Neuralgien und bei
Anästhesien, das schon von J. Frank beobachtete Auftreten von
Urticaria in Folge heftiger Gemüthsaffecte (Schreck, Zorn), oder im
Zusammenhange mit functionellen Störungen des weiblichen Geni-
talapparates (Menstruation, Gravidität) und mit Hysterie, z. B. bei
der von Brodie beschriebenen hysterischen Gelenkneurose, sind
hier zu erwähnen. Charcot sah bei einer an Rückenmarksschwind-
sucht leidenden Frau die lancinirenden Schmerzanfälle stets mit
dem Auftreten grosser Urticaria-Quaddeln an den vorzugsweise
schmerzhaften Stellen verbunden. In anderen Fällen wurden statt
der Quaddeln Zoster-Ausschlag oder Ecthyma-ähnliche Pusteln an
den schmerzhaften Hautstellen (im Gebiete des Plexus ischiadicus
und pudendalis) beobachtet. Vielleicht sind auch gewisse Formen
von Urticaria, die im Gefolge acuter Infectionskrankheiten, nament-

*) Virchow's Archiv 1867, p. 337.
**) Chicago journal of nervous and mental disease, Oct. 1875. — Vgl. auch
Archives of electrology and neurology, Mai 1875.

lich bei acutem Gelenkrheumatismus, auftreten, hierher zu beziehen; vor Allem aber die in regelmässigem Typus vorkommende Form der sogenannten Urticaria intermittens. Bald scheint es sich bei der letzteren um eine gewöhnliche, mit Urticaria complicirte Malaria-Intermittens — bald dagegen um eine Larvata in Form vasomotorischer Neurose (ähnlich wie bei der intermittirenden Ophthalmie und Otitis, dem intermittirenden Diabetes u. s. w.) — bald endlich um eine Begleiterscheinung anderweitiger Infectionskrankheiten (Keuchhusten, Diphtheritis) zu handeln.

Von J. Frank wurde zuerst als „febris intermittens urticata" eine Complication von Urticaria mit gewöhnlichen Wechselfieberanfällen beschrieben, die er zweimal, 1794 in Pavia und 1812 in Wilna, epidemisch antraf. Aehnliche Fälle wurden neuerdings von Bourdon, Guérard, Mongellas, Bricheteau, Folger sporadisch oder endemisch beobachtet. Besonders interessant ist ein Fall von Bourdon, in welchem zuerst Hitze und Blutandrang zum Kopfe, Angst und Beklemmung sich einstellten, dann weisse hanfsamenähnliche Quaddeln im Gesicht und an den Extremitäten erschienen, unter vorübergehender Ohnmacht und Kleinheit des vorher harten Pulses. Chiningebrauch bewirkte in allen mitgetheilten Fällen rasche Heilung. Ich habe ganz ähnliche Cerebralerscheinungen, wie sie in dem Bourdon'schen Falle bestanden, auch in einem Falle einfacher, nicht-intermittirender Urticaria (durch Verdanungsstörung) beobachtet, und möchte vermuthen, dass es sich in derartigen Fällen um einen Zustand vorübergehender spastischer Anämie in gewissen Hautgefässbezirken handelt, wobei die vergrösserten Widerstände in der peripherischen Strombahn eine vermehrte Spannung und Congestion des Blutes nach inneren Organen zur Folge haben.

Auch andere, zum Theil der Urticaria nahestehende Exanthemformen können unter Malaria-Einfluss als Larvatae, resp. als vasomotorische oder trophische Malaria-Neurosen zur Entwickelung gelangen. Griesinger erwähnt das Vorkommen von roseolösen oder erysipelatösen Hauthyperämien, sowie von particllen Oedemen mit intermittirendem Typus; ferner das Auftreten von Purpura-Flecken an den unteren Extremitäten bei Intermittens tertiana, von Furunkeln und Abscessen gegen Ende der Anfälle: die Bildung multipler, als „pyämische" aufzufassender Abscesse im Zellgewebe und selbst in den Lungen. Von anderen Seiten wurden Herpes, Miliaria, Petechien u. s. w. im Zusammenhange mit Intermittens beobachtet. Vielleicht sind auch manche, mit Milzschwellung einhergehende, auf Chinin- oder Arsenikgebrauch verschwindende Exantheme (Poor) auf Malaria zurückzuführen. Andererseits dürfen nicht alle Fälle von intermittirender Urticaria auf Malaria-Intoxication ausschliesslich bezogen werden. Auch Keuchhusten und Diphtheritis können dieselbe Form des Auftretens hervorrufen. Allaire beobachtete bei einem fünfjährigen Knaben nach Keuchhusten regelmässige Fieberanfälle im Quotidiantypus, wozu sich vom zweiten Anfalle ab Urticaria-Eruptionen über den ganzen Körper gesellten. Chinin bewirkte auch hier Heilung. — Tobold sah im Verlaufe von Diphtheritis pharyngea eine intermittirende Urticaria, namentlich im Gesicht und an den oberen Extremitäten hinzutreten. Die Eruption wiederholte sich an vier aufeinander folgenden Tagen genau um dieselbe Zeit, zwischen 12 und 1 Uhr, und war stets mit einer erheblichen Steigerung der vorhandenen febrilen Erscheinungen verbunden.

Eczem. Acne. Lichen. Psoriasis.

Es soll auch hier nur auf einige Thatsachen hingedeutet werden, welche für einen näheren Zusammenhang der genannten chronischen Exanthemformen mit dem Nervensystem sprechen.

Das Auftreten intermittirender Eczeme unter Malaria-Einfluss
wurde schon erwähnt; derselbe Zustand scheint jedoch auch ohne
Malaria bisweilen vorzukommen. Bulkley erwähnt zwei Fälle,
in denen Exantheme an Kopf und Handrücken regelmässig an bestimmten Wochentagen auftraten oder zunahmen, und zwar unter
dem Einflusse voraufgehender geistiger Anstrengung (z. B. bei einem
Geistlichen an jedem Montag). In anderen Fällen werden Eczeme
in Verbindung mit neuropathischer Disposition, Hysterie, mit cutanen
und visceralen Neuralgien, Pruritus, Herpes Zoster, oder in ähnlicher Weise wie letzterer nach peripherischen Nervenverletzungen
im Ausbreitungsgebiete bestimmter Hautnervenäste beobachtet. Das
Gleiche gilt von den in Knötchenform auftretenden, papulösen
und lichenoiden Eruptionen. Auch diese halten zuweilen genau
das Verbreitungsgebiet einzelner Hautnerven inne, oder kommen,
wie schon erwähnt wurde, im Zusammenhange mit den blitzartigen
Schmerzen der Tabiker an den schmerzhaften Stellen der Unterextremität vor.

Von den papulösen und nodulös-pustulösen Formen gehören
ferner die — in pathogenetischer Hinsicht allerdings noch sehr
zweifelhaften — Exanthemformen hierher, welche beim Gebrauche
von Digitalis, Chloralhydrat, Jodkalium u. s. w. zuweilen auftreten,
besonders die unter Bromkaliumgebrauch so häufige Acne. Letztere
rührt möglicherweise von einer örtlichen Reizwirkung des ausgeschiedenen Brom auf die (trophischen?) Nervenenden der Haut her.

Acne indurata, vorzugsweise im Gesichte, kommt nicht
selten in ähnlicher Weise wie Eczem mit allgemeinen Innervationsstörungen zusammen vor, oder wird durch geistige Anstrengung,
Aufregung u. s. w. verschlimmert. Besonders aber ist die als
Acne rosacea bezeichnete Affection meiner Ansicht nach mit ziem-
licher Sicherheit auf eine Neurose gewisser Trigeminuszweige, namentlich des Ramus ethmoidalis, zurückzuführen (vgl. „Neurosen im
Gebiete des N. trigeminus"). — Auch squamöse Exanthemformen,
wie Psoriasis, können mit allgemeiner neuropathischer Disposition,
mit Hysterie, Neurasthenie verbunden vorkommen oder unter dem
Einflusse geistiger Arbeit und Ueberanstrengung zunehmen. Ich
habe hochgradige Ichtyosis am Handteller und Handrücken, in
Verbindung mit Deformationen der Nägel und anderweitigen Nutritionsstörungen, in einem Falle von schwerer Verletzung des linken
Plexus brachialis durch Luxatio humeri, mit completer Aufhebung der Motilität und Sensibilität des Armes, beobachtet. Bemerkenswerth war dabei noch, dass die von einer vor-
jährigen Variola herrührenden Flecken auf dem gesunden Arme
ganz verblasst waren, während sie auf dem verletzten deutlich und
mit braunrother Färbung hervortraten. In diesem Falle war übrigens trotz der vollständigen Lähmung und Anästhesie der Verlauf
ein günstiger, derselbe würde also nicht mit der früher besprochenen Charcot'schen Theorie im Widerspruch stehen.

Herpes, besonders H. Zoster.

Ein besonderes neurologisches Interesse bietet unter den chronischen Exanthemen die vesiculäre, mit circumscripter Transsudation in die gefässreichen Umgebungen der Haarfollikel und Schweissdrüsenmündungen verbundene Eruption — Herpes — vor Allem der sogenannte Herpes Zoster.

Gleich mehreren der im Vorstehenden und Folgenden erwähnten Exantheme kann auch Herpes intermittirend auftreten, und zwar sowohl unter Malaria-Einfluss, wie ohne ausgesprochene Malaria. So kann Herpes, namentlich bei hysterischen oder überhaupt neuropathischen Personen im Verlaufe jeder Schwangerschaft auftreten. Bulkley sah diesen „Herpes gestationis", den er als Reflexneurose auffasst, auch mit Urticaria abwechseln und unter Chinin- und Arsenik-Gebrauch schwinden.

Auf die Abhängigkeit des im engeren Sinne sogenannten Zoster (Zona; Zoster intercostalis) vom Nervensystem hat wohl zuerst Romberg aufmerksam gemacht, der, gegenüber den früheren Anschauungen von einem „gastrischen" Ursprunge des Zoster u. dgl. den innigen Zusammenhang mit neuralgischen Störungen, und die Beobachtung analoger Phänomene (Röthung, Bläschenbildung) bei Neuralgien und Nervenverletzungen nachdrücklich hervorhob. Später hat bekanntlich v. Baerensprung in einer Reihe verdienstvoller Abhandlungen seine Theorie des Zoster entwickelt, welche auf Grund der bekannten Axmann'schen Versuche die Nutritionsstörung von einer primären Erkrankung der kleinen Spinalganglien der hinteren Wurzeln (Ganglia intervertebralia) ableitet. Die begleitenden Neuralgien, die Halbseitigkeit und die Regelmässigkeit der Verbreitung im Gebiete eines oder mehrerer Spinalnerven waren es vorzugsweise, welche v. Baerensprung zu der Behauptung veranlassten, „dass der Zoster nirgends anders als in den kleinen Spinalganglien seinen Ausgangspunkt haben könne, welche sich in engster Verbindung mit den hinteren Nervenwurzeln, an ihrer Austrittsstelle aus dem Rückgratscanale befinden", und welche die Ursprungsheerde der trophischen Fasern darstellen, deren Reizung, Entzündung u. s. w. eben den Zoster veranlasst. Es begreift sich danach das häufige Vorausgehen der Neuralgien, indem eine ursprünglich auf die hinteren Wurzeln der Spinalnerven beschränkte Irritation descendirend auf das entsprechende Ganglion fortschreitet. Es kann aber selbstverständlich auch die umgekehrte Ausbreitung des Krankheitsprocesses stattfinden.

Ich habe in mehreren früheren Arbeiten*) bereits meine Bedenken und Einwendungen gegen die Baerensprung'sche Theorie

*) Ueber cutane Angioneurosen. Berl. klin. Wochenschrift 1867. No. 17 ff.
— Die vasomotorischen Neurosen. Wiener med. Wochenschrift 1867.

des Zoster ausführlich begründet. Dieselben richteten sich namentlich gegen die einseitige Verlegung des Ausgangspunktes in die
Spinalganglien, welche in keiner Weise, weder durch das physiologische Experiment, noch durch die clinische Beobachtung, noch
durch pathologisch-anatomische Befunde hinreichend gerechtfertigt
ist. Was die von v. Baerensprung selbst geltend gemachten
Argumente für den gangliösen Ursprung des Zoster betrifft, so ist
die Verbindung mit Neuralgie in dieser Richtung keineswegs direct
beweisend; übrigens ist dieselbe auch sehr inconstant und variabel.
Die Neuralgie kann ganz fehlen, oder mit Beginn des Exanthems
verschwinden, oder auf andere Nervengebiete, auch symmetrisch
auf die andere Körperhälfte, übergreifen, während der Zoster einseitig und local beschränkt bleibt. Die Halbseitigkeit des Exanthems ist auch keineswegs constant; namentlich findet sich bila-
terales Auftreten öfters bei Zoster faciei (Hebra, Moers), doch
auch an den Extremitäten, z. B. bei Rückenmarkskrankheiten.
Der Umstand endlich, dass der Zoster angeblich mit Vorliebe das
Verbreitungsgebiet bestimmter Spinalnerven innehält, würde event.
noch keinen Schluss auf eine primäre Läsion der Spinalganglien gestatten, vielmehr könnten mit noch grösserem Rechte die
gemischten kurzen Spinalnervenstämme unterhalb der Ganglien als
Ausgangspunkt gelten. Indessen bilden diejenigen Fälle, in welchen die vorderen und hinteren Spinalnervenäste gleichzeitig von
Herpes ergriffen werden, überhaupt die Minorität; in weit häufigeren
Fällen sehen wir namentlich beim Zoster des Rumpfes nur den
Pectoral- oder den Dorsalast, beim Zoster der Extremitäten einzelne grössere oder kleinere Nervenzweige ausschliesslich betheiligt.
Ich beobachtete beispielsweise nach einer voraufgegangenen Neuritis
des N. ulnaris das Auftreten eines Zoster in einem, genau dem Gebiete
des N. cutaneus brachii medius entsprechenden Verbreitungsbezirke.
Auch nach peripherischen Nervenverletzungen kann Zoster vorkommen, der sich auf das Gebiet eines einzelnen Hautastes beschränkt,
und gewöhnlich mit Schmerz im Gebiete der letzteren verbunden
ist (Zoster traumaticus); so nach Schussverletzungen und Contusionen. Ganz analoge Verhältnisse werden im Gesichte beobachtet, wo der Herpes bald den Ausstrahlungen einzelner Trigeminus-
Aeste, z. B. des Supraorbitalis, Infraorbitalis, Mentalis, bald selbst
dem Verlaufe der Aeste des N. facialis (Hebra) zu folgen scheint.
Hierher gehört auch der so häufig, besonders an den Lippen vorkommende Herpes facialis im Anfange acuter Krankheiten,
namentlich bei Pneumonie und im Froststadium von Intermittens, welchen Gerhardt auf eine Reizung der in engen Knochencanälen verlaufenden Nervenstämme durch rasch sich erwei-
ternde, begleitende Arterien zurückzuführen sucht, und der sogenannte Zoster ophthalmicus, namentlich die neuralgische Form des Herpes corneae, auf welche ich bei Besprechung der Trigeminus-Neurosen zurückkommen werde. — Das zu-

weilen den Zoster, namentlich an den Extremitäten begleitende Auftreten motorischer Störungen (Lähmungen) in den betreffenden Nervenbahnen spricht jedenfalls mehr dafür, den Sitz des Zoster in den gemischten Nervenstämmen unterhalb der Spinalganglien zu suchen. So erwähnt Broadbent einen mit partieller Paralyse verbundenen Zoster in einzelnen Nervenästen des Plexus brachialis. — Auch die wenigen bisher vorliegenden Sectionsbefunde sprechen keineswegs entschieden zu Gunsten eines gangliösen Ursprungs. Vielmehr fand Danielssen in einem Falle von Zoster intercostalis nur eine Neuritis zweier Intercostalnerven (Ablösung des Neurilems und Verwachsung mit dem umgebenden Bindegewebe). Der von v. Baerensprung selbst beobachtete und für seine Theorie verwerthete Fall betraf einen anderthalbjährigen, an Drüsentuberculose leidenden Knaben, bei dem ein rechtsseitiger Zoster dorso-pectoralis zwischen 6. und 9. Rippe, mit starker Ecchymosirung und Gangränescenz, auftrat. Der Tod erfolgte am 10. Tage nach Ausbruch des Exanthems. Die Section ergab eine „Entzündung der Ganglien und des Anfangsstückes der 6., 7. und 8. Dorsalnerven", deren vordere und hintere Wurzeln sich normal verhielten. Auch Charcot und Cotard fanden in einem Falle von Wirbelkrebs mit Herpes Zoster in allen Zweigen des Cervical-Plexus das Rückenmark und die Wurzeln der Cervicalnerven gesund; die Spinalganglien und die Nervenstämme selbst dagegen geschwellt und lebhaft geröthet; Vermehrung der kernigen Elemente in den Ganglien und Nerven. Dagegen constatirte E. Wagner in einem Falle von Herpes des 9. und 10. linken Intercostalnerven bei Wirbel-Caries eine eiterige Peripachymeningitis und Schwellung der 9.—11. Dorsalganglien linkerseits mit interstitieller Bindegewebswucherung und Schwund der Nervenzellen. Wyss fand bei Zoster ophthalmicus ausser partieller Entzündung des Ganglion Gasseri auch eine nach der Peripherie hin abnehmende Entzündung im Ramus I trigemini (Myelingerinnung, fettige Degeneration).

In einem neuerdings von Kaposi*) beschriebenen Falle von Zoster lumbo-inguinalis dexter zeigte aussr den betreffenden Spinalganglien auch das Rückenmark in der Höhe des 4. und 5. Lumbalwirbels Veränderungen in Form hyperämischer Schwellung. Von den Spinalganglien selbst waren besonders die drei ersten Lumbalganglien und das unterste Brustganglion der rechten Seite vergrössert und im Zustande vorgeschrittener Pigmentdegeneration. Die vorderen Spinalwurzeln waren ganz unverändert.

Im Ganzen lassen sich also die vorliegenden Thatsachen dahin formuliren, dass der Zoster wahrscheinlich in den meisten Fällen einer Neuritis, mit Betheiligung der trophischen Nervenröhren, sei

---

*) Wiener med. Jahrbücher 1876. No. 1. — In einer späteren Mittheilung erwähnt Kaposi einen Fall von Zoster pectoralis, in welchem keine Erkrankung der Intervertebralganglien, sondern nur Umspülung der betr. Nervenstämme durch Eiter gefunden wurde.

es in den grösseren Hautzweigen, den peripherischen Nervenstämmen, Plexus oder gemischten Spinalnerven, unterhalb der Intervertebralganglien seinen Ursprung verdankt. In anderen Fällen ist aber wahrscheinlich der Ausgangspunkt des Zoster oberhalb der Spinalganglien, in centralwärts gelegenen Stellen des trophischen Faserverlaufs, im Rückenmark oder im Gehirn, zu suchen (Zoster spinalis und cerebralis).

Als Zoster spinalen Ursprungs sind möglicherweise u. A. manche Fälle zu deuten, in denen das Auftreten von Zoster nach mechanischen Verletzungen der Wirbelsäule, nach Contusion derselben durch Fall, Schlag eines Pferdes u. s. w. beobachtet wurde. So erwähnt H. Schmidt als Folge eines Sturzes von einer Treppe nach drei Wochen das Auftreten eines Zoster im Gebiete des 1. und 2. Lumbalnerven (N. ileohypogastrius, ileoinguinalis, genitocruralis; Nn. clunium superiores) mit gleichzeitiger Neuralgie und Anästhesie. Immerhin lässt sich in derartigen Fällen der Zoster auch aus einer primären Nervenverletzung oder einer secundären Neuritis descendens erklären. Unzweifelhaft spinalen Ursprungs sind dagegen die Zoster-Eruptionen, welche im Verlaufe chronischer Hinterstrangaffectionen, besonders der Tabes dorsualis, gleichzeitig mit blitzartigen Schmerzen und in den von letzteren heimgesuchten Projectionsbezirken selbst vorkommen und, wie schon erwähnt wurde, auch mit anderen Exanthemen (Urticaria, Ecthyma) abwechseln können. Diese Hauteruptionen bei Tabikern sind, gleich den begleitenden blitzartigen Schmerzanfällen selbst, nach Charcot zurückzuführen auf eine intraspinale Reizung der inneren Wurzelbündel, welche die Hinterstränge durchsetzen und wahrscheinlich theils sensitive, theils trophische, zur Haut tretende Fasern enthalten.

Als Zoster cerebralis lassen sich vielleicht diejenigen Fälle auffassen, in denen eine ganze Körperhälfte zugleich an der Krankheit participirt. Einen sehr interessanten Fall dieser Art hat Oppolzer mitgetheilt, wo unter Fiebererscheinungen (Schüttelfrost) der Zoster fast an der ganzen linken Körperhälfte, namentlich in der linken Gesichtshälfte und den Extremitäten derselben Seite auftrat. Der Rumpf blieb zwar frei von Bläschen, zeigte aber im Anfange gleichfalls eine erythematöse Röthe. In anderen Fällen soll Zoster bei hemiplegischen Personen zugleich mit der Lähmung oder bald nach derselben aufgetreten sein (Duncan, Payne). Einen ähnlichen Fall erwähnt auch Charcot; ein Zoster im Gebiete der Hautäste des N. peronaeus, welcher bei einem 22jährigen Soldaten mit plötzlicher Hemiplegie gleichzeitig auftrat. Letztere war, wie die Section ergab, die Folge einer Endocarditis und embolischen Obliteration der Art. cerebralis posterior mit dadurch bedingter Erweichung. Den Zoster glaubt Charcot in diesem Falle auf Obliteration eines kleinen, aus der seitlichen Kreuzbeinarterie entspringenden Spinalastes zurückführen zu müssen, der mit einer dem Plexus sacralis zugehörigen hinteren Spinalwurzel verklebt

war und durch seine excessive Ausdehnung eine Compression oder
Reizung dieser Wurzel herbeiführen konnte. Die Complication wäre
demnach in diesem Falle nur eine zufällige; doch spricht das Vorkommen anderer, auf den Einfluss einer Hirnerkrankung zurück-
führbarer Ernährungsstörungen der Haut (z. B. des Decubitus acutus) immerhin für die Möglichkeit einer cerebralen Entstehung des
Zoster. Vielleicht ist auch der nach Intoxicationen, z. B. mit
Kohlenoxyd (Leudet), Morphium (Lewinstein) beobachtete Zoster
hierher zu beziehen.

Purpura. Petechien.

Das Auftreten circumscripter, grösserer oder kleinerer Blutergüsse in der Haut hängt wahrscheinlich in einer grossen Reihe
von Fällen mit vasomotorischen Innervationsstörungen zusammen.
Möglicherweise gehören dahin die Petechien und Purpura-Flecke,
welche bei gewissen acuten, namentlich infectiösen Krankheiten,
bei Petechialtyphus, acutem Gelenkrheumatismus, zuweilen bei
Intermittens (Griesinger) beobachtet werden, sowie die sogenannten hämorrhagischen Masern. Auch die Purpura-Flecke, welche
unter der Einwirkung gewisser Medicamente, z. B. nach Chiningebrauch (Vépan) auftreten, gestatten vielleicht eine analoge Erklärung, wie sie für andere medicamentöse Exantheme, Acne,
Urticaria u. s. w. versucht wurde.

In manchen anderen Fällen liegt der Zusammenhang von Purpura mit vasomotorischen Innervationsstörungen noch näher, so
z. B. bei den Complicationen mit hysterischen, epileptischen oder
anderweitigen neuropathischen Erscheinungen. Ich kenne einen an
Epilepsie leidenden jungen Menschen, welcher nach jedem stärkeren
Insulte zahlreiche, grössere und kleinere Petechien an den verschiedensten Theilen, namentlich im Gesichte bekommt, die noch lange
Zeit nachher sichtbar bleiben. Ein neurotischer Ursprung scheint
ferner der Eruption in einzelnen Fällen zu Grunde zu liegen, wobei
die ohne constitutionelle Veranlassung plötzlich und mit wiederholten Nachschüben auftretende Purpura neben intensiven Ver-
dauungsstörungen, und Oedeme besonders in den Gelenkgegenden
das essentielle Krankheitssymptom bildet. Derartige Zustände sind
mit geringen Variationen ziemlich übereinstimmend von Rayon,
Willon, Ollivier d'Angers, Cruveilhier, Stieldorf, He-
noch, Wagner, Vallin, Couty und Anderen beschrieben, und
gehen offenbar allmälig in das Gebiet der Peliosis rheumatica über.
Es ist mir nicht unwahrscheinlich, dass es sich in manchen derartigen Fällen um eine vasomotorische Neurose, vielleicht reflectorischen Ursprungs handelt, ähnlich wie bei der von Lewin geschilderten, öfters mit secundären Gelenkaffectionen einhergehenden Form
des Erythema exsudativum. Ich beobachtete kürzlich einen solchen
Fall, der sich unter wiederholten Recidiven der über die ganze

Körperoberfläche verbreiteten Purpura-Flecken über zwei Monate
lang hinzog, bei einem bis dahin kräftigen und gesunden Manne.
Dem Auftreten des Exanthems gingen Fiebererscheinungen, Epistaxis
und geringe Milzschwellung vorauf; ferner bestanden während der
ganzen Dauer der Purpura die Erscheinungen eines hochgradigen
Magen- und Darmcatarrhs (Erbrechen alles Genossenen, Tympanites,
Meteorismus, hartnäckige Verstopfung etc.). Mit der Purpura
wechselten auch grössere blutig seröse Infiltrationen im subcutanen
Gewebe und selbst in den Muskeln, z. B. der Wade; endlich kam
es im Verlaufe auch zu flüchtigen Affectionen verschiedener Gelenke, namentlich der Fingerphalangen. Möglicherweise konnte hier
der sehr heftige acute Magen- und Darmcatarrh als reflexerregender
Reiz angeschuldigt werden?

Eine specielle Erwähnung verdienen noch die bei Hysterischen
vorkommenden Blutergüsse in die Haut, oder aus einzelnen umschriebenen Hautstellen. In den letzteren Fällen handelt es sich
zumeist um Blasen mit Anfangs hellem, dann blutigem Secret,
welche nach dem Platzen eine blutige Flüssigkeit entleeren (die
bekannten Erscheinungen der Stigmatisation). Weit seltener
scheint zuerst ein grösserer oder kleinerer, cutaner oder subcutaner
Bluterguss sich zu bilden, welcher alsdann proforirt. Diese Hautblutungen sind allerdings, gleich anderen Blutungen bei Hysterischen, zuweilen als collaterale Fluxionen, als vicariirend für die
fehlende Menstruation zu betrachten, können aber auch ohne
Amenorrhoe oder ausserhalb der menstrualen Zeit vorkommen.
Ihre specielle Entstehung ist jedoch, wie die so vieler anderen
vasomotorischen und trophischen Störungen bei Hysterischen, noch
vollständig unklar (vgl. auch „Haematidrosis").

Sclerem (Sclerodermie). Glanzhaut (Glossy skin).

Auf der Symptomatologie des als Sclerema adultorum oder
Sclerodermie beschriebenen Leidens soll hier nicht weiter eingegangen werden; ich hebe nur einige Punkte heraus, welche nach der
Meinung einzelner, besonders französischer Autoren für eine Auffassung der Krankheit als Trophoneurose zu sprechen scheinen.
Es gehören dahin die zuweilen bemerkte Erhöhung oder Herabsetzung der Hautsensibilität — die begleitenden Störungen der
Hautfarbe, der Hautsecretion und des Nagelwachsthums — die,
besonders von Hallopeau neuerdings hervorgehobene Mitbetheiligung der Knochen und Gelenke — endlich das zuweilen halbseitige
Auftreten der Krankheit. Auch wird zuweilen Sclerodermie in
Verbindung mit einer anderen, wahrscheinlich als Neurose aufzu-
fassenden Affection, mit Morbus Addisonii, beobachtet. In einem
derartigen Falle, von Rossbach, wurden freilich an den untersuchten Theilen des Nervensystems (Sympathicus) keine Veränderungen wahrgenommen. Im Ganzen sind die hervorgehobenen Mo-

mente schwerlich ausreichend, um mit grösserer Bestimmtheit die
Annahme eines trophoneurotischen Ursprungs darauf zu basiren,
zumal da die Aetiologie und specielle Anatomie der Krankheit
bisher fast gar kein bezügliches Material liefert. Nach den
Sectionsergebnissen dürfte vielmehr eine kleinzellige Infiltration
der Gefässscheiden (Rasmussen) oder mit behinderter Circulation
verbundene Erkrankung des Lymphgefässapparates (Heller) zu
Grunde liegen. Wollte man freilich ex juvantibus urtheilen, so
würden die von einzelnen Electrotherapeuten (F. Fieber) auf Grund
trophoneurotischer Auffassung der Krankheit mittelst Galvanisation
des Sympathicus erzielten Erfolge uns jeder anderweitigen Beweis-
führung entheben.

Als ein leichterer Grad von Sclerodermie sind vielleicht die
nach traumatischen Nervenverletzungen, besonders an Händen und
Füssen so häufig eintretenden, meist von brennenden Schmerzen
begleiteten Erscheinungen der sogenannten Glanzhaut (Glossy
skin; glossy fingers, glossy toes) zu betrachten, wobei die
Haut eine eigenthümlich glänzende, glatte und trockene Beschaffenheit annimmt, die Schweisssecretion vermindert oder sistirt, gewöhnlich auch Deformität der Nägel vorhanden ist. Diese Erscheinungen werden, wie schon erwähnt wurde, vorzugsweise nach
Traumen der Nervenstämme, und zwar bei unvollständiger Trennung,
Contusion, Stichverletzung der Nerven etc. (auf Grund consecutiver
Neuritis?) beobachtet. Beim Durchschnitt findet man dabei (nach
Fischer) Haut und Bindegewebe trübe und glänzend, das aus-
fliessende Serum reich an Blutkörperchen; microscopisch ergiebt
sich eine exquisite kleinzellige Infiltration, wie sie Volkmann und
Steudener bei Erysipelas, die obengenannten Autoren auch bei
Sclerodermie nachwiesen.

Pigmentanomalien der Haut. Albinismus partialis. Bronzed-skin. Naevi pigmentosi.

Aehnlich wie mit dem Sclerem in pathogenetischer Beziehung
verhält es sich auch mit gewissen Pigmentanomalien der Haut,
namentlich mit den bald angeborenen, bald erworbenen partiellen
Defecten des Hautpigments, die man im Allgemeinen als Albinismus partialis (auch wohl als Vitiligo, Leucoderma, Mor-
phoea u. s. w.) bezeichnet. Bei gewissen, namentlich im Gesichte
vorkommenden Formen von acquirirtem Pigmentmangel legt allerdings der unverkennbare Zusammenhang mit Trigeminus-Neuralgien,
sowie der gradweise Uebergang in die als einseitige Gesichtsatrophie
bekannte Neurose die Annahme einer zu Grunde liegenden trophischen Innervationsstörung äusserst nahe; auch scheint in derartigen
Fällen zuweilen eine traumatische Nervenverletzung vorausgegangen
zu sein (vergl. einseitige Gesichtsatrophie). Ganz ähnliche Bilder
habe ich mehrmals nach traumatischen Verletzungen grösserer

Nervenstämme, z. B. des Plexus brachialis beobachtet, indem sich
neben anderweitigen Nutritionsstörungen auch unregelmässige entfärbte, vollkommen weisslich erscheinende Flecken und
Streifen, die zugleich etwas eingezogen waren, an den zugehörigen Hautbezirken entwickelten. — Auch die mitunter nachweisbare, erbliche Disposition, das Auftreten von Albinismus partialis nach heftigen Gemüthserschütterungen (Beigel) oder in
Verbindung mit anderweitigen Erkrankungen des Nervenapparates,
z. B. Ataxie locomotrice, (Bulkley) und Morbus Basedowii (Ray-
naud, in vier Fällen), sowie das vielfach constatirte symmetrische
Auftreten der Affection (Th. Simon) liessen sich in gleicher
Richtung verwerthen. Dass aufgehobener Nerveneinfluss bei der
Entfärbung der Haut eine wichtige Rolle spielt, lehren u. A. die
von Goltz an Fröschen angestellten Versuche, wonach die Pigment-
zellen der Froschhaut nach Zerstörung von Gehirn und Rückenmark und einseitiger Durchschneidung der zur Haut tretenden
Nervenäste weit rascher absterben als auf der unverletzt gebliebenen Seite.

Gleich den partiellen Pigmentdefecten können auch partielle
oder diffuse Pigmentvermehrungen der Haut in mehr oder
weniger klarem Zusammenhange mit peripherisch und centralen
Läsionen des Nervenapparates vorkommen. Es gehört dahin die
besonders durch Broncefärbung der Haut characterisirte Ad-
dison'sche Krankheit, bei welcher wahrscheinlich eine primäre
Nervenerkrankung zu Grunde liegt. Bei heftigen Erregungen des
Centralnervensystems, durch starke Gemüthserschütterungen u. s. w.
sind wiederholt plötzliche dunkle Pigmentirungen der Haut beobachtet worden. Es sei nur an den von Rostan mitgetheilten Fall
erinnert: eine zum Tode verurtheilte Frau, die nach Verkündigung
des Urtheils, vor Schreck in wenigen Tagen schwarz wurde! Die
Execution unterblieb und die Frau behielt die dunkle Färbung bis
zu ihrem erst 30 Jahre später erfolgten Tode. Dass auch gewisse Formen pigmentirter Naevi in einem Abhängigkeitsverhält-
nisse zum Nervensystem stehen, hat namentlich Th. Simon sehr
wahrscheinlich gemacht, welcher diese Formen als „Nerven-
Naevi" bezeichnet. Aehnlich verhält es sich vielleicht mit manchen, als Nigrismus (im Gegensatz zum partiellen Albinismus)
bezeichneten Anomalien der Hautpigmentirung.

Pemphigus.

Bei dem als Pemphigus bezeichneten bullösen Exanthem ist
in zahlreichen Fällen ein Zusammenhang mit dem Nervensystem
aus clinischen Gründen wahrscheinlich — in einzelnen durch pathologisch-anatomische Befunde direct bestätigt.

Sehen wir ab von den der Lepra anaesthetica zuzurechnenden
Formen des Pemphigus leprosus, wie sie von Bock und

Danielssen, neuerdings besonders von Neumann*) beschrieben
wurden — so sind zunächst gewisse recurrirende Formen, wie der
Pemphigus hystericus (Hebra), zu erwähnen. Letzterer tritt,
wie der früher erwähnte Herpes gestationis, bei manchen Frauen
als constanter Begleiter von Schwangerschaft auf, um mit dem
Beginne des Wochenbettes wieder zu verschwinden. Auch andere
Fälle von intermittirendem Pemphigus, wie sie z. B. Wun-
derlich ohne irgendwelche nachweisbare Localaffectionen beobachtete, sind vielleicht neuropathischen Ursprungs. Einen schweren
Fall von chronischem, recurrirendem Pemphigus beobachtete Mos-
ler bei einer chlorotischen, mit Blutungen (Epistaxis, Haemoptoe,
Haematemesis) und mit epileptiformen Anfällen behafteten Dame**).
Zu Gunsten einer Nervenaffection spricht überdies der Umstand,
dass die Blasen zuweilen den Ausbreitungsbezirken gewisser Hautnervenäste, namentlich der Extremitäten und der Intercostalnerven,
genau folgen, wie beim Herpes Zoster; letzterer selbst kann sogar
in Pemphigus übergehen, wie Moers bei einem vierzehnmonat-
lichen Kinde beobachtete. Manche Fälle von Pemphigus sind
offenbar abhängig von einer cerebralen oder spinalen Herderkran-
kung. Beispiele von wahrscheinlich cerebralem Pemphigus haben
Hesselink und neuerdings Chvostek***) mitgetheilt. In dem
Falle von Hesselink trat das Exanthem nach einem voraufgegangenem apoplectischen Insult auf und verschwand zugleich mit
der Hemiplegie; in dem Chvostek'schen Falle entwickelten sich
bei rechtsseitiger Hemiplegie gegen Ende der vierten Woche am
äusseren Rande des gelähmten Fusses Pemphigus-Blasen, deren
Auftreten von neuralgischen Schmerzen begleitet war; die Section
wies später eine Haemorrhagie im linken Schläfenlappen und Linsenkern als Ursache der Hemiplegie nach. Der nach Intoxicationen,
z. B. mit Kohlenoxyd, beobachteten Pemphigus (Leudet) ist wohl
ebenfalls cerebralen Ursprungs.

Auch das Auftreten von bullösen Eruptionen im Anfange des
offenbar von cerebralen oder spinalen Ernährungsstörungen abhängigen Decubitus acutus (vgl. unten) ist hier zu erwähnen. Dem
Gebiete des spinalen Pemphigus gehört wohl das Auftreten des
letztereren im Verlaufe progressiver Muskelatrophie an, welches
Balmert†) in einem Falle beobachtete. Nicht minder bemerkenswerth ist ein von Déjerine††) kürzlich mitgetheilter Fall, wo im
Endstadium einer symmetrischen Lateralsclerose 10—12 Tage vor
dem Tode Pemphigus an den Armen und Beinen, besonders auf
der Streckseite, hinzutrat. Ausser dem characteristischen Rücken-

---

*) Hautkrankheiten. 3. Aufl. 1873. p. 461.
**) Betz, Pemphigus, eine vasomotorische und trophische Neurose. Diss.
Greifswald. 1876.
***) Wiener med. Wochenschrift. 1875. No. 32.
†) Archiv der Heilkunde, XVI. Hft. 4. p. 327.
††) Acad. des sciences, 24. Juli 1876.

marksbefunde zeigten sich hier auch degenerative Veränderungen
der peripherischen Hautnerven (Myelingerinnung, Schwund der
Axencylinder) in den unterhalb der Bullae gelegenen Schichten,
während die zwischen den einzelnen Pemphigus-Blasen liegenden
Gewebsschichten meist normale Nervenröhren enthielten. Mehrere
von Chvostek mitgetheilte Fälle von Pemphigus acutus, deren
einer unter dem Bilde einer Myelitis mit paraplegischen Erscheinungen tödtlich endete, während der zweite günstiger verlief, rechtfertigen nicht minder die Annahme eines spinalen Ursprunges. In
dem letzteren Falle war das vorhandene Nervenleiden durch Geni-
talstörungen bedingt, und das Pemphigus-Exanthem verschwand
zugleich mit den übrigen Nervensymptomen.

Die als Pemphigus acutester Art bezeichneten Zustände, bei
denen ein fast blitzartiges Auftauchen von Blasen auf geröthetem
Grund mit Austritt lymphartiger oder blutiger Flüssigkeit beobachtet wird, scheinen ebenfalls zuweilen, mit Urogenitalaffectionen
in (reflectorischem?) Zusammenhange zu stehen. Ueber die Befunde bei Pemphigus leprosus, vgl. den folgenden Abschnitt.

**Lepra nervorum. (Lepra anaesthetica, s. mutilans.
Elephantiasis Graecorum.) Spedalskhed.**

Für eine Betheiligung des Nervensystems bei der als Lepra
nervorum, mutilans u. s. w. bezeichneten Ernährungsstörung sprechen schon die begleitenden Sensibilitätsstörungen, namentlich die
schweren und durch ihren eigenthümlichen Verlauf characterisirten
Anästhesien, die in der Regel von der Peripherie der befallenen Gliedmassen nach den centralen Partien derselben fortkriechen, und das Tastgefühl, oft auch das cutane Gemeingefühl vollständig vernichten. Selten gehen denselben Hyperästhesien vorauf; noch seltener scheinen Anästhesien gänzlich zu
fehlen (Thomson). — Die pathologisch - anatomische Untersuchung ergiebt sowohl characteristische Veränderungen in den
Nervenstämmen, wie auch zuweilen in den Centraltheilen des
Nervensystems — die letzteren vielleicht secundärer Natur. Nach
den Untersuchungen von Virchow u. A. beginnt bei dieser
Form der Lepra der Process mit einer Perineuritis, welche zu
spindelförmigen, zuweilen schon während des Lebens an oberflächlichen Nervenstämmen fühlbare Anschwellungen führt; die
Nervenröhren selbst werden durch interstitielle Zellenwucherung
allmälig verdrängt und atrophisch. Carter fand bei der indischen
Lepra in zehn Fällen die Centraltheile unverändert, die Nervenstämme dagegen verdickt, streifig, von röthlich-grauem Aussehen
und fester Consistenz, die Endzweige atrophisch und von weiss-
licher Farbe. Am häufigsten betrafen die Veränderungen den
N. supraorbitalis, auricularis magnus, ulnaris, medianus, radialis.
Aehnlicher Art sind die Befunde von Steudener, London,

Butlin, Neumann und Anderen bei Spedalskhed, Lepra anaesthetica und der mit letzterer in so engem Zusammenhange stehenden Form des Pemphigus leprosus. Alle diese Autoren fanden in den befallenen Nervenstämmen Veränderungen, welche mit den Lepra-Knoten der Haut völlig übereinstimmen. Was die Veränderungen der Nervencentren betrifft, so scheinen diese sich namentlich auf die graue Substanz des Rückenmarks (Hinterhörner) zu beziehen. In dem von Steudener (1867) publicirten Falle von Spedalskhed war eine hochgradige Erweichung der grauen Substanz, namentlich in den Hinterhörnern nachweisbar. Neumann fand bei Pemphigus leprosus die Adventitia der Spinalgefässe verdickt, die graue Substanz in eine colloide Masse umgewandelt. In einem, neuerdings von Langhans*) aus der Berner Clinik berichteten Falle von Lepra mutilans bestand, genau wie in dem Steudener'schen, ausgedehnte Erweichung der Hinterhörner, der Clarke'schen Säulen und der grauen Commissur, welche durch eine quer das Rückenmark durchsetzende Höhle ersetzt war. Besonders ausgeprägt waren die Veränderungen an der Cervicalanschwellung und im oberen Dorsaltheil.

Decubitus acutus und verwandte Zustände.

Samuel und neuerdings Charcot haben auf gewisse, durch Ort und Zeit ihres Auftretens und durch ihren Verlauf characterisirte Formen von Decubitus aufmerksam gemacht, welche in besonders engem Zusammenhange mit schweren Erkrankungen des Nervensystems, namentlich mit Rückenmarks- und Gehirnkrankheiten stehen. Sie haben für diese Formen die Bezeichnung „Decubitus acutus" oder Brandschorf mit rapider Bildung (Eschare à formation rapide) vorgeschlagen. Derselbe erscheint Anfangs meist in Gestalt eines rothen Flecks, seltener in Gestalt einer schmerzhaften phlegmonösen Schwellung. Auf der gerötheten Basis erheben sich rasch kleinere und grössere Blasen, wodurch vorübergehend das Bild eines Herpes oder Pemphigus entsteht, der aber gewöhnlich sehr schnell, im Laufe von Stunden oder von wenigen Tagen, zur Necrose der Haut und der unterliegenden Gewebe fortschreitet. Indessen kann ausnahmsweise auch jede Mortification der Haut ausbleiben, oder es kommt stellenweise zur Schorfbildung, an anderen Stellen dagegen – besonders an solchen, die einem anhaltenden Drucke weniger ausgesetzt sind — nur zur Bildung von Bläschen auf erythematösem Grunde. Das Leiden hat am häufigsten seinen Sitz in der Sacralgegend, demnächst an gewissen Stellen der Unterextremitäten (Knöchel, Kniegegend) und wird, wie schon die Wahl dieser Oertlichkeiten beweist, durch Druck begünstigt oder gesteigert — ohne dass jedoch die örtlichen

---

*) Archiv f. path. Anat. LXIV. Heft 2. p. 169.

Druckverhältnisse allein eine genügende Erklärung für Entstehung und Verlauf dieser Decubitus-Form darbieten. Dieselbe unterscheidet sich nämlich von dem gewöhnlichen, chronischen, durch lange Bettlage, Contact reizender Substanzen u. s. w. veranlassten Decubitus einmal durch ihr frühes Auftreten, im Initialstadium schwerer Gehirn- und Rückenmarksaffectionen oder nach acuten Verschlimmerungen derselben — sodann durch den viel rapideren Verlauf. Unter den Gehirnkrankheiten sind es besonders apoplectische Hemiplegien durch Hämorrhagie oder partielle Erweichung, doch auch Fälle von Pachymeningitis, Meningialblutungen, intracraniellen Tumoren, und traumatischer Encephalitis, die zur Beobachtung der in Rede stehenden Decubitusform Gelegenheit geben. Dieser cerebrale Decubitus acutus findet sich stets auf der gelähmten, also der cerebralen Heerdaffection gegenüberliegenden Seite. Er beginnt meist schon am zweiten oder dritten Tage nach dem apoplectischen Insult, gewöhnlich in der Mitte der betreffenden Hinterbacke, seltener an der Unterextremität; nach kaum ein- oder zweitägigem Bestehen entwickelt sich in der Mitte der erythematösen Zone ein ecchymotischer Fleck und es kommt zur Necrose, deren höhere Grade aber selten erreicht werden, weil in Fällen dieser Art sehr rasch tödtlicher Ausgang einzutreten pflegt. Dieser Decubitus der Apoplectiker ist also als eine Complication pessimi ominis anzusehen. An eine Entstehung durch mechanischen Druck ist hier schon deswegen nicht zu denken, weil das Leiden bei einem gleichmässig auf beiden Seiten einwirkenden Drucke dennoch ausschliesslich auf der gelähmten Seite auftritt, und weil letztere auch dann heimgesucht werden kann, wenn durch entsprechende Lagerung des Kranken jeder örtliche Druck vollständig entfernt wird. Aehnlich verhält es sich mit dem Decubitus acutus bei Rückenmarkskrankheiten. Hier sind es besonders schwere, von Paraplegie begleitete Traumen (Fracturen und Luxationen), auch einseitige, den Symptomencomplex der Brown-Séquard'schen Lähmung darbietende Verletzungen, ferner spontane, acute oder subacute, besonders centrale Myelitis und Erweichung oder Hämorrhagie, welche zur Entstehung des acuten Decubitus führen. Dieser spinale Decubitus hat seinen Sitz fast ausschliesslich in der Kreuzbeingegend. Die Brandschorfbildung beginnt dabei meist in der Medianlinie, und breitet sich von dort symmetrisch nach beiden Seiten hin aus. In Fällen von einseitiger Rückenmarksverletzung dagegen findet sich der Brandschorf, wie bei cerebralen Heerdaffectionen, ausschliesslich auf der gegenüberliegenden, zugleich von Anästhesie betroffenen Seite, und zwar auf der entsprechenden Kreuzbeinhälfte und Hinterbacke (Joffroy und Salmon, Viguès, W. Müller). Da in diesen Fällen die verletzte Seite selbst der Sitz motorischer und vasomotorischer Paralyse und gleichzeitiger Hyperästhesie

ist, so geht also der Decubitus parallel dem Verluste der Hautsensibilität, nicht aber der Bewegungsstörung in den willkürlichen
Muskeln und Blutgefässen. Diese Thatsachen sprechen in hohem
Grade für die schon in der Pathogenese des spinalen Zoster erwähnte Annahme, dass mit den sensibeln zugleich auch trophische
Nervenfasern der Haut in den hinteren Wurzeln verlaufen, welche
die Hinterstränge durchsetzen, um in die centralen und hinteren
Bezirke der grauen Substanz überzugehen. Verletzungen und
irritative Processe dieser Bezirke scheinen, wie wir sahen, vorzugsweise von Nutritionsstörungen der Haut in Form von Exanthemen,
Decubitus acutus u. s. w. begleitet zu sein, während dagegen Verletzungen der Vorderhörner einen analogen Einfluss auf die Haut
nicht ausüben, wohl aber mit Ernährungsstörungen der Muskeln
(Atrophie, Pseudohypertrophie) und der Gelenke (trophische Arthropathien) einhergehen. Rückenmarkskrankheiten, bei welchen es sich
wesentlich um acut oder subacut verlaufende irritative Processe in
den Vorderhörnern handelt, wie essentielle Kinderlähmung und
Spinallähmung der Erwachsenen, sind daher fast niemals von der
in Rede stehenden acuten Decubitus-Form oder von herpetischen
und pemphigoiden Exanthemen u. s. w. begleitet.

Ob manche, im Verlaufe schwerer Infectionskrankheiten, namentlich des Ileotyphus und Petechialtyphus auftretende Formen
von Decubitus etwa complicirenden Spinal- oder Cerebralaffectionen
ihren Ursprung verdanken, bedarf noch genauerer Forschung.

Die der Charcot'schen Theorie entgegenstehende Ansicht von
Samuel, wonach dem Decubitus acutus nicht eine Affection des
Rückenmarks, sondern eine solche der Spinalganglien und der
peripherischen Nerven zu Grunde liegt, erledigt sich im Wesentlichen mit denselben Argumenten, welche wir früher gegen die
entsprechende Herleitung des Herpes Zoster geltend gemacht haben.
Andererseits scheint es mir jedoch nicht fraglich, dass circumscripte
Brandschorfbildungen, welche sich dem cerebralen und spinalen
Decubitus acutus im Wesentlichen analog verhalten, auch durch
eine Verletzung peripherischer Nerven in den Projectionsbezirken
der letzteren herbeigeführt werden können. A priori ist es ja
mehr als wahrscheinlich, dass eine Verletzung der mit den hinteren Wurzeln austretenden trophischen Hautnerven in den grösseren gemischten Nervenstämmen, namentlich der Extremitäten, ähnliche Folgen nach sich ziehen kann, wie die Verletzung derselben
auf ihrem intracerebralen oder intraspinalen Verlaufe. Es sprechen
aber auch experimentelle und pathologische Thatsachen direct zu
Gunsten dieser Annahme. Derselbe Decubitus acutus der Kreuzbeingegend, welcher sich bei Rückenmarksaffectionen entwickelt,
kann in einzelnen Fällen auch durch Verletzungen der Cauda equina
bedingt werden, wie z. B. in einem von Couyba*) mitgetheilten

*) Thèse, Paris 1871.

Falle von Schussverletzung, in welchem das Rückenmark selbst keine Veränderung zeigte. Auch der mehrfach erwähnte Uebergang in oberflächliche Necrose der Haut bei Zoster und Pemphigus peripherischen Ursprungs, z. B. bei dem von v. Baerensprung obducirten Falle von Zoster intercostalis, ist hierher zu rechnen. Ferner wird in manchen Fällen von traumatischer Nervenverletzung das Auftreten circumscripter Gangrän in den ihrer Sensibilität beraubten Hautbezirken beobachtet. Wenn auch im Allgemeinen nach der Meinung der meisten Chirurgen die Verletzung grösserer Nervenstämme an den Extremitäten ohne gleichzeitige Verletzung eines der Hauptgefässe keine Gangrän herbeiführt, so scheint letztere doch ausnahmsweise nach Continuitätstrennung bedeutender Nervenstämme auch ohne anderweitige Complicationen eintreten zu können. Ich selbst konnte bei Hunden zweimal in exquisiter Weise diese Möglichkeit constatiren, indem sich nach einseitiger Ischiadicus-Durchschneidung gegen Ende der zweiten Woche an dem Fusse der operirten Seite ein tiefgreifender, nach und nach fast sämmtliche Weichtheile umfassender Brandschorf entwickelte. Beim Menschen beobachtet man nach traumatischen Verletzungen der Nervenstämme nicht selten, besonders an den Endgliedern der Extremitäten, ulceröse, mehr oder weniger tiefe Zerstörungen, die zuweilen ganz spontan, zuweilen auf Grund leichter äusserer Schädlichkeiten aufzutreten scheinen. Dahin gehören besonders die so häufigen, bald oberflächlichen, bald bis auf das Periost dringende und zur Knochen-Necrose führende Panaritien nach Nervenverletzungen der Extremitäten. Ein neurotischer, wenn auch nicht traumatischer Ursprung scheint auch jener eigenthümlichen, als Mal perforant du pied bezeichneten Ulcerationsform zuzukommen. welche Vesigné (1852), Leplat und Nélaton, Estlander, Durante, Pitha und Shoemaker, neuerdings besonders Fischer und P. Bruns genauer beobachteten. Es handelt sich dabei um ein anscheinend spontanes, in der Regel ganz schmerzloses, nur ausnahmsweise schmerzhaftes Geschwür mit der ausgesprochenen Tendenz, in die Tiefe zu dringen, und mit starker Neigung zur Necrobiose.

Endlich lassen sich auch die eigenthümlichen Erscheinungen der chronischen Mutterkorn - Vergiftung hier anreihen, die man als Kriebelkrankheit, Ergotismus gangraenosus, bezeichnet, und welche seit dem 17. Jahrhundert wiederholt epidemisch, namentlich in bestimmten Gegenden Frankreichs beobachtet wurde (»Gangrène des Solognais«). Es bilden sich dabei, nach voraufgegangenen paralgischen Sensationen, Brandblasen an den am meisten excentrisch gelegenen Körpertheilen, Fingern, Zehen, die sich weiter aufwärts verbreiten und wie bei der Lepra mutilans zuletzt zur brandigen Abstossung kleinerer oder grösserer Gliedabschnitte führen. Ob dieser localen Gangrän ausschliesslich eine Abschneidung der arteriellen Blutzufuhr durch krampfhaften Ge-

fässverschluss, resp. gleichzeitige Abschwächung der Herzkraft zu
Grunde liegt — oder ob neben der bekannten Einwirkung des
„Ergotin" auf die vasomotorischen Nerven und Herznerven noch
eine specifische Einwirkung auf trophische Nervenfasern (Reizung?)
in Betracht kommt, ist bisher unermittelt.

Trophoneurosen der Nägel und Haare.

Gleich dem eigentlichen Hautkörper unterliegen auch die dem
Horngewebe angehörigen Anhangsgebilde der Haut, Nägel und
Haare, dem Einflusse krankhaft veränderter Nerventhätigkeit, der
sich in eigenthümlichen, dem Character jener Gewebe entsprechenden Formations- und Ernährungsstörungen kundgiebt.

Nägel.

Schon die Thierversuche ergeben zuweilen Störungen des Nagelwachsthums nach Nervenverletzungen (Ausfallen der Nägel bei
Kaninchen nach Ischiadicus-Durchschneidung) — wobei jedoch möglicherweise der Verlust der Bewegung und Empfindung, die relative
Schutzlosigkeit der gelähmten Theile gegen äussere Schädlichkeiten
ätiologisch mitwirken. Beim Menschen werden Deformationen der
Nägel an Fingern und Zehen sehr häufig nach Traumen grösserer
gemischter Nervenstämme der Extremitäten angetroffen — und zwar
vorzugsweise nach Traumen, wobei keine vollständige Continuitätstrennung stattgefunden hat, und welche zugleich den mehrfach geschilderten Symptomencomplex irritativer Nutritionsstörungen der
Haut, der Gelenkenden u. s. w. in grösserer oder geringerer Vollständigkeit hervorrufen. In solchen Fällen kommt es zu der in
ihren höheren Graden als Onychogryphosis bezeichneten Defor-
mation, wobei die Nägel verlängert, buckelig aufgetrieben, von
Längsrissen durchfurcht und von schmutzig dunkler Färbung erscheinen. In anderen Fällen findet man in der Lunula der Finger-
nägel tiefe Querfurchung, und eine mattweisse Färbung des dahinter-
liegenden Nagelstücks, während der vordere Abschnitt glänzend
weiss aussieht. Zuweilen sind diese Veränderungen mit partieller
Empfindlichkeit des Nagels verbunden. Im Ganzen scheint es sich
dabei weniger um hyperplastische Vorgänge, als um ein verlangsamtes Vorrücken, resp. verminderte Abstossung des Nagels zu
handeln. — Uebrigens sind es keineswegs ausschliesslich traumatische Verletzungen, sondern auch Fälle von spontaner Neuritis
und Reizzustände sensibler Nervenbahnen (Neuralgien), in welchen
die geschilderten Deformationen neben anderweitigen irritativen
Nutritionsstörungen sich vorfinden. Auch Erkrankungen des Rückenmarks und Gehirns, Spinallähmungen in Folge acuter und chronischer Myelitis, apoplectische Hemiplegien durch cerebrale Blutergüsse etc. können, durch Betheiligung der cerebrospinalen Lei-

tungsbahnen und Centren der Hauternährung, zu analogen Störungen Veranlassung geben.

Haare.

Störungen des Haarwachsthums kommen ebenfalls bei Thieren nach experimentellen Nervenverletzungen vor (Ausfallen der Barthaare bei Kaninchen nach Durchschneidung des N. infraorbitalis). Ich sah mehrmals Ausfallen der Haare am Hinterkörper bei Kaninchen nach chemischer Ischiadicus-Reizung, welche Neuritis migrans und consecutive Myelitis zur Folge hatte. — Beim Menschen sehen wir örtliche Störungen des Haarwachsthums wiederum häufig als Symptom traumatischer Nervenverletzungen, auch bei spontaner Neuritis und bei Neuralgien, namentlich im Gebiete der sensibeln Kopfnerven. Das Struppigwerden der Haare bei Quintus-Neuralgien, das Ausgehen der Kopfhaare bei häufigen Migraine-Anfällen sind bekannte, wenn auch ihrer Deutung nach zweifelhafte Erscheinungen. Characteristischer sind die Fälle, in welchen sich eine scharf abgegrenzte und localisirte Decolorirung der Haare am Kopfe, an den Augenbrauen, und Cilien im Zusammenhange mit Neuralgien einzelner Trigeminus-Aeste, namentlich des Supraorbitalis, entwickelt. Ich beobachtete bei einer jungen Gouvernante eine rechtsseitige Supraorbitalneuralgie, wobei die über dem For. supraorbitale liegenden Supercilien und ein genau entsprechender Streifen der Kopfhaare völlig schneeweisse Färbung annahmen und behielten. Später trat dasselbe Leiden auch linksseitig auf. Von dieser bleibenden Entfärbung sind diejenigen Fälle zu unterscheiden, in welchen eine partielle Grau- oder Weissfärbung der Haare während der einzelnen neuralgischen Anfälle selbst auftritt und wieder verschwindet: Erscheinungen, welchen offenbar eine plötzliche Luftentwickelung im Haare (vgl. unten) zu Grunde liegt. So berichtet Paget von einer an „nervösem Kopfweh" leidenden Dame, dass dieselbe am Morgen nach jedem Anfalle einige Stellen ihres Haares weiss vorfand, als wären dieselben mit Stärke gepudert; nach einigen Tagen erhielten die Haare ihre dunkelbräunliche Färbung allmälig wieder.

Entfärbung, frühzeitiges Ergrauen (Canities praematura) und Verlust der Haare können noch bei sehr mannichfaltigen, peripherischen und centralen Nervenerkrankungen vorkommen. So hat man partielles Ergrauen der Haare in der gelähmten Gesichtshälfte bei posttyphöser Hemiplegie (Berger), Ausfallen der Haare bei Gehirnerschütterung und, zusammen mit Ausfallen der Nägel, nach Blitzschlag (Todd) angetroffen. Ich beobachtete eine partielle, bleibende Weissfärbung der Haare bei einem früher gesunden Knaben, welcher in Folge einer Misshandlung - durch Schläge gegen den Hinterkopf — von Neuralgien, epileptiformen Anfällen und an Hysterie erinnernden Erscheinungen heimgesucht wurde. Besonders evident ist der Zusammenhang mit Innervationsstörungen oft bei

Nutritionsstörungen der Haut und Epidermoidalgebilde. 349

der als Area Celsi oder Alopecia areata bezeichneten Form
partiellen Haarschwundes, deren Auffasssung als Trophoneurose
auch von Seiten hervorragender Dermatologen (z. B. Kaposi) als
berechtigt anerkannt wird. Schon die häufige Vererbung, das plötzliche Entstehen und Verschwinden, das peripherische Fortschreiten
u. s. w., lassen sich in diesem Sinne deuten; noch mehr der oft
bemerkbare Einfluss von Neuralgien, traumatischen Verletzungen,
Gemüthsbewegungen, und auf das Nervensystem überhaupt, speciell
auf die Hauternährung einwirkenden Medicamenten (Arsenik, in
einem von Wyss beschriebenen Falle). — Bei einer unzweifelhaften
Neurose, der einseitigen Gesichtsatrophie, werden sowohl Verminderungen des Haarwachsthums, wie allmälige Decolorirung der Haare,
mit oder ohne Ausfallen derselben, auf der atrophischen Seite fast
regelmässig, öfters nach voraufgegangenen Sensibilitätsstörungen,
beobachtet. In diesen Fällen beginnt die Veränderung der Haare nicht
selten in der Nähe derjenigen Stellen, an welchen der fleckenweise
Schwund des Hautpigmentes und die Veränderung der Haut zuerst
auftreten — zuweilen sogar noch vor dem Hautschwunde. Auch
bei dem als Albinismus partialis bezeichneten Pigmentmangel der
Haut sind die auf den pigmentlosen Stellen wachsenden Haare häufig
entfärbt, wie bereits Aristoteles anführt.

Von besonderem pathogenetischen Interesse sind die Fälle von
(diffusem) plötzlichen Ergrauen der Haare, über welche ein
ziemlich mangelhaftes literarisches Material vorliegt. Während bei
dem gewöhnlichen langsamen Ergrauen nur ein allmäliger Schwund
des in den Zellen enthaltenen Pigmentes stattfindet, scheint dagegen
das plötzliche Ergrauen durch eine Entwickelung von Luftblasen
im Haarschaft bei völlig erhaltenem Pigmente zu Stande zu kommen
(Landois, Wilson). Dasselbe gilt auch von dem sogenannten
intermittirenden Ergrauen, wo die Luftansammlung auf die
weissgeringelten Stellen des Haares beschränkt bleibt. Der Zusammenhang plötzlichen Ergrauens der Kopfhaare mit schweren Gemüthsaffecten etc. bildet auf Grund mehr oder weniger beglaubigter
Anecdoten von historischen Persönlichkeiten (Ludwig von Bayern,
Thomas Morus, Marie Antoinette etc.) eine sehr populäre Vorstellung. In einem mir aus der Greifswalder Klinik bekannten,
von Landois*) genau untersuchten Falle, in welchem plötzliches
Ergrauen der Kopf- und Barthaare innerhalb einer Nacht stattfand, lag eine excessive Schreckhaftigkeit des Kranken in Verbindung mit Delirium tremens zu Grunde. Der specielle Modus des
dabei wirksamen Nerveneinflusses entzieht sich freilich unserer Beurtheilung noch beinahe gänzlich. Die von Vauquelin ausgesprochene Meinung, dass durch eine Veränderung der Secretion der
Kopfschwarte ein scharfer, das Haarpigment zersetzender Stoff plötzlich ausgeschieden werde, erscheint den obigen, die Integrität des

---

*) Archiv f. path. Anat. XXXV. Heft 4. p. 575.

Pigmentes am ergrauten Haare bestätigenden Befunden gegenüber völlig unhaltbar.

Schliesslich sei noch darauf hingewiesen, dass auch gesteigertes Haarwachsthum im Zusammenhange mit pathologischen Innervationsstörungen vorkommen kann. Auffallend starkes Haarwachsthum wurde u. A. nach Traumen peripherischer Nervenstämme, ferner bei chronischer Myelitis (Schiefferdecker) neben Verdickung der Haut und des Panniculus in gelähmten oder von Muskelatrophie befallenen Theilen beobachtet.

Secretionsneurosen der Haut.

Krankhafte Veränderungen der Hautsecretion können vielfach in centralen oder peripherischen, sei es durch die Gefässnerven allein oder auch durch specifische Secretionsnerven der Hautdrüsen vermittelten Innervationsstörungen ihre Ursache haben. Die pathologischen Erfahrungen sprechen entschieden für eine relative Unabhängigkeit der Schweisssecretion von den vasomotorischen Hautnerven. Häufig sehen wir Verminderung oder Aufhebung der Schweisssecretion neben den Erscheinungen vasomotorischer Lähmung (örtlicher Temperaturerhöhung, Röthung etc.) besonders an gelähmten Gliedern auftreten; umgekehrt beobachten wir in Fällen von sogenannten habituellen Schweissen, z. B. an den Handtellern, daneben eine locale Temperaturabnahme. Auch bei gewissen Formen diffuser, mit Gemüthsaffecten zusammenhängender Schweisssecretion (kalter Schweiss, Angstschweiss) ist die Hauttemperatur vermindert. Neuere Versuche (Luchsinger) lehren, dass peripherische Reizung des durchschnittenen Ischiadicus bei Thieren eine Vermehrung der Schweisssecretion in dem gelähmten Gliede hervorruft. Wollte man diese mit den Gefässnerven in Zusammenhang bringen, so müsste man eine Reizung gefässerweiternder, in dem durchschnittenen Ischiadicus-Stumpfe enthaltener Fasern annehmen. Näher liegt wohl die Vermuthung, dass wir in den die Capillaren der Schweissdrüsen umspinnenden Nerven die eigentlichen Secretionsnerven zu suchen haben, und dass diese Capillargefässnerven sowohl in ihrem Verlaufe, wie in ihrem functionellen Verhalten von den Motoren der gröberen, namentlich arteriellen Hautgefässe (den eigentlichen Vasomotoren der Haut) wesentlich differiren.

Die nervösen Anomalien der Schweisssecretion können theils in quantitativer Steigerung (Hyperidrosis, Ephidrosis) — theils in Verminderung, resp. Aufhebung (Hyphidrosis und Anidrosis) — theils endlich in qualitativen Veränderungen des Schweisses (Paridrosis) bestehen. Die letzteren sind noch wenig erforscht, während über die quantitativen Veränderungen und ihren Zusammenhang mit dem Nervensystem ein grösseres Material vorliegt.

Allgemeine Verminderung oder selbst Unterdrückung der Hautsecretion mit auffallend trockener, spröder Beschaffenheit oder auch mit anderweitigen Ernährungsstörungen der Haut finden wir bei manchen Neurosen, u. a. bei Dementia paralytica. Vielleicht ist auch die bei Diabetes mellitus beobachtete Abnahme der Schweisssecretion neuropathischen Ursprungs; andererseits lässt sich dieselbe auch als Folge der bedeutend gesteigerten Harnsecretion auffassen. Dagegen ist die schweissbeschränkende Wirkung mancher Mittel, z. B. des Atropin, offenbar vom Nervensystem abhängig. In localer Begrenzung finden wir Abnahme der Schweisssecretion und spröde, trockene Beschaffenheit der Haut als Theilerscheinung regionärer Trophoneurosen, z. B. einseitiger Gesichtsatrophie; ferner sehr häufig im Verlaufe der verschiedensten peripherischen, spinalen und cerebralen Lähmungen, besonders nach längerem Bestehen derselben, während im Beginn öfters eine profuse Steigerung der Schweisssecretion obwaltet. Ausser dieser letzteren sind auch wohl manche andere Formen diffuser und partieller Hyperidrosis auf einen neurotischen Ursprung zurückzuführen. Dies gilt von der profusen Schweisssecretion in acuten Krankheiten, namentlich im Hitzestadium des Wechselfiebers, von den schon erwähnten Formen emotionellen Schwitzens, von der diaphoretischen Wirkung zahlreicher medicamentöser und toxischer Substanzen, des Opium, des Morphium, der eigentlichen Diaphoretica (Ammoniakalien, Jaborandi*) u. s. w.), wie auch des Chloroforms, bei dessen Inhalation wir häufig eine intensive Schweissabsonderung, namentlich am Kopfe beobachten; ferner von den partiellen, besonders am Kopfe und an den Extremitäten unter gleichzeitiger Röthung plötzlich auftretenden Schweissen der Hysterischen, von den sogenannten epileptoiden Schweissen und ähnlichen Zuständen. Vor Allem gehört hierher die als halbseitiges Schwitzen, Ephidrosis oder Hyperidrosis unilateralis beschriebene Affection, bei der in der Regel das Gesicht vorzugsweise oder sogar ausschliesslich ergriffen ist, seltener der Arm oder die ganze entsprechende Körperhälfte an der Schweissproduction gleichmässig theilnimmt. Es ist dies ein Zustand, der mit sehr verschiedenartigen Nervenleiden (Hemikranie, Morbus Basedowii, Diabetes mellitus, Tabes dorsualis, Dementia paralytica, Hysterie u. s. w.) verbunden vorkommt, und der manchmal mit einer Läsion des Sympathicus, resp. einer Parese der im Sympathicus verlaufenden Gefässnerven — oder ihrer cerebrospinalen Centren? — im Zusammenhang stehen dürfte. Bei Compression des Hals-Sympathicus durch Geschwülste wurde mehrfach eine gesteigerte Secretion der betreffenden Gesichtshälfte, zugleich mit Röthung derselben und mit einseitiger Pupillenverengerung beobachtet (Gairdner, Ogle, Verneuil u. A.). Neuere, hierher-

---

*) Der wirksame Bestandtheil von Jaborandi, das Pilocarpin, soll nach Leyden erregend auf die gefässerweiternden, nach Robin lähmend auf die vasomotorischen Nerven einwirken.

352   Formen der Nutritionsstörung einzelner Organsysteme.

gehörige Fälle von Ephidrosis unilateralis sind von Nitzelnadel,
Chvostek *), E. Fränkel **) mitgetheilt worden. Der Fränkel-
sche Fall ist dadurch von besonderem Interesse, dass hier auch
die von Ebstein ausgeführte Section pathologische Veränderungen
am Halstheile des Sympathicus, nämlich varicöse Gefässerweiterungen und beginnende Pigmentdegeneration der Ganglienzellen, an
den linksseitigen Halsganglien, namentlich am Ganglion cervicale
infimum nachwies. Bemerkenswerth ist ferner ein neuerdings von
Guttmann ***) publicirter Fall, in welchem auf der schwitzenden
Seite nicht eine Verengerung, sondern eine Erweiterung der Pupille
neben gleichseitigem leichten Exophthalmus bestand. — Im Anschlusse an dieses Zustandekommen von Ephidrosis unilateralis sei
noch auf die von M. Meyer †) gemachte Beobachtung hingewiesen,
dass man durch percutane Galvanisation des Hals-Sympathicus beim
Menschen eine vermehrte Schweisssecretion, namentlich in dem correspondirenden Arm, unter gleichzeitiger Temperaturerhöhung hervorrufen kann. Umgekehrt vermochte Nitzelnadel in einem Falle
von Ephidrosis unilateralis durch Galvanisation des Sympathicus die
Schweisssecretion herabzusetzen. Versuche, die auf meine Veranla-
sung von Przewoski neuerdings angestellt wurden, bestätigten,
dass die als percutane Galvanisation des Hals-Sympathicus bezeichneten Verfahren bei gesunden Menschen nicht bloss auf die Circulationsverhältnisse und Temperatur der entsprechenden Gesichtshälfte, sondern auch (obwohl in geringerem Grade) auf den Arm
der zugehörigen Seite einwirken, und zwar in sehr verschiedener
Weise, je nach der Wahl der differenten Electrode und den zur
Anwendung kommenden Reizmomenten.

Uebrigens sind, wie ich glaube, keineswegs alle Fälle von
Ephidrosis unilateralis durch eine Affection des Hals-Sympathicus
zu erklären. Es kommen vielmehr auch solche Fälle vor, in denen
eine gleichzeitige Pupillenverengerung nicht besteht, und überhaupt
keine Symptome einer Sympathicus-Affection vorliegen. In einem
von Pokroffsky ††) aus der Clinik von Botkin beschriebenen
Falle, in welchem jedesmal während des Essens eine stärkere
Röthung und Schweisssecretion der rechten Gesichtshälfte und
Körperhälfte auftrat, schien das Leiden mit einer alten Parotitis
im Zusammenhange zu stehen, die auch eine leichte Gesichts-
Asymmetrie durch Betheiligung des rechten Facialis zur Folge gehabt hatte. —

Gleich der Hyperidrosis und der Ephidrosis unilateralis zeigen
auch die in der Literatur spärlich vertretenen Fälle von Blutschwitzen (Haematoidrosis) öfters einen unverkennbaren Zu-

---

*) Wiener med. Wochenschrift 1872. No. 19 und 20.
**) Zur Pathologie des Hals-Sympathicus. Diss. Breslau 1874.
***) Berl. klin. Wochenschrift. 1875. No. 32.
†) Berl. klin. Wochenschrift. 1868. No. 23; 1870. No. 22.
††) Berl. klin. Wochenschrift. 1875. No. 15.

sammenhang mit Functionsstörungen des Nervenapparates. Das
Leiden wird vorzugsweise beim weiblichen Geschlecht, unter dem
Einflusse heftiger Gemüthserschütterungen, bei Hysterie, oder in
Verbindung mit anderweitigen Cerebralerscheinungen beobachtet.
Obgleich bei Hysterischen in einzelnen Fällen das Blutschwitzen,
gleich den Blutergüssen im Gewebe der Haut, vicariirend für die
fehlende Menstruation aufzutreten scheint (Hebra), so ist diese
Deutung doch in anderen Fällen bestimmt auszuschliessen. Oft ist
die Haematoidrosis nur auf eine Körperhälfte beschränkt, oder es
gehen derselben Sensibilitätsstörungen (Schmerzen) in den befallenen Theilen vorauf, oder das Blutschwitzen bildet nur eine Theilerscheinung, zuweilen eine Enderscheinung allgemeiner convulsivischer, resp. hysterischer Anfälle. So erwähnt A. v. Franque*)
einen Fall, bei einer 45jährigen, an Hysterie und allgemeinen Convulsionen leidenden Patientin, wobei vier Tage lang die heftigsten
stechenden Schmerzen längs der Wirbelsäule, im linken Ohr, linken
Arme und der Stirn vorausgingen; sodann kam es zu allgemeinen
Convulsionen mit Verlust des Bewusstseins. Sie dauerten eine
Stunde und endeten mit dem Ausbruche eines reichlichen allgemeinen Schweisses, der an den schmerzhaften Stellen roth gefärbt war
und unter dem Microscop zahlreiche rothe Blutkörperchen zeigte.
Aehnlicher Art ist ein Fall von Parrot, wobei zeitweise während
allgemeiner Convulsionen ein Austritt blutig gefärbter Flüssigkeit
an verschiedenen Hautstellen sowie aus der Conjunctiva beobachtet
wurde. Auch das von Armaingaud **) im Zusammenhange mit
regelmässigen Schlafsucht-Anfällen beobachtete Auftreten eines bläu-
lich schwarzen Secretes an den Augenlidern einer Hysterischen
scheint hierherzugehören.

Wie bei Hysterie, so wurde auch in Fällen von Dementia paralytica
Blutschwitzen (von Servaes, in 2 Fällen) beobachtet. Die Section ergab in
einem dieser Fälle ausser Oedem und zahlreichen Blutpunkten im Gehirn eine
bedeutende Erweichung des Rückenmarks, namentlich in den Hintersträngen,
und der Medulla oblongata. — Auch ein Fall von Ebers verlief unter Cerebralerscheinungen tödtlich.

Tittel***) beobachtete Haematoidrosis auch bei einem 20jährigen kräftigen Manne. Den einzelnen Anfällen von Blutschwitzen gingen epileptoide Erscheinungen (Benommenheit, Schwindel, Unlust zur Arbeit, Schlafsucht) vorauf;
das Leiden war hier vorzugsweise linksseitig, es erschien besonders an Hals,
Händen und Füssen, die dabei etwas anschwollen. Der Puls sank während der
Anfälle von 60 auf 40. Es zeigten sich rothe Körnchen in den Mündungen
der Schweissdrüsen, reihenweise nebeneinander liegend, so dass sie scheinbar
einen intensiv rothen Fleck bildeten, die sich aus den Poren der Schweissdrüsen auspressen liessen. Bei microscopischer Untersuchung fanden sich
Häminkrystalle.

*) Würzb. med. Zeitschrift. IV. 73—78.
**) Gaz. hebd. 1876. No. 33 und 35.
***) Archiv der Heilkunde. XVII. 1. p. 63. 1876.

2. Nutritionsstörungen der willkürlichen Muskeln.
(Musculäre Trophoneurosen.)

Auch an den willkürlichen Muskeln lassen sich zwar, wie an der Haut, specifische Endigungen trophischer Nerven zur Zeit nicht angeben: doch sind wir über den Verlauf derjenigen Nerven, welche auf die Ernährungsverhältnisse der Muskeln influiren, wenigstens im Allgemeinen ziemlich gut unterrichtet. Auch hier haben pathologische Beobachtungen vielfach die seitens der Anatomie und experimentellen Physiologie gelassenen Lücken ergänzen und ausfüllen können.

Die auf die Ernährung der Muskeln einwirkenden Nerven, für welche es gestattet sei, der Kürze halber die Bezeichnung „trophische Muskelnerven" anzuwenden, verlaufen an der Peripherie zusammen mit den motorischen Muskelnerven, in den für die einzelnen Muskeln bestimmten Zweigen, den motorischen oder gemischten Nervenstämmen und Plexus. Dies geht sowohl aus den experimentellen Befunden nach peripherischen Nervendurchschneidungen, wie aus zahlreichen pathologischen Thatsachen unzweifelhaft hervor. Die trophischen Muskelnerven treten mit den vorderen Wurzeln in das Rückenmark ein; sie durchsetzen in querer Richtung die Vorderseitenstränge, um in die graue Substanz einzumünden und dort mit den grossen multipularen Ganglienzellen der Vorderhörner in Verbindung zu treten. — Hier stehen wir vor einer Annahme, die, so grossen Beifall und Anklang sie auch bei den Pathologen mit Recht findet, dennoch einstweilen keinen Anspruch auf dogmatische Gültigkeit machen kann. Die Physiologie acceptirt zwar einen Einfluss des Rückenmarks auf die Ernährung der Muskeln; auch ist eine massgebende Rolle der grauen Substanz dabei von vornherein wahrscheinlich: allein die experimentelle Forschung ist weit entfernt, gerade für eine vorzugsweise oder ausschliessliche Betheiligung der vorderen Gangliensäulen des Rückenmarks sichere Anhaltspunkte zu liefern. Auch hier müssen pathologische Thatsachen ergänzend eintreten: und wiederum ist es besonders das Verdienst von Charcot, diese im Einzelnen schon vielfach bekannten und anerkannten Thatsachen gewissermassen zu einer überzeugenden Gesammtwirkung gruppirt und vereinigt zu haben. Namentlich sind es die von Jahr zu Jahr sich häufenden Befunde bei gewissen, mit ausgedehnten Störungen der Muskelernährung einhergehenden Neurosen (progressive Muskelatrophie, essentielle Kinderparalyse, acute und chronische Spinallähmung der Erwachsenen u. s. w.), welche ein ziemlich proportionales Verhältniss zwischen der Ausdehnung des Muskelleidens und der herdweisen Erkrankung der Vorderhörner mit grosser Constanz nachweisen. Dass in den Vorderhörnern sich in der That ein Centrum für die Ernährung der willkürlichen Muskeln

vielleicht auch der Knochen und Gelenke, somit also der activen
und passiven Theile des Bewegungsapparates — befindet, ist demnach wenigstens in hohem Grade wahrscheinlich. Diese Bedeutung
der vorderen grauen Substanz wäre somit parallel derjenigen, welche,
wie wir gesehen haben, die hintere und centrale graue Substanz
für die Ernährung der Haut und ihrer Anhangsgebilde besitzt;
wobei übrigens noch dahingestellt bleiben mag, ob nicht die centrale, den Rückenmarkscanal umgebende graue Substanz, auch zur
Ernährung der Muskeln in Beziehung steht (wofür einzelne, namentlich ältere Befunde zu sprechen scheinen). Ueber einen etwaigen weiteren, specell intracerebralen Verlauf der trophischen Muskelnerven sind wir leider noch gänzlich ununterrichtet. Ebenso
fehlt es uns an Anhaltspunkten für die Auffassung des Verhält-
nisses zwischen vasculären und trophischen Muskelnerven. Jene
scheinen, nach den schon früher erwähnten Versuchen von Gaskell*) und Anderen, theils gefässverengender, theils gefässerschlaffen-
der Art zu sein; bei gleichzeitiger Reizuug scheint im Allgemeinen
die Wirkung der ersteren zu überwiegen, deren Leistungsfähigkeit
jedoch (nach Hafiz) eine geringere ist, und die daher einer rascheren Erschöpfung verfallen. Ob vielleicht auch hier, wie wir es
für die trophischen und secretorischen Hautnerven als Vermuthung
aussprachen, die „trophischen" Nerven identisch sind mit solchen,
welche im Reizzustande eine — sei es active oder passive — Erweiterung im Lumen einzelner Gefässabschnitte (Capillaren?) herbeiführen, ist einstweilen nicht zu entscheiden.

Musculäre Trophoneurosen peripherischen Ursprungs.

Das Eintreten von Nutritionsstörungen der Muskeln nach Verletzungen (Durchschneidungen) gemischter oder motorischer peripherischer Nervenstämme ist bereits älteren Beobachtern nicht entgangen; es wurde insbesondere von Reid, Schröder van der
Kolk, Brown-Séquard sowohl an Kaltblütern wie an warmblütigen Thieren genauer studirt. Bei letzteren pflegt eine merkliche Atrophie erst ungefähr einen Monat nach der Durchschneidung
einzutreten, und sich in zwei oder drei Monaten zu höheren Graden
zu entwickeln; sie ist in der Regel auch mit entsprechender Atrophie der Haut, des subcutanen Gewebes und selbst der Knochen
verbunden. Man hat früher diese Atrophie nach Nervendurchschneidung ganz allgemein auf die fanctionelle Unthätigkeit des
gelähmten Gliedes zurückzuführen gesucht: eine Vorstellung, die
jedoch schon deswegen gänzlich unhaltbar ist, weil die anderweitig
zu Stande kommende (mechanische) Immobilisirung eines Gliedes
sowohl wie auch zahlreiche nicht-peripherische Formen completer

---

*) Arbeiten der phys. Anstalt zu Leipzig. XI. Jahrg. 1876.

Lähmung, namentlich solche cerebralen Ursprungs, durchaus ohne adäquate Nutritionsstörungen der Muskeln einhergehen. Während bei cerebralen Lähmungen oft selbst nach vieljährigem Bestehen jede merkliche Ernährungsstörung der Muskeln ausbleibt, kommt es auch bei langdauernder functioneller Unthätigkeit durch mechanische Immobilisirung etc. niemals zu denjenigen Alterationen, welche, wie wir sehen werden, einen grossen Theil der secundären Ernährungsstörungen der Muskeln nach peripherer Nervenverletzung chararacterisiren. Es muss also hier noch ein zweites Moment hinzukommen, und dies ist unzweifelhaft in der Mitverletzung, resp. Reizung trophischer Muskelnerven zu finden.

Die bekannten Untersuchungen von Erb und von Ziemssen und Weiss haben ergeben, dass die Veränderungen, welche nach experimentellen, peripherischen Nervenverletzungen (Quetschung, Durchschneidung, Excision, Unterbindung der Nervenstämme) an den zugehörigen Muskeln eintreten, nicht in einer einfachen Atrophie derselben, sondern vielmehr in primär entzündlichen, irritativen Vorgängen bestehen. In der ersten Woche der Verletzung findet eine Neubildung zahlreicher, an Granulationsgewebe erinnernder Rundzellen statt, welche später eine längliche Form annehmen und in welliges Bindegewebe übergehen. Erst in der zweiten Woche werden die Muskelbündel selbst alterirt, und es kommt zu einer Verminderung ihres Volumens, zu einer rasch fortschreitenden Atrophie derselben, welche parallel mit dem Verluste der faradomusculären Contractilität und mit den charakteristischen Erscheinungen der Entartungsreaction bei galvanischer Muskelreizung einhergeht. Die Querstreifung der Fasern bleibt dabei erhalten und es findet oft eine Proliferation der Sarcolemmakerne statt; niemals entwickeln sich dagegen die Erscheinungen fettig-körniger Degeneration der Muskelbündel. Es handelt sich demnach wesentlich um Paratrophien oder Dystrophien der Muskeln, welche der subacuten und chronischen interstitiellen Myositis, der Muskelcirrhose entsprechen. In allen diesen Fällen zeigen sich gleichzeitig irritative, entzündliche Vorgänge an den verletzten Nerven, welche sich von der Verletzungsstelle aus in centrifugaler Richtung fortentwickeln (zellige Infiltration des Neurilem, interstitielle Bindegewebswucherung zwischen den Nervenfasern, weiterhin fettig-körniger Zerfall des Markcylinders). Die Annahme scheint daher berechtigt, dass diese irritativen Vorgänge am verletzen Nerven selbst es sind, welche durch ihre Rückwirkung auf den Muskel die Paratrophie desselben herbeiführen; dass also ein Reizzustand trophischer Fasern, nicht die aufgehobene Thätigkeit derselben, jener cirrhotischen Form der Muskelentartung nach Nervenverletzungen zu Grunde liege.

Allerdings stehen mit dieser Annahme scheinbar die Fälle von völliger Continuitätstrennung (Durchschneidung, Excision) in einem gewissen Widerspruch. Indessen ist kein Grund abzusehen, weshalb nicht auch in Fällen dieser Categorie zeitweise ein reactiver

Reizzustand im peripherischen Nervenstück vorhanden sein sollte;
überdies aber erscheint das Verhalten der Muskeln nach völliger
Continuitätstrennung auch keineswegs mit dem bei anderweitiger
experimenteller Verletzung (Ligatur, Quetschung) gefundenen in
allen Punkten übereinstimmend. Namentlich erwähnen Ziemssen
und Weiss Fälle von Excision des Ischiadicus, wobei die sonst
beobachteten characteristischen Erscheinungen der Entartungsreaction
(anfänglicher positiver Zuwachs u. s. w.) nicht eintraten, und nur
ein langsames Sinken der galvanischen parallel mit der faradomusculären Erregbarkeit stattfand. Möglicherweise handelte es sich in
diesen Fällen um einfache Atrophie durch Functionsunthätigkeit,
wie sie schon die oben genannten Autoren und Andere nach
Ischiadicus-Durchschneidung beschrieben. — Ich habe allerdings bei
Wiederholung der Versuche von Erb und Ziemssen nach Durchschneidung des Ischiadicus stets in der von jenen Forschern angegebenen Zeit den positiven Zuwachs der galvanischen Reaction
und die weiteren Erscheinungen der Entartungsreaction, namentlich
erhöhte AnSz. an den Muskeln nachweisen können. Indessen halte
ich es mit Charcot mindestens für sehr wahrscheinlich, dass auch
hinsichtlich der musculären Trophoneurosen ein ähnlicher Unterschied zwischen den durch mangelhaften, resp. aufgehobenen Nerveneinfluss bedingten, und den von krankhafter, irritativer Nerventhätigkeit abhängigen Zuständen anzunehmen ist, wie bei den Ernährungsstörungen der Haut und Gelenke. Jene würden sich demnach in einfacher, langsam fortschreitender Atrophie oder passiver
Fettdegeneration — diese in activ entzündlichen Veränderungen
mit secundärer, bald rapider, bald langsamer Atrophie der Muskelelemente vorwiegend kundgeben. Die pathologischen Thatsachen
stimmen wenigstens im Allgemeinen überein mit der vorgetragenen
Anschauung.

Dass Verletzungen der motorischen (Facialis) oder gemischten
Nervenstämme beim Menschen, sofern dieselben von Lähmung begleitet sind, Ernährungsstörung der zugehörigen Muskeln zur gewöhnlichen Folge haben, ist eine längst bekannte Thatsache, die
keiner speciellen Belege bedarf. Es fragt sich aber: welcher Art
ist diese Ernährungsstörung? handelt es sich dabei um active,
irritative, oder um rein passive Vorgänge? und sind dieselben
der Art oder wenigstens dem Grade nach verschieden bei den
mit völliger Leitungsunterbrechung, resp. Aufhebung der Continuität einhergehenden Nervenverletzungen, und bei denjenigen,
welche keine vollständige Aufhebung der Leitung im verletzten
Nerven involviren? Hierhergehörige genaue Untersuchungen der
betreffenden Muskeln liegen nur in sehr geringer Zahl vor; in einzelnen derartigen Fällen, z. B. nach Resection des Ischiadicus
(Vulpian) und bei peripherischer, perineuritischer Facialis-Läh-
mung (Erb), wurden allerdings Veränderungen von entschieden
irritativem Charakter, interstitielle Bindegewebswucherung zwischen

den Muskelbündeln, Volumsverminderung der letzteren bei gleichzeitiger Vermehrung der Sarcolemma-Kerne und meist erhaltene
Querstreifung an den Muskeln beobachtet. Letztere boten somit
das Bild der Cirrhose oder näherten sich zum Theil den Erscheinungen wachsartiger Degeneration; dagegen zeigte sich nirgends eine
Fettdegeneration der Muskelfasern. — Als werthvollstes Reagens
für die Prüfung des jeweiligen Ernährungszustandes der Muskeln
am lebenden Menschen und selbst für die Qualität der vorhandenen
Ernährungsstörung dient uns bekanntlich der electrische Strom, die
combinirte faradische und galvanische Untersuchung. Dieselbe ergiebt
in den Fällen von einfacher Atrophie ein allmaliges und proportionales Absinken der faradomusculären und galvanomusculären
Contractilität, entsprechend der Verminderung contractiler Muskel-
masse überhaupt; dagegen beim Auftreten der oben beschriebenen
entzündlichen Affection (Muskelcirrhose) einen verhältnissmässig
raschen Verlust der faradomusculären Contractilität bei zeitweiser
Steigerung der galvanischen Muskelreizbarkeit und dem weiteren
typischen Verlaufsbilde der „Entartungsreaction", welche in den
äussersten Fällen zu ausschliesslicher Reaction auf Anodenschliessung (AnSz), resp. zum electrischen Tode des Muskels fortschreitet.

Es ist nun gar keine Frage, dass wir den zuletzt erwähnten
Hergang auch vielfach in solchen Fällen antreffen, in welchen anscheinend die Symptome völliger Leitungsunterbrechung, namentlich
complete Lähmung und Anästhesie bei gemischten Nervenstämmen,
vorliegen, und in welchen andererseits Symptome eines neuritischen
Vorgangs — örtliche Schmerzhaftigkeit, ausstrahlende Schmerzen
längs der Nervenstämme u. s. w. — vollständig fehlen. Indessen
ist bereits in einem früheren Abschnitte darauf aufmerksam gemacht worden, dass, wie die electrische Untersuchung oberhalb
der Verletzungsstelle ergiebt, in Wahrheit eine totale Leitungsunterbrechung in derartigen Fällen keineswegs immer vorhanden
zu sein braucht. In anderen Fällen sind neben der Lähmung und
Muskelatrophie auch ausgesprochene neuritische Symptome, sensible
Reizerscheinungen und die früher erwähnten irritativen Störungen
der Hauternährung (Glanzhaut, Exanthem u. s. w.) deutlich entwickelt. Gerade in solchen Fällen scheint die Muskelatrophie oft
einen besonders rapiden Verlauf zu nehmen, und die oben geschilderten Anomalien des electrischen Verhaltens wachsen rasch zu den
höheren Graden qualitativer und quantitativer Veränderung oder
selbst zu gänzlichem Verluste der galvanischen Muskelcontractilität
an. Dass es umgekehrt bei vielen peripherischen Lähmungen, sowohl nach leichteren Traumen, wie auch bei spontaner, nicht-
traumatischer Neuritis zu keiner erheblichen Atrophie und auch
nicht zu den vorgeschrittenen Stadien der Entartungsreaction kommt,
spricht keineswegs gegen die Charcot'sche Theorie, und mag hier
nur beiläufig erwähnt werden. Man hat, ursprünglich mit Rück-

sicht auf die sogenannten rheumatischen Faciallähmungen, ausser den leichten, benignen, und den schweren, mit hochgradiger Atrophie und Entartungsreaction einhergehenden Formen noch sogenannte Mittelformen unterschieden. Bei diesen kommt es nur zu den Anfangsstadien der Entartungsreaction, und es tritt nach einiger Zeit functionelle Restitution des Muskels unter allmäliger Normalisirung der electrischen Reaction ein. Derartige Fälle sind keineswegs selten, und können selbst mit vollständiger Aufhebung der Motilität und Sensibilität, sowie mit exquisiten trophischen Störungen an der Haut, den Nägeln, Gelenken u. s. w. einhergehen. Ich habe in Rücksicht auf die letzteren Störungen bereits einen hierhergehörigen Fall früher mitgetheilt; ein zweiter mag zur Veranschaulichung des gesammten Verlaufes kurz angeführt werden.

Ein 26jähriger Weber griff Anfang Juni 1869, am Dampfwebestuhl beschäftigt, zwischen Rad und Schläger, und wurde von dem mit grosser Kraft auffallenden Schläger (einer 4 Fuss langen, dicken Eisenstange) am Oberarm, gerade an der Umschlagsstelle des Radialis, getroffen. Es entstand complete Paralyse und Anästhesie im ganzen Gebiete des Radialis. Nach vier Wochen war die faradische und galvanische Nervenreizbarkeit gänzlich erloschen; die faradomusculäre Contractilität hatte ebenfalls aufgehört, dagegen bestand in den vom Radialis versorgten Vorderarmmuskeln eine erhöhte Erregbarkeit für Stromschliessung, und zwar in höherem Maasse für Anodenschliessung als für Kathodenschliessung: auf der gelähmten Seite AnSz bei 10, KaSz bei 20 Elementen, auf der gesunden KaSz erst bei 25, AnSz bei 30 Elementen. Eine erhöhte Erregbarkeit für Stromöffnung, resp. eine einseitige Erhöhung für Kathodenöffnung war nicht nachzuweisen. — Im Laufe des Juli erfolgte theilweise Restitution der Empfindung: Anfang August excentrische Sensation in den Fingern bei faradischer Radialis-Reizung am Oberarm, an der Verletzungsstelle. Ende August fing die excessive galvanische Muskelreizbarkeit an zu sinken, während zugleich die ersten Spuren willkürlicher Motilität in einzelnen Muskeln erschienen. Nach sechs Monaten war die Motilität in allen, vom Radialis abhängigen Muskeln beinahe ganz unbehindert; die faradische und galvanische Nervenreizbarkeit waren noch erloschen, die galvanomusculäre Contractilität auf der gelähmten Seite für KaS und AnS herabgesetzt; die faradomusculäre Contractilität erst in minimaler Andeutung bemerkbar.

Den gleichen Anomalien des electrischen Verhaltens, wie nach traumatischen Verletzungen der Nervenstämme begegnen wir auch bei zahlreichen anderweitigen Lähmungen peripherischen Ursprungs, bei vielen Drucklähmungen, peripheren rheumatischen Lähmungen, Bleilähmungen und nach acuten Krankheiten (Diphtheritis, Variola u. s. w.) zurückbleibende Paralysen. Auch hier scheinen wenigstens in der Mehrzahl der Fälle irritative, entzündliche Veränderungen der betroffenen Nerven den secundären Nutritionsstörungen der Muskeln voraufzugehen, resp. in einem ursächlichen Verhältnisse zu denselben zu stehen. Speciell nachgewiesen ist das Vorhandensein neuritischer Vorgänge mindestens in einzelnen Fällen von peripherischer Faciallähmung, von Bleilähmung und von postdiphtherischer Lähmung; in anderen Fällen ist dasselbe auf Grund des symptomatischen Verhaltens mehr oder minder wahrscheinlich. Wir

werden in der speciellen Pathologie, z. B. der Faciallähmungen,
Serratuslähmungen u. s. w. vielfach Gelegenheit haben, auf diese
Annahme näher einzugehen und dieselbe durch bezügliche Befunde
zu unterstützen.

Musculäre Trophoneurosen spinalen Ursprungs.

Experimentelle Untersuchungen über die consecutiven Ernährungsstörungen der Muskeln nach totalen und partiellen Rückenmarksverletzungen liegen bisher leider nicht vor. Dagegen macht
die pathologische Beobachtung es unzweifelhaft, dass gewissen Erkrankungsformen des Rückenmarks bestimmt characterisirte Paratrophien oder Dystrophien der willkürlichen Muskeln entsprechen.
Die letzteren werden nach ihren Endresultaten in der Regel unter
der Bezeichnung „Muskelatrophie" zusammengefasst; in Wahrheit
handelt es sich aber wenigstens ungemein häufig dabei um primär
entzündliche Vorgänge, um eine chronische interstitielle Myositis
oder Cirrhose der Muskeln, ähnlich wie sie (nur in oft acuterer
Weise) nach einer grossen Anzahl peripherischer Nervenverletzungen
zur Entwicklung kommt. Ganz besonders ist dies der Fall bei der
als progressive Muskelatrophie bezeichneten, mehr oder weniger
ausgebreiteten Muskelerkrankung, deren spinaler Ursprung allerdings
seit längerer Zeit Gegenstand einer lebhaften, noch nicht endgültig
entschiedenen Controverse ist. Als eine specielle Form derselben
haben wir auch die in neuerer Zeit als Pseudohypertrophie.
lipomatöse Atrophie oder Lipomatose der Muskeln beschriebene Nutritionsstörung zu betrachten. Auch hier handelt
es sich aller Wahrscheinlichkeit nach um primär irritative, hyperplastische Vorgänge, wobei im Wesentlichen nur zu der secundären Atrophie der eigentlichen Muskelbündel noch eine mehr oder
weniger massenhafte interstitielle Fettablagerung, resp. Fettum-
wandelung des neugebildeten Bindegewebes, hinzutritt. (Vgl. progressive Muskelatrophie und Pseudohypertrophie, unter Krankheiten
des Rückenmarks.) Es wird durch diesen Factor allerdings dem
Anschein nach ein völlig entgegengesetzter Zustand, wie wir ihn
bei der progressiven Muskelatrophie finden, nämlich statt des verminderten Muskelvolumens ein Hypervolumen der befallenen Muskeln.
hervorgerufen. Indessen trotz dieses äusserlichen Gegensatzes bleibt
das Wesen beider Erkrankungsformen völlig dasselbe, und die das
Hypervolumen bedingende massenhafte Fettbildung ist wohl nur als
ein accessorischer Vorgang zu betrachten, der unter gewissen, noch
nicht ganz aufgeklärten Bedingungen, namentlich im Kindesalter.
zu den anderweitigen Veränderungen hinzutritt.

Die pathologische Anatomie ergiebt nun, bei der sich häufenden Anzahl von Obductionsbefunden mit von Jahr zu Jahr steigender Evidenz, dass den als progressive Muskelatrophie bezeichneten
Erkrankungsformen willkürlicher Muskeln eigenthümliche Verände-

rungen der vorderen Ganglienzellen entsprechen; und zwar handelt
es sich dabei um chronische, irritative, zu schliesslichem Untergange
der Nervenzellen führende Vorgänge, wobei aber die letzteren selbst
als ebensoviele einzelne isolirte Entzündungsheerde fungiren und die
Glia nur secundär betheiligt erscheint. Der vorzugsweisen und
ausschliesslichen Betheiligung der Extremitätenmuskeln entsprechend
finden wir als Ausgangspunkt die Gegend der Cervical- oder Lumbalanschwellung — bei einseitiger Affection nur das Vorderhorn der
betroffenen Seite, bei symmetrischem Auftreten beide Vorderhörner
in entsprechender Ausdehnung ergriffen. Die peripherische Ausbreitung des Muskelleidens scheint demnach zur Ausdehnung der
Erkrankung über mehr oder weniger zahlreiche Zellen der Vorderhörner in einem proportionalen Verhältnisse zu stehen. Ob dieses
Verhältniss auch zugleich unter allen Umständen eine directe Abhängigkeit des Muskelleidens von dem primären Reizzustande der
Nervenzellen involvirt — diese schwierige Frage soll wenigstens an
dieser Stelle noch nicht in bestimmtem Sinne beantwortet werden.
Sicher ist übrigens, dass die eigenthümliche Alteration der vorderen
Nervenzellen, welche wir bei der progressiven Muskelatrophie an-
troffen, nicht nothwendig in jedem Falle die primäre, protopathische
Erkrankung des Rückenmarks darstellt, sondern als Secundärer-
krankung zu anderen, bereits vorher bestehenden Rückenmarksaffectionen hinzutreten kann. So namentlich zu den chronisch entzündlichen Affectionen der Seitenstränge: sowohl zu der unilate-
ralen, wie zu der neuerdings genauer untersuchten symmetrischen Seitenstrangsklerose des Rückenmarks. In beiden
Fällen tritt dann auch die Ernährungsstörung der Muskeln nur als
ein neues, dem ursprünglichen Symptomencomplex fremdes Element
hinzu, und wir können darartige Zustände mit Recht als secundäre oder deuteropathische progressive Muskelatrophien
bezeichnen. Es kann aber auch dieselbe Erkrankung der vorderen Ganglienzellen zuweilen zu chronisch entzündlichen Affectionen
der Hinterstränge hinzutreten, und somit bei Sclerose der letzteren
ebenfalls zu den Erscheinungen progressiver Muskelatrophie führen.
Es beruhen darauf die Complicationen der gewöhnlich sogenannten
Tabes dorsualis oder Ataxie locomotrice mit secundär hinzutretenden
Nutritionsstörungen der Muskeln. In diesen, übrigens relativ seltenen Fällen wird das Uebergreifen der Entzündung von den Hintersträngen auf die Ganglienzellen der Vorderhörner anscheinend durch
die inneren Wurzelbündel der hinteren Wurzeln vermittelt (Pierret
und Charcot). Es bleibt daher auch bei doppelseitiger Erkrankung
der Stränge die Muskelaffection zuweilen eine unilaterale, indem
die Entzündung sich nur den Wurzelbündeln einer Seite folgend
nach dem entsprechenden Vorderhorne verbreitet. Endlich kann
auch eine durch primäre Entzündungen der Rückenmarkshäute oder durch benachbarte Tumoren, namentlich in der
Gegend der Cervical- und Lumbalschwellung bedingte partielle

Myelitis zu den Erscheinungen secundärer progressiver Muskelatrophie Veranlassung geben. Wie bei der progressiven Muskelatrophie, hat die pathologische Anatomie auch bei einem anderen vielfach eigenthümlichen Muskelleiden, bei der sogenannten essentiellen Paralyse oder Spinalparalyse der Kinder, vielfach Veränderungen von entsprechendem Sitze und Umfange in der vorderen Ganglienzellensäule des Rückenmarks nachgewiesen. Bekanntlich handelt es sich bei dieser Affection um eine Motilitätsstörung mehr oder weniger zahlreicher willkürlichen Muskeln, welche oft von ausserst rapider Atrophie aller oder einzelner befallenen Muskeln begleitet ist; der Atrophie scheint auch hier ein irritativer, entzündlicher Vorgang (Wucherung der Sarcolemmakerne u. s. w.) voraufzugehen, während der früher vorzugsweise betonten und namentlich in veralteten Fällen constatirten Fettablagerung wohl nur eine untergeordnete accidentelle Bedeutung zugesprochen werden kann. Dem raschen Zustandekommen der musculären Nutritionsstörung gemäss scheint in diesen Fällen die Erkrankungsform der Vorderhörner einen acuteren Character darzubieten, und in einer plötzlichen, zur Atrophie führenden, entzündlichen Reizung grösserer Zellengruppen mit Betheiligung der dieselben umgebenden Neuroglia zu bestehen (vgl. essentielle Kinderlähmung). Aehnliche Veränderungen spielen offenbar bei den erst neuerdings häufiger beschriebenen analogen Erkrankungsformen der Erwachsenen besonders bei der acuten atrophischen Spinallähmung (Westphal), vielleicht auch in anderen Fällen sogenannter allgemeiner Spinalparalyse (Duchenne). ferner bei manchen Formen toxischer und nach acuten Krankheiten zurückbleibender Lähmung eine hervorragende Rolle. Ausser den im Vorstehenden berührten Zuständen, bei welchen die Ernährungsstörung der Muskeln als ein integrirender Theil des Krankheitsbildes hervortritt, geben uns noch manche andere spinale Symptomcomplexe Gelegenheit, das raschere oder langsamere Entstehen von Muskelatrophien im Zusammenhange mit acuten und subacuten Formen von Rückenmarkserkrankung zu beobachten. Namentlich ist dies der Fall bei der spontan entstandenen, acuten centralen Myelitis, bei welcher es sehr rasch zu Ernährungsstörungen der Muskeln kommen kann, welche wesentlich den Character irritativer Vorgänge (Wucherung der Sarcolemmakerne etc.) zu tragen scheinen. Aehnlich verhält es sich in manchen Fällen von Hämatomyelie, von traumatischen Affectionen (besonders Luxationen und Fracturen) und von Compressions-Myelitis durch Wirbelleiden oder intraspinale Tumoren. Der Hergang ist in diesen Fällen selbstverständlich nicht immer ein ganz klarer; die Entstehung der Muskelatrophie kann dabei wahrscheinlich zweifacher Art sein: einmal wiederum beruhend auf Alterationen der vorderen Ganglienzellen — sodann auf Alterationen der vorderen Wurzelfasern und ihrer, die Vorder-

seitenstränge durchziehenden Fortsetzungen im Rückenmark. Wenn
die trophischen Nerven der Muskeln, wie es sehr wahrscheinlich
ist, mit den vorderen Wurzeln das Rückenmark verlassen, so können
Läsionen, welche die vordere Wurzelfaserung treffen, natürlich ganz
analog den Läsionen peripherischer Nervenstämme in entsprechendem
Umfange auf die Muskelernährung einwirken. Im Zusammenhange
damit steht die hervorragende Rolle, welche man den vorderen
Wurzelfasern, sowie der angeblich mit ihnen zusammenhängenden
centralen grauen Substanz des Rückenmarks längere Zeit für die
Pathogenese der progressiven Muskelatrophie vindicirte.

Musculäre Trophoneurosen cerebralen Ursprungs.

Wir können hier mit Sicherheit eigentlich nur von Trophoneurosen sprechen, welche sich an Erkrankungen eines Hirntheils,
der Medulla oblongata, anknüpfen. Offenbar stehen die trophischen Fasern der äusseren Kopfmuskeln, der Zungen-, Schlund-
und Kehlkopfmuskeln etc. zu gewissen (am Boden des vierten
Ventrikels belegenen) Zellengruppen der Medulla oblongata in einem
analogen Verhältnisse, wie diejenigen der Extremitäten- und Rumpfmuskeln zu den grauen Vorderhörnern des Rückenmarks. Manche
Fälle, die gewöhnlich der progressiven Bulbärparalyse
(Paralysis glossopharyngolabialis) zugerechnet werden, sind
mit leichteren oder schwereren Nutritionsstörungen der Lippen-
muskeln, der Zunge, Schlundmuskulatur u. s. w. verbunden. Das
häufige Hinzutreten progressiver Bulbärparalyse zur progressiven
Muskelatrophie und umgekehrt weist schon auf einen nahen genetischen Zusammenhang beider Krankheitszustände, resp. auf eine
gewisse anatomische Continuität oder Contiguität der successiv ergriffenen Abschnitte grauer Substanz hin. Es dürfte zweckmässig
sein, schärfer als es bisher geschehen ist, zwischen der eigentlichen
progressiven Bulbärparalyse, bei welcher die Nutritionsstörung der
Muskeln nur inconstant und secundär auftritt, und denjenigen Fällen zu unterscheiden, bei welchen sich eine solche primär ohne
voraufgehende Paralyse und in sehr beträchtlichem Maasse in den
oben genannten Muskeln entwickelt. Diese „progressive Atrophie der Kopfmuskeln (Friedreich) ist jedenfalls als Analogon
der gewöhnlichen progressiven Muskelatrophie im Bereiche der Gehirnnerven anzusehen — man mag nun die progressive Muskelatrophie selbst als genuine Myopathie, oder als Neurose mit chronisch irritativer Erkrankung der Nervenzellen auffassen.

Krankheiten anderer Gehirntheile führen, soweit unsere jetzigen Kenntnisse reichen, wenigstens direct nicht zu Ernährungsstörungen der Muskeln. Die grosse Mehrzahl der eigentlichen Cerebrallähmungen ist daher selbst nach langem Bestehen in der Regel
weder mit merklicher Volumsabnahme der betheiligten Muskeln,
noch mit den entsprechenden Veränderungen des electrischen Ver-

haltens u. s. w. verbunden; letztere rühren, soweit sie überhaupt vorhanden sind, meist von Complicationen (Betheiligung des Rückenmarks, der peripherischen Nerven etc.) her. Mindestens gilt dies für die Cerebrallähmungen der Erwachsenen; bei Kindern dagegen in den ersten Lebensjahren scheint das Verhältniss ein anderes zu sein, und scheinen manche Partien grauer Hirnsubstanz auch noch trophische Einwirkungen auf die Muskeln zu üben — eine Function, welche später an die Nervenzellen auf dem Boden des vierten Ventrikels und in den Vorderhörnern ausschliesslich übergeht. Zu Gunsten dieser Annahme sprechen wenigstens manche bei Kindern vorkommende Fälle halbseitiger, im Uebrigen mit der essentiellen infantilen Spinalparalyse völlig übereinstimmender Lähmung, die offenbar vom Gehirn ausgeht und mit rascher Volumsabnahme aller oder einzelner betheiligten Muskeln einhergeht (essentielle Cerebralparalyse der Kinder). Ob auch hier acute irritative Vorgänge in grösseren Nervenzellengruppen, vielleicht in den motorischen Hirnganglien, namentlich im Linsenkern, zu Grunde liegen, ist noch unermittelt. Dass Hirntheile bei Kindern, resp. bei jungen Thieren eine Function ausüben können, welche sie bei Erwachsenen nicht mehr besitzen, ist wohl nicht zu bezweifeln, wie auch das Umgekehrte hinsichtlich der motorischen Rindenbezirke nach den anderweitig citirten Untersuchungen Soltmann's und nach pathologischen Beobachtungen theilweise der Fall ist.

---

3. Nutritionsstörungen der Gelenke und Knochen.
(Articuläre und ossäre Trophoneurosen.)

Von der nothwendigen Annahme trophischer Nerven an den Gelenken und Knochen und von ihren eventuellen peripherischen Endigungen ist bereits im Zusammenhange mit den sensibeln Nerven — bei den Sensibilitätsstörungen der genannten Organe — die Rede gewesen. Es ist aus pathologischen Gründen sehr wahrscheinlich, dass in den grösseren gemischten Nervenstämmen der Extremitäten die trophischen Nervenfasern der Gelenke und Knochen mit enthalten sind, und dass dieselben mit den vordern Wurzeln in das Rückenmark eintreten. Sie scheinen, gleich den trophischen Muskelnerven, die Vorderseitenstränge zu durchsetzen, und zu gewissen (äusseren) Zellengruppen der Vorderhörner in Beziehung zu treten. Letztere üben, wie wir sehen werden, einen wichtigen Einfluss auf das Zustandekommen articulärer Trophoneurosen, während ein solcher den weissen Strängen wie auch der hinteren grauen Substanz unmittelbar nicht zugeschrieben werden kann. Ob die nämlichen Zellengruppen der Vorderhörner auf die Ernährung der Gelenke und zugleich auf die der Knochen einen Einfluss ausüben, muss dahingestellt bleiben. Ueber den etwaigen weiteren Verlauf, resp. die zum Gehirn aufsteigenden Fortsetzungen der trophischen Gelenknerven sind wir ebensowenig unterrichtet, wie hinsichtlich der trophischen Muskelnerven. Dass solche Fortsetzungen vorhanden sein müssen, lehrt das relativ häufige Vorkommen articulärer Trophoneurosen im Verlaufe acuter und chronischer Hirnkrankheiten, namentlich in Verbindung mit Hemiplegien.

—

Articuläre und ossäre Trophoneurosen peripherischen Ursprungs.

Bereits in früheren Abschnitten ist erwähnt worden, dass im Zusammenhange mit den consecutiven Ernährungsstörungen der Haut und der Muskeln nach traumatischen Verletzungen der Nervenstämme nicht selten auch nutritive Veränderungen an den Gelenken und selbst an den Knochen hervortreten. Ganz besonders ist dies der Fall nach denjenigen Traumen, welche einen Reizzustand in den verletzten Nerven, eine reactive Neuritis zur Folge haben, und häufig mit exanthematischen Eruptionen, Glanzhaut, Störungen des Haar- und Nagelwachsthums, ferner mit rapider Volumsabnahme und galvanischer Entartungsreaction der Muskeln auf Grund interstitieller Myositis einhergehen. In derartigen Fällen zeigen sich auch an den zugehörigen Gelenkenden und Knochen nicht selten eigenthümliche Deformationen, welche mehr oder weniger das Bild irritativer, hyperplastischer Vorgänge darbieten. Es fehlt hinsichtlich der letzteren nicht ganz an experimentellen Analogien; namentlich wurden hypertrophische Veränderungen des Periosts und der Knochen von Mantegazza nach Nervendurchschneidungen beobachtet. Beim Menschen können sowohl vollständige, wie auch unvollständige Continuitätstrennungen der Nervenstämme, durch Stichverletzung, Quetschung, Zerrung u. s. w., ferner spontane, nicht-traumatische Neuritiden zu Grunde liegen. Es kommt dabei namentlich an den Phalangengelenken nach Verletzungen der Extremitätennerven zu kolbigen Anschwellungen der Gelenkenden, wodurch die Phalangen selbst verschmälert, die Endphalangen keilförmig zugespitzt erscheinen; im weiteren Verlaufe können sich Contracturen, gewöhnlich in Beugestellung, oder selbst Ankylosen an den befallenen Gelenken entwickeln. An den Knochen kommt es anfangs häufig zu einer Auftreibung und Verdickung, später gewöhnlich bei jugendlichen Individuen zu einer ausgesprochenen Verminderung des Knochenwachsthums. Von den, die ulceröse Zerstörung der äusseren Weichtheile begleitenden periostitischen und necrotischen Processen (z. B. Panaritium periostale) nach Nervenverletzungen ist bereits früher die Rede gewesen. Ein ähnlicher Zusammenhang mit Nervenaffectionen mag auch bei der von Ollier so genannten Ostéite névralgique obwalten. Entschieden neurotischen Ursprungs sind ferner die mehr oder minder erheblichen Abmagerungen der knöchernen Gesichtstheile, welche bei der einseitigen Gesichtsatrophie in vorgeschrittenen Fällen beobachtet werden. Ferner ist an die mit neuralgischen Störungen zusammenhängenden, leichteren und transitorischen Veränderungen (Röthung, Temperaturerhöhung, ödematöse Schwellung etc.) der befallenen Gelenke zu erinnern, welche bei Besprechung der Gelenkneuralgien erwähnt wurden.

Articuläre Trophoneurosen spinalen und cerebralen Ursprungs.

Auf die relative Häufigkeit trophischer Gelenkaffectionen bei Erkrankungen des Centralnervensystems ist besonders durch die interessanten Beobachtungen von Charcot und seinen Schülern die Aufmerksamkeit neuerdings in verstärktem Masse gerichtet worden. Allerdings stehen sich hier die Ansichten noch vielfach unvermittelt gegenüber; während Einzelne die Coincidenz der betreffenden Gelenkaffectionen mit Rückenmarks- und Gehirnkrankheiten überhaupt mehr als eine seltene und zufällige Complication ansehen, bestreiten Andere wenigstens den trophoneurotischen Character dieser Affectionen, und sehen in denselben nur mittelbare Folgen einer vorhandenen Herabsetzung der Sensibilität und dadurch bedingten Schutzlosigkeit gegen äussere (mechanische, atmosphärische) Noxen, oder auch Folgezustände einer Lähmung der das Gelenk umgebenden Muskeln.

Wir müssen bei den in Betracht kommenden Gelenkaffectionen diejenigen mit acutem oder subacutem Verlaufe und die mehr chronischen Formen unterscheiden. Störungen der ersteren Art, welche mit Röthung, Schwellung, Temperaturerhöhung, zuweilen auch mit Schmerzhaftigkeit des befallenen Gelenks einhergehen und sich demnach dem Symptomencomplex der Gelenkneuralgie annähern, werden besonders bei traumatischen Verletzungen des Rückenmarks, zuweilen auch bei Paraplegie in Folge Pott'schen Wirbelleidens und acuter spontaner Myelitis beobachtet. Sie treten alsdann meist in den Gelenken der Unterextremitäten, öfters in Verbindung mit Muskelatrophie und der früher beschriebenen Form von Decubitus auf; vorzugsweise in prognostisch ungünstigen, letal endigenden Fällen.

Ebenfalls einen ziemlich acuten oder subacuten Verlauf zeigen die zwar schon früher bekannten, jedoch erst von Scott Alison, Brown-Séquard und Charcot genauer gewürdigten „Arthropathien der Hemiplegiker." Dieselben treten nur auf der gelähmten Seite, und zwar vorzugsweise an den Fuss- und Handgelenken, seltener am Knie- und Ellbogengelenk auf, und beginnen mit einer leichten Schwellung und örtlichen Temperaturerhöhung, welche bald mit, bald ohne Schmerzhaftigkeit des befallenen Gelenkes einhergeht. Meist entwickeln sich diese Erscheinungen zwei bis vier Wochen nach dem apoplectischen Insult, vorzugsweise in Fällen von Encephalitis und heerdweiser Erweichung, seltener bei Hämorrhagie; oft gleichzeitig mit der Ausbildung von Contracturen in den gelähmten Gliedmassen und schmerzhaften Anschwellungen benachbarter Sehnenscheiden (Tenosynitis serosa), die besonders an den Strecksehnen der Finger bei entzündlicher Affection des Handgelenks vorkommen. Im weiteren Verlaufe kann es zu den Erscheinungen hyperplastischer Synovitis, oder selbst zu reichlicherem serös-fibrinösen Erguss in die Gelenkhöhle und merklicher Umfangszunahme des betroffenen Gelenks kommen, die jedoch einer vollkommenen Rückbildung fähig sind. Bemerkenswerth ist, dass bei Hemiplegikern mit gichtischer Diathese die Uratablagerungen zuweilen nur in den Gelenken der gelähmten Seite angetroffen werden, wie in einem von Charcot beschriebenen Falle, in welchem die Section einen alten hämorrhagischen Heerd im Corpus striatum als Ursache der Hemiplegie nachwies.

Zu den mehr chronisch verlaufenden Gelenkaffectionen bei Erkrankung der Nervencentren gehören besonders die sogenannten Arthropathien der Tabiker, welche ebenfalls von Charcot*) zuerst genauer beschrieben und pathogenetisch gewürdigt wurden. Dieselben haben in ihren Endresultaten eine grosse Aehnlichkeit mit der Arthritis deformans (welche letzere übrigens auch bereits von Remak in Zusammenhang mit primären Erkrankungen des Rückenmarks und des Hals-Sympathicus gebracht wurde), betreffen jedoch fast ausschliesslich die grossen Gelenke der Extremitäten, namentlich Knie-, Schulter- und Ellbogengelenk. Gewöhnlich beginnt das Leiden schon in einem verhältnissmässig frühen Stadium der Tabes, und zwar in Form plötzlicher, völlig schmerzloser Anschwellung durch hydropischen Erguss in die Gelenkhöhle oder auch in die benachbarten Schleimbeutel; später kommt es dann, unter Verschwinden des hydropischen Ergusses und Auftreten von Crepitation und verminderter Beweglichkeit, zu deformirenden Veränderungen und Usur der Gelenkenden, welche in Verbindung mit der begleitenden Schlaffheit des Bandapparates und Atrophie der umgebenden Muskeln eine Subluxation der Gelenkenden (besonders an Schulter und Ellbogen) herbeiführen können. Diese Gelenkaffection der Tabiker ist, wie Charcot sehr wahrscheinlich gemacht hat, abhängig von Veränderungen der Vorderhörner, welche secundär zur Sclerose der Hinterstränge hinzutreten. In zwei derartigen Fällen fanden Charcot und Joffroy**) die Vorderhörner auffallend atrophisch, und eine gewisse Anzahl der grossen Ganglienzellen, besonders der hinteren äusseren Zellengruppe, hatte an Volum abgenommen oder war sogar völlig verschwunden. Bei einseitiger Gelenkaffection fanden sich diese Veränderungen nur an dem Vor-

*) Archives de physiologie 1868 und 1869.
**) Arch. de phys. III. 1870. p. 306.

derhorn der entsprechenden Seite; bei ausschliesslicher Betheiligung
des Schultergelenks nur im Cervicaltheil, bei ausschliesslicher Knie-
gelenksaffection nur am Lumbaltheil des Markes. — Ganz ähnliche Gelenkaffectionen sind übrigens mehrfach (auch bereits von
Remak) bei progressiver Muskelatrophie beobachtet worden:
eine Complication, die ebenfalls dafür spricht, chronisch irritative
Veränderungen in der vordern Ganglienzellensäule als Ausgangspunkt des Gelenkleidens anzunehmen. Den bereits erwähnten Ein-
wänden und den Versuchen einer mechanischen Erklärung des
Zusammenhanges, aus functioneller Unthätigkeit, Schutzlosigkeit
gegen äussere Reize u. s. w. lässt sich unter Berücksichtigung
der gesammten Verhältnisse eine erhebliche Bedeutung nicht beimessen.

---

4. Nutritions- und Secretionsstörungen drüsiger Apparate.
(Glanduläre Neurosen. Secretionsneurosen.)

Für die anatomische Kenntniss der Drüsennerven, sowie für
das Verständniss der physiologischen und pathologischen Secretionsvorgänge war es eine Thatsache von grösster Wichtigkeit, als
Pflüger zuerst (1866) an der Glandula submaxillaris ein directes
Eindringen feiner Nervenendfäden in die Secretionszellen (Speichel-
zellen) und Endigung in denselben beobachtete. Bekanntlich hat
Pflüger selbst dieser Entdeckung noch weitere Nachweise ähnlicher Nervenendigungen in anderen Drüsen, namentlich in der
Leber und im Pancreas, folgen lassen; die betreffenden Nerven
werden von ihm als Secretionsnerven ausdrücklich bezeichnet. Hinsichtlich der Thränendrüse erwähnt Boll die Ausstrahlung feiner
Terminalfasern zwischen den Drüsenzellen. Schon früher hatte
übrigens Krause eigenthümliche Endigungen der Drüsennerven
beschrieben: theils blasse, kernhaltige Endfäden, die aus dichten,
die Ausführungsgänge der Drüsen umspinnenden Geflechten herstammen, und sich dichotomisch getheilt an die Membrana pro-
pria der Drüsenelemente ansetzen; theils dunkelrandige Nervenröhren, welche mit einer feinen glänzenden Terminalfaser in die,
den Endkolben der Haut und äusseren Schleimhäuten ähnlichen
sogenannten Endcapseln auslaufen. Letztere wurden besonders
an traubigen Drüsen (Speicheldrüsen, Thränendrüsen) der Säugethiere und des Menschen, etwas complicirtere Gebilde auch im
Pancreas der Katze gefunden. Ihre Bestimmung ist völlig räthselhaft: die äusserliche Verwandtschaft mit den schon genannten
Endkolben und den Pacini'schen Körperchen lässt eher auf eine
sensible Natur dieser Terminalgebilde schliessen.

Die physiologischen Thatsachen, welche für eine gewisse Selbst-
ständigkeit der Secretionsvorgänge, für eine wenigstens partielle

Unabhängigkeit derselben von den Gefässnerven bei einzelnen Drüsenapparaten sprechen, sind zum Theil bereits in der Einleitung zu den Trophoneurosen erwähnt worden, zum Theil werden wir auf dieselben noch bei späteren Gelegenheiten zurückzukommen haben. Es sei hier nur noch hervorgehoben, dass nicht bloss die Secretion, sondern auch die Entwickelung der Drüsenzellen durch die Nerven unmittelbar beeinflusst zu werden scheint (Heidenhain), wie das Zugrundegehen der alten, unbrauchbar gewordenen sogenannten Schleimzellen beweist, die nach der Reizung durch jüngere neugebildete Zellen ersetzt werden. Uebrigens bleibt es trotzdem kaum weniger misslich, eine Trennung der pathologischen Functionsstörungen trophischer Nerven (Secretionsnerven) von den Functionstörungen der glandulären Gefässnerven auf Grund des bisherigen Materials für alle oder auch nur für einzelne drüsige Apparate des Körpers zu versuchen. Wir haben sowohl die allgemeinen Elementarformen nervöser Secretionsstörung, wie auch die speciellen Formen derselben im Bereiche der Hautdrüsen (cutane Secretionsneurosen) und einzelner drüsigen Eingeweide zum Theil in voraufgegangenen Abschnitten erörtert. Hier mögen noch einige Andeutungen über nervöse Secretionsstörungen der Speicheldrüsen, der Thränendrüse. der drüsigen Apparate des Digestions- und Urogenitaltractus Platz finden.

Speicheldrüsen.

Secretionsanomalien der grossen Speicheldrüsen können u. A. mit Affectionen der peripherischen Faserung des Trigeminus, des Facialis und des Hals-Sympathicus im Zusammenhang stehen. So kommt bei Neuralgien des Trigeminus häufig eine Vermehrung der Speichelsecretion vor. Diese ist unzweifelhaft dadurch bedingt, dass die Secretionsnerven der Glandula submaxillaris und sublingualis in der Bahn des Trigeminus einer Reizung unterliegen. Beide Drüsen erhalten Aeste vom N. tympanico-lingualis, welche übrigens wesentlich aus Facialis-Fasern bestehen, die in der Chorda tympani dem Lingualis zugeführt werden. Die Reizung dieser Aeste — oder auch der Chorda direct — bewirkt, wie vielfache Versuche (Ludwig und Rahn, Bernard, Hildebrand, Bidder u. s. w.) ergeben haben, eine Vermehrung der Drüsensecretion mit gleichzeitiger Steigerung des Blutdrucks in der letzteren; das venöse Drüsenblut wird dabei heller, das Secret — wie zuerst Eckhard gezeigt hat — dünner und wässeriger. Die Vermehrung der Drüsensecretion kann übrigens auch auf reflectorischem Wege, von den peripherischen Lingualis-Enden aus, hervorgebracht werden, und zwar ist das reflexvermittelnde Centrum dafür nach Bernard im Ganglion submaxillare zu suchen. Eine ähnliche Rolle scheint nach Vulpian und Prévost das Ganglion sphenopalatinum für die Secretion der Nasenschleimhaut zu spielen.

Andererseits wird bei peripherischen Facialis-Lähmungen häufig eine Verminderung der Speichelsecretion auf der gelähmten Seite beobachtet. Diese kann bedingt sein durch die Beziehungen des Facialis zur Secretion der Submaxillar- und Sublingualdrüse, und besonders der Parotis. Die Secretionsnerven der beiden ersten Drüsen verlaufen, wie schon erwähnt wurde, grossentheils in der Chorda tympani; die der Parotis — wie Nawrocki gezeigt hat — zum Theil im N. petrosus superficialis minor. Anomalien der Speichelsecretion sind daher häufige Begleiterscheinungen von Faciallähmungen, welche innerhalb des Fallopischen Canals ihren Ausgangspunkt haben, und werden auch — in Verbindung mit einseitigen Geschmacksstörungen — bei eiterigen Catarrhen des Mittelohrs, durch Mitbetheiligung der Chorda tympani, nicht selten beobachtet.

Auch bei Lähmungen des Hals-Sympathicus kann eine Verminderung der Speichelsekretion auf der leidenden Seite folgen. Diese beruht wesentlich darauf, dass die Parotis einen Theil ihrer Secretionsnerven aus dem Hals-Sympathicus erhält, wie besonders v. Wittich und Nawrocki gezeigt haben.

Gewisse Gifte, z. B. Atropin (auch Cicutin, Jodäthylstrichnin u. s. w.) wirken lähmend auf die Secretionsnerven der Chorda tympani und erzeugen dadurch Verminderung oder Aufhebung der Speichelsecretion. Hierin scheint auch die beim Gebrauche der Belladonna-Präparate entstehende Trockenheit des Mundes ihre Ursache zu haben. Aehnlich wirken, nach Gianuzzi, verdünnte Säuren und Alkalien bei örtlicher Application.

Umgekehrt scheinen andere Substanzen, Digitalin, Physostigmin, Nicotin, vor Allem aber der wirksame Bestandtheil der Jaborandi-Blätter (das von Merck bereitete Pilocarpinum muriaticum) die Thätigkeit der secretorischen Speichelnerven, gleich der der Schweissdrüsennerven, in erheblichem Grade zu steigern. Die durch Mercurialien bewirkte Salivation ist vielleicht ähnlichen Ursprungs.

Auch vom Gehirn aus können durch directe oder reflectorische Einwirkungen auf die intracerebralen Bahnen der Secretionsnerven Veränderungen der Speichelsecretion hervorgebracht werden. Bernard fand bereits vor längerer Zeit, dass man durch Einstich in der Nähe des Pons, hinter den Ursprüngen des Trigeminus, eine Steigerung der Speichelsecretion auf reflectorischem Wege hervorrufen könne. Der zuweilen beobachtete Speichelfluss bei progressiver Bulbärparalyse mag hier seinen Ausgangspunkt haben. Ich habe bei der an Hunden geübten thermischen Zerstörung der Grosshirnoberfläche häufig nach Verletzung der vorderen, vor dem Sulcus cruciatus belegenen Rindenabschnitte eine enorme Vermehrung der Speichelsecretion beobachtet. Der Speichel floss dabei continuirlich, besonders aus dem der Verletzung gegenüberliegenden Mundwinkel, und zwar in Form eines dünnen, wässerigen Secretes, ähnlich wie bei directer Reizung der Chorda. Mit diesen experimentellen Befunden mögen gewisse am Menschen beobachtete physiologische und pathologische Thatsachen, wie der Einfluss von Geschmacksvorstellungen auf die Speichelsecretion, der nicht seltene Speichelfluss bei Paralysis agitans, progressiver Bulbärparalyse, Microcephalie, die verschiedenartigen Anomalien der Speichelsecretion bei Hysterie, Geisteskrankheiten u. s. w. im Zusammenhang stehen. Besonders ist vielleicht die bei hysterischen Anfällen und bei gewissen Migraineformen auftretende Salivation hierher zu beziehen.

Thränendrüse.

Steigerung der Thränensecretion wird, gleich der vermehrten Speichelsecretion, häufig bei Neuralgien des Trigeminus, besonders der beiden ersten Aeste desselben, beobachtet. Sie beruht offenbar auf einer theils directen, theils reflectorischen Reizung der Secretionsnerven, welche nach den Versuchen von Herzenstein und von Wolferz besonders im N. lacrymalis, zum Theil auch im N. subcutaneus malae verlaufen. Die electrische Reizung dieser Zweige bewirkt gesteigerte Thränensecretion auf der Seite der Reizung; dasselbe Resultat kann jedoch auch reflectorisch von anderen Zweigen des ersten und zweiten Trigeminus-Astes (Frontalis, Infraorbitalis u. s. w.) ausgelöst werden. In ähnlicher Weise kann auch bei Trigeminus-Neuralgien eine vermehrte (wässerige, schleimige, zuweilen blutige) Secretion der Nasenschleimhaut zu Stande kommen, und zwar durch Reizung des Ganglion sphenopalatinum oder der aus demselben entspringendn Aeste, welche nach den Versuchen von Vulpian und von Prévost eine gesteigerte Serum-Ausscheidung in der correspondirenden Nasenhöhle hervorruft. Die mit einseitiger Gesichtsatrophie nicht selten verbundene einseitige Abschwächung der Thränen- und Nasensecretion ist wahrscheinlich auf eine Affection der Trigeminus-Ganglien oder einzelner Aeste des Trigeminus zurückzuführen. Dagegen scheint gewissen pathologischen Secretionssteigerungen der Lidbindehaut und der Nasenschleimhaut, wie sie beim Gebrauche von Medicamenten, namentlich von Jodpräparaten („Jodschnupfen"), auch von Brom- und Arsenikpräparaten, auftreten, eine durch örtliche Abscheidung der genannten Substanzen bedingte Nervenreizung zu Grunde zu liegen.

Ausser von den Trigeminus-Aesten und ihren Ganglien können auch vom Sympathicus aus Anomalien der Thränensecretion zu Stande kommen. Nach traumatischen Verletzungen des Hals-Sympathicus wird nicht selten gesteigerte Thränensecretion des betreffenden Auges beobachtet. Dieselbe ist gewöhnlich mit Temperaturerhöhung der afficirten Kopfhälfte, Röthung, Gefässinjection der Conjunctiva, zuweilen auch mit Abmagerung der Wange etc. verbunden, und wahrscheinlich nur ein Symptom vasomotorischer Lähmung. Hierher gehört vielleicht auch die reichliche Thränensecretion am Ende eines hemikranischen Anfalls.

Manche pathologischen Anomalien der Thränensecretion müssen

dagegen wohl auf einen centralen Ursprung zurückgeführt werden;
so die bei Hysterischen vorkommenden, oft mit entsprechenden
Anomalien anderer Secretionen einhergehenden Störungen. Beispielsweise wurde von Parrot blutige Beschaffenheit der Thränen-
flüssigkeit in Verbindung mit blutigen Schweissen während convulsivischer Anfälle bei Hysterischen beobachtet. Ich habe bei einer
vierjährigen Microcephalen ein gänzliches Fehlen der Thränensecretion constatirt; letztere blieb vollständig aus, obschon Gesichtszüge
und Geschrei deutliches Weinen verriethen. Die Speichelsecretion
aus dem (meist offenen) Munde war in diesem Falle sehr reichlich.

Drüsen des Digestionstractus.

Von dem, wahrscheinlich mit Functionsstörungen der vasomotorischen Lebernerven zusammenhängenden („angioneurotischen")
Diabetes mellitus ist bereits bei den visceralen Angioneurosen die
Rede gewesen. Ueber die Einwirkungen des Nervensystems auf die
gallenbildende Thätigkeit der Leber wissen wir noch wenig. Der
einer grossen Anzahl von Medicamenten („Cholagoga") früher
vindicirte Einfluss auf Steigerung der Gallensecretion ist an sich
mehr als zweifelhaft; jedenfalls ist das Wie? dieses Einflusses noch
vollständig dunkel.

Aehnlich verhält es sich mit den Secretionsanomalien anderer
Drüsen des Verdauungsapparates. Pathologische Störungen der
Magen- und Darmsecretion scheinen theils vom Vagus, theils von
sympathischen Plexus und Ganglien ausgehen zu können; die nähere
Art und Weise des Zusammenhanges (durch vasomotorische oder
direct secretorische Fasern?) ist jedoch ganz unklar. Oft scheint
es sich um eine von den Nervencentren ausgehende, plötzliche
Veränderung der Secretion zu handeln, wie in manchen Fällen
von „nervösem", mit Gemüthsaffectionen etc. zusammenhangenden
Erbrechen und Durchfällen, wobei enorme und auch qualitativ veränderte Secretmengen oft in kürzester Zeit ohne einen nachweisbaren örtlichen Anlass producirt werden. Auch die wahrscheinlich
reflectorische Bildung eines abnormen Magensecrets in Fällen von
Cardialgie, Hemikranie, bei der sogenannten Pyrosis etc. ist hier
zu erwähnen. Die beträchtlichen Vermehrungen der Magensecretion,
wie man sie namentlich bei Hysterischen (in Verbindung mit Erbrechen) beobachtet, sind vielleicht in einzelnen Fällen das Resultat einer krankhaften Erregung des Vagus in seinem Verlaufe oder
in seinen centralen Ursprüngen. In anderen Fällen scheint dagegen
eine örtliche Reizung der Magenschleimhaut durch gewisse Irritamente (z. B. vicariirend abgeschiedenen Harnstoff bei unterdrückter
Nierensecretion) zu Grunde zu liegen. Auch manche Fälle von profusen wässerigen Diarrhöen Hysterischer mögen, gleich den Diarrhöen bei Nierenschrumpfung und Urämie, durch vicariirende Harn-
stoffabscheidung auf der Darmschleimhaut entstehen.

Beträchtliche Verminderungen der Magen- und Darmsecretion, welche nachtheilige Folgeerscheinungen für die gesammte Ernährung, habituelle Verstopfung, Abmagerung etc. nach sich ziehen, werden ebenfalls bei allgemeinen Neuropathien, Hysterie, Hypochondrie, Geisteskrankheit, ferner unter dem Einflusse gewisser toxischer Substanzen beobachtet. Zu den letzteren gehören namentlich die Bleipräparate. Bei dem Symptomencomplex der sogenannten Bleikolik, wobei in schwereren Fällen die Verstopfung, der allgemeine Marasmus etc. einen hohen Grad erreichen und selbst den Tod herbeiführen können, scheint eine Affection einzelner Theile des sympathischen Nervensystems, namentlich der Bauchganglien, eine gewisse Rolle zu spielen. In einem von Kussmaul und Maier beschriebenen Falle wurde neben der sclerotischen Induration verschiedener Sympathicus-Ganglien eine ausgebreitete Verfettung der Magen- und Darm-Musculatur, Atrophie der Darmschleimhaut, der Drüsen, Zotten u. s. w. beobachtet; doch ist der Zusammenhang dieser Veränderungen mit dem Sympathicus-Leiden ziemlich problematisch, zumal da Atrophie einzelner Sympathicus-Ganglien auch bei zahlreichen anderen acuten und chronischen Krankheitszuständen vorkommt (vgl. Band II.).

Drüsen des Urogenitaltractus.

Die nervösen Menstruations-Anomalien, die wahrscheinlich auf Functionsstörungen der vasomotorischen Nierennerven zurückzuführenden Aenderungen der Harnsecretion, sowie ferner die mit Rückenmarkskrankheiten zusammenhängenden, trophoneurotischen Entzündungen der Harnorgane wurden bereits in früheren Abschnitten besprochen. Auf die Nierensecretion wirken Nerveneinflüsse sehr verschiedener Art, deren Bahnen zum Theil noch nicht genauer erforscht sind, welche aber wohl nicht ausschliesslich als vasomotorische aufgefasst werden dürfen. Einzelne Mittel, welche zu den harntreibenden (diuretischen) gehören, scheinen durch eine directe locale Reizung der secernirenden Nierennerven zu wirken, während andere eine Steigerung des Blutdrucks entweder ebenfalls örtlich oder in Folge gesteigerter Arbeitsleistung des Herzens zur Voraussetzung haben.

Im Anschlusse an die schon früher erwähnten hysterischen Veränderungen der Harnbeschaffenheit sei hier noch kurz auf gewisse Secretionsanomalien der weiblichen Genitalien (des Uterus, der Vagina, auch der Brustdrüsen) hingewiesen, die ebenfalls im Zusammenhange mit jener vielgestaltigen Sexual-Neurose, der Hysterie zu stehen scheinen. Allerdings ist auch hier nicht überall zu entscheiden, ob die fraglichen Ernährungs- und Secretionsstörungen durch Vermittelung vasomotorischer oder specifisch trophischer Nerven zu Stande kommen. — Bei den als „irritable uterus" (Gooch), von Anderen als Hysteralgie, Neuralgia uterina u. s. w. bezeichneten Zuständen, welche Cahen als vasomotorische

Neurose des Uterus auffasst, können zu den Sensibilitätsstörungen auch örtliche Circulations- und Secretionsstörungen mannichfaltiger Art hinzutreten; dieselben stehen jedoch zu der Neuralgie anscheinend in einem mehr secundären Verhältnisse. Aehnliche Störungen können (reflectorisch?) auch bei Neuralgien äusserer Hautnerven, z. B. bei primären Ileolumbal-Neuralgien, hinzutreten. — Bei Hysterischen wird ferner unmittelbar nach den Anfällen, zuweilen auch periodisch ausserhalb derselben, eine profuse Absonderung der Utero-Vaginalschleimhaut oder Verstärkung eines schon vorhandenen Fluor albus beobachtet. Gemüthliche Erregungen, namentlich erotische Stimmungen (Jolly) scheinen auch bei Abwesenheit aller örtlich wahrnehmbaren organischen Abnormitäten den Fluor hervorrufen und lange Zeit unterhalten zu können. Auch vermehrte und zu ungewöhnlicher Zeit auftretende Milchsecretion — welche u. A. während der ganzen Schwangerschaft fortdauerte — wurde von Briquet bei einer Hysterischen beobachtet. Einer grossen Anzahl von Medicamenten (Lactagoga und Antigalactica) wird bekanntlich ein Einfluss auf die Steigerung oder Verminderung der Milchsecretion zugeschrieben; doch ist bei der überwiegenden Mehrzahl dieser Stoffe sowohl das Vorhandensein eines solchen Einflusses, wie auch der etwaige Connex mit den Secretionsnerven noch ganz unerwiesen. Die meisten Gifte, welche die Milchsecretion steigern (Strychnin, Coffein, Digitalin, Jaborandi) oder dieselbe vermindern (z. B. Chloralhydrat, nach anfänglicher Erhöhung), scheinen ihre Wirkung lediglich durch Steigerung oder Herabsetzung des arteriellen Blutdrucks (Roehrig) zu üben.

Die bei Männern als Analogon der Hysteralgie beschriebene Neuralgia testis („irritable testis" von Curling) ist gleich dem „irritable uterus" in manchen Fällen mit Circulations- und Ernährungsstörungen — Anschwellung der Hoden und des Samenstrangs, Gefässerweiterung, Varicocele u. s. w. — verbunden, welche bald als secundäre, consecutive Erscheinungen, bald als Causalmomente der Neuralgie aufgefasst wurden. Auch manche Fälle von Spermatorrhoe, Pollutionen, krankhaft veränderter Beschaffenheit des Samens und Aspermatismus müssen wahrscheinlich auf Functionsstörungen, sei es rein secretorischer oder auch motorischer, aus dem Rückenmark (Lumbalmark) entstammender Nerven zurückgeführt werden.

Bei den Pollutionen scheint es sich meistens um Zustände erhöhter Reflexerregbarkeit oder abnormer reflectorischer (oft von den äusseren Theilen des Urogenitalapparates ausgehender) Erregung der spinalen Ejaculationscentren zu handeln. Derartige Zustände kommen bekanntlich bei schweren Rückenmarkskrankheiten, Tabes dorsualis etc. am häufigsten vor, und sind zuweilen mit abnormer Beschaffenheit des Samens, Unbeweglichkeit oder Mangel der Spermatozoen u. s. w. verbunden. Bei der Spermatorrhoe scheint dagegen, soweit dieselbe nicht rein mechanischen Ursprunges, z. B.

durch Prostata-Hypertrophien bedingt ist, weniger eine Zunahme
der Secretion, als eine gesteigerte Excretion (durch Lähmung der
Samenbläschen oder der Ausführungsgänge der Samenwege?) zu
bestehen. — Manche Medicamente und Gifte scheinen auf die Samen-
production, vielleicht auch auf die Bewegungsfähigkeit der Spermatozoen einen erhöhenden oder schwächenden Einfluss zu üben, dessen
näherer Zusammenhang jedoch noch ganz unerforscht ist.

5. Nutritionsstörungen der Eingeweide. (Viscerale Trophoneurosen.)

Auf diesem Gebiete liegen im Ganzen noch sehr wenige brauch-
bare pathologische Erfahrungen vor; auch die anatomisch-physio-
logische Grundlage ist eine ziemlich dürftige. Wir vermögen die
vasomotorischen Nerven der Eingeweide von den mit grosser Wahrscheinlichkeit anzunehmenden trophischen hinsichtlich ihres Verlaufes,
ihrer physiologischen Thätigkeit und ihrer pathologischen Störungsformen in keiner Weise genügend zu sondern. Es muss daher für
zahlreiche Formen von visceraler Nutritionsstörung nicht bloss
als zweifelhaft gelten, ob dieselben überhaupt neuropathischen Ursprungs sind, sondern auch — unter vorläufiger Bejahung dieser
Frage — ob wir sie als vasomotorische oder trophische Störungen,
als Angioneurosen oder Trophoneurosen aufzufassen haben. Wir
haben uns bereits in einem früheren Abschnitte dahin ausgesprochen,
diejenigen Störungsformen, welche wesentlich oder ausschliesslich
in congestiver Hyperämie und Ecchymosenbildung bestehen, auf
eine Lähmung der vasomotorischen Nerven zurückzuführen (vgl.
viscerale Angioneurosen), und manche Fälle von Hyperämie und
Extravasat in den Lungen, Pleurablättern, im Endocardium, Magen, in den Nierencapseln u. s. w. von diesem Gesichtspunkte
aus zu beurtheilen. Das Gleiche gilt vermuthlich, wie früher gezeigt wurde, auch für gewisse Anomalien der Harnbeschaffenheit
(Hydrurie, Albuminurie, Hämoglobinurie) und vor Allem für einzelne Formen des Diabetes insipidus und Diabetes mellitus.

Ob in den sympathischen Ganglien und Plexus der Brust- und
Bauchhöhle specifisch trophische Nerven der Eingeweide, namentlich der Unterleibsorgane, neben den vasomotorischen Fasern enthalten sind, und ob dieselben, wie von Axmann zuerst behauptet
wurde, aus den Spinalganglien herstammen, ist trotz vielfacher
Versuche bisher unentschieden. Die Ergebnisse zahlreicher Experimentatoren (Pincus, Cl. Bernard, Samuel, Budge, Adrian,
L. Schmidt, Lamansky, Schiff u. s. w.) sind äusserst widersprechend. Relativ am häufigsten wurden nach Exstirpation oder
Zerstörung des Plexus coeliacus und mesentericus hyperämische
Erscheinungen und Extravasate im Magen und Darm, sowie Ver-

grösserung und Blutüberfüllung der Leber, auch Diabetes (Munk) beobachtet — also Symptome, welche auf eine Lähmung der Gefässnerven allein zurückgeführt werden können. Auch die Rückwirkung auf den allgemeinen Ernährungszustand ist eine sehr ungleiche; von einzelnen Autoren wurde vorübergehende Abmagerung, von Anderen umgekehrt sogar Fettwerden der Thiere nach Exstirpation des Ganglion coeliacum u. s. w. beobachtet.

Unter diesen Umständen muss einstweilen darauf verzichtet werden, den Trophoneurosen der Eingeweide eine ähnliche systematische Besprechung zu widmen, wie denen der Haut, der willkürlichen Muskeln, der Knochen und Gelenke, und einzelner drüsigen Organe. Nur andeutungsweise mögen gewisse, vielleicht als Trophoneurosen aufzufassende Erkrankungen der Lungen, des Magens und der Harnwege in Kürze berührt werden.

Die grosse Häufigkeit entzündlicher Lungenaffectionen, namentlich lobärer und lobulärer Pneumonien bei cerebralen Heerderkrankungen (Hämorrhagie, Erweichung), als Todesursache von Apoplectikern, war bereits älteren Beobachtern nicht entgangen. Schroeder van der Kolk, welcher ähnliche Beobachtungen auch bei Epileptikern gemacht hatte, glaubte einen Einfluss des Gehirns. resp. des verlängerten Marks auf die Entstehung von Pneumonie oder von Tuberkelbildung in den Lungen annehmen zu müssen. Brown-Séquard erwähnt, dass Meerschweinchen und Kaninchen nach Verletzung bestimmter, besonders basaler Hirntheile häufig an Pneumonien zu Grunde gehen. Ausser den schon früher erwähnten Ecchymosen und Bronchialblutungen beobachtete er zuweilen auch locale Anämie der Lungen, Oedem, und Emphysem nach Verletzungen der Hirnbasis. Wahrscheinlich handelt es sich hier überall nur um vasomotorische Einwirkungen; dieselben werden nach Brown-Séquard durch den Sympathicus vermittelt, während Andere den Vagus als den wesentlichen Gefässnerv der Lunge betrachten. Indessen sind die von älteren Experimentatoren, Schiff, Genzmer[*], zu Gunsten der letzteren Annahme geltend gemachten Beobachtungen, welche sich namentlich auf das Auftreten von Hyperämien und Oedemen, auch von Lungentuberkeln bei vagotomirten Kaninchen beziehen, keineswegs ausreichend. Was speciell die sogenannten neuroparalytischen Pneumonien nach Vagi-Durchschneidung betrifft, so verdanken dieselben, wie bekanntlich Traube in schlagender Weise nachwies, ihre Entstehung wesentlich dem durch Lähmung der Recurrentes bedingten Hineingelangen fremder Körper (Speisereste) in die Trachea. Als fernere begünstigende Momente scheinen bei Entstehung dieser Pneumonien die Lähmung des Oesophagus und die dyspnoetischen Inspirationsanstrengungen eine Rolle zu spielen[**]).

---

*) Pflüger's Archiv. Bd. VIII. 1874.
**) Vgl. die schätzenswerthe neueste Bearbeitung dieses Gegenstandes von Friedländer, im Archiv f. path. Anat. Bd. 68. Hft. 3.

Ebenso zweifelhaft ist die Beziehung gewisser organischer Erkrankungen des Magens, Erweichung, Geschwürsbildung der Magenschleimhaut, zu trophischen Nutritionsstörungen. Es wurde bereits bei den visceralen Angioneurosen erwähnt, dass Verletzungen basaler Hirntheile, besonders des Pons, nicht selten Blutergüsse auf der Magenschleimhaut zur Folge haben. In anderen Fällen dagegen, namentlich bei Verletzungen der Corpora striata, der Hirnschenkel, sowie auch des Rückenmarks soll es nach Brown-Séquard häufig zu Magenerweichung, ohne Schleimhautblutungen, kommen; auch beobachtete derselbe Autor bei einem Thiere nach Verbrennung der Gehirnoberfläche das Auftreten eines perforirenden Ulcus rotundum, welches durch die adhärente Milz abgeschlossen wurde. — Besser begründet ist die Annahme, dass gewisse, bei acuten Spinalaffectionen hinzutretende Erkrankungen der Harnwege als vom Rückenmark ausgehende trophische Störungen irritativer Art, gleich dem Decubitus acutus, den pemphigoiden Exanthemen, Muskelatrophien u. s. w. gedeutet werden dürfen (Charcot). Es handelt sich dabei vor Allem um Fälle von traumatischen oder nichttraumatischen, spinalen Paraplegien, z. B. bei Wirbelverletzungen, acuter Myelitis, Spinalapoplexie, oder auch von spinaler Hemiplegie durch einseitige Rückenmarksverletzung, wobei schon nach wenigen Tagen der frisch entleerte Harn alkalische Beschaffenheit und ammoniakalischen Geruch erkennen lässt, reichliche Ablagerungen von Tripelphosphaten, Schleim, mitunter auch Blut- und Eitergehalt darbietet. Die Section ergiebt in derartigen Fällen die Erscheinungen mehr oder weniger ausgebreiteter, zuweilen eiteriger. oder croupös-diphtheritischer Entzündung der Harnwege (Cystitis und Pyelonephritis). Ich habe bereits vor 12 Jahren bei Mittheilung eines derartigen Falles (Luxation und Fractur des ersten Lumbalwirbels) aus der Bardeleben'schen Clinik*) darauf aufmerksam gemacht, dass es sich hier keineswegs blos um Folgezustände der Stagnation, noch weniger um Folgen des stattgehabten Catheterismus (Traube) handeln kann — dass vielmehr die mit der Rückenmarkserkrankung zusammenhängenden Functionsstörungen vasomotorischer, resp. trophischer Nerven wesentlich in Betracht kommen. Mit Charcot neige ich mich jetzt der Ansicht zu, dass wir als das bedingende Agens einen Reizzustand in gewissen Abschnitten der grauen Substanz des Rückenmarks anzunehmen haben; eine Ansicht, welche durch die begleitenden Alterationen der Haut- und Muskelernährung, den Decubitus u. s. w. wesentlich unterstützt wird.

*) v. Langenbeck's Archiv für Chirurgie. VII. p. 507.